骨科疾病

诊疗方案与案例精解

曾　啸　郭珊珊　冯华龙◎主编

中国纺织出版社有限公司

图书在版编目（CIP）数据

骨科疾病诊疗方案与案例精解 / 曾啸，郭珊珊，冯华龙主编 . -- 北京：中国纺织出版社有限公司，2024.12. -- ISBN 978-7-5229-2450-2

Ⅰ . R68

中国国家版本馆 CIP 数据核字第 2025GN9338 号

责任编辑：傅保娣　　责任校对：王蕙莹　　责任印制：王艳丽

中国纺织出版社有限公司出版发行

地址：北京市朝阳区百子湾东里 A407 号楼　邮政编码：100124

销售电话：010—67004422　传真：010—87155801

http://www.c-textilep.com

中国纺织出版社天猫旗舰店

官方微博 http://weibo.com/2119887771

北京虎彩文化传播有限公司印刷　各地新华书店经销

2024 年 12 月第 1 版第 1 次印刷

开本：787×1092　1 / 16　印张：25.25

字数：518 千字　定价：138.00 元

凡购本书，如有缺页、倒页、脱页，由本社图书营销中心调换

主编简介

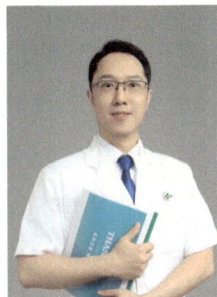

曾　啸

　　主治医师，2014 年研究生毕业于广西中医药大学，现工作于广东省中医院珠海医院骨六科，擅长骨折创伤的诊治，主攻老年髋部骨折及肩肘创伤。2017 年在宁波第六医院进修显微修复，2022 年在北京积水潭医院创伤科进修。接受过 AO Truma 学习课程培训并取得证书。从事骨科创伤工作多年，有丰富的理论和实践经验。发表论文数篇，参编著作 1 部。

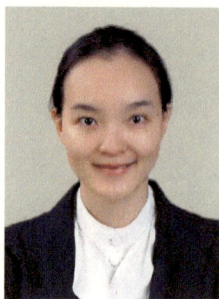

郭珊珊

　　副主任医师，硕士研究生导师，博士毕业于香港理工大学康复医学专业，现工作于深圳市第二人民医院（深圳大学第一附属医院）康复医学科。从事康复医、教、研工作10余年，有扎实的理论及临床基础，聚焦早、重、难患者的综合管理、评估、方案制订等全程康复。研究方向是康复评定及分级诊疗量表的开发、新型技术（虚拟/增强现实）在康复中的应用。兼任广东省康复医学会康复教育分会理事、广东省康复医学会神经康复分会理事、广东省医学会物理医学与康复学分会青年委员会委员、大湾区康复医学足踝健康专业委员会常务委员。发表论文6篇，参编译著1部。

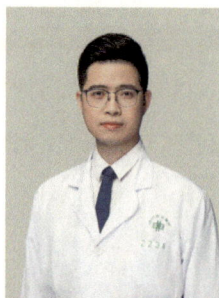

冯华龙

　　主治医师，2018年硕士毕业于广州中医药大学中医骨伤科学专业，现工作于深圳市中医院骨二科。师从"广东省名中医""深圳市优秀中医""郭春园式好医生"何升华教授。擅长运用中西医结合治疗退变性脊柱侧弯、特发性脊柱侧弯、脊柱骨质疏松骨折、颈椎病、腰椎间盘突出症、腰椎管狭窄症、腰椎滑脱症等脊柱相关疾病，有丰富的临床诊治经验。兼任中华中医药学会精准医学第二届委员会青年委员、深圳市中医药学会第四届骨伤科专业委员会委员、深圳市中医药学会脊柱病专业委员会第一届委员会委员。参与国家自然科学基金项目2项，广东省中医药局项目1项，深圳市科技创新委员会项目3项。发表论文5篇，参编著作1部。

编委会

主　编

曾　啸　广东省中医院珠海医院

郭珊珊　深圳市第二人民医院（深圳大学第一附属医院）

冯华龙　深圳市中医院

副主编

姚　娜　河南省洛阳正骨医院（河南省骨科医院）

范亚朋　河南省洛阳正骨医院（河南省骨科医院）

韩继成　长春中医药大学附属医院

张冬娜　长春中医药大学附属医院

薛　剑　武警广东总队医院

前　言

　　骨科医学作为临床医学的重要分支，专注于骨骼、肌肉、关节及韧带等运动系统的研究与治疗。骨科疾病不仅关乎人体结构的完整性，更直接影响人们的日常功能与生活质量。随着科技的进步和医学理念的不断革新，骨科医学领域正以前所未有的速度发展，新的诊断技术、治疗方法以及康复手段层出不穷，极大地丰富了临床医生的治疗选择，也为患者带来了更多的希望与福祉。

　　本书详细阐述了骨科常见病和多发病的病因、临床表现、诊断与鉴别诊断和系统治疗，介绍了近年来一些新观念、新理论、新技术、新经验在临床上的应用。本书内容丰富，文字简练，图文并茂，实用性强。希望本书对广大临床工作者有一定的参考价值。

　　由于骨科领域基础理论及实际问题涉及范围非常广泛，内容更新快，加之各位作者写作风格不尽相同，难免存在疏漏与不足之处，望广大读者不吝指正。

编　者

2024 年 9 月

目 录

第一章　上肢骨折

第一节　肩胛骨骨折

一、概述

肩胛骨位于两侧胸廓后上方，周围有丰厚的肌肉覆盖，骨折较为少见。但肩胛骨对上肢的稳定和功能起着重要的作用，骨折后如不能得到正确治疗，可能会对上肢功能造成严重影响。

（一）按部位分类

肩胛骨骨折按解剖部位可分为肩胛体骨折、肩胛冈骨折、肩胛颈骨折、肩胛盂骨折、喙突骨折和肩峰骨折等。肩胛体和肩胛冈骨折最为常见，其次为肩胛颈骨折，然后是肩胛盂骨折、肩峰骨折、喙突骨折，不少骨折属于上述各类的联合骨折。另外，还有肌肉和韧带附着点的撕脱骨折、疲劳或应力骨折。

1. 肩胛盂关节内骨折分型

Ⅰ型骨折：盂缘骨折，通常合并肩关节脱位。

Ⅱ型骨折：是经肩胛盂窝的横行或斜行骨折，可有肩胛盂下方的三角形游离骨块。

Ⅲ型骨折：累及肩胛盂的上 1/3，骨折线延伸至肩胛骨的中上部并累及喙突，经常合并肩锁关节脱位或骨折。

Ⅳ型骨折：骨折线延伸至肩胛骨内侧。

Ⅴ型骨折：是Ⅱ型和Ⅳ型的联合类型。

Ⅵ型骨折：是肩胛盂的严重粉碎性骨折。

2. 喙突骨折分型（根据骨折线与喙锁韧带的位置关系分型）

Ⅰ型骨折：位于韧带附着点后方，有不稳定倾向。

Ⅱ型骨折：位于韧带前方，稳定。

（二）按关节内外分类

根据骨折是否累及肩盂关节面，肩胛骨骨折可分为关节内骨折和关节外骨折。关节外骨折根据稳定性，又可进一步分为稳定的关节外骨折和不稳定的关节外骨折两种。

1. 关节内骨折

关节内骨折为涉及肩胛盂关节面的骨折，常合并肱骨头脱位或半脱位。肩胛盂骨折中只有 10% 有明显的骨折移位。

2. 关节外骨折

（1）稳定的关节外骨折：包括肩胛体骨折、肩胛冈骨折和一些肩胛骨骨突部位的骨折。单独的肩胛颈骨折，一般较稳定，也属于稳定的关节外骨折。

（2）不稳定的关节外骨折：主要指合并锁骨中段移位骨折的肩胛颈骨折，即"漂浮肩"损伤，该损伤常由严重暴力引起，此种骨折造成整个肩胛带不稳定。由于上臂的重力作用，它有向尾侧旋转的趋势。常合并同侧肋骨骨折，也可损伤神经血管束，包括臂丛神经。

二、临床表现

肩胛体与肩胛冈骨折常为直接暴力引起，受伤局部常有明显肿胀，皮肤常有擦伤或挫伤，压痛也很明显，由于血肿的刺激，肩袖肌肉出现痉挛，使肩部运动障碍，表现为假性肩袖损伤的体征。但血肿吸收后，肌肉痉挛消除，肩部主动外展功能即恢复。喙突骨折或肩胛体骨折时，当深吸气时，由于胸小肌和前锯肌带动骨折部位活动，疼痛加剧。

肩胛盂和肩胛颈骨折多由间接暴力引起，即跌倒时肩部外侧着地或手掌撑地，暴力经肱骨传导冲击肩胛盂或颈造成骨折。多无明显畸形，易于漏诊。但肩部及腋窝部肿胀、压痛，活动肩关节时疼痛加重，骨折严重移位者可有肩部塌陷，肩峰相对隆起，呈方肩畸形，犹如肩关节脱位的外形，但伤肢无外展、内收、弹性固定情况。

肩峰突出于肩部，肩峰骨折多为自上而下的直接暴力打击，或由肱骨突然强烈的杠杆作用引起，多为横断面或短斜面骨折。肩峰远端骨折，骨折块较小，移位不大；肩峰基底部骨折，远侧骨折块受上肢重量的作用及三角肌的牵拉，向前下方移位，影响肩关节的外展活动。

三、诊断

肩胛骨骨折根据外伤史、症状、体征及 X 线检查，可明确诊断。

（一）X 线检查

多发损伤患者或怀疑有肩胛骨骨折时，应常规拍摄肩胛骨 X 线片，常用的有肩胛骨正位、侧位、腋窝位和穿胸位 X 线片。注意肩胛骨在普通胸部正位片上显示不清，因为肩胛骨与胸廓冠状面重叠。此外，还可根据需要加拍一些特殊体位片，如向头侧倾斜 45° 的前后位片可显示喙突骨折。CT 检查能帮助辨认和确定关节内骨折的程度和移位，以及肱骨头的移位程度。因为胸部合并损伤的发生率高，所以胸部 X 线检查应作为基本检查方法的一部分。

（二）合并损伤

诊断骨折的同时，应注意检查肋骨、脊柱，以及胸部脏器的损伤。肩胛骨周围有肌肉和胸壁保护，所以只有高能量创伤才会引起骨折。肩胛骨骨折多由高能量直接外力引起，因此合并损伤发生率高达35% ～ 98%。合并损伤常很严重，甚至危及生命。然而，在初诊时却经常漏诊。最常见的合并损伤是同侧肋骨骨折并发血气胸，其次是锁骨骨折、闭合性颅脑损伤、头面部损伤、臂丛损伤。肩胛骨合并第1肋骨骨折时，因可伤及肺和神经、血管，故特别严重。

四、治疗

绝大多数肩胛骨骨折可采用非手术方法治疗，只有少数患者需行手术治疗。由于肩胛骨周围肌肉覆盖多，血液循环丰富，骨折愈合快，骨折不愈合很少见。

（一）肩胛体和肩胛冈骨折

肩胛体和肩胛冈骨折一般采用非手术治疗，可用三角巾或吊带悬吊制动患肢，早期局部辅以冷敷，以减轻出血及肿胀。伤后1周内，争取早日开始肩关节钟摆样功能锻炼，以防止关节粘连。随着骨折愈合，疼痛减轻，应逐步锻炼关节的活动范围和肌肉力量。

（二）肩峰骨折

如肩峰骨折移位不大或位于肩锁关节以外，用三角巾或吊带悬吊患肢，避免做三角肌的抗阻力功能训练。如骨折块移位明显或移位到肩峰下间隙，影响肩关节运动功能，则应早期手术切开复位内固定。手术取常规肩部切口，内固定可采用克氏针张力带钢丝，骨块较大时也可选用拉力螺钉内固定。如合并深层肩袖损伤，应同时进行相应治疗。

（三）喙突骨折

对不稳定的 I 型骨折应行手术治疗。对单纯喙突骨折可以保守治疗，因为喙突是否解剖复位对骨折愈合及局部功能没有影响。但如合并有肩锁分离、严重的骨折移位、臂丛神经受压、肩胛上神经麻痹等情况，则需考虑手术复位，松质骨螺钉固定治疗。

（四）肩胛颈骨折

对无移位或轻度移位的肩胛颈骨折，可以采用非手术方法治疗。用三角巾制动患肢2 ～ 3周，4周后开始肩关节功能锻炼。

肩胛颈骨折在冠状面和横截面成角 > 40° 或移位 > 1 cm 时，需要手术治疗。根据骨折片的大小和骨折的类型，在单纯的拉力螺钉和支撑接骨板之间选择内固定物。使用后入路，单个螺钉可从后方拧入盂下结节。骨折片很大时，应在后方使用1/3 管状接骨板支撑固定，使带有关节面的骨片紧贴于肩胛骨近端的外缘。接骨板与直径为 3.5 mm 的皮质骨拉力螺钉的结合使用，增加了固定的稳定程度。合并同侧锁骨骨折的肩胛颈骨折，即"漂浮肩"损伤，由于肩胛骨很不稳定，移位明显，应采用手术治疗。通常先复位固定锁骨，锁骨骨折复位固定后，肩胛颈骨折一般也可得到大致的复位，如肩胛骨稳定，就无须切开内固定肩胛颈骨折；如锁骨复位固定后肩胛颈骨折仍不能有效复位或仍不稳定，就需进一步手术治疗肩胛颈骨折。

（五）肩胛盂骨折

肩胛盂骨折约占肩胛骨骨折的 10%，而其中有明显骨折移位者约占肩胛盂骨折的 10%。对大多数轻度移位的骨折可用三角巾或吊带保护，早期开始肩关节活动范围的练习。一般制动 6 周，去除吊带后，继续扩大关节活动范围及逐步开始肌肉力量的锻炼。

1. Ⅰ型盂缘骨折

如骨折块面积占肩盂面积的 25%（前方）或 33%（后方），或移位 > 10 mm 将会影响肱骨头的稳定并引起半脱位现象，应考虑手术切开解剖复位和内固定。目的在于重建骨性稳定，以防止慢性肩关节不稳。以松质骨螺钉或以皮质骨螺钉采用骨块间加压固定。如肩盂骨块粉碎，则应切除骨碎片，取髂骨植骨固定于缺损处。小片的撕脱骨折，一般是肱骨头脱位时由关节囊、唇撕脱所致。前脱位时发生在盂前缘，后脱位时见于盂后缘。肱骨头复位后，采用三角巾或吊带保护 3 ~ 4 周。

2. Ⅱ型骨折

如果出现台阶移位 5 mm 或骨块向下移位伴有肱骨头向下半脱位，应行手术复位、固定。可采用后方入路，复位盂下缘骨折块，以拉力螺钉向肩胛颈上方固定。也可采用易调整外形的重建钢板，置于颈的后方或肩胛体的外缘固定。

3. Ⅲ ~ Ⅴ型骨折

骨折块较大合并肱骨头半脱位，采用肩后方入路，复位盂下缘骨折块，以拉力螺钉向肩胛颈上方固定。也可采用易调整外形的重建钢板，置于肩胛颈的后方或肩胛体的外缘固定；关节面台阶 ≥ 5 mm，上方骨块向侧方移位或合并喙突、喙锁韧带、锁骨、肩锁关节、肩峰等上肩部悬吊复合体损伤时，可采用后上方入路复位骨折块，采用拉力螺钉，将上方骨折块固定于肩胛颈下方主骨上。手术目的是防止肩关节的创伤性骨关节炎、慢性肩关节不稳定和骨不愈合。

4. Ⅵ型骨折

较少见，也缺乏大宗病例或对照研究结果指导治疗。由于盂窝严重粉碎，无论骨块移位与否或有无肱骨头半脱位的表现，一般都不行切开复位。可采用三角巾悬吊制动或用外展支架制动，也可采用尺骨鹰嘴牵引，早期活动锻炼肩关节。如果肩上方悬吊复合体有严重损伤，可行手术复位、固定，如此可间接改善盂窝关节面的解剖关系。

（六）上肩部悬吊复合体损伤

上肩部悬吊复合体是在锁骨中段和肩胛体的外侧缘间组成的一个骨和软组织环，由肩盂、喙突、喙锁韧带、锁骨远端、肩锁关节和肩峰组成。上肩部悬吊复合体的单处损伤不影响其完整性，骨折移位较小，只需保守治疗；两处损伤则会影响其完整性，可能会引起一处或两处明显移位，对骨折愈合不利，影响其功能。对这种骨折，只要有一处或两处存在不能接受的移位，就应行切开复位内固定。即使只固定一处，也有利于其他部位骨折的间接复位和稳定。

（曾　啸）

第二节　肱骨大结节骨折

一、概述

肱骨大结节骨折根据致伤的暴力及合并伤可分为 4 种类型。

（一）无移位的单纯肱骨大结节骨折

此种骨折多为直接暴力撞击于肱骨大结节，即跌倒时肩部外侧着地所致，骨折块很少有严重移位或无移位。

（二）合并肩关节前脱位的肱骨大结节骨折

此种骨折为肩关节前脱位时大结节撞击于肩胛盂前下缘所致，因大结节与肱骨的骨膜未断裂，肩关节前脱位整复后，肱骨大结节亦自行复位。

（三）有移位的单纯撕脱骨折

此种骨折多由间接暴力引起，即当跌倒时，上肢外展外旋着地，冈上肌、冈下肌、小圆肌突然猛力收缩肩袖、牵拉肱骨大结节撕脱骨折，如为完全撕脱骨折，骨折块可缩至肱骨头的关节面以上。

（四）合并肱骨外科颈骨折的大结节骨折

此种骨折多由间接暴力引起，如跌倒时手或肘部着地，暴力沿上肢向肩部冲击，可引起肱骨外科颈及大结节骨折。

二、临床表现

（一）疼痛

于肩峰下方有痛感及压痛，但无明显传导叩痛。

（二）肿胀

由于骨折局部出血及创伤性反应，显示肩峰下方肿胀。

（三）关节活动受限

肩关节活动受限，尤以外展、外旋时最为明显。

三、诊断

根据外伤史、临床表现及 X 线检查即可诊断。

四、治疗

（一）无移位的肱骨大结节骨折

无须特殊处理，用三角巾悬吊伤肢 2 周即可，并尽早加强伤肢功能锻炼。如合并肩关节前脱位者，肩关节整复后，大结节骨折亦复位者，可按肩关节前脱位治疗。

（二）有移位的肱骨大结节骨折

如合并肱骨外科颈骨折，可按肱骨外科颈骨折复位固定处理。如肱骨大结节骨折块向上移位至肱骨头以上，影响肩关节外展功能者，必须进行骨折复位固定治疗。方法：伤员取坐位，在局部血肿内麻醉下，伤肢上臂外展 90°、外旋 60°、前屈 40° 位。将伤肢放于外展架上，术者用拇指将冈上肌向肱骨大结节方向推压，迫使骨折块复位。复位良好者用石膏条将外展架及伤肢固定 4 周。如有移位的肱骨大结节骨折手法复位失败或大结节骨折被拉至肱骨头的上方，均应行开放复位内固定治疗。一般于肩前内侧切口，暴露肱骨小结节及结节间沟，将上臂外旋外展，并用巾钳将大结节夹住向下牵拉，使之复位，用螺钉固定，逐层缝合伤口，术后用外展架固定，并加强伤肢功能锻炼。

（韩继成）

第三节 肱骨外科颈骨折

一、概述

肱骨外科颈骨折是指肱骨解剖颈下 2 ~ 3 cm 处的骨折。

肱骨外科颈位于肱骨大小结节下缘与肱骨干的交界处，该处骨松质较多，骨皮质薄，无肌肉附着，是肱骨干和肱骨上端的衔接部，在直接暴力或间接暴力作用下，易发生骨折，是全身骨折的好发部位之一。

肱骨外科颈骨折是肩部常见的骨折，约占全身骨折的 0.9%，占肩部损伤的 22%，其中 20 岁以下青少年占 54%，50 岁以上老年人占 27%，青少年患者中男性多于女性，而老年患者中则女性多于男性。

肱骨上端骨折以年长者居多，且常由外伤引起。有研究发现，该部位骨折的主要诱发原因是骨质疏松。研究还发现，在肱骨上端有赖以维持肱骨完整性和坚韧性的两条骨小梁系统，一条是通过肱骨头下部的中束，另一条是通过肱骨大结节垂直下行和通过肱骨头外上的骨小梁系统。这两条骨小梁系统都与肱骨的静止负载能力有关，通过肱骨外科颈部的这两条骨小梁系统的削弱是引起骨折的常见原因。紧靠肱骨外科颈内侧有腋神经向后进入三角肌内，臂丛神经及腋动、静脉经过腋窝，骨折端严重移位时可合并神经、血管的损伤。

肱骨外科颈骨折多为间接暴力所致，如跌倒时手或肘着地，暴力沿肱骨干向上传导冲击引起骨折，肩部外侧直接暴力亦可引起骨折。根据损伤机制和骨折移位情况，临床上分为以下 6 种类型。

（一）裂纹型骨折

由直接暴力所致，骨折端无移位。

（二）嵌插型骨折

由间接暴力所致，受暴力冲击发生骨折，而后暴力继续作用，使骨折端互相嵌插，短缩移位。

（三）内收型骨折

由跌倒时上肢处于内收位所致，骨折远侧端内收，近侧端相应外展，形成两骨折端向外成角移位，骨折端常有嵌插。

（四）外展型骨折

由跌倒时上肢处于外展位所致，骨折远侧端呈外展，近侧端相应内收，形成两骨折端向内成角移位，且两骨折端常互相嵌插。

（五）后伸型骨折

跌倒时，上臂后伸，以手或肘下方着地，暴力向上传导，致外科颈骨折，近折端向前屈曲，远折端的后侧皮质与近侧端相嵌插，呈向前上突起成角或重叠移位。

（六）合并肩关节前脱位

受外展外旋传达暴力所致。患肢在外展外旋位受的暴力严重，除引起外展型嵌插骨折外，若暴力继续作用于肱骨头，可使肱骨头冲破关节囊向前下方移位而造成肩关节前脱位，以盂下脱位多见。有时肱骨头受喙突、肩胛盂或关节囊的阻滞而不能复位，从而引起肱骨头关节面向内下，肱骨头游离而位于骨折断端的内侧。此型临床上虽较少见，但若处理不当，常容易造成患肢严重的功能障碍。

二、临床表现

伤后肩部疼痛、肿胀，肩关节活动障碍，上臂内侧可逐渐出现瘀斑。上臂上端有明显压痛和环状压痛，在肘部向上叩击会引起骨折处剧痛。有移位骨折可出现畸形，部分患者可触及骨擦音和异常活动。合并肩关节脱位者，肩部肿胀较甚，触诊肩峰下空虚，在腋下可摸到肱骨头。肩部正位和穿胸侧位 X 线摄片可显示骨折有无移位及移位的方向。

三、诊断

根据受伤史、临床表现和 X 线检查可作出诊断。

若拍摄 X 线正位片显示为无移位骨折，应补拍穿胸侧位 X 线片，以免误诊。

肱骨外科颈骨折与肩关节前脱位，因部位邻近，且肱骨外科颈骨折后，早期常因外伤造成关节内反应性积液，使肱骨头与肩胛盂之间距离增大，X 线片上可显示有半脱位，故二者需注意鉴别。其鉴别要点为：肱骨外科颈骨折肩峰下可触到大结节，有饱满感，活动上臂无弹性固定感，有骨擦音，肩部肿胀明显，可见大片瘀斑，肩峰到肱骨外上髁的长度比健侧短，无方肩畸形，搭肩试验阴性；肩关节前脱位则肩峰下触不到大结节，有空虚感，活动上臂有弹性固定，无骨擦音，肩部肿胀较轻，一般无瘀斑，有方肩畸形，搭肩试验为阳性。

四、治疗

对无移位骨折，无须整复骨折，特别是老年人的嵌插型骨折，用三角巾悬吊伤肢并加强功能锻炼即可。对有移位骨折，应施行复位及固定治疗，特别是对青壮年伤员应使骨折整复满意。

从临床观察可见，肱骨外科颈骨折侧方成角和移位远不及向前成角所造成的肩关节功能障碍严重。因为在日常工作和生活中，要求上肢高举是经常的动作，所以向前的成角移位有时虽不太严重，但对功能影响不小，给工作和生活造成一定的困难，在治疗时应予以注意。

（一）整复固定方法

1. 手法整复夹板固定

（1）整复方法：先用 2% 利多卡因局部血肿内麻醉。伤员取仰卧位或靠坐位，伤肢放于适中位置，即肩关节外展 90°、前屈 30°~45°、外旋 45°、肘关节屈曲 90° 左右。然后根据骨折类型、移位情况、伤员年龄及全身条件等，施行相应手法复位。

内收型骨折：采用牵拉外展推挤提按法。患者仰卧，一助手用宽布带穿过患侧腋下向上、向健侧牵拉，另一助手持患肢腕关节上方顺势向远端牵拉，并使患肢逐渐外展，术者站于患肢外方，两手持骨折端，待折端牵开后，用力推挤远折端向内、向后，使之平复，并维持对位。同时牵拉患肢的助手，在牵拉的情况下，使患肢前屈，然后将患肢逐渐内收放下，屈肘置于胸前。

外展型骨折：采用牵拉推挤按压内收复位法。患者仰卧，一助手用宽布带穿过患侧腋下，向上牵拉肩部，另一助手持患肢腕关节上方，先顺势向远端牵拉。术者站于患侧，用双手扳拉骨折远折端向外、向后，同时牵引患肢的助手，在用力牵拉的情况下，使上臂内收、前屈，横过胸前，使之复位。

后伸型骨折：采用牵拉按压复位法。患者仰卧，一助手用宽布带穿过患侧腋下向上牵拉，另一助手持患肢腕关节上方顺势向远端牵拉，并使之外展呈 40° 左右，术者站患侧，用手按压向前突起成角，同时牵臂的助手在牵拉下使患肢前屈复位。

若折端嵌插过紧，用上法整复失败者，可采用折顶复位法。患者体位和助手同上，术者站于患侧，先以双手提近折端向前，同时牵引患肢的助手在用力牵拉的情况下，将患臂背伸，以扩大畸形，使远、近两折端的嵌插先分离，并在成角的情况下接触，术者再按压折端向后，同时牵臂的助手提患臂前屈即可复位。

合并肩关节前脱位的肱骨外科颈骨折的移位，上述手法复位无效，必须先将肩关节前脱位整复，再整复骨折端的移位。强力牵引并不能使肱骨头复位。因此，要用轻巧力顺肱骨方向牵引，加手法推压肱骨头使之复位，再整复肱骨外科颈骨折的移位。如手法复位失败，应行切开复位内固定治疗。

（2）固定方法：复位后可采用超肩关节夹板固定，夹板共 4 块，长夹板 3 块，下达肘部，上端超过肩部，可在夹板上端钻小孔系 1 条布带；短夹板 1 块，由腋窝下达肱骨内上髁以上，夹板的一端用棉花包裹，呈蘑菇头状。固定时，在助手维持牵引下，术者捏住骨折部保持复位后位置，并将 3 ～ 4 个棉垫放于骨折部的周围，3 块长夹板分别放在上臂前、外、后侧，短夹板放在内侧。若内收型骨折，内侧的蘑菇头应放在肱骨内上髁的上部；若外展型骨折，蘑菇头应顶住腋窝部；有向前成角者，在前侧夹板下相当于成角突出处放 1 块平垫。内收型骨折，在外侧夹板下相当于成角突出处放 1 块平垫；外展型骨折者，则在外侧夹板下相当于肱骨大结节处放 1 块平垫。先用 3 条横带在骨折部下方将夹板捆紧，然后用长布条穿过 3 块超关节夹板顶端的布带环，做环状结扎，再用长布带绕至对侧腋下，用棉垫垫好后打结，以免压迫腋下皮肤。夹板上端未系小布带者，则在超出肩部的夹板上端用布带做 "8" 字交叉缚扎。

夹板固定后，应注意观察患肢血运和手指活动情况，及时调整夹板的松紧度。入眠时需仰卧，在肘后部垫一枕头，维持患肩于前屈 30° 位。内收型骨折应维持患肩于外展位，外展型骨折应维持患肩于内收位，以免骨折发生再移位。夹板固定时间为 4 ～ 6 周，骨折临床愈合后拆除。

2. 闭合穿针内固定

（1）适应证：对肱骨上端严重移位骨折、粉碎性骨折或骨骺分离，闭合整复骨折不稳定者，可用克氏针经皮内固定。此法尤其适用于老年人骨折，不能用接骨板等内固定或合并胸部损伤的患者。

（2）复位及固定方法：在透视下进行撬拨复位和内固定，复位前必须有最近的正侧位 X 线片，对复位方法、最有利的进针部位、撬拨方向等预先做好充分考虑再进行撬拨。进针方法有顺行插针法、倒行插针法、混合插针法。

闭合穿针内固定手术后，须避免肩臂部旋转活动，常用吊带固定 3 ～ 4 周。由肩外侧行克氏针经皮内固定术后，用吊带固定 3 周，至手术后 6 周，做小切口，取出克氏针，加强主动活动锻炼。老年骨折患者在术后第 2 日开始主动锻炼。

3. 切开复位内固定

（1）适应证：骨折移位严重，骨折端不稳定，并有软组织嵌入其间，手法整复或外固定治疗失败者，或治疗时间较晚已不能用手法整复者。

（2）手术方法：高位臂丛麻醉，患者仰卧位，伤肩垫高；自肩锁关节前下方沿锁骨外1/3 向内到三角肌和胸大肌之间，转向外下延伸，做弧形切口，长 12 ~ 14 cm，切开皮肤、皮下组织和深筋膜，在三角肌和胸大肌之间分离，保护头静脉，将三角肌向外牵开，胸大肌向内牵开，显露肱二头肌长头肌，清除局部血块，即可查清两骨折端的位置和肱骨头脱位位置。助手两手持续牵引伤肢，协助术者进行肱骨头脱位或骨折端复位，用骨膜起子将骨折端复位，并将两骨折端互相抵紧，观察骨折端对位的稳定情况，可选用螺钉或接骨板内固定，检查、清洗伤口，放置引流管，逐层缝合伤口，术后将伤肢用外展架固定于外展60° ~ 70°、前屈 30° ~ 45°。术后在伤肢无疼痛不适的情况下，即开始伤肢未固定部位的功能锻炼。1 ~ 2 日拔去引流管，10 ~ 14 日拆除缝线，4 ~ 6 周拆除外展架，X 线检查骨折愈合情况。

（二）药物治疗

骨折初期患肢瘀肿，疼痛较甚，治宜活血祛瘀、消肿止痛，内服可选用和营止痛汤，若瘀肿甚者，加三七、茅根等，外敷双柏散或消瘀止痛药膏；中期瘀肿虽消而未尽，骨尚未连接，治宜和营生新、接骨续损，内服可选用生血补髓汤，外敷接骨膏或接骨续筋药膏；儿童患者骨折愈合迅速，后期不必内服中药，老年患者因气血虚弱，血不荣筋，易致肌肉萎缩、关节不利，后期治宜养气血、补肝肾、壮筋骨，内服可选用补肾壮筋汤。解除固定后可选用海桐皮汤熏洗患肢，亦可配合按摩推拿。

（曾　啸）

第二章　下肢骨折

第一节　股骨颈骨折

一、概述

股骨颈骨折指由股骨头下至股骨颈基底部的骨折。股骨颈骨折对骨科医师一直是一个巨大的挑战。

（一）股骨颈应用解剖

股骨头呈圆形，约占一圆球的 2/3，完全为关节软骨所覆盖，在其顶部后下有一个小窝，称为股骨头凹，为股骨头韧带附着处，股骨头可由此获得少量血供。股骨颈微向前凸，中部较细。自股骨头中点，沿股骨颈画一条轴线与股骨下端两髁间的连线，并不在同一平面上，正常情况下，前者在后者之前，形成的角度叫前倾角，平均为 13.14°，其中男性为 12.20°，女性为 13.22°。股骨颈与股骨干之间呈一角度，称为颈干角，成人为 125°，其范围为 110°～140°。

1. 骨小梁系统

股骨颈内部承受张应力、压应力、弯曲应力和剪应力，骨小梁的分布方向和密集程度也因受外力的不同而不同。股骨头颈部有两种不同排列的骨小梁系统：一种自股骨干上端内侧骨皮质向股骨颈上侧作放射状分布，最后终于股骨头外上方 1/4 的软骨下方，此为承受压力的内侧骨小梁系统；另一种起自股骨颈外侧皮质，沿股骨颈外侧上行与内侧骨小梁系统交叉，止于股骨头内下方 1/4 的软骨下方，此为承受张力的外侧骨小梁系统。上述两种骨小梁系统在股骨颈交叉的中心区形成一三角形脆弱区域，即 Ward 三角区，在老年人骨质疏松时，该处仅有脂肪充填其间，更加脆弱。从股骨干后面粗线上端内侧的骨密质起，由很多骨小梁结合成相当致密的一片骨板，向外侧放射至大转子，向上通过小转子前方，与股骨颈后侧皮质衔接，向内侧与股骨头后内方骨质融合，以增强股骨颈的连接与支持力，称为股骨距，也称为"真性股骨颈"。有研究者指出，它的存在不仅加强了颈干连接部对应力的承受能力，而且明显加强了抗压力与抗张力。两种骨小梁最大受力处的连接，在股骨上端形成一个完整、合理的负重系统。股骨上端的力学结构是典型力学体系，自重轻而负重大，应力分布合理，受力性能极佳，骨小梁的排列能最大限度地抵抗弯曲应力。股骨距在股骨颈骨折时内植入物放置位置方面及股骨头假体的置换技术方面，均具有重要意义。

2. 股骨头及颈的血供

成人股骨头的血运主要来自股深动脉的旋股动脉，外侧和内侧旋股动脉通过股骨的前、后方在转子的水平相吻合，从这些动脉特别是旋股内侧动脉分出上、下支持带动脉。上支持带动脉又分出上干骺动脉和外骺动脉，而下支持带动脉变成下干骺动脉。闭孔动脉通过髋臼支分出圆韧带动脉，其终端为骨骺内动脉。自股骨干和转子部的动脉穿进股骨皮质下，终止于股骨颈近端，外骺动脉和内骺动脉分别供应股骨头外 2/3 和内 1/3 的血运，而下干骺动脉主要供应股骨颈的血供。上支持带血管是股骨头最重要的血运来源，而下支持带血管仅营养股骨头和颈的一小部分，关于圆韧带血管对股骨头血供的重要性，各家意见不一，作用尚不明确。

股骨颈骨折后，进入股骨头上方的外侧骺动脉因骨折而中断，骨折移位使支持带血管撕裂，髓内出血，髋关节囊内压增高压迫支持带血管等，这些因素使股骨头的血供遭受损害。骨折后股骨头坏死与否主要与其残存血供的代偿能力有关。股骨颈骨折通常位于整个关节囊内，关节液可能妨碍骨折的愈合过程。因为股骨颈上基本无外骨膜层，所有愈合必须来自内骨膜，滑液内的血管抑制因子也可抑制骨折的修复。这些因素连同股骨头无稳定的血液供应这一特点，使愈合无法预测。因此，股骨颈骨折应早期复位及内固定，以利于骨折后扭曲的支持带血管重新开放，坚固的内固定有利于重建一些血管的连续性。

（二）病因和致伤机制

老年患者骨量明显下降和松质骨结构异常，最终导致骨的力学强度下降，以致股骨颈成为骨质疏松性骨折的好发部位之一。另外，老年人髋周肌群退变，反应迟钝，不能有效地抵消髋部有害应力，加之髋部受到应力较大（体重的 2 ~ 6 倍），因此，若遭受轻微外力，如平地滑倒或绊倒，由床上或座椅上跌伤，均可形成骨折。

青壮年股骨颈骨折，往往由于严重损伤如车祸或高处跌落，损伤机制有两种解释：一是外力从侧方对大转子的直接撞击；二是躯干倒地时下肢旋转，而股骨头卡在髋臼窝内不能随同旋转，股骨颈抵于髋臼缘，正常股骨颈部骨小梁的方向呈狭长卵圆形分布，长轴线与股骨头、颈的轴线一致，有利于在正常生理情况下承受垂直载荷，但难以对抗上述横向水平应力而易于发生断裂。

过度过久负重劳动或行走等极限应力作用于股骨头，可使股骨颈的骨小梁发生显微骨折，最终导致疲劳骨折。

（三）分类

股骨颈骨折有多种不同的分型方法。

1. 按骨折部位分类

（1）头下型：骨折线完全在股骨头下，整个股骨颈在骨折远端。显然这类骨折对血供损伤严重，临床多见。

（2）头颈型：骨折线的一部分在股骨头下，另一部分则经过股骨颈，由于遭受剪应力，此型临床最常见。

（3）经颈型：全部骨折线均通过股骨颈中部，此型临床甚为少见。

（4）基底型：骨折线位于股骨颈基底部，其后部已在关节囊外，此型血供保留最好。

2. 按骨折移位程度分类（Garden 分型）

Ⅰ型：不完全的嵌插骨折，股骨头斜向后外侧。

Ⅱ型：完全的无移位骨折。

Ⅲ型：完全骨折并有部分移位，可通过股骨头向骨小梁方向作出判断，但两骨折块尚保持相互间的接触。

Ⅳ型：骨折块完全移位。

3. AO 分型系统

股骨颈骨折被分为股骨头下无或微移位型（B1 型）、经颈型（B2 型），或有移位的股骨头下骨折（B3 型）。这些类型又可进一步分型，股骨头下无或微移位型（B1 型）骨折又有外翻 15° 及以上的嵌插（B1.1 型），外翻小于 15° （B1.2 型），无嵌插（B1.3 型）；经颈型（B2 型）骨折又分为颈基底部（B2.1 型），伴内收的颈中型（B2.2 型），伴剪切的颈中型（B2.3 型）；有移位的股骨头下骨折（B3 型）又分为中度外翻合并外旋（B3.1 型），中度垂直翻转及外旋移位（B3.2 型），显著移位（B3.3 型），B3 型骨折的预后最差。

目前临床上 Garden 的分型系统应用最为广泛，但无论应用哪一种分型系统，均应把嵌插骨折从无移位的股骨颈骨折中区分出来。这类骨折具有明显的稳定性，可行保守治疗或非手术治疗，因为几乎 100% 的嵌插骨折均可愈合，但有 15% 以上可发生再移位，因此，对这类患者可选用闭合多枚螺钉固定，防止再移位的发生。Garden Ⅱ 型骨折无嵌插，因此骨折本身没有固有的稳定性，如不行内固定，则几乎所有骨折均会发生移位。

二、临床表现

对老年人摔跌后诉髋部或膝部疼痛者，应考虑股骨颈骨折的可能。

（一）畸形

患肢多有轻度屈髋屈膝及外旋畸形。

（二）疼痛

髋部除有自发疼痛外，移动患肢时疼痛更为明显。在患肢足跟部或大粗隆部叩打时，髋部也感疼痛，在腹股沟韧带中点下方常有压痛。

（三）肿胀

股骨颈骨折多系囊内骨折，骨折后出血不多，又有关节外丰厚肌群的包围，因此，外观上局部不易看到肿胀。

（四）功能障碍

移位骨折患者在伤后不能坐起或站立，但也有一些无移位的线状骨折或嵌插骨折病例，在伤后仍能走路或骑自行车。对这些患者要特别注意，不要因遗漏诊断使无移位的稳定骨折变成移位的不稳定骨折。在移位骨折中，远端受肌群牵引而向上移位，因而患肢变短。

三、诊断

对移位明显的股骨颈骨折诊断并无困难，体格检查时可发现大转子上移至髂前上棘与坐骨结节连线以上，腹股沟韧带中点下方有压痛；患肢轻度屈曲、内收并有外旋，短缩畸形，但肿胀可不明显；叩击患者足跟时可致髋部疼痛加重。X 线检查可明确诊断，并可进一步判断类型。多数患者伤后即不能站立和行走，部分骨折端嵌插的患者症状很轻，下肢畸形也不明显，极易漏诊，对此类患者应予以 CT 或 MRI 检查，嘱患者卧床休息，2 周后再次摄片复查。

四、治疗

稳定的嵌插骨折即 Garden Ⅰ型，可根据情况使用非手术治疗，如外展位牵引或穿用"一"形鞋保持伤肢于外展、旋转中立位等。但由于患者多为老年人，为避免长期卧床引起的多种并发症，并且因其有约 15% 的移位率，也可选经皮螺钉固定。对 Garden Ⅱ型，因缺乏稳定，均应闭合复位内固定。

复位和内固定是治疗移位型股骨颈骨折的基本方法，多用 Garden 对线指数判断复位程度。正常正位片上股骨干内缘与股骨头内侧压力骨小梁呈 160°，侧位片上股骨头轴线与股骨颈轴线呈一直线（180°），Garden 证实，如果前后位上股骨头的压力骨小梁和股骨内侧皮质的夹角在 155°～180°，则骨愈合的比率增高，而缺血性坏死的发生率较低；在侧位上虽然应尽量争取矫正前倾角，但复位后 155°～180° 也可接受。同时证实，无论在哪一平面上对线指数 < 155° 或 > 180° 时，缺血性坏死的发生率均可从 7% 增至 65%。

股骨颈骨折内固定的装置已研制出很多，实验证明加压单钉抗旋转强度较差。加压多钉为目前较受欢迎的治疗方法。Kyle 和 Asnis 提出用空心螺钉 3～4 枚固定骨折效果好，Van 用生物力学方法比较 4 种内固定物，即三翼钉、滑移式钉板、加压单钉及加压多钉后认为，3 枚加压螺纹钉的抗压强度、抗张强度及抗扭强度均在其他 3 种固定物之上。Mecutchen 等报道，加压螺纹钉治疗股骨颈骨折不愈合率仅为 1.8%，术后股骨头坏死率为 11.0%，螺纹钉治疗效果明显优于其他治疗方法。Bout 等通过研究指出，空心螺钉直径小，对骨质及髓内血管损伤小，3 枚钉呈三角形立体固定，故稳定性好，能有效防止股骨头旋转及下沉，而且其手术适应证范围较广。我们最常使用空心螺钉固定股骨颈骨折。假如外侧皮质骨质疏松或粉碎相当严重，也可考虑侧方小钢板固定。

准确良好的复位是内固定成功的必要条件，一般对股骨颈骨折选择闭合复位，切开复位仅适用于闭合方法无法复位的患者。

（一）闭合复位方法

采用 Whitman 法牵引患肢，同时在大腿根部加反牵引，待肢体原长度恢复后，行内旋外展复位。Leadbetler 改良了 Whitman 法，主要是屈髋屈膝 90° 位牵引。牵引复位采用胫骨结节骨牵引（1/7 体重），1 ~ 2 日做骨折复位，牵引的方向一般为屈曲，外展各 30°，如有向后成角，可在髋伸直位做外展 30°。目前多先用缓慢的皮牵引或骨牵引数日，待患者可手术后予以麻醉，在骨科牵引床上先将伤肢外展、外旋位牵引到骨折端有分离后，再内旋患肢，稍放松牵引，一般可获得良好复位。

（二）切开复位

患者取仰卧位，一般选择 Watson-Jones 入路，可向近端和前侧延伸，切开关节囊后，直视下复位操作。在牵引床上切开复位，因关节囊紧张，影响暴露，会增加手术操作难度。在复位时应注意股骨颈的旋转问题，建议在复位及克氏针临时固定后，进行拍片和透视检查。

（三）闭合复位 AO 空心螺钉内固定

患者于骨折复位床上牵引复位满意后，通过外侧切口显露大转子和股骨上端长约 8 cm，切开皮肤、皮下组织和阔筋膜，剥离股外侧肌起点和后方，并向前牵开。首先在股骨颈前方打入 1 枚螺纹导针，以确定股骨颈前倾角，并通过透视证实导针的位置，将平行导向器斜面紧贴于股骨大转子下外侧，通过中心孔向股骨头内钻入第 2 枚导针，进针方向应平行于第 1 枚导针，透视下位置良好后，拔去第 1 枚导针。通过平行导向器边缘 3 个孔分别钻入 3 枚导针，经透视 3 枚导针位置适当，且深达股骨头软骨面下方，即拔除第 2 枚导针，完成导针的定位，使用直接测量装置确定 3 枚导针进入的深度，计算钻孔的深度，使用中空钻头及中空丝锥钻孔和攻丝，选择螺钉，螺纹部分最好位于对侧骨折块，拧入中空螺钉后松动牵引，加压旋紧。透视下证实骨折、螺钉位置良好。必要时可应用垫圈以防止螺钉头沉入近侧皮质内。

术后处理：术后第 1 日，患者可坐起，是否负重取决于骨结构的稳定性，不主张患者在床上做直腿抬高运动，以免增加股骨颈的剪力。大多数患者允许术后扶双拐立即部分负重，至骨愈合后方可完全负重。

（四）股骨颈骨折的人工假体置换

关节置换术的出现对股骨颈骨折的治疗产生很大的冲击。虽然术式较传统内固定术为大，但术后早期恢复关节功能，避免了卧床引发的压力性损伤、肺部感染，使其一度为很多医师所热衷。对年老、骨质疏松、骨折不愈合及股骨头坏死变形的病例，它确实是恢复关节功能的有效方法。人工关节置换术治疗股骨颈骨折的优点为：避免股骨颈骨折不愈合及股骨头坏死问题；降低并发症的发生率；治疗时间短；提高患者的生活质量。但是，假体置换的并发症，如松动、感染、假体断裂、髋臼磨损、关节周围异位骨化等也暴露出来。特别对于中青年患者，因关节活动强度较大，髋关节置换术出现较高的手术失败率。Colles 曾对 43 例（51 髋）50 岁以下股骨颈骨折患者行全髋置换术，随访 3 ~ 15 年，41% 做了翻修术，有的患者甚至进行了多次翻修术。Rogmar 发现关节置换组 2 年后失败率达 6%，25% 的患者有行走障碍，1.5% 则有严重的髋部疼痛。另外，近年来多钉内固定技术的应用，良好的复位和坚强的内固定已解决早期下床活动和负重的问题。

基于以上的优点和缺点，不同学者提出针对有移位的关节囊内骨折选择假体置换的治疗应符合下列条件：①生理年龄应在 65 岁以上；②髋关节原有伴发疾病，如骨性关节炎、强直性脊柱炎、股骨头无菌性坏死等；③恶性肿瘤病理性骨折；④陈旧性股骨颈骨折；⑤伴有股骨头脱位的股骨颈骨折，因为在这种损伤环境下，必定会发生缺血性坏死。

假体的选择：人工假体有单极股骨头、双极股骨头和全髋置换术。单极半髋假体置换可产生持续性疼痛和突破髋臼的并发症。随着双极假体的发展，单极假体使用日渐减少。Hasan 等通过随访认为，双极人工股骨头置换在平均 6.1 年随访后虽无髋臼的破坏，但远期疗效仍不及全髋置换。对体质较弱的高龄（＞ 80 岁）患者，估计存活期较短，采取全髋关节置换术的耐受性差，可选用双极人工股骨头置换。由于第 4 代骨水泥技术（髓腔冲洗、负压下搅拌骨水泥，使用髓腔塞，骨水泥由骨水泥枪加压注入或通过中置器使用），使股骨骨水泥柄假体松动与非骨水泥柄无差别，因此老年患者股骨颈骨折仍以骨水泥固定为主；对于髋臼侧，Kavanagh 等报道术后 15 年骨水泥翻修率为 14%，Poss 等报道非骨水泥术后 11 年翻修率为 3.1%，因此，对骨质疏松不是非常明显者，仍主张选用非骨水泥。

（韩继成）

第二节 股骨转子部骨折

一、股骨转子间骨折

（一）病因与致伤机制

股骨转子间骨折是临床最常见的髋部骨折之一，好发于老年人，男性多于女性，属于关节囊外骨折。有资料统计，其发病年龄较股骨颈骨折晚 5 ~ 6 岁，其发病率占全部骨折的 3% ~ 4%，占髋部骨折的 35.7%。近年来，由于人口老龄化的发展和高能损伤的日渐增多，该病的发病率呈上升趋势且年轻化。发病原因：老年人主要由于骨质疏松，肢体不灵活，下肢扭转、跌倒或使大转子直接触地致伤，或由于转子部受到内翻及向前的复合应力，引起髋内翻畸形和以小转子为止点的嵌压形成小转子蝶形骨折；亦可由髂腰肌突然收缩造成小转子撕脱骨折。年轻人骨折多因高能损伤而致，多为粉碎性骨折。股骨转子部血运丰富，骨折后极少不愈合，易发生髋内翻畸形，但高龄患者长期卧床引起的并发症很多，为临床治疗的难题。

（二）分类

目前，股骨转子间骨折分类应用较多的即 Evans 分类法和 AO 分类法。Evans 根据骨折的方向将转子间骨折分为两种主要类型：Ⅰ型，骨折线从小转子向上延伸，该型通过内侧皮质的解剖复位获得稳定；Ⅱ型，骨折线为反斜行，该型股骨干骨折有向内侧移位的趋势。Ⅰ型又细分为 4 个亚型：1 度为非完全性骨折，转子部仅大转子骨折，小转子完整；2 度为非粉碎性骨折，无或轻度移位；3 度为颈折片嵌入干折端；4 度为骨折端分离，大部分内侧后壁缺损。目前该种分类方法已被广泛采用。AO 组织将股骨转子间骨折分为 3 类：A1 组为经转子间的单纯骨折；A2 组为经转子的粉碎性骨折；A3 组为反转子间骨折。

（三）临床表现

患者大多有外伤史，老年患者往往只有轻微的外伤史，如摔倒；而年轻患者的股骨转子骨折往往伴随车祸等高能损伤。患髋有明显疼痛，活动障碍，无法行走，患肢有短缩外旋畸形，有时可闻及转子部骨擦音。一些 Evans Ⅰ型患者有时仍能行走，疼痛很轻，患肢可有外旋畸形。

（四）诊断

患者多为老年人，大多有明显的外伤史，髋部剧烈疼痛，活动后加重，不能负重行走或站立。患肢短缩及外旋畸形，无移位的嵌插骨折或移位较少的稳定骨折，上述症状较轻，但多伴有下肢的外旋畸形。体检时可见患肢大转子上移，局部肿胀明显，可见瘀斑，局部压痛明显，纵向叩击患肢转子部疼痛明显。需与股骨颈骨折相鉴别，转子骨折压痛点在转子部，而股骨颈骨折压痛点在腹股沟中点外下方。拍摄 X 线片可见股骨转子骨折线，可以根据 X 线片分型，必要时行 CT、三维重建检查，有利于明确骨折粉碎程度，了解复位稳定性。MRI 检查对一些隐性骨折有效。虽然神经血管损伤并不常见，但应该认真检查。对由于高能量创伤引起的骨折患者需要仔细地检查，以除外合并损伤。

（五）治疗

治疗的最主要目的是使患者能尽早活动且活动功能恢复到其受伤前的水平。对于转子间骨折患者来说，要达到此目的应以手术治疗为最佳方案。非手术治疗只适用于不能耐受手术的患者，以及年龄较轻、骨折未发生移位的身体健康的患者。但是，对这些患者必须进行严密监控、密切观察，及时发现任何骨折移位的征象。接受手术治疗的患者应该早期活动，以避免由于长期卧床引起的并发症。

在转子间骨折的任何分类方法中，最重要的因素为骨折的稳定性。若后内侧皮质未受损或在手术时保存其完整性，则稳定性可大大增强。非稳定性转子骨折的类型包括后内侧的支撑点丧失、骨折扩展至转子下，以及反斜行骨折。

1. 非手术治疗

股骨转子间骨折传统的治疗方法是将患肢置于外展 30°位牵引或外展 30°位卧床 4～6 周，再改为患肢穿防旋鞋，骨折愈合一般不成问题。传统疗法的优点是患者无须忍受手术的痛苦与风险，比较容易被患者与家属接受。这对于在不具备手术治疗条件的基层医院仍然是一种常用手段。对一些高龄、心肺功能差或骨质疏松很严重、手术难以达到坚强固定的患者，可选择该治疗方法。存在的缺点是需长期卧床，易引发肺炎、压力性损伤、血管栓塞等并发症，重者可导致死亡。

2. 手术治疗

（1）手术类别：股骨转子间骨折手术可采取的内固定种类较多，一般可分为髓外固定系统（Jewett 钉、麦氏鹅头钉、AO/ASIF 角钢板、动力髋螺钉）和髓内固定系统（Ender 钉、Gamma 钉、股骨近端髓内钉）。目前应用较多的钉板结构是动力髋螺钉（DHS），髓内固定装置为 Gamma 钉、股骨近端髓内钉（PFN 和 PFNA）。另外，对于部分股骨转子间粉碎性骨折采取人工髋关节假体置换。

（2）术前计划：术前应拍摄标准的骨盆前后位片，以及受累髋关节的前后位及侧位片。与床面垂直的侧位片可以帮助确认后内侧的粉碎程度。在标准的正、侧位 X 线片上不能完全显示出骨折的形状，可拍摄 15°～20°的内旋位片。如果准备进行髓内针固定，拍摄对侧的 X 线片有助于制订手术计划，帮助选择合适的内植入物。

（3）植入物的选择：股骨转子间骨折常用的内固定器有带侧方钢板的加压滑动髋螺钉和髓内系统两大类。前者包括传统的髋拉力螺钉（可提供转子间平面的加压）和侧方加压钢板（可另外提供轴向加压）。髓内系统包括顺行髓内钉，它带有 2 枚普通螺钉（Recon 钉）或加压型螺钉（如 Gamma 钉或髓内钉）。加压型髓内钉长度较短的，其尾端位于骨干部；较长者，其尾端可达股骨髁上。还包括逆行髓内钉，如 Ender 钉，它从股骨髁向上经髓腔打入股骨颈。

动力髋螺钉是以 Richard 钉为代表的加压髋螺钉，该钉由波兰 Pohl 于 1951 年设计，1955 年开始被应用于治疗股骨转子间骨折。经国际内固定学会（AO/ASIF）改进为动力髋螺钉（Dynamic Hip Screw，DHS）。该钉采用一枚较粗的股骨颈螺钉代替三翼钉，通过拉力螺纹钉的滑动加压和有侧方套筒的钢板将股骨头颈段与股骨干固定为一体，并使骨折端产生动力性加压作用。主要并发症为钢板断裂、螺钉穿出股骨头、髋内翻畸形。DHS 治疗稳定性转子间骨折疗效肯定；但对于不稳定性骨折，由于颈后内侧皮质缺损，压应力不能通过股骨距传导，内固定物上应力增大，螺钉切割股骨头，钢板疲劳断裂，骨折不愈合或畸形愈合等并发症发生率高；对 Evans Ⅱ 型转子间骨折加压作用可导致骨折段的分离，效果更差，失败率高达 24%～56%。对伴严重的骨质疏松（Singh 指数 ≤ 3 级）的不稳定股骨转子间骨折患者，该系统不能控制骨折端的旋转应力，同时滑槽钉对骨折端的过度嵌压，使钉尾过度突出，也容易引起肢体短缩及髋内翻，严重时可发生钉子穿出股骨颈。DHS 应放在股骨头的中下 1/3，即张力骨小梁和压力骨小梁交汇处的下方，股骨颈的中下部，侧位上放在股骨头的中下稍偏后。有学者认为，髋内翻与过早下地负重有关，故主张下地时间应根据骨折稳定程度、骨质疏松程度和内固定坚强程度而定。对于伴有骨质疏松者应推迟负重时间。

Gamma 钉是由 Crosse 等设计并且得到广泛应用的髓内系统，为一种带锁髓内钉，在股骨头颈处斜穿一根较粗的螺钉，并带有滑动槽。它结合了 DHS 和髓内钉的优点，具有创伤小、出血少、操作简单、感染率低、愈合率高的特点。与 DHS、麦氏鹅头钉相比，缩短了运动力臂的长度。生物力学测试发现 Gamma 钉与 DHS 对稳定的股骨转子间骨折固定的强度相似；而在不稳定骨折中，Gamma 钉明显比 DHS 坚强。临床应用该钉的并发症发生率可达 8% ~ 15%，主要为股骨干骨折、髋内翻畸形。Domingo 等认为，股骨干骨折的发生是由于 Gamma 钉与股骨近端的解剖形态不完全相符、钉尾过粗，以及过度扩髓所致。

而 Ahrengart 等发现，应用 Gamma 钉置入股骨头螺钉时位置更易偏向上方，这会导致远期切割股骨头的概率增加。目前国内多数选用改良的亚太型国产 Gamma 钉，该钉的上端呈直柄，无外展角度，术后较原型更容易出现髋内翻，原因有：适应证的选择错误，大转子及股骨颈基底部内侧皮质不完整，主钉在髓内不稳定，拉力螺钉进钉部位已经骨折，内固定无法坚强，发生髋内翻的多为 3 度、4 度骨折；严重骨质疏松的患者，影响螺钉的固定强度，过早负重，螺钉对松质骨的压迫，引起股骨颈处骨小梁的吸收，从而颈干角减小，引起髋内翻；手术操作，拉力钉打入的深度不够，顶端未达到股骨头软骨面下 1 cm 处，以及主钉进钉位置不正确；还有亚太型 Gamma 钉的本身设计缺陷等。

股骨近端带锁髓内钉（PFN 和 PFNA）由 AO/ASIF 在 Gamma 钉基础上设计而成。PFN 由 1 枚主钉、1 枚自攻股骨颈螺钉、2 枚自攻髋螺钉（防旋螺钉）以及 2 枚锁钉组成；PFNA 则在 PFN 的基础上，把 PFN 的自攻髋螺钉改为螺旋刀片，加强了防旋及防退的功能。根据股骨形状设计成 6° 成角。近端 2 枚螺钉直径不同，拉力螺钉直径为 10 mm，防旋螺钉直径为 6.5 mm。国产 PFN 钉近端 2 枚螺钉直径均为 6.5 mm。该系统较 Gamma 钉多 1 枚自攻髋螺钉，具有较好的抗旋转、稳定功能。PFN 的钉体较 Gamma 钉细长，近端 2 枚螺钉较细，从而减少了对股骨头的切出力和主钉远端的应力集中，增加了骨折断端的压应力，故有效地减少了骨折端的骨吸收，有利于骨愈合。该钉主要适用于梨状窝处无骨折，以及转子下斜行骨折线不超过 8 cm 的骨折。由于 PFN 的远端髓内钉直径较小，从而在钉的尖端减少了应力集中，避免了股骨干骨折并发症的发生。生物力学试验证实 PFN 的抗压缩和抗扭转性能均强于 DHS，而且随着骨折稳定性的下降，PFN 较 DHS 能承担大部分股骨近端尤其是经股骨距的载荷，有利于骨折早期愈合。近年来 PFN 治疗股骨转子间骨折被更多的学者所接受。

人工假体置换治疗老年骨质疏松患者的不稳定的股骨转子间粉碎性骨折，能迅速恢复患肢功能，减少髋内翻畸形、骨折延期愈合、不愈合及因长期卧床而导致的坠积性肺炎等并发症的发生。应用人工假体治疗股骨转子间骨折应严格掌握适应证：患者年龄在 70 岁以上，有骨质疏松症，不稳定、粉碎性转子间骨折。但股骨转子间粉碎性骨折因周围肌肉损伤及止点重建松动导致脱位发生率较高。如果股骨距有粉碎性骨折，需使用带股骨距假体，目前使用较少。最好的适应证是原有髋关节疾病需人工关节置换，现发生股骨转子间骨折者，以及内固定失败的高龄患者。总之，随着内固定器材的不断更新，手术技术的不断完善，治疗股骨转子间骨折的手术方法越来越多，大大减少了患者长期卧床所带来的并发症。正确选择内固定物是手术成功的关键。

（4）转子间骨折的加压髋螺钉内固定术。

1）麻醉与体位：采用全身麻醉或硬膜外阻滞麻醉。患者仰卧于骨折牵引床上，会阴部放置带衬垫、可透 X 线的对抗牵引柱，健肢髋关节屈曲外展置于大腿支架上，用衬垫保护健肢的腓总神经。患肢置于外展 15° ~ 30° 位，中立位或略内旋牵引复位，避免过度牵引，防止外翻。C 形臂透视转子部正、侧位，明确骨折复位情况，注意内侧及后侧皮质骨的接触情况。若无法牵引复位，则需切开复位。

2）铺单：髋部皮肤常规消毒液消毒、铺巾，术野薄膜保护。

3）显露：经股骨近端外侧入路，切口自股骨大转子向远方延伸。切口长度根据所使用的内固定器长度而定。于股外侧肌间隔上分离股外侧肌时，应仔细电凝止血股深动脉穿支。

4）穿入导针：所用钢板角度不同，导针打入的平面也各异。一般 DHS 主钉采用 135°，进针点位于大转子顶点下方约 2.5 cm 处（平股外侧肌嵴以下约 2 cm 处）。如果选用角度更大的钢板，套筒角度每增加 5°，进针点应向远端移动 5 mm。用 1 枚克氏针沿股骨颈前方插入，有助于判断前倾角。将尖端为 3.2 mm 的螺纹导针用电钻在导向器引导下按颈干角 135°、前倾角 15° 攻入股骨颈。透视确定导针在正、侧位上均位于中心位时，测量主钉长度。注意导针应尽量位于股骨距上，若过于靠上，则主钉无法获得牢固的抓持力。另外，导向器应置于股骨外侧皮质中线，以使导针正确打入。

5）股骨扩孔：按照测量的拉力螺钉的长度，设置电动扩孔钻的深度，然后开始扩孔，直到自动阻挡器远侧缘抵达外侧皮质时停止。扩孔结束时，应透视检查，确定导针未前进至盆腔内或随扩孔器退出。

6）股骨头的攻丝：骨质疏松者常不必攻丝，但对于较为年轻的患者或异常硬化的骨质需要进行攻丝，当攻丝锥自动阻挡器的前部与皮质导向器相抵时即停止攻丝。

7）拧入拉力螺钉：按直接测量尺所测长度选取的拉力螺钉植入后，钉尾露于骨皮质外约 5 mm。

8）植入钢板和拉力螺钉：将合适长度的钢板套入主钉上，钢板与股骨纵轴平行，在股骨上植入螺钉，再在主钉上拧入加压螺钉。

9）固定小转子和后内侧骨折块：侧方钢板最近端的螺孔可拧入 1 枚 6.5 mm 的松质骨螺钉或普通的空心螺钉来固定小转子或后内侧较大的骨折块。

10）置负压引流皮管，逐层缝合切口。

11）术后处理：术后第 1 日患者可在床上进行髋、膝关节活动锻炼，以防深静脉血栓形成。术后 2 日内拔除引流管，根据患者的实际情况，可以指导患者进行早期部分负重行走锻炼。术后 8 ～ 12 周可以完全负重行走。

二、股骨大转子骨折

单纯大转子骨折较少见，大多为患肢的急剧扭转致臀部肌肉剧烈收缩引起的撕脱骨折，或直接暴力引起的粉碎性骨折。大转子骨折患者局部可出现剧烈疼痛，行走困难，局部压痛明显，皮肤可见瘀斑，纵向叩击股骨时局部疼痛明显。X 线摄片可见大转子骨折。

大转子骨折由于血供丰富，大多可以愈合。一些不完全骨折或疼痛较轻、不能耐受手术的患者可以卧床牵引治疗，但要加强护理，一般要求患肢外展 15°～30° 位皮肤牵引 4～6 周。大转子骨折移位较明显者需行手术治疗。内固定方法主要有两种：一种是拉力螺钉固定，主要适用于骨折块较完整的患者，可以在 C 形臂透视下闭合复位，采用 AO 拉力螺钉技术，用直径 4.5 mm 的空心螺钉 2 枚固定，若没有 C 形臂，可以采用切开复位，术后患肢应该避免完全负重 4～6 周；另一种是张力带技术，采用大转子外侧切口，平卧位，患侧臀部略垫高，患肢外展 15°，自大转子顶点上方约 3 cm 向下引一约 8 cm 切口，切开皮肤、浅深筋膜及阔筋膜张肌，予以大转子骨折块复位后以克氏针临时固定，用钢丝一端穿过臀中小肌止点，另一端穿过股外侧肌止点，行"8"字形拉紧固定，缝合阔筋膜张肌后关闭切口，此术后第 1 日患髋就可以行屈伸活动功能锻炼，患肢仍需部分负重 4～6 周。

三、股骨小转子骨折

单纯小转子骨折较少见，小转子是内收肌的止点，大多由于内收肌的强烈收缩致小转子撕脱骨折。主要表现为伤后大腿内侧剧烈疼痛，可负重行走，但活动髋关节时疼痛加剧，局部有明显压痛点，皮下可有瘀斑，患髋不能内收，外展时痛剧，下肢无短缩畸形，可有外旋畸形，一般不损及重要血管、神经，X 线检查可以明确诊断。治疗上可选择保守治疗，患肢制动 4～6 周即可下地行走锻炼。

（曾　啸）

第三章　关节脱位

第一节　肩关节脱位

一、概述

盂肱关节是肱骨头与肩盂构成的关节，通常也称为肩关节。人类对于肩关节脱位的认识和记述已有两千余年，更早可以追溯至四千余年以前，人类最古老的书籍中就有记载。两千余年以前，希波克拉底（Hippocrates）对肩关节脱位的创伤解剖、类型和有关复发性肩脱位的一些问题做过详细的记述，并介绍了世界上最早的复位方法和手术治疗方法。

肩关节脱位有的报道占 45% ~ 50%，北京积水潭医院资料统计其占全身四大关节（肩、肘、髋、膝）脱位的 40.1%。

二、临床表现

对于疑为盂肱关节不稳的患者，首先应详细询问有关病史，了解是否为第一次发作，以及首次发作的时间。首次脱位年龄越小者，以后成为复发脱位的概率越高。年龄 20 岁以下的患者，首次脱位以后变成复发脱位的概率为 80% ~ 95%。其次应询问致伤外力的大小，以及外伤机制。Rowe 指出，复发脱位的概率与原始损伤程度成反比。轻微外力即造成脱位者，说明盂肱关节稳定因素有缺陷，易转化为复发不稳定。而严重外伤引起脱位者，由于软组织损伤较重，经修复形成瘢痕组织，可使盂肱关节变得更为稳定。

外伤的原因、外伤时肩关节的位置，以及外力作用的方向，有助于对以往脱位方向的分析。此外，有无原始脱位的病历资料、X 线检查结果、是否易于复位等，都有助于对盂肱关节不稳定的分析判断。

（一）肩关节前脱位

急性前脱位的临床表现为肩部疼痛、畸形、活动受限，患者常以健手扶持患肢前臂、头倾向患侧以缓解疼痛等。上臂处于轻度外展、外旋、前屈位。肩部失去圆钝平滑的曲线轮廓，形成典型的方肩畸形。患肩呈弹性固定状态位于外展约 30°。试图任何方向的活动都可引起疼痛加重。触诊肩峰下空虚，常可在喙突下、腋窝部位触及脱位的肱骨头。患肩不能内旋、内收。患肢手掌放在对侧肩上，患肢肘关节不能贴近胸壁，或患肘先贴近胸壁，患侧手掌则不能触及对侧肩，即搭肩试验（杜加斯征）阳性。

诊断脱位时应注意并发肱骨颈骨骨折和结节骨折的可能。并发大结节骨折的发生率较高，文献报道为 15%～35%。此外，应常规检查神经、血管。急性脱位并发腋神经损伤的发生率为 33%～35%。

陈旧性肩脱位的体征基本同新鲜脱位，只是肿胀、疼痛较轻，依脱位时间长短和肢体使用情况不同，肩关节可有不同程度的活动范围。肩部肌肉萎缩明显，尤以冈上肌及三角肌为著。

陈旧性肩关节前脱位的病理改变是在新鲜脱位病理损伤基础上，随着时间的迁延，一些损伤组织得到修复，一些组织由于废用和挛缩发生了相应的继发病理改变。①关节内和关节周围血肿机化，形成大量纤维瘢痕组织填充肩盂，并与关节囊、肩袖结构和肱骨头紧密粘连，将肱骨头固定于脱位的部位。②关节周围肌肉发生失用性肌肉萎缩，关节囊、韧带和一些肌肉发生挛缩并与周围组织粘连。以肩胛下肌、胸大肌及肩袖结构尤为明显。③原始损伤并发肱骨大结节骨折者，可发生畸形愈合。骨折周围可有大量骨痂，以及关节周围骨化。④关节长期脱位后，肱骨头及肩盂关节软骨发生变性、剥脱，关节发生退行性改变。⑤肱骨上端、肱骨头，以及肩盂由于长期失用，可发生骨质疏松，骨结构强度降低。以上病理改变增加了闭合复位的困难，脱位时间越久，粘连牢固程度越重，越不容易复位。强力手法复位不但易于造成肱骨上端骨折，而且由于臂丛神经及腋部血管与瘢痕组织紧密粘连，也易造成损伤。即使采用切开复位，也需由有经验的医师谨慎操作。

（二）肩关节后脱位

急性后脱位的体征一般不如前脱位那样明显、典型，很容易造成误诊，有的报告误诊率可高达 60%。容易形成误诊或漏诊有如下几方面的原因。①肩后脱位绝大多数为肩峰下脱位，而这种类型的脱位没有前脱位时那样明显的方肩畸形及肩关节弹性绞锁现象。患侧上臂可靠于胸侧。②只拍摄前后位 X 线片时，X 线片中肱骨头没有明显脱位的表现。骨科医师只依赖于正位片表现排除了脱位的可能是造成误诊的主要原因。③X 线片上发现一些骨折，并主观地认为这些损伤就是引起肩部症状的全部原因，从而不再认真检查主要的损伤。④肩关节后脱位是较为少见的损伤，一些医师缺乏体检和诊断的经验，因此易误诊。

（三）肩关节下方脱位

下方脱位的临床体征非常明显、典型：上臂上举过头，可达 110°～160° 外展位，因此也称为竖直性脱位；肘关节保持在屈曲位，前臂靠于头上或头后，疼痛症状明显；腋窝下可触及脱位的肱骨头；常并发神经、血管损伤；在老年人中多见。

（四）肩关节上方脱位

上方脱位时上臂在内收位靠于胸侧；上臂外形变短，肱骨头上移，肩关节活动明显受限；活动时疼痛加重；易并发神经、血管损伤。

三、诊断

外伤后怀疑有肩关节脱位时，需拍摄 X 线片确定诊断，以明确脱位的方向、移位的程度、有无并发骨折，更为重要的是明确有无并发肱骨颈的骨折。不能只根据临床典型的体征做出脱位的诊断，更不能不经 X 线检查就采取手法复位治疗，否则不仅复位会遇到困难，也有可能造成医源性骨折，使治疗更为复杂、困难，造成医疗纠纷。

肩胛平面与胸壁平面有 30° ～ 45° 成角，因此通常的肩正位片实际是盂肱关节的斜位片。肱骨头与盂面有 6/8 ～ 7/8 相重叠，肩峰下后脱位时肩正位 X 线片常常显示正常表现的假象，从而使经验不足或粗心大意的医师误诊。实际在肩关节正位 X 线片中，肱骨头与肩盂大部分相重叠，形成一椭圆形阴影。肱骨头关节面与盂前缘的影像均为光滑弧形曲线，彼此成平行关系。肱骨头关节面影像与盂前缘影像之间的距离较小。

肩峰下后脱位时，由于肱骨头内旋并移向盂的后外上方，因此在正位 X 线片上的影像发生一定的改变。肱骨头与肩盂重叠的椭圆形阴影明显减少或消失。由于上臂内旋畸形，大结节影像消失，小结节影像突向内侧，因此肱骨头关节面内缘的影像不再是光滑的弧形曲线，与盂前缘弧形失去平行关系。头关节面与盂前缘距离增宽，显示盂窝空虚的外形。Arncf 和 Sears 指出，头关节面与盂前缘距离 > 6 mm 时，则高度可疑为后脱位。后脱位时，由于上臂处于内旋位，颈干角的投影减少或消失，从而使头、颈的轴线在一条直线上。

肱骨头后脱位时，肱骨头的前内侧被盂后缘嵌压，形成压缩骨折。在 X 线上显示为一平行于盂后缘的密度增高的弧形线，其内侧为相对密度减低区，后脱位时有 75% 的发生率。

由于普通肩前后位 X 线片易于漏诊肩关节后脱位的诊断，因此在无 CT 等先进设备的单位，建议对肩部骨折脱位采用创伤系列 X 线片投照，即肩胛面正位、肩胛侧位和腋位。

肩胛面正位片投照时，将片匣与肩胛骨平面平行放置，X 线垂直投照，中心指向喙突。正常肩关节的影像表现为头关节面与盂关节面相平行，显示关节的间隙。盂肱关节脱位时，头盂之间的间隙消失，出现重叠影像。

肩胛侧位片是盂肱关节的真正侧位投影。正常肩关节影像为肱骨头位于盂窝中央。肱骨头脱位时，在肩胛侧位上可清楚地显示前、后的移位。

腋位 X 线片也是盂肱关节的侧位投影，对于盂肱关节的骨折或脱位，可以提供更为清晰、明确的影像。可清楚地显示头与盂的前后关系，以及肱骨头、结节的骨折。

新鲜肩部损伤患者因为疼痛，往往不能使患肩外展达到需要的角度，因此影响腋位片的拍摄。可采用改良腋位投照。不需外展上臂，可仰卧位拍照，也可采用站立位，身体向后仰斜 30° 位拍照。也称为 Velpeau 腋位。

有时也可采用穿胸位 X 线片用于诊断盂肱关节的损伤。拍片时患肩侧方贴近片匣，健侧上臂上举过头，X 线自健侧通过胸廓投照。所得影像为肩关节的斜位片。肩胛骨腋窝缘与肱骨上端后内缘的影像形成一光滑的弧形曲线，称为 Moloney 线，肱骨头前脱位时，由于头向前移，肱骨头外旋，使颈干角及肱骨颈的轮廓充分显现，因此在穿胸位 X 线片上 Moloney 顶端弧线增宽。而后脱位时，由于肱骨头及颈向后上方移位，因此使 Moloney 弧形变窄，顶上变尖。

CT 断层扫描能清晰显示肱盂关节横断面的解剖关系，对于脱位方向、脱位程度及是否并发骨折等骨结构状态起着提供重要信息的作用。在断层扫描基础上的三维图像重组更能立体地显示脱位与骨折状态，对于脱位并发骨折病例更有价值。

CTA：指 CT 断层扫描与关节造影相结合。注入双重对比剂后再做 CT 扫描，除了能显示骨性结构外，还能显示关节囊及盂唇等结构，对病理状态的了解优于单纯的 CT 扫描方法。

MRI：对于脱位同时并发的软组织创伤的分辨具有优势。关节囊、韧带、盂唇、肩袖肌腱，以及新鲜骨折都能从图像与信号提供的信息中予以分辨。新鲜损伤在骨与软组织内的出血，MRI 即可反映出信号的异常，在鉴别诊断方面十分有价值。

四、治疗

（一）肩关节脱位治疗方法的选择

1. 新鲜肩脱位

新鲜肩脱位的治疗原则应当是尽早行闭合复位。不仅可及时缓解患者痛苦，而且易于复位。一般复位前应给予适当的麻醉。复位手法分为以牵引手法为主或以杠杆方法为主两种。一般以牵引手法较为安全。利用杠杆手法较易发生软组织损伤及骨折。

新鲜前脱位常用以下方法复位。

（1）Hippocrates 复位法：是最为古老的复位方法，至今仍被广泛应用。只需一人即可操作。患者仰卧位，术者站于床旁，术者以靠近患肩的足蹬于患肩腋下侧胸壁处，双手牵引患肢腕部，逐渐增加牵引力量，同时可轻微内、外旋上肢，解脱头与盂的绞锁并逐渐内收上臂。此时常可感到肱骨头复位的滑动感和复位的响声。复位后肩部恢复饱满的外形。此时复查杜加斯征变为阴性，肩关节恢复一定的活动范围。

（2）Stimson 牵引复位法：患者俯卧于床上，患肢腕部系一宽带，悬 2.3 kg 重物垂于床旁。根据患者体重及肌肉发达情况可适当增减重量。依自然下垂位牵引约 15 分钟。肩部肌肉松弛后往往可自行复位。有时需术者帮助内收上臂或以双手自腋窝向外上方轻推肱骨头，或轻轻旋转上臂，肱骨头即可复位。实践验证此种方法是一种安全、有效、以逸待劳的复位方法。一般无须麻醉即可实行。

（3）Kocher 方法：是一种利用杠杆手法达到复位的操作。需有助手以布单绕过患者腋部及侧胸部行反牵引，然后术者沿患肢上臂方向行牵引，松脱肱骨头与肩盂的嵌压，然后使肱骨干顶于前侧胸壁形成支点，内收、内旋上臂，使肱骨头复位。操作时手法应轻柔，动作均匀缓慢，严禁采用粗暴、突然的发力，否则易于造成肱骨颈骨折或引起神经、血管损伤。

Otmar Hersche 报道 7 例肩脱位患者行闭合复位时造成医源性肱骨颈部骨折。其中 3 例原始损伤没有骨折。因此，在复位前应仔细阅片后再行复位。并发有结节骨折的病例，发生颈部骨折的概率较大。

盂肱关节脱位并发外科颈骨折时，可先试行闭合复位。手法复位后应常规再拍摄 X 线片，以证实肱骨头确已复位，同时也可观察有无新的骨折。此外，应复查肢体的神经、血管情况。

患肩复位后，将患肩制动于内收、内旋位。腋窝垫一薄棉垫。可以颈腕吊带或三角巾固定。制动时间可依患者年龄而异。患者年龄越小，形成复发脱位的概率越大。30 岁以下者可制动 3 ~ 5 周。年龄较大的患者，易发生关节功能受限，因此应适当减少制动的时间，早期开始肩关节功能锻炼。

新鲜脱位闭合复位不成功时，有可能是移位的大结节骨块阻挡或关节囊、肩袖、二头肌腱嵌入阻碍复位。此时需行手术复位。此外，当肱骨头脱位并发肩盂大块移位骨折、肱骨颈骨折时，多需手术切开复位。

对新鲜盂肱关节后脱位进行复位时，患者仰卧位，沿肱骨轴线方向牵引，如肱骨头与盂后缘有绞锁，则需轻柔内旋上臂，同时给予侧方牵引力以松脱开头与盂缘的嵌插绞锁。此时从后方推肱骨头向前，同时外旋肱骨即可复位。复位成功的关键是肌肉应完全松弛，因此应在充分的麻醉下进行。复位手法力求轻柔，避免强力外旋，以免造成肱骨头或颈部骨折。

复位后如较为稳定，可用吊带或包扎固定于胸侧。将上臂固定于轻度后伸旋转中立位 3 周。如复位后肱骨头不稳定，则需将上臂置于外旋、轻后伸位以肩人字石膏或支具固定。也可在复位后以克氏针通过肩峰交叉固定肱骨头。3 周后去除固定，开始练习肩关节活动。

闭合复位不成功或并发小结节骨折头复位后骨折仍有明显移位、复位后不稳时，需行切开复位固定。肱骨头骨折缺损较大时，可用肩胛下肌或连同小结节填充缺损处。

盂肱关节下脱位时应先行闭合复位。沿上臂畸形方向向外上方牵引，以折叠的布单绕过患肩向下方做反牵引。术者自腋窝部向上推挤肱骨头，同时逐渐内收上臂以达复位。有时由于肱骨头穿破关节囊不能闭合复位，则需切开复位。

盂肱关节上脱位更为少见，一般采用闭合复位治疗。如并发肩峰骨折使关节复位后不稳时，则需手术治疗，固定移位的骨折。

2. 陈旧性肩关节脱位

陈旧性肩关节脱位的治疗方法是难以确定的。一般应根据患者的年龄、全身状况、脱位的时间、损伤的病理、症状的程度，以及肩活动范围等因素综合分析决定。首先确定脱位是否还需要复位。如需复位，能否行闭合复位。如需手术治疗，采用何种手术方式。如下几种治疗方法可供治疗参考。

（1）功能治疗：提出功能治疗作为一种治疗方法，是因为很多病例经过一段时间的功能锻炼后，肩部功能活动可以得到明显的改进。因此，在陈旧性肩脱位时，医师和患者不要把脱位的复位作为唯一目的，而应以最后的功能恢复结果作为治疗的目的。不要把功能治疗看成是一种消极的、无能为力的方法。在一定条件下，对于一些病例，功能锻炼可能是较为合理、有效的治疗方法。

功能锻炼适用于年老、体弱、骨质疏松者，脱位时间超过 2 个月的中年患者或半年以上的青年患者，由于软组织粘连、关节软骨的退变，难以手术复位并取得满意的手术治疗效果。一般通过 2 ~ 3 个月的功能锻炼，肩关节的功能活动可得到明显改进，可胜任日常的生活和工作。

（2）闭合复位：一般适用于脱位时间在 1 个月以内，无神经、血管受损的青壮年患者。并发有骨折者一般应行手术复位。脱位时间在 1 ~ 2 个月者也偶有闭合复位成功的机会。脱位时间越长，闭合复位越困难。

陈旧脱位行闭合复位时，必须在麻醉下进行，以使肌肉完全松弛。复位时先行手法松动肱骨头周围的粘连。一助手固定住肩胛骨，另一助手握住患肢前臂行轻柔牵引。术者握住患者上臂轻轻摇动并旋转肱骨头，逐渐增大活动范围，松解肱骨头周围的粘连。在牵引下经证实肱骨头已达到肩盂水平，且头与盂之间无骨性嵌插阻挡时，可根据不同脱位的方向试行复位的手法。推挤和旋转肱骨头使其复位。复位中禁用暴力和杠杆应力，以免造成骨折。如肱骨头达不到松动程度，或试行 1 ~ 2 次操作仍不能复位时，则应适可而止，放弃复位或改行切开复位。不要把复位的力量逐步升级、反复整复，以免造成骨折或引发神经、血管损伤。

Schulz 报道 61 例陈旧肩脱位患者，40 例试行闭合复位，其中 20 例复位成功，但脱位时间超过 4 周者仅有 1 例。

（3）切开复位：适用于脱位时间半年以内的青壮年患者；或脱位时间虽短，但并发有大、小结节骨折或肱骨颈骨折者。

陈旧性脱位后，由于软组织损伤、瘢痕粘连，肱骨头固定；腋动脉及臂丛神经变位并与瘢痕组织粘连，因此陈旧性盂肱关节脱位切开复位的手术是困难而复杂的手术，很容易造成神经、血管的损伤。行切开复位时应靠近肱骨头处切断肩胛下肌肌腱和关节囊，松解肱骨头。复位后如不稳定，可用克氏针交叉固定。

（4）人工肱骨头置换术：适用于脱位时间较长，关节软骨面已软化，或肱骨头骨缺损 30% ~ 40% 的患者。由于人工关节置换术的进展，目前已很少采用单纯肱骨头切除术和肩融合术来治疗陈旧性肩脱位。

（二）肩关节脱位并发症的治疗

1. 肩袖损伤

前脱位时并发肩袖损伤较为多见，后脱位时则较少发生。Petterson 报道，创伤性肩脱位患者经关节造影证实有肩袖撕裂者高达 31.3%。Tijmers 报道，前脱位并发肩袖损伤率为 28%，并指出随年龄增加，发生率有增加趋势。肩袖损伤时，肩外展、外旋活动受限，活动时疼痛。超声波检查及关节造影或关节镜检查有助于诊断。症状明显时需行手术治疗。

2. 血管损伤肩

脱位可并发腋动脉、静脉或腋动脉分支的损伤，常见于老年人、血管硬化者。既可发生于脱位时或闭合复位时，也可发生于手术切开复位时。陈旧性脱位切开复位时，由于血管解剖位置移位和粘连，更易遭受损伤。

腋动脉依其与胸小肌的解剖关系可分为 3 部分。第一部分位于胸小肌内侧。第二部分位于胸小肌后方。胸小肌的外侧为腋动脉的第三部分。腋动脉行经胸小肌下缘时，受到该肌肉的束缚作用。肩关节脱位后，肱骨头顶压腋动脉向前移位，使腋动脉在胸小肌下缘受到剪式应力的作用，因此在该处易受损伤，可造成血管断裂、撕裂或血管内膜损伤而致栓塞。

腋动脉损伤时肩部肿胀明显，腋窝部尤甚。患肢皮肤苍白或发绀，皮肤温度低，桡动脉搏动消失，肢体麻痹。腋部有时可听到动脉搏动性杂音。严重时可有休克表现。血管造影可诊断损伤的部位。

确定诊断后必须行手术治疗。多需行人造血管移植或大隐静脉移植修复。不宜采用血管结扎治疗，否则可造成上肢的功能障碍甚至坏死。

3. 神经损伤肩

关节前脱位并发神经损伤比较常见，有的报道发生率为 10.5% ~ 25%。最常见为腋神经损伤。有报道 101 例肩脱位及肱骨颈骨折患者，根据临床及电生理检查，发现 45% 的患者有神经损伤的表现。损伤的发生率依次为腋神经（37%）、肩胛上神经（29%）、桡神经（22%）、肌皮神经。并指出老年患者，以及局部有明显血肿形成时发生率较高。

肩部骨折、脱位并发神经损伤容易漏诊。尤其在老年患者中，关节的功能活动受限往往由于制动引起关节僵直所致。只根据皮肤感觉障碍来诊断有无神经损伤是不准确的。一些患者有皮肤感觉丧失，但肌肉运动正常。也有的患者有肌肉运动丧失，但相应支配区的皮肤感觉正常。因此，神经损伤诊断主要应以肌肉运动和肌电图检查来确定诊断。

由于腋神经的局部解剖特点，其损伤多为牵拉伤。大多数患者在 4 个月内可恢复。神经损伤应早期诊断，密切观察，积极进行理疗。腋神经损伤完全恢复可迟至伤后 1 年。如果伤后 10 周仍无恢复迹象，则预后不好。

4. 肩关节复发脱位

肩关节复发脱位是急性创伤性肩脱位的常见并发症，尤其多见于年轻患者。一般报道 20 岁以下者复发脱位发生率为 80% ~ 92%，40 岁以上复发率为 10% ~ 15%。

创伤性盂肱关节脱位后，使关节囊、盂唇软骨撕脱，肱骨头发生嵌压骨折，从而改变了关节的稳定性，形成了复发脱位的病理基础。

对于创伤性原始脱位复位后的制动时间及制动方式与复发脱位发生率的关系仍有不同

观点。一些学者认为，制动时间与复发脱位发生率没有关系。一些学者报告制动时间短于3周者复发率高。一般认为根据患者不同年龄，复位后采用不同时间的制动，对修复损伤的软组织及恢复肩关节的稳定性是有益的。

5. 肱二头肌腱滑脱

肱骨头向前脱位时可使连接大、小结节的肩横韧带损伤，造成二头肌腱滑向头的后外侧。有时可成为阻碍肱骨头复位的因素。常需手术切开复位，修复肩横韧带。如果肩横韧带不能正常修复，可形成晚期复发性二头肌腱长头滑脱，肩关节屈伸、旋转活动时二头肌腱反复脱位与复位可造成弹响及疼痛，需行手术治疗。

6. 并发肩部骨折

（1）大结节骨折：盂肱关节前脱位有15% ~ 35%的病例并发肱骨大结节骨折。可由肩袖撕脱或肩盂撞击引起。绝大多数病例当脱位复位后，骨块也得到复位。因此，可采用非手术方法治疗。如肱骨头复位后，大结节仍有明显移位（ > 1 cm），则会明显影响肩关节功能，应行手术复位，以螺钉或张力带钢丝固定。

（2）小结节骨折：常并发于后脱位时，由撞击或肩胛下肌牵拉所致。一般脱位复位后，骨折也即复位，无须特殊处理。如骨块较大或复位不良，需行手术复位固定。

（3）肱骨头骨折：前脱位时肱骨头后外侧与盂前缘相撞击可形成肱骨头的压缩骨折，称为Hill–Sacks损伤。有报道称，新鲜前脱位病例中肱骨头骨折的发生率为27% ~ 38%。但在复发性盂肱关节前脱位的病例中，肱骨头骨折的发生率可高至64% ~ 82%。肱骨头压缩骨折是肩脱位的并发症，同时又可成为复发脱位的因素。

后脱位时可发生肱骨头前内侧的压缩骨折，形成肩后方不稳，可行肩胛下肌腱及小结节移位治疗。

（4）肩盂骨折：肱骨头脱位时可造成盂缘的压缩骨折、片状撕脱骨折，也可造成大块的肩盂骨折。压缩骨折可影响盂肱关节的稳定，形成复发脱位的因素。大块的肩盂骨折，如有移位，可影响肱骨头的稳定，应手术复位固定。

（5）肩峰骨折：由肱骨头脱位撞击引起，当肱骨头脱位并发肩峰骨折时，应复位并以内固定物固定肩峰骨块，以防止肱骨头继发脱位。

肱骨头上移撞击肩峰造成骨折时，应考虑夹于其间的肩袖也有可能被损伤，应及时诊断并给予治疗。

（6）喙突骨折：前脱位并发喙突骨折少见，多因肱骨头撞击引起。一般移位不大，无须特殊处理。

（7）外科颈骨折：肱骨头脱位并发外科颈骨折是少见的严重损伤。可见于外伤后，也可发生于复位治疗时，肩脱位并发外科颈骨折应与单纯外科颈骨折并发肱骨头假性脱位相鉴别。肩脱位并发外科颈骨折多需切开复位。手术操作时应注意减少软组织剥离，尽力保留肱骨头的血液循环免受进一步损伤。

（8）解剖颈骨折：是少见的严重损伤。只能依据X线片与外科颈骨折并发脱位相鉴别。因肱骨头失去血液循环供应，易发生缺血坏死。治疗宜采用人工肱骨头置换术。

（9）肩脱位并发肱骨干骨折：此种损伤组合较为少见。常由机器绞伤、交通事故、重物砸伤所致。由于肱骨干骨折后局部的疼痛、肿胀畸形，掩盖了肩部的症状及畸形，因此容易造成肩脱位诊断的漏诊。为防止盂肱关节脱位的漏诊，应重视全面体检，重视骨折相邻关节的检查和拍摄 X 线片，以减少漏诊的发生。

肱骨干骨折并发肩脱位时，肩关节脱位多可行闭合复位治疗。肱骨干骨折采用切开复位内固定，以利于早期开始肩关节功能锻炼。

（三）复发性肩关节脱位的治疗

复发性肩关节脱位一般是指在首次外伤发生脱位之后，在较小的外力作用下或在某一特定位置使盂肱关节发生再脱位。此类脱位与随意性脱位不同，再次脱位时一般均伴有程度不同的疼痛与功能障碍，并且不能自行复位。依据脱位方向可分成前脱位、前下脱位及后脱位 3 类，以前方脱位最常见。依据脱位程度又可分成完全性脱位或不完全性脱位（半脱位）。

首次肩关节脱位常导致关节囊松弛或破裂、盂唇撕脱，若是前脱位，则并发盂肱中韧带的损伤。这种关节稳定性复合结构的损伤导致了关节稳定装置的破坏，使脱位容易再次发生。此外，骨性结构的损坏，包括肱骨头后上方压缩骨折形成的骨缺损（Hill-Sachs 畸形）及肩盂骨折缺损，也导致了盂肱关节不稳定和复发性脱位倾向。上述关节囊复合结构及骨性结构的缺陷是首次外伤脱位或反复脱位损伤叠加的结果，而非原始病因。在这些病理性结构缺陷形成后，将加重盂肱关节不稳定和增强再脱位的倾向性。

1. 复发性肩关节前脱位

好发于青壮年，25 岁以下占 80%，40 岁以上较少见。男女之比为（4~5）:1，右侧明显多于左侧。绝大部分患者有明确外伤史和首次脱位史。

在上臂外展、外旋及过度后伸位，当肘部受到自后向前撞击性暴力时肱骨头向前方脱位，首次外伤的巨大暴力可以使肱骨头后上方与肩盂的撞击过程中发生压缩骨折，甚至使肩盂前缘或前下缘发生骨折。前方关节囊松弛，盂唇撕裂，盂肱中韧带松弛，肱骨头自盂肱中、下韧带间向前方脱出。盂唇和关节囊的剥离及盂肱中韧带的松弛是难以重新愈合的。前方关节囊稳定结构的破坏与肱骨头的缺损，使患者在患臂重复上述位置时极易再次向前脱出。

复发性肩关节前方脱位的诊断如下。①首次外伤性肩关节脱位史或反复脱位史。②肱骨头推挤试验：存在前方不稳定征象。被动活动关节各方向活动度一般不受限。③向下牵拉，存在下方不稳定表现。④肩盂前方存在局限性压痛。⑤恐惧试验阳性：当被动外展、外旋及后伸患臂时患者出现恐惧反应。⑥ X 线诊断：在脱位时摄取前后位和盂肱关节轴位 X 线片可以明确显示肱骨头的前方或前下脱位。肱骨的内旋位拍摄前后位 X 线片能显示肱骨头后上方缺损（Hill-Sachs 畸形），轴位 X 线片可以显示肩盂前方骨缺损。⑦ CT 及 CTA 检查：CT 断层扫描能清晰地显示肱骨头骨缺损或肩盂骨缺损，并能测量肩盂后倾角及肩盂横位和肱骨头横位比值（肩盂指数），肱骨头后倾角有助于确定是否存在盂肱关节的发育不良因素。在鉴别前方脱位或后方脱位方面，CT 扫描无疑是具有确定性诊断意义的方法。

CTA 即在用双重对比盂肱关节造影的同时做 CT 扫描，能更清晰地显示关节囊前壁撕裂、扩张、盂唇剥脱的情况，其临床诊断价值优于 X 线平片和单纯 CT 断层扫描。⑧关节镜诊断：镜下可以观察肩盂、盂唇、肱骨头及关节囊前壁状况，并在牵引内、外旋等不同位置时做动态观察。在关节内镜检查确定诊断、了解病理变化的同时，还能在内镜引导下做一些相应的镜下手术治疗。

复发性肩前方脱位诊断一旦确立，非手术治疗一般难以获得长期疗效。应当针对病因和主要病理改变进行手术修复或盂肱关节稳定结构的重建。对于复发性肩前方不完全脱位，宜采用康复训练，包括加强三角肌、肩袖肌群、肱二头肌及肱三头肌，以及胸大肌肌力，使盂肱关节稳定性增强，可以得到较好的疗效。

前关节囊紧缩或成形术：例如 Bankart 手术，紧缩前壁关节囊，并使外侧端缝合于肩盂前缘上。Neer Ⅱ 的前关节囊紧缩加固成形术，使前壁关节囊呈倒 T 形切开，形成上、下两个关节瓣，并使上、下两瓣交叉重叠缝合，达到前关节囊紧缩加固的目的。

前关节囊及肩胛下肌重叠缝合，加固前关节囊的 Putti-Platt 方法，Magnuson 方法是用肩胛下肌自小结节附着部切离并重新固定到大结节下方，使肩胛下肌张力增高，并限制肱骨头过度外旋。上述两种方法在术后都会造成肩关节外旋度数的丢失，是以牺牲一定的活动范围达到关节稳定重建的方法。

利用骨挡阻止肱骨头向前方脱位：Qudard- 山本手术，利用喙突部垂直植骨，形成盂肱关节前方骨挡，阻止肱骨头脱出。Eden-Hybbinette 法是肩盂前方的直接植骨形成骨挡，并修复肩盂骨性缺损。植骨形成骨挡，长期确诊结果发现部分患者植骨块发生吸收，影响手术疗效。

利用肌腱移植构筑防止肱骨头脱位的动力性结构：如 Boythev 法和 Bristow 法，是肩前内侧稳定结构动力性重建方法。一方面，增加了肩胛下肌张力；另一方面，在上臂外展后伸位时，联合肌腱在盂肱关节前方张应力增强，形成肌腱性阻挡，并压迫肱骨头向后，防止肱骨头向前脱出。

肩盂或肱骨头下截骨术用于治疗存在肩盂发育不良或肱骨头前倾角过大的发育畸形的矫正术。存在这些骨性发育不良因素者，盂肱关节稳定性差，有易脱位倾向。应依据脱位程度、时间及病理改变状态决定术式，必要时可行联合性手术。

近年来，关节镜下微创手术得到长足发展。前关节囊及盂唇的修复可在镜下用锚钉固定来完成。也有采取激光或热灼方法使前关节囊的胶原纤维紧缩从而重新得到稳定的一些新技术，对部分轻度关节囊松弛与半脱位病例有一定效果。其长期疗效还有待较长时间的随诊、观察方可得出结论。

2. 复发性肩关节后脱位

肩关节后脱位占肩脱位的 4% ~ 5%，容易漏诊，所以又被称为忽略性肩后脱位。

一般由于上臂内收位，肘部直接撞击暴力传达到肱骨头使肩关节后关节囊及后方盂唇从肩盂及肩胛颈部撕脱，肩盂后缘与肱骨头前内侧冲撞，二者均可发生骨折。肩盂后缘可嵌入肱骨头内侧压缩骨折形成的凹陷中，可形成顽固性后脱位，手法整复不易得到满意的效果。

肩盂前方成空虚感。肩关节的前举、外展仅有部分受限，后伸无明显受限，内旋、外旋受限较明显。原因是肩盂后缘压入肱骨头凹陷处形成了鞍状结构的假关节，使肱骨头与肩盂后缘之间仍能在冠状位及水平位保持一定的上举、后伸、内收、外展的活动范围。复发性后脱位病例，三角肌及冈下肌变薄、挛缩，患臂前举及内旋位易复发脱位，并伴有疼痛，脱位后不能自行复位。患臂前举 90° 时肩后方可扪及脱出的肱骨头。被动前举 90° 并内旋肱骨头时出现恐惧感。

诊断如下。①损伤性后脱位病史。②复发性脱位伴疼痛，不能自行复位。③肩盂前方空虚感，后方可扪及突出的肱骨头。④肩部轴位 X 线片可显示肱骨头后脱位及肱骨头凹陷性缺损。⑤ CT 断层扫描能更清晰地显示并确定肱骨头后脱位的诊断。

治疗如下。①后方软组织修复及关节囊紧缩成形术（类似前关节囊紧缩成形术）。②后方肩盂骨挡手术：取髂嵴或肩胛冈骨块植于肩盂后方形成骨挡，防止肱骨头向后脱出。③肩盂切骨成形术：切骨后植骨可增大肩盂下方及后方面积。使肩盂向外、向前上的倾斜角加大，增加盂肱关节稳定性。④ Neer 的改良 Melaughlin 手术：将肩胛下肌肌腱连同小结节移植到肱骨头前内侧骨缺损处用螺钉固定。

术后应与肱骨外旋 20° 位做右肩固定 3 周，3 周后开始做康复训练，以增强肌力及改善关节活动范围。创伤性复发性后脱位术后内旋功能会有不同程度的减少。如能进行系统的康复训练，日常生活活动都能得到满足。

（韩继成）

第二节　肘关节脱位

肘关节是人体内比较稳定的关节之一，但创伤性脱位仍不少见，其发生率约占全身四大关节（髋、膝、肩、肘）脱位总数的一半。10 ~ 20 岁发生率最高，常为运动伤或跌落伤。

新鲜肘关节脱位经早期正确诊断和及时处理后，一般不遗留明显功能障碍。但若早期未得到及时正确的处理，则可导致晚期出现严重功能障碍，此时无论何种类型的治疗都难以恢复正常功能，仅仅是获得不同程度的功能改善。所以，对肘关节脱位强调早期诊断、及时处理。

一、肘关节后脱位

（一）概述

因肘关节后部关节囊及韧带较薄弱，易向后发生脱位，故肘关节后脱位最为常见。多由传达暴力和杠杆作用所造成。跌倒时用手撑地，关节在半伸直位，作用力沿尺、桡骨长轴向上传导，使尺、桡骨上端向近侧冲击，并向上后方移位。当传达暴力使肘关节过度后伸时，尺骨鹰嘴冲击肱骨下端的鹰嘴窝，产生一种有力的杠杆作用，使肘关节囊前壁撕裂。肱骨下端继续前移，尺骨鹰嘴向后移，形成肘关节后脱位。由于暴力方向不同，尺骨鹰嘴除向后移位外，有时还可向内侧或外侧移位，有些病例可并发喙突骨折。

多数急性脱位是累及尺桡骨的后脱位。后脱位、后外侧脱位及后内侧脱位之间很难进行区分，对治疗影响不大。而其他类型的脱位，如内、外侧脱位、前脱位及爆裂脱位，在临床上很少见，治疗也与后脱位有所不同。

（二）临床表现与诊断

肘部明显畸形，肘窝部饱满，前臂外观变短，尺骨鹰嘴后突，肘后部空虚和凹陷。关节弹性固定于120°～140°，只有微小的被动活动度，肘后骨性标志关系改变。X线检查：肘关节正、侧位片可显示脱位类型、并发骨折情况。

（三）治疗

（1）闭合复位：诊断明确并对神经血管系统进行仔细评价之后，应及时行闭合复位。在局部麻醉或臂丛麻醉下，2名助手分别托住前臂和上臂进行对抗牵引，有侧移位者应先矫正侧移位，然后术者一手握上臂的下端，另一手握前臂，双手用力，在牵引下屈曲肘关节，一般屈曲达60°～70°时，关节即能自动复位。复位后用长臂石膏托固定肘关节在屈肘90°的位置，3～4周去除外固定，逐渐练习关节自动活动。

（2）切开复位：很少需要切开复位。但对于超过3周的陈旧性脱位及并发有鹰嘴骨折、内上髁骨折块嵌入关节腔，或并发有血管、神经损伤的新鲜脱位需行切开复位术。陈旧性脱位切开复位的疗效取决于手术时间的早或迟，手术越早，疗效越好。

手术方法：仰卧位，肘关节置于胸前。伤肢上臂用充气止血带，取肘关节后侧手术入路。先分离和保护尺神经，然后在肱三头肌肌腱膜上做舌形切开下翻，以备缝合时延长肌腱。再在肱骨下段的后正中线上纵行切开肱三头肌，直达骨膜，并于骨膜下剥离肱骨下端前、后面附着的肌肉、关节囊和韧带。由于尺神经已经分离和拉开，后面和侧面的剥离比较安全，但剥离前面时，须注意勿损伤肱动脉、肱静脉和正中神经。

分离肱骨下端后，肱骨与鹰嘴即已完全分开。如为新鲜脱位，只需清除血肿、肉芽及少量瘢痕，再将移位的骨折块复位即可。而陈旧性脱位在肱骨下端后面有大量骨痂形成，从外表看与肱骨干的骨皮质相似。如脱位时间较短，这些骨痂可用骨膜剥离器剥去；如时间过长，则须用骨刀切除。用同样方法清除尺骨半月状切迹、肱骨冠状窝的瘢痕组织，一般这些部位多为瘢痕组织，较易清除。清除骨痂过程中，如软骨面损伤严重，应考虑行关节成形术或融合术。如骨痂及瘢痕组织清除彻底，复位较易。助手将前臂屈曲并牵引，术者将鹰嘴向前推，待冠状突窝滑过肱骨滑车，即可复位。复位前应松开止血带，彻底止血。复位后，将肘关节做全程伸屈活动数次，测试复位后的稳定性。肱三头肌挛缩者，应将肱三头肌肌腱膜延长缝合。术后用石膏托将肘关节固定于屈曲90°位。3～4周去除外固定，逐渐练习关节自主活动。

二、肘关节前脱位

（一）概述

单纯肘关节前脱位在临床上非常少见。常因跌伤后处于屈肘位，暴力直接作用于前臂后方所致；或跌倒后手掌撑地，前臂固定，身体沿上肢纵轴旋转，首先产生肘侧方脱位，外力继续作用，则可导致尺桡骨完全移位至肘前方。引起脱位的外力一般比较剧烈，故软组织损伤较重，关节囊及侧副韧带多完全损伤，并发神经、血管损伤的机会也增多；肘部后方受到打击，常并发鹰嘴骨折。

（二）临床表现

肘关节前脱位可并发肱动脉损伤。复位前，肢体短缩，前臂固定在旋后位，肱二头肌肌腱将皮肤向前顶起、绷紧。

（三）治疗

基本的复位手法是反受伤机制，对前臂轻柔牵引以放松肌肉挛缩，然后对前臂施加向后、向下的压力，同时轻柔地向前挤压肱骨远端，即可完成复位。复位后亦应仔细检查神经、血管功能。肱三头肌止点可发生撕脱或剥离，应注意检查主动伸肘功能。复位后应屈肘稍 < 90° 固定，根据局部肿胀和肱三头肌是否受损决定。若并发鹰嘴骨折，则需要切开复位内固定。

三、肘关节侧方脱位

（一）概述

肘关节侧方脱位分为内侧和外侧脱位两种。外侧脱位是肘外翻应力所致，内侧脱位则为肘内翻应力致伤。此时，与脱位方向相对的侧副韧带及关节囊损伤严重，而脱位侧的损伤反而较轻。

（二）临床表现

肘关节增宽，上臂和前臂的长度相对正常。在正位 X 线片上，单纯肘外侧脱位可表现为尺骨的半月切迹与小头—滑车沟相"关节"，允许有一定范围的肘屈伸活动，非常容易造成误诊，特别是在肘部肿胀明显时。

（三）治疗

复位方法：在上臂采取对抗牵引，轻度伸肘位牵引前臂远端，然后对肘内侧或外侧直接施压，注意不要使侧方脱位转化为后脱位，否则会进一步加重软组织损伤。肘内侧脱位常常是一个半脱位，而不是一个完全的脱位，并发的软组织损伤不如肘外侧脱位那样广泛、严重。在肘外侧脱位中，肘肌可嵌入脱位的关节间隙，并阻挡关节复位，故外侧脱位有时需要手术切开复位。

四、肘关节爆裂脱位

临床上非常罕见。其特点是尺桡骨呈直向分开，肱骨下端位于尺桡骨之间，并有广泛的软组织损伤。除有关节囊及侧副韧带撕裂外，前臂骨间膜及环状韧带也完全撕裂。分为两种类型：前后型和内外型。

（一）前后型

前后型比内外型多见。尺骨及冠状突向后脱位并停留在鹰嘴窝中，桡骨头向前脱位进入冠状突窝内。尸检表明，此脱位是在尺侧副韧带（MCL）发生撕裂之后，前臂强力旋前所造成的，即前臂在外力作用下被动旋前和伸直，再加上施加于肱骨远端向下的应力，将尺桡骨分开，环状韧带、侧副韧带，以及骨间膜都发生了撕裂。临床上此种脱位类似于肘后脱位，不同之处是可在肘前窝触及桡骨头，手法复位和复位肘后脱位类似，应首先对尺骨进行复位，然后对桡骨头直接挤压以完成复位。

（二）内外型

此型非常少见。肱骨远端像楔子一样插入外侧的桡骨和内侧的尺骨之间。多为沿前臂传导的外力致伤，环状韧带及骨间膜破裂后，尺桡骨分别移向内侧及外侧，而肱骨下端则处在二者之间。容易诊断，肘部明显变宽，很容易在肘后方触及滑车关节面。复位手法应以伸肘位牵引为主，同时对尺桡骨施加"合拢"之力即可获得复位。

五、单纯尺骨脱位

在前、后方向上均可发生单纯尺骨脱位。首先，桡骨头作为枢轴，MCL 发生断裂，而桡骨头环状韧带（AL）及桡侧副韧带（LCL）保持完整。损伤机制中还需有肱骨及前臂的成角和轴向分离。正常情况下，尺骨近端在前臂旋后位稳定，只有前臂远端与桡骨之间发生旋转，而在此种损伤中，尺骨近端的固定作用丧失，允许整个前臂包括尺骨近端与桡骨一起发生旋转。在前臂内收和旋后时，冠状突可发生移位至滑车后方。此时患肘保持在被动伸直位，前臂正常提携角消失，甚至可变为肘内翻。在伸肘和前臂旋后位进行牵引可获得复位，对前臂施加外翻应力有助于完成复位。单纯尺骨前脱位更为少见，此种损伤中，尺骨向前旋转，前臂外展，桡骨仍作为一个固定的枢轴，鹰嘴被带向前方，并且与冠状突窝发生锁定。此时患肘保持在屈曲位，提携角增加。在前臂内收和旋前位，直接向后挤压尺骨近端可获得复位。

（韩继成）

因颈椎间盘退行性变本身及其继发性改变刺激或压迫邻近组织，并引起各种症状和体征者，称为颈椎病。

颈椎病简易的分型标准是根据患者的症状或综合征特点而确定的一种容易理解的分型。将其分为以下 6 型，即颈型、神经根型、脊髓型、椎动脉型（包括创伤后颈脑综合征）、食管压迫型及混合型。

一、颈型颈椎病

本型实际上是各型颈椎病的早期阶段，大多处于颈椎椎节退行性变开始，通过窦—椎神经反射而引起颈部症状。但如处理不当，易发展成其他更为严重的类型。

（一）发病机制

在颈椎退变初期，主要表现为髓核与纤维环的脱水、变性与椎节局部张力降低，进而继发引起椎间隙的松动与不稳。常于晨起、过劳、姿势不正及寒冷刺激后突然加剧。椎节的失稳不仅引起颈椎局部的内外平衡失调及颈肌防御性痉挛，且同时直接刺激分布于后纵韧带及两侧根袖处的窦—椎神经末梢，以致出现颈部症状。此时大多表现为局部疼痛、颈部不适及活动受限等。少数病例可因反射作用而有一过性上肢（或手部）症状，其范围与受累的椎节相一致。机体通过调整及代偿作用，使颈部建立起新的平衡后，上述症状即逐渐消失。因此，大多数病例有可能自愈，或仅采取一般措施即可使症状缓解，甚至消失。对于发病时间较晚的大椎管者，其病理改变多较复杂，除上述病理生理改变外，尚可伴有椎节边缘骨质增生及骨赘形成等病理改变。

（二）临床特点

（1）发病年龄以青、壮年为多，但对椎管矢状径较宽者，可在 45 岁以后首次发病。

（2）发病时间除晨起时多见（与枕头较高或睡眠姿势不当有关）外，亦常见于长时间低头工作或学习后，此表明与椎间盘间隙内压力升高直接相关。

（3）常见症状以颈部酸、痛、胀及不适感为主，尤其是患者常诉说头颈不知放在何种位置为好。约半数患者颈部活动受限或被迫体位，个别病例上肢可有短暂的异常感。

（4）检查所见颈部呈伸直状，生理曲度减弱或消失。患节棘突及棘突间可有压痛，一般较轻。

（三）影像学检查

X线检查除颈椎生理曲度变直或消失外，在动力性侧位片上约1/3的病例患节椎间隙显示松动及梯形变。MRI显示髓核可有早期变性征，少数病例可发现髓核后凸征。

（四）诊断

（1）临床特点：主诉为颈、肩及枕部疼痛等感觉异常，并伴有相应的压痛点及颈部呈僵直状。

（2）影像学改变：X线检查显示颈椎曲度改变，颈椎侧位动力性片上可显示椎体间关节不稳、松动及梯形变（其较之磁共振出现为早）；MRI显示椎间盘变性或后凸征。

（3）除外其他疾患：主要是除外颈部扭伤、肩关节周围炎、风湿性肌纤维组织炎、神经衰弱及其他非因颈椎间盘退行性变所致的颈、肩部疼痛。

（五）鉴别诊断

颈型颈椎病易和多种病患相混淆，应引起重视。

1. 颈部扭伤

（1）压痛点：颈型颈椎病多见于棘突及两侧椎旁处，程度多较轻，用手压之患者可忍受，且与受累的神经根分布区一致。而颈部扭伤则见于肌肉损伤局部，急性期疼痛剧烈，压之常无法忍受。

（2）肌肉痉挛：颈型颈椎病一般不伴有颈部肌肉痉挛，而颈部扭伤触及则可伴有明显压痛的条索状肌束。

（3）对牵引试验反应：检查者用双手稍许用力将患者头颈部向上牵引时，颈型颈椎病有症状消失或缓解感，颈部扭伤则疼痛加剧。

（4）对封闭疗法的反应：用1%普鲁卡因5 mL做痛点封闭，颈型颈椎病多无显效，颈部扭伤则症状立即消失或明显缓解。

2. 肩关节周围炎

（1）疼痛点：颈型颈椎病引起的疼痛多以棘突及椎旁处为中心，而肩周围炎者则多局限于肩关节及周围处。

（2）肩关节活动范围：颈型颈椎病一般不影响肩部活动，而肩周围炎患者其活动范围均明显受限，尤以外展时为甚，呈"冻结状"。

（3）对针灸疗法的反应：肩周炎者对针刺肩三针穴或条口透承山穴多可立即获得疗效（肩部酸痛减轻及活动范围增加），而颈型颈椎病对阿是穴有效。

（4）影像学检查：颈型颈椎病X线平片可显示颈椎的生理曲线消失，在动力性侧位片上可有梯形变；而肩周围炎者一般无此现象。必要时可参考 MRI 检查。

除以上 4 项鉴别要点外，尚可参考对封闭疗法及肩部推拿疗法的反应等，在肩周围炎时，此类疗法均有显效。

3. 风湿性肌纤维组织炎

（1）全身表现：风湿性肌纤维组织炎具有风湿症的一般特征，如全身关节及肌肉酸痛（可有游走性）、咽部红肿（扁桃体多伴有炎症）、红细胞沉降率增快、类风湿因子阳性和抗 O 测定多在 500 U 以上。

（2）局部症状特点：风湿性者其局部症状多以酸痛感为主，范围较广，畏风寒，多无固定压痛，叩之有舒适感。

（3）其他：尚可根据患者发病情况、诱发因素、病史、以往抗风湿性药物治疗反应以及 X 线摄片所见等加以鉴别。

（六）治疗

（1）以非手术疗法为主，各种自我疗法均有疗效，自我牵引、理疗、按摩、中草药外敷、颈围外用及间断性或持续性颈椎牵引等均可使症状缓解，应该说，轻重量（1.0 ~ 1.5 kg）的牵引疗法是最为有效的。

（2）避免与消除各种诱发因素：注意睡眠及工作体位，避免长期屈颈、头颈部外伤、劳损及寒冷刺激。

（3）手术疗法：一般无须手术，但个别症状持续、非手术疗法久治无效且已影响生活质量者，可酌情行椎节融合术，疗效均较满意，但应注意安全，避免并发症。

（七）预后

只要注意保护颈部，避免各种诱发因素，绝大多数病例均可痊愈，但如继续增加颈部负荷及各种诱发因素，则有可能使病程延长或进一步发展。

二、神经根型颈椎病

本型较为多见，因单侧或双侧脊神经受刺激或受压所致，其表现为与脊神经根分布区相一致的感觉、运动及反射障碍，预后大多较好。

（一）发病机制

主要由于髓核的突出或脱出，后方小关节的骨质增生或创伤性关节炎，钩椎关节的骨刺形成，以及其相邻的 3 个关节（椎体间关节、钩椎关节及后方小关节）的松动与移位等均可对脊神经根造成刺激与压迫。此外，根管的狭窄、根袖处的粘连性蛛网膜炎和周邻部位的炎症与肿瘤等，亦可引起本病相类同的症状。

本型的发病因素较多，病理改变亦较复杂，因此，视脊神经根受累的部位及程度不同，其症状及临床体征各异。如果以前根受压为主，则肌力改变（包括肌张力降低及肌萎缩等）较明显；以后根为主者，则感觉障碍症状较重。但在临床上两者多并存，此主要由于在狭小的根管内，多种组织密集在一起，都难有退缩的余地。因此，当脊神经根的前侧受压时，在根管相对应的后方亦同时出现受压现象。其发生机制，除了由于作用力的对冲作用外，也是由于在受压情况下局部血管的淤血与充血所致，彼此均受影响。因此，感觉与运动障碍两者同时出现者居多，但由于感觉神经纤维较为敏感，因而感觉异常的症状会更早地表现出来。

引起各种临床症状的机制有三：①各种致压物直接对脊神经根压迫、牵拉以及局部继发的反应性水肿等，此时表现为根性症状；②通过根袖处硬膜囊壁上的窦—椎神经末梢支而表现出颈部症状；③在前两者基础上引起颈椎内外平衡失调，以致椎节局部的韧带、肌肉及关节囊等组织遭受牵连所产生的症状（例如受累椎节局部及相互依附的颈长肌、前斜角肌和胸锁乳突肌等均参与构成整个病理过程的一个环节）。

（二）临床特点

主要表现为以下 5 个方面。

1. 颈部症状

视引起根性受压的原因不同而轻重不一。主因髓核突出所致者，由于局部窦—椎神经直接遭受刺激而多伴有明显的颈部痛、椎旁肌肉压痛、颈部立正式体位及颈椎棘突或棘突间直接压痛或叩痛，多为阳性，尤以急性期为明显。如系单纯性钩椎关节退行性变及骨质增生所致者，则颈部症状较轻微，甚至可无特殊发现。

2. 根性痛

根性痛最为多见，其范围与受累椎节的脊神经分布区相一致。此时必须将其与干性痛（主要是桡神经干、尺神经干与正中神经干）和丛性痛（主要指颈丛、臂丛和腋丛）相区别。与根性痛伴随的是该神经分布区的其他感觉障碍，其中以手指麻木、指尖过敏及皮肤感觉减退等为多见。

3. 根性肌力障碍

以前根先受压者为明显，早期肌张力增高，但很快即减弱并出现肌萎缩症。其受累范围也仅局限于该脊神经支配的肌组。在手部以大、小鱼际肌及骨间肌为明显。亦需与干性及丛性肌萎缩，以及脊髓病变引起的肌力改变相鉴别。必要时可行肌电图或皮质诱发电位等检查以资鉴别。

4. 腱反射改变

即该脊神经根所参与的反射弧出现异常。早期呈现活跃，而中、后期则减退或消失，检查时应与对侧相比较。单纯根性受累不应有病理反射，如伴有病理反射，则表示脊髓同时受累。

5. 特殊试验

凡增加脊神经根张力的牵拉性试验大多为阳性，尤其是急性期及后根受压为主者。颈椎挤压试验阳性者多见于以髓核突出、髓核脱出及椎节不稳为主的病例，而因钩椎增生所致者大多较轻，因椎管内占位性病变所引起者大多为阴性。

（三）影像学检查

视病因不同 X 线平片所见各异，一般表现为椎节不稳（梯形变）、颈椎生理曲线消失、椎间孔狭窄及钩椎增生等异常现象中的一种或数种。MRI 可显示椎间盘变性、髓核后凸，甚至突向根管椎管内且大多偏向患侧处。CT 扫描对软组织显示欠清晰，一般不选用。

（四）诊断

（1）具有较典型的根性症状：包括麻木及疼痛等，且其范围与颈脊神经所支配的区域相一致。

（2）压颈试验与上肢牵拉试验：多为阳性，痛点封闭无显效，但诊断明确者无须做此试验。

（3）影像学检查：X 线平片可显示颈椎曲度改变、椎节不稳及骨刺形成等异常所见，MRI 技术可清晰地显示局部的病理解剖状态，包括髓核的突出与脱出、脊神经根受累的部位与程度等。

（4）一致性：临床表现与影像学上的异常所见在节段上一致。

（五）鉴别诊断

1. 尺神经炎

（1）肘后尺神经沟压痛：位于肘关节后内侧的尺神经沟处多有较明显的压痛，且可触及条索状变性的尺神经。

（2）感觉障碍：其感觉障碍分布区较颈 8 脊神经分布区为小，尺侧前臂处多不波及。

（3）对手部内在肌影响：尺神经严重受累时，常呈典型的"爪形手"，腕部尺神经管的蒂内尔征多为阳性。主因骨间肌受累，使掌指关节过伸及指间关节屈曲所致，尤以环指及小指为明显。

（4）影像学改变：可参考 X 线检查（本病时颈部 X 线摄片多为阴性，但肘关节部摄片，尤其是伴有畸形者可能有阳性所见）、病史及既往史等。

2. 正中神经受损

（1）感觉障碍：其感觉障碍分布区主要为背侧指端及掌侧 1 ～ 3 指处，而前臂部则多不波及。

（2）肌力改变：手部肌力减弱，外观呈"猿手"畸形，主要因大鱼际肌萎缩所致。

（3）自主神经症状：正中神经中混有大量交感神经纤维，因此手部血管、毛囊等多处于异常状态，表现为潮红、多汗等，且其疼痛常呈现灼痛感样。

（4）反射：多无影响，而当颈 7 脊神经受累时，肱三头肌反射可减弱或消失。

3. 桡神经受损

（1）垂腕症：为桡神经受损所特有的症状，主要因伸腕及伸指肌失去支配所致。高位桡神经受累者，伸肘功能亦受影响。

（2）感觉障碍：其与颈 6 脊神经不同的是，感觉障碍区主要表现为除指端外的手背侧（1 ~ 3 指）及前臂背侧，而 1、2 指掌侧不应有障碍。

（3）反射改变：多无明显影响。而颈 6 脊神经受累者则肱二头肌与肱三头肌反射均减弱或消失（早期亢进）。

（4）其他：可参考病史、局部检查及 X 线检查所见等。

4. 胸腔出口综合征

（1）臂丛神经受累：主要为臂丛的下干，临床常表现为自上臂的尺侧向下延及前臂和手部尺侧的感觉障碍，以及尺侧屈腕肌、屈指浅肌和骨间肌受累。

（2）胸腔出口局部体征：患侧锁骨上窝处多呈饱满状，检查时可触及条索状的前斜角肌或骨性颈肋，用拇指向深部加压时（或让患者做深吸气运动），可诱发或加剧症状。

（3）斜角肌压迫试验（爱德生试验）：多为阳性。方法：让患者端坐，头略向后仰，深吸气后屏住呼吸，将头转向患侧。检查者一手抵住患者下颌，略给阻力，另一手摸着患侧桡动脉，如脉搏减弱或消失，则为阳性。此为本病的特殊试验。

（4）其他：包括影像学改变等，本病于 X 线平片多有阳性所见，必要时做 CT 或 MRI 检查等，均有助于两者的鉴别。此外，本病压颈试验阴性，棘突及颈椎旁多无压痛及其他体征，因此，两者不难以鉴别。

5. 腕管综合征

（1）手腕中部加压试验阳性：检查者用手压迫或用中指叩击手腕（掌侧）中部，相当于腕横韧带的近侧端处，如出现 1 ~ 3 指麻木或刺痛时，即为阳性，具有诊断意义。

（2）腕背屈试验阳性：让患者将患侧腕关节向背侧屈曲，持续 0.5 ~ 1.0 分钟，如出现上述症状，即为阳性，亦具有诊断意义。

（3）封闭试验：用 1% 普鲁卡因 1 ~ 2 mL 对腕部痛点局部封闭，如有效，则为阳性。

（4）其他：本病具有远位正中神经末梢的感觉障碍症状（表现为 1 ~ 3 指指端麻木、过敏或刺痛），颈部 X 线片无相应的改变，根型颈椎病诸试验均为阴性，必要时可参考 MRI 检查等。

6. 肩关节周围炎

不仅要与颈型颈椎病相鉴别，还要与根型颈椎病相区别。本病不具有脊神经的根性症状，故易鉴别。但应注意，在临床上可遇到某些颈椎病病例同时伴有肩周围炎症状者，治疗后（如牵引或手术疗法）肩部症状可随颈椎病的其他症状一并消失，此主要由于颈 5 ~ 7 脊神经受累后通过腋神经波及肩部所致。

7. 根管处肿瘤

凡侵及脊神经根部及其附近的肿瘤，包括硬膜囊侧方、根管及其相邻组织（以骨组织为主）的肿瘤，均可引起根性痛。其中以转移性者为多见，且可同时波及脊神经根与颈丛或臂丛神经而引起各种各样的根性或丛性症状。因此，除常规对锁骨上窝及颈肩部进行视诊与触诊检查外，对有异样感者应以肩颈部为中心拍摄 X 线平片、CT 扫描及 MRI 检查，以防漏诊或误诊。

（六）治疗

1. 非手术疗法

各种有针对性的非手术疗法均有明显的疗效，其中尤以头颈部持续（或间断）牵引、颈围制动及纠正不良体位更为重要。手法按摩亦有一定疗效，但应轻柔，切忌操作粗暴而引起意外，推拿及推搬不宜选用。

2. 手术疗法

凡具有以下情况者可考虑手术。

（1）经正规非手术疗法 3 个月以上无效者，临床表现、影像学所见及神经学定位相一致。

（2）有进行性肌肉萎缩及疼痛剧烈者。

（3）虽对非手术疗法有效，但由于症状反复发作，影响工作、学习和生活者。

术式以颈前路侧前方减压术为宜，不仅疗效佳，且对颈椎的稳定性影响不大。伴有椎节不稳或根管狭窄者，亦可同时选用椎节间界面内固定术，将椎节撑开及固定融合。通过切开小关节达到减压目的的颈后路术式虽有疗效，但因术后易引起颈椎成角畸形，目前已逐渐弃用。亦可通过椎板切除、从后方切除或刮除椎体侧后方的骨性致压物，但此种术式难度较大，且易误伤，没有经验者不应选用。

（七）预后

（1）因单纯性颈椎髓核突出所致者，预后大多良好，治愈后少有复发者。

（2）髓核脱出已形成粘连者则易残留症状。

（3）因钩椎关节增生引起者，早期及时治疗，预后多较满意。如病程较长，根管处已形成蛛网膜下隙粘连时，则易因症状迁延而致结果欠满意。

（4）因骨质广泛增生所致根性痛者，不仅治疗复杂，且预后较差。

三、脊髓型颈椎病

（一）发病机制

脊髓受压（或刺激）的发病机制主要有以下 4 种。

1. 先天性因素

主要指颈椎椎管发育性狭窄。从病因学角度来看，其是后三者的病理解剖学基础。除非占位性病变体积过大（如骨赘、肿瘤及碎骨片等），大椎管者发病率明显较狭窄者为低，即使出现症状，也多较轻微，且易于治愈。

2. 动力性因素

主要是椎节的不稳与松动、后纵韧带的膨隆与内陷、髓核的后凸、黄韧带的前凸，以及其他有可能突向椎管、对脊髓致压，而又可因体位的改变而能够消失或减轻者。

3. 机械性因素

骨质增生、骨刺形成及髓核脱出等，包括局部或蛛网膜下隙形成粘连无法还纳者。这些因素大多是在前者基础上对脊髓造成持续压迫。

4. 血管因素

脊髓血管及其血供量像脑部血管一样，具有很强的调节能力，以维持脊髓在各种复杂活动中的血供；其正常与异常状态的供血量可以相差20倍左右，如果某组血管遭受压迫或刺激，可出现痉挛、狭窄，甚至血栓形成，以致减少或中断对脊髓的血供。视缺血的部位不同，在其相应支配区表现各种脊髓缺血症状。严重者则有可能出现不可逆转的后果。在临床上具有代表性的部位包括脊髓前中央动脉受压引起的四肢瘫（下肢为重）、沟动脉受压引起的脊髓中央管前方缺血而出现的上肢瘫（也可波及下肢）、软脊膜缺血引起的脊髓刺激症状，以及大动脉受阻引起的脊髓变性等。此种在临床上难以被察觉的因素，实际上对脊髓的病理生理改变起着重要作用。例如，在手术时仅仅摘除脱出的髓核，四肢瘫痪症状可迅速减轻甚至消失。如此惊人的速度只能从血管因素来加以解释。因此，在临床上应充分估计其重要作用，此对手术时机的选择与判定亦具有重要意义。

（二）临床特点

1. 锥体束征

此征为脊髓型颈椎病的主要特点，其产生机制是由于致压物对锥体束（皮质脊髓束）的直接压迫或局部血供减少之故。临床上多先从下肢无力、双腿发紧（如缚绑腿）及抬步沉重感等开始，渐而出现足踏棉花、抬步打飘、跛行、易跪倒（或跌倒）、足尖不能离地、步态笨拙及束胸感等症状。检查时可发现反射亢进、髌、膝阵挛及肌肉萎缩等典型的锥体束症状。腹壁反射及提睾反射大多减退或消失，手部持物易坠落（此表示锥体束深部已受累）。最后呈现为痉挛性瘫痪。锥体束在髓内的排列顺序，从内及外依序为颈、上肢、胸、腰、下肢及骶部的神经纤维，视该束纤维受累的部位不同可分为以下3种类型。

（1）中央型（又称上肢型）：锥体束深部先被累及，而该神经纤维束靠近中央管处，故称为中央型。症状先从上肢开始，之后方波及下肢，其病理改变主要是由于沟动脉受压或遭受刺激所致。如一侧受压，表现为一侧症状，双侧受压，则出现双侧症状。

（2）周围型（又称下肢型）：指压力先作用于锥体束表面，而下肢先出现症状，当压力持续增加，波及深部纤维时，则症状延及上肢，但其程度仍以下肢为重。其发生机制主要是椎管前方骨赘或脱出的髓核对硬膜囊前壁直接压迫的结果。

（3）前中央血管型（又称四肢型）：即上、下肢同时发病者。主要由于脊髓前中央动脉受累所引起，通过该血管的支配区造成脊髓前部缺血而产生症状。该型特点是患病快，经治疗痊愈亦快，非手术疗法有效。

2. 肢体麻木

肢体麻木主要由于脊髓丘脑束同时受累所致。该束纤维排列顺序与前者相似，自内向外为颈、上肢、胸、腰、下肢和骶部的神经纤维。因此，其出现症状的部位及分型与前者相一致。在脊髓丘脑束内的痛、温觉纤维与触觉纤维分布不同，因而受压迫的程度亦有所差异，即痛、温觉障碍明显，而触觉可能完全正常。此种分离性感觉障碍易与脊髓空洞症相混淆，临床上应注意鉴别。

3. 反射障碍

（1）生理反射异常：视病变波及脊髓的节段不同，各生理反射出现相应的改变，包括上肢的肱二头肌、肱三头肌和桡反射，下肢的膝反射和跟腱反射，多为亢进或活跃。此外，腹壁反射、提睾反射和肛门反射可减弱或消失。

（2）出现病理反射：以霍夫曼征反射出现的阳性率为最高；病程后期，髌阵挛、踝阵挛及巴宾斯基征等均可出现。

4. 自主神经症状

自主神经症状临床上并不少见，可涉及全身各系统，其中以胃肠、心血管及泌尿系统为多见，且许多患者是在减压术后当症状获得改善时，才追忆可能因颈椎病所致。可见术前如不详细询问，经常难以发现。

5. 排便、排尿功能障碍

多在后期出现，起初以尿急、排空不良、尿频及便秘为多见，渐而引起尿潴留或大小便失禁。

6. 屈颈试验

此种类型最怕屈颈动作。如突然将头颈前屈，由于椎管内有效间隙突然减少，致使脊髓处于容易遭受激惹的敏感状态，患有脊髓型颈椎病的患者，双下肢或四肢可有"触电样"感觉。此主要由于在前屈情况下，不仅椎管容积缩小，且椎管前方的骨性或软骨性致压物可直接"撞击"脊髓及其血管，与此同时，硬膜囊后壁向前方形成的张压力，亦加重了对脊髓的压应力。

（三）影像学改变

1. X线平片及动力性侧位片

（1）椎管矢状径大多小于正常：按比值计算，椎体与椎管矢状径比值大多小于 1：0.7；绝对值也多小于 14 mm，约半数病例在 12 mm 以下。

（2）梯形变：病程较短的病例，大多因突出或脱出的髓核及椎节不稳所致。因此，在动力性侧位片上患节椎体间关节可显示明显的梯形变，其出现时间较 MRI 检查阳性所见的时间为早。同样，已有骨刺形成的病例，其邻节在出现骨刺之前亦先从梯形变（椎节不稳）开始。

（3）骨刺形成：约 80% 的病例于患节椎体后缘有较明显的骨刺形成，其矢状径

1 ～ 6 mm 或更长，一般以 3 ～ 5 mm 者居多。

（4）其他改变：某些病例可伴有后纵韧带钙化、先天性椎体融合（以颈 3 ～ 4 为多）及前纵韧带钙化等异常所见。此种异常与本型症状的发生与发展亦有密切关系。

2. MRI 检查

MRI 对本病的诊断及治疗方法的选择具有重要的参考作用，因其如一幅脊髓及其周围组织的纵向剖面解剖图谱，可对局部的病变一目了然。每个病例均应争取选用，其不仅对颈椎病的诊断、分型至关重要，且对手术的决定、手术部位的判定及术式的选择等都具有重要意义。

3. 其他检查

CT 扫描、脊髓造影等对本型的诊断均有作用，可酌情选择。

（四）诊断

诊断主要依据如下。

（1）临床上根据脊髓受压表现分为中央型、周围型及中央血管型。三者又可分为重、中、轻 3 度。

（2）影像学检查可显示椎管矢状径狭窄、椎节不稳（梯形变）、骨质增生（骨刺形成）、硬膜囊受压征及脊髓信号异常等各种影像学所见。

（3）除外其他疾患，包括肌萎缩性脊髓侧索硬化症、脊髓空洞症、颅底凹陷症、多发性神经炎、脊髓肿瘤、继发性粘连性脊蛛网膜炎、共济失调症及多发性硬化症等。注意两种以上疾患共存的病例。

（4）其他检查：可酌情选择脑脊液穿刺、肌电图及诱发电位等来协助诊断及鉴别诊断。

（五）治疗

1. 非手术疗法

非手术疗法仍为本型的基本疗法，尤其是早期的中央型（上肢型）及前中央血管型（四肢型），近半数病例可获得较明显的疗效。但在进行中应密切观察病情，切忌任何粗暴的操作及手法。一旦病情加剧，应及早手术，以防引起脊髓变性。

2. 手术疗法

（1）手术病例选择：急性进行性颈脊髓受压症状明显，经临床检查或其他特种检查（MR、CT 扫描等）证实者，应尽快手术。病程较长、症状持续加重而又诊断明确者。脊髓受压症状虽为中度或轻度，但经非手术疗法治疗 1 ～ 2 个疗程以上无改善而又影响工作者。

（2）手术入路及术式视病情、患者全身状态、术者技术情况及手术操作习惯等不同情况而选择最为有效的手术入路及术式。

手术入路：以椎体束受压症状为主者，原则上采取前方入路。而以感觉障碍为主，伴有颈椎椎管狭窄者，则以颈后路手术为主。两种症状均较明显者，视手术习惯先选择前路或后路，1个月后再根据恢复情况决定需否采用另一入路减压术。

手术术式：因髓核突出或脱出者，先行髓核摘除术，之后酌情选择界面内固定术或植骨融合术（或人工椎间盘植入术）。因骨刺压迫脊髓者，可酌情选择相应的术式切除骨赘。手术椎节的范围视临床症状及 MRI 检查而定，原则上应局限于受压的椎节。后路手术目前以半椎板切除椎管成形术为理想，操作时应注意减压范围要充分，尽量减少对椎节稳定性的破坏。

（六）预后

因椎间盘突出或脱出所致者预后较佳，痊愈后如能注意防护则少有复发者；中央型者对各种疗法反应收效较快，预后亦多较满意；椎管矢状径明显狭小伴有较大骨刺或后纵韧带钙化者，预后较差；病程超过 1 年，且病情严重者，尤其是脊髓已有变性者，预后最差；高龄者，特别是全身伴有严重疾患或主要脏器（肝、心、肾等）功能不佳者，预后亦差；对前两者选择手术疗法时应持慎重态度，操作时更需特别小心。

四、椎动脉型颈椎病

（一）发病机制

本病是由各种机械性与动力性因素致使椎动脉遭受刺激或压迫，以致血管狭窄、折曲而造成以椎—基底动脉供血不全为主要症状的综合征。其发病的机制有 3 个因素。

1. 动力性因素

主要由于椎节失稳后钩椎关节松动、变位而波及两侧上下横突孔，以致出现轴向或侧向移位而刺激或压迫椎动脉，并引起痉挛、狭窄或折曲改变。此种因素最为多见，大多属于早期轻型。此外，椎间隙间距改变对椎动脉亦产生影响，因为在椎间隙退变的同时，由于上下椎体之间的间距变短，致使同节段的椎动脉相对增长。此不仅直接破坏了椎动脉本身与颈椎骨骼之间原有的平衡，且易出现折曲、狭窄及弯曲等改变。只要恢复椎节间高度（如通过牵引），此现象即可迅速消失。

2. 机械性因素

主要由于持续性致压物所致。

（1）钩椎关节囊创伤性反应：椎节后方小关节囊处的创伤反应主要影响脊神经根，而钩椎关节囊壁滑膜的肿胀、充血及渗出则由于直接减少了横突孔的横径（对椎动脉的影响较之矢状径更为重要），因而易波及椎动脉，可因局部的刺激或压迫而引起椎动脉的痉挛、折曲或狭窄。

（2）钩突骨质增生：在颈椎诸关节中，钩椎关节是退变较早的部位之一，因此骨质增生亦较多见。增生的骨刺除直接压迫侧后方的脊神经外，椎动脉亦易受压；加之横突孔这一骨性管道使椎动脉失去退缩与回避的余地，从而构成其发病的病理解剖主要特点之一。

其部位以颈椎退变的好发部位为多见，即颈 5～6、颈 6～7 和颈 4～5；但近年来，发现颈 3～4 椎节亦非少见。

（3）髓核脱出：由于椎体侧后方钩突的阻挡，椎间隙内的髓核不易从此处突出压迫脊神经或椎动脉。但当它一旦穿破椎体后缘侧方的后纵韧带进入椎管内时，则有可能达到椎间孔处，在压迫脊神经根的同时波及椎动脉。

3. 血管因素

不仅较为复杂，且易变性大。主要表现如下。

（1）血管动力学异常：本病多见于中年以后，除因颈椎本身的退行性变因素外，血管亦出现老化，尤其是 50 岁以上的病例，主要出现血管本身的弹性回缩力减弱。当然，此种现象亦与颈椎的活动量大有关，尤其是旋转、前屈等均使椎动脉处于被牵拉状态，从而也加速形成了血管的退行性变及老化。

（2）动脉硬化性改变：是前种病理改变的结果，即便是正常人 50 岁以后，其全身动脉均可出现程度不同的硬化性改变，椎动脉亦不例外，其程度与年龄成正比。如果于血管壁上再出现粥状斑（椎动脉为好发部位之一），则加速这一病变过程。

（3）血管变异：解剖材料表明椎动脉及椎静脉（丛）易出现变异，包括横突孔的分隔（少数可分成 2～3 个）、矢状径及横径改变、血管数量的差异、两侧血管的不对称及口径大小不一等，其均与本病的发生及发展有一定的关系。

（二）临床特点

主要为椎—基底动脉供血不全症状，其次为椎动脉周壁上交感神经节后纤维受刺激后所引起的交感神经症状，颈部症状则较轻。

1. 一般症状

因其属于颈椎病中的一型，具有颈椎病的一般症状，如颈痛、后枕痛、颈部活动受限等。如病变同时波及脊髓或脊神经根时，则出现相应的症状。对颈部症状应注意检查，其是除外椎动脉第一段、第三段和第四段供血不全的主要根据之一。

2. 椎—基底动脉供血不全症状

椎动脉分为 4 段，其中任何一段病变引起缺血时，均可出现相类同的症状，主要表现为以下特点。

（1）偏头痛：为多发症状，在 80% 以上，常因头颈部突然旋转而诱发，以颞部为剧，多呈跳痛或刺痛状。一般均为单（患）侧，有定位意义；如双侧椎动脉受累时，则表现为双侧症状。

（2）迷路症状：亦较多发，主要为耳鸣、听力减退及耳聋等症状。其发生率约为 80%，主要由于内耳动脉血供不全所致。

（3）前庭症状：主要表现为眩晕，约占 70%。其发生、发展及加剧与颈部旋转动作有直接关系。

（4）记忆力减退：约60%的病例出现此种现象，往往在手术刚结束（椎动脉减压性手术），患者即主诉"头脑清楚了"。

（5）视力障碍：约有40%的病例出现视力减退、视物模糊、复视、幻视及短暂的失明等，此主要由于大脑枕叶视觉中枢，第Ⅲ、第Ⅳ、第Ⅵ对脑神经核（位于脑干内）及内侧束缺血所致。

（6）精神症状：以神经衰弱为主要表现，约占40%。其中精神神经抑郁较多，欣快者较少。多伴有近事健忘、失眠及多梦现象。

（7）发音障碍：较少见，约占20%。主要表现为发音不清、嘶哑及口唇麻木等，严重者可出现发音困难，甚至影响吞咽。此主要由于延髓缺血及颅神经受累所致。此症状更多见于高位侧索硬化症患者，应注意鉴别。

（8）猝倒：为椎动脉痉挛引起锥体交叉处突然缺血所致，多突然发作，并有一定规律性。即当患者在某一体位头颈转动时，突感头晕、头痛，患者立即抱头，双下肢似失控状发软无力，随即跌（坐）倒在地。发作前多无任何征兆，在发作过程中因无意识障碍，跌倒后即可自行爬起。其发生率约为20%。

3. 自主神经症状

椎动脉周围附有大量交感神经的节后纤维，因此，当椎动脉受累时必然波及此处的交感神经而引起自主神经系统的平衡失调。临床上以胃肠、心血管及呼吸症状为多。个别病例可出现霍纳征，表现为瞳孔缩小、眼睑下垂及眼球内陷等。

（三）影像学特点

1. X线检查

除可发现颈型颈椎病特征（椎节不稳及列线改变）外，尚可发现钩椎增生及椎间孔狭小（斜位片）及椎骨畸形等异常所见。同时应注意观察有无其他异常（胸骨后甲状腺瘤或其他肿瘤时，可将气管压向一侧，虽少见，但后果严重），颅底与第1颈椎之间、第1与第2颈椎之间有无不稳（可从动力性侧位片上观察，前者表明椎动脉第三段受累）；有无颅底凹陷症（椎动脉第三段可被累及）。以上诸点对鉴别诊断具有重要意义，必须注意观察。

2. DSA检查

通过股动脉穿刺与插入导管，注入少量造影剂，以数字减影成像技术获得清晰的椎动脉图像，不仅对诊断，且对手术部位的确定至关重要，应争取进行。

3. MRI检查

MRI对判定脊髓状态及两侧横突孔有无变异、是否对称、内径有无差异等具有重要意义，尤其是无损伤的椎动脉磁共振血管成像（MRA），对椎动脉的判定既安全，又具有诊断价值，颇受患者欢迎，但其清晰度较DSA为差，从临床角度来看，90%以上患者愿意接受MRA，而不愿意行DSA检查。

4. 其他

传统的椎动脉造影、CT 扫描等，均可酌情选用。

（四）诊断

（1）有上述椎—基底动脉缺血征（以眩晕为主）和（或）曾有猝倒病史者。

（2）旋颈诱发试验阳性。

（3）X 线片显示椎体间关节失稳或钩椎关节骨质增生。

（4）一般有较明显的交感神经症状。

（5）除外眼源性和耳源性眩晕。

（6）除外椎动脉第一段（进入第 6 颈椎横突孔以前的椎动脉）受压引起的基底动脉供血不全。

（7）除外神经官能症与颅内肿瘤等。

（8）本病确诊，尤其是手术前定位，应根据 MRA、DSA 或椎动脉造影；椎动脉血流图及脑血流图仅有参考价值，不宜作为诊断依据。

（五）鉴别诊断

1. 内耳疾患（主要指梅尼埃病）

其是由于内耳淋巴回流受阻引起局部水肿所致。本病在临床上具有以下三大特点：发作性眩晕，波动性、进行性和感音性听力减退，耳鸣。

椎动脉型颈椎病时亦可出现上述相似的症状，因此，需要将两者加以区别。事实上如对内耳前庭功能认真地进行专科检查，则不难排除。因此，凡诊断椎动脉型者，常规请耳科医师进行会诊，以除外耳源性眩晕。此外，MRA、DSA 等均有助于两者的鉴别。

2. 眼源性眩晕

本病大多因眼肌麻痹及屈光不正（尤以散光）所致；其在青少年中发病率尤高，鉴别要点如下。

（1）闭目难立征：阴性。

（2）眼源性眼球震颤试验：多呈异常反应。

（3）眼科检查：有屈光不正，其中以散光为多见。

（4）闭目转颈试验：阴性。

3. 颅内肿瘤

本病除因肿瘤组织直接对前庭神经或其中枢连结压迫外，多因颅内压升高所致。因此，在临床上除有眩晕症状外，多伴有颅内压升高等其他症状。临床上如能注意检查，一般不难与颈源性相鉴别。个别鉴别困难者可行 CT 或 MRI 检查。

4. 动脉硬化症

本病主要由于在全身血管硬化的同时（多伴有高血压症），椎动脉本身亦出现硬化之故，其病理改变除管壁增厚、硬化及弹性减弱或消失外，可出现结节样变。因为其产生的症状与颈源性椎动脉供血不全者完全相似，所以多需依据 MRA 或 DSA 或椎动脉造影确诊。当然，对长期有高血压病史者可作为参考依据之一。

除上述病变外，其他凡可引起眩晕症状者，均需加以鉴别，其中包括药物中毒性眩晕，流行性眩晕，体位性、损伤性及神经官能症等引起的眩晕症。

（六）治疗

1. 非手术疗法

为本型的基本疗法，90% 以上的病例均可获得疗效，尤其是因颈椎不稳所致者，大多可痊愈而不留后遗症。

2. 手术疗法

具有以下 3 种情况者方考虑手术。

（1）有明显的颈性眩晕或猝倒发作，至少 2 次者。

（2）经非手术疗法治疗无效，且又影响正常生活及工作者。

（3）经血管数字减影、椎动脉造影或 MRA 证实者。

（七）预后

本病预后大多良好，尤其是因椎节不稳所致者。症状严重经手术治疗的病例预后亦多满意。

五、食管压迫型颈椎病

食管压迫型颈椎病，又称吞噬困难型颈椎病，在临床上相对少见，正是因为其少见而易被误诊或漏诊。因此，应引起注意。

（一）发病机制

主要由于椎间盘退行性变，继发前纵韧带及骨膜下撕裂、出血、机化、钙化及骨刺形成。此种骨刺体积大小不一，以中、小者为多，矢状径多小于 5 mm。由于椎体前方为疏松的结缔组织和富于弹性的食管，其缓冲间隙较大，一般不至于出现症状，但如果出现下列情况时则易引起。

1. 骨刺过大

如骨刺过大并超过椎体前间隙及食管本身所承受的缓冲与代偿能力时，则可出现食管受压症状。

2. 骨刺生成迅速

如因外伤等因素致使椎体前缘骨刺迅速形成，其长度虽较前者小，但由于该处软组织来不及适应与代偿，致使局部平衡失调而易出现症状。

3. 食管异常

临床上可遇到仅 4 ~ 5 mm 长的骨刺亦表现吞咽障碍症状的病例，此主要由于食管本身可能有炎症存在（或食管周围炎），当然也与患者本人的精神因素、食管的活动度及局部反应程度等有直接关系。

4. 解剖部位特点

症状出现与否及出现早晚、程度等与食管的节段有密切关系。在环状软骨（相当于第6颈椎处）与隔膜部的食管较为固定。因此，较小的骨刺即可引起症状。

5. 体位影响

当颈椎处于仰位时，食管同时被拉紧，而易使食物通过障碍；而屈颈位时，食管处于松弛状态而易为食物所通过。

（二）临床特点

1. 吞咽障碍

早期主要为吞服硬质食物时有困难感及食后胸骨后的异常感（烧灼感、刺痛等），渐而影响软食与流质饮食的吞咽。按其吞咽障碍程度不同分类如下。

（1）轻度：为早期症状，表现为仰颈时吞咽困难，屈颈时则消失。

（2）中度：指可吞服软食或流质者，较多见，且来就诊者较多。

（3）重者：仅可进水、汤者，但少见。

2. 其他颈椎病症状

单纯此型者少见，约80%的病例尚伴有脊髓或脊神经根或椎动脉受压症状。因此，应对其进行全面检查以发现其他症状。

（三）影像学改变

1. X线平片检查

椎体前缘有骨刺形成，典型者呈"鸟嘴状"。其好发部位以颈5~6最多，次为颈6~7及颈4~5椎节。约半数病例其食管受压范围可达2个椎间隙。

2. 钡餐检查

在钡餐吞服透视下（或摄片），可清晰地显示食管狭窄的部位与程度。食管的狭窄程度除与骨赘的大小成正比外，且与颈椎的体位有关。当屈颈时，食管处于松弛状态，钡剂容易通过，较轻甚至不显示狭窄；但仰颈时，食管处于紧张与被拉长状态，以致使钡剂通过障碍程度加剧。

3. MRI及CT检查

均可显示椎节局部的病理改变，包括椎节前片骨刺形成情况及对食管的影响等。

（四）诊断

（1）吞咽困难：早期惧怕吞咽较干燥的食物。颈前屈时症状较轻，仰伸时加重。

（2）影像学检查：包括X线平片及钡餐检查等，均可显示椎节前方有骨赘形成，并压迫食管引起痉挛与狭窄症，必要时可行MRI等检查。

（3）除外食管癌、贲门痉挛、胃十二指肠溃疡、癔病和食管憩室等疾患。

（五）鉴别诊断

1. 食管炎

原发性少见，多由于吞咽时被鱼刺、肉骨等刺伤所致，因此易与因椎体前缘骨刺压迫者相鉴别。个别原因不清、诊断困难者，可在拍摄颈椎 X 线平片时吞服钡剂，以判定食管受阻原因，因此易于鉴别。

2. 食管癌

发病缓慢，以老年人多见，因而易与食管受压型颈椎病相混淆，X 线钡餐检查及食管镜检查易于确诊。

（六）治疗

（1）以保守疗法为主，包括颈部制动，控制饮食（软食或流质），避免各种刺激性较大的食物及各种对症疗法。有低热、怀疑食管周围炎者，可给予广谱抗生素。

（2）伴有其他类型颈椎病需手术治疗者可在术中将椎间隙前方骨赘一并切除。

（3）单纯型经保守疗法无效者，可考虑用手术切除，但对老年者手术应注意全身状况及术后处理。

（七）预后

单纯型者预后均较好（包括非手术治疗及手术切除者）。

六、混合型颈椎病

有两型以上存在于同一患者身上者，称为混合型颈椎病。其在临床上较为多见，尤其病程较久的老年患者，常常是多型并发，因此在诊断和治疗上，应主次分明，优先处理引起患者病苦及功能障碍的主要病变。颈型＋神经根型者最为多见，其次按发病率依次为：颈型＋椎动脉型，颈型＋神经根型＋椎动脉型。其余混合型少见。年轻组与老年组多见，诊治复杂，需从病理上搞清前后顺序，主次有分，这样方可减轻治疗上的复杂性，按轻重缓急依序处理。

本型在治疗上的注意点如下。

（1）按发病机制治疗。在混合型诸型可能是一种病因引起多型症状，也可能是一种病因引起一型，前者代表是椎节不稳，视机体的状态不同可以同时引起颈型、根型与椎动脉型，在治疗上只要恢复椎节稳定（牵引、制动或手术），就能从根本上得到治疗。后一种情况就更复杂一些，例如椎体后缘骨刺引起脊髓型，小关节增生引起根型，椎体前方骨刺出现食管受压型等。如此，在治疗上如能够主次兼顾最好，不可能时，则应按轻重缓急依次处理。

（2）对手术持慎重态度。除了椎节不稳引起两型以上混合型病例在治疗上较为明确、简单外，其他因素所致者病理改变错综复杂，且病程大多较久，因之在选择手术治疗时，应特别小心，需对其病情有一全面考虑和认识，并在术前做好充分的准备工作。

（3）注意年龄特点，分别对待。年轻病例在治疗上较为简单，收效亦快。而年迈者，除病程长、骨质增生广泛和病理改变复杂外，其全身状态大多欠佳，尤其是心肺功能，需注意检查，全面考虑方可。

（范亚朋）

第二节　颈椎间盘突出症

一、概述

颈椎间盘突出症的发病与颈部损伤和椎间盘发生退行性变有关。颈椎过伸性损伤，可引起近侧椎体向后移位；屈曲性损伤可使双侧小关节脱位或半脱位，椎间盘后方张力增加，引起纤维环破裂、髓核突出。颈椎过伸性损伤后，有 60% 的病例存在椎间盘突出；颈椎屈曲性损伤后，有 35%～40% 可发生椎间盘突出。颈椎屈曲性损伤后，椎间盘突出的发生率随小关节的关节囊破裂程度增大而增加，在伴有双侧小关节脱位的病例中，80% 存在椎间盘突出。此外，椎间盘是人体各组织中最早、最易随年龄而发生退行性改变的。由于年龄的增长，髓核失去一部分水分及其原有的弹性，致使椎间盘发生退行性变。颈椎间盘变性和破裂与颈椎伸屈活动频繁引起的局部劳损和全身代谢分泌紊乱有关。由于齿状韧带的作用，颈髓较固定。当外力致椎间盘纤维环和后纵韧带破裂时，髓核突出而引起颈髓受压。颈椎后外侧的纤维环和后纵韧带较薄弱，颈部神经根在椎间盘水平呈横向走行进入椎间孔，即使突出的椎间盘很少，也可引起神经根受压。一般认为本病的发生机制是在椎间盘尚无明显退行性改变的基础上突然发生的，是因受到一定的外力作用后使纤维环破裂，引起髓核后凸。突出的髓核直接引起颈髓或神经根受压。当然，在椎节已有退行性变的情况下，本病更易发生。本病多同时会伴有颈椎不稳等现象，在对病情判定及诊治上，应加以考虑。

二、临床表现

本病多为急性发病，少数病例亦可慢性发病。初起，大多起于轻微劳损，甚至睡醒时伸懒腰而发病，或是见于外伤情况下。其临床表现主要有赖于受压迫的组织而定。从病理解剖角度来看，本病可分为中央型及侧方型两种类型。

（一）中央型

以颈髓受压为主要表现。颈椎间盘中央突出后，因脊髓受压，可出现四肢不完全性或完全性瘫痪，大小便异常。与此同时，四肢腱反射呈现亢进，病理反射征可显示阳性，按突出平面不同而出现感觉减退或消失。

（二）侧方型

以根性痛为主。主要症状为颈痛、活动受限；犹如落枕，疼痛可放射至眉部或枕部；一侧上肢有疼痛和麻木感，但很少两侧同时发生；肌力改变不明显；在发作间歇期可以毫无症状。查体时发现头颈部常处于僵直位，活动受限。下颈椎棘突及肩胛部可有压痛。如头向后并侧向患侧，头顶加压即可引起颈肩痛，并向手部放射（即椎间孔挤压试验）。牵拉患侧上肢可引起疼痛（根性牵拉试验）。感觉障碍因椎间盘突出平面不同而表现各异。

三、影像学检查

（一）X 线检查

每个病例均应常规拍摄颈椎正位、侧位及动力位 X 线平片。在读片时可发现颈椎生理凸起减少或消失。受累椎间隙变窄，可有退行性改变。在年轻病例或急性外伤性突出者中，其椎间隙可无异常发现。但在颈椎动力性侧位片上可见受累节段不稳，并出现较为明显的梯形变（假性半脱位）。

（二）CT 扫描

对本病诊断有一定帮助。但在常规 CT 扫描片上往往不能确诊。高清晰度、高分辨率的磁共振影像技术将更有利于患者的诊断。

（三）MRI 检查

对颈椎间盘突出症的诊断具有重要价值。其准确率明显高于 CT 和脊髓造影。但 MRI 对颈椎侧方型突出诊断的准确率不如腰椎。这可能与颈椎椎间孔小，缺乏硬膜外脂肪及退行性变有关。在 MRI 上可直接观察到椎间盘向后凸入椎管内。椎间盘突出成分与残余髓核的信号强度基本一致。中央型突出者，可见突出椎间盘明显压迫颈髓，使之局部变扁或出现凹陷，受压部位的颈髓信号异常，侧方受压变形，信号强度改变，神经根部消失或向后移位。

视髓核退行性变的程度与形态不同，其在 MRI 影像表现上亦有所差异。在椎间盘变性时，其病理表现主要为髓核含水量降低，被纤维组织代替，使其弹性降低，体积皱缩，纤维环血管增生并表现玻璃样变，导致椎间隙变窄。MRI 所见除椎间隙变窄、椎间盘变薄外，在 T_2 加权像最为敏感，椎间盘信号降低，其中混杂有不规则斑点状高信号，常呈真空现象或钙化。同时，纤维环可出现放射状、横行或向心性裂隙，为条状高信号；而相邻椎体终板的信号改变视病变类型不同而有所差异。

1. 椎间盘膨出

变性的髓核完整但较为松弛。超出椎体终板的边缘或向后膨凸；MRI 矢状位表现为向后膨出，后方的条状低信号呈现凸面向后的弧形改变。横断面呈边缘光滑的对称性膨出，高信号的髓核部分处于低信号的纤维环之外。

2. 椎间盘突出

为高信号的髓核突出于低信号的纤维环之后，突出部分仍与髓核本体相连，可分为侧方型、中央型和混合型。在 T_1 加权像上突出部分信号高于脑脊液，低于硬膜外脂肪；T_2 加权像信号低于脑脊液，高于脊髓，与硬膜外脂肪信号相似，突出髓核与母体之间相连；椎后静脉丛因回流受阻而成线状高信号。在矢状位上可以较好地显示中央型突出对脊髓和神经根的压迫，而横断位对侧方突出显示较好。可以观察椎间孔内的脂肪移位和神经根的压迫。

3. 椎间盘脱出

髓核突出于纤维环之外，但突出部分与髓核本体不相连，可位于后纵韧带的前或后方。也可以向上或向下移位，范围可达 10 mm，对于脊髓和神经根的压迫重于前者。

四、诊断

根据本病的病史特点、临床表现及影像学检验结果，对颈椎间盘突出症的诊断多无困难。但在诊断的同时，应予以分型。临床多采用以下两种分型方式。

（一）根据发病情况分型

从发病情况来看，本病可分为以下 3 型。

1. 急性颈椎间盘突出症

急性发病，以体位（包括睡眠）不当后发生者居多，并有脊髓或脊神经根受压的相应主诉与临床表现；影像学检查证实存在椎间盘破裂或突出，并显示压迫颈髓或神经根的征象。本型最为多见，临床症状亦较明显。及时诊断，早期积极治疗，90% 以上病例可痊愈。

2. 外伤性颈椎间盘突出症

本型在临床上较多见，其特点如下。

（1）外伤史：详细询问，每例均有明显的头颈部外伤史，尤以意外性外伤发病率最多，包括高速公路上的急刹车及头颈部运动（或锻炼）后等。

（2）伤后出现症状：伤前为无任何症状的健康人，但于伤后立即出现颈髓或神经根受压的临床表现，并伴有颈椎椎节局部症状等。

（3）影像学检查：提示椎间盘有明显的突出或脱出，并压迫颈髓或神经根。本型无颈椎骨折或脱位征，但约 50% 的病例伴有椎管狭窄征。

3. 亚急性或慢性颈椎间盘突出症

缓慢或亚急性起病，大多在连续劳累多日后发生，尤以伏案多日埋头工作者多见。临床上除出现颈椎椎节局部症状外，主要表现为颈髓或颈脊神经根受压体征，影像学检查证实致压物为突出的椎间盘，不应存在骨性致压物。

（二）根据突出物部位及症状分型

从诊治的角度来看，按髓核脱出的部位不同加以分型更有意义。临床上一般分为以下两型。

1. 中央型

髓核从椎节后方中央突向椎管内，临床症状主要表现为脊髓受压引起的四肢肌力减弱和感觉障碍症状。MRI、CTM 等影像学检查显示椎间盘突出，并压迫硬膜中央或脊髓，大多伴有椎管狭窄征。

2. 侧方型

髓核向侧方突出，国外有学者将此分为多型，但临床上易混淆而不易区别，更难以掌握。本型以根性痛为主要临床表现，MRI 或 CTM 可见椎间盘突出位于椎管的前外侧，以致颈脊神经根受压；少数病例同时可伴有脊髓部分受压征。

（三）鉴别诊断

本病应注意与脊髓型和神经根型颈椎病以及椎管内肿瘤等相鉴别，在当前有 CTM 及 MRI 等高清晰度影像技术的情况下，一般不难区别。

五、治疗

以非手术治疗为主，若出现脊髓压迫症状，则应尽早行手术治疗。

（一）非手术疗法

非手术疗法为本病的基本疗法，不仅适用于轻型病例，而且也是手术疗法的术前准备与术后康复的保障。对于颈椎椎间盘突出症，主要包括以下内容。

1. 颈椎牵引

可采取坐位或卧位，用四头带（Glisson 带）牵引。对一般性病例，重量开始小些，一般为 1.5 ~ 2.0 kg，以后逐渐增至 4 ~ 5 kg，牵引时间每次 1 ~ 2 小时，每日 2 次，2 周为 1 个疗程。对症状严重者，则宜选用轻重量、卧位、持续性牵引，牵引重量 1.5 ~ 2.0 kg，3 ~ 4 周为 1 个疗程。在牵引过程中如有不良或不适反应，应暂停牵引。牵引疗法主要适用于侧方型颈椎间盘突出症。对中央型颈椎间盘突出症亦可选用，但在牵引过程中，如果锥体束症状加重，应及早手术。此外，在牵引过程中，切忌使头颈过度前屈，此种体位有可能引起后凸的髓核对脊髓前中央动脉加重压迫而使病情恶化。在牵引全过程中，应密切观察病情变化，并随时调整力线和重量等。

2. 围颈保护

用一般的简易围颈保护即可限制颈部过度活动，并能增加颈部的支撑作用和减轻椎间隙内压力。重症型而又需要起床活动者，可选用带牵引的颈围支具。在颈部牵引后症状缓解及手术后恢复期病例，亦需用围颈保护，此有利于病情恢复。

3. 理疗和按摩

在常用的理疗方法中，蜡疗和醋离子透入法疗效较好，对轻型病例可以选用，包括按摩疗法。手法推拿虽对一部分病例有效，但如操作不当或病理改变特殊，反而可能加重症状，甚至引起瘫痪，因此，在决定选用时，一定要慎重。

4. 药物治疗

适当应用抗炎止痛药物，对缓解病情有一定作用。此外，复方丹参具有活血化瘀作用，亦可服用，病情明显者，可选择静脉滴注，较口服更为有效。

（二）手术疗法

对反复发作、经非手术治疗无效或是出现脊髓压迫症状者，应及早行手术治疗。手术以颈前路减压、摘除突出椎间盘并做椎体间植骨融合术为主。近年来，在颈前路摘除突出椎间盘后，以各种类型 Cage 或前路钢板螺钉系统内固定等，已成为当前治疗颈椎间盘突出症较多选用的手术方法。对合并有椎管狭窄的病例，可酌情在前路减压术后间隔 3～8 周，再行颈后路椎管扩大减压术。

六、中医辨证论治

急性颈椎间盘突出症主要是由于颈椎的退行性和外伤导致椎间盘突出原位压迫颈脊髓、神经根等周围组织而产生的一组症状。中医认为，该病的主要原因乃肾气不足，肾精亏损，从而导致肝肾亏虚，筋骨失养，其本在肾。椎间盘退行性变与年龄密切相关，一般 20 多岁就开始发生退行性变。肾藏精，主骨生髓，与人体生长发育息息相关。骨伤科疾病往往由于外来暴力打击或病程长久，常耗损正气，伤及肾中之阴、元阳。《素问·脉要精微论》曰："骨者髓之府，不能久立，行则振掉，骨将惫矣。"《素问·生气通天论》记载："因而强力，肾气乃伤，膏骨乃坏。"又因肝肾同源，肝主筋，藏血，是极之本。肝血不足则血不养筋，或筋脉拘挛，或痿弱无力，《杂病源流犀烛·筋骨皮肉毛发病源流》："筋急之源，由血脉不荣于筋之故也。"总之，该病根本在于肾气虚损，筋骨失养。中医常见疗法如下。

（一）推拿疗法

1. 推拿治疗急性颈椎间盘突出症的机制

急性颈椎间盘突出症属中医的"痹证""骨错缝"。或跌仆损伤，或感受风寒，均使局部气血流通受阻。《正体类要·序》说："肢体损于外，则气血伤于内，营卫有所不贯，脏腑由之不和。"张介宾曾说"导引，谓摇筋骨，动肢节，以行气血也""病在肢节，故用此法"。推拿手法具有舒筋活络、活血通经、滋养肝肾、通利筋骨等作用，在治疗该类疾病中具有重要作用。

2. 推拿手法

（1）按揉捏肌法：在牵引之后，患者仰卧于治疗床上，术者一手托患者枕部，另一手拇、示指置颈项两侧风池穴，按揉 3 分钟，自上向下达肩井穴，反复按揉，捏拿颈项部肌肉，以松弛紧张。手法力量宜轻柔，不可过大。

（2）牵引推揉点穴法：患者于颈椎中立位或轻度前屈位用颈椎牵引架牵引，达 15 分钟，重量以舒适为度，并可逐渐加大重量。牵引完后，患者坐位，两臂自然下垂，放松，术者立于后方，以拇指指腹分别推揉，按摩颈椎两侧，自上而下至两侧肩井穴，3～5分钟，分别点按两侧风池、肩井、天宗、曲池、合谷及大椎穴。

3. 注意事项

手法要纯熟，用力均匀持久，柔和，深透。可选取一定经络、穴位，如足太阳膀胱经，足少阳胆经，手太阳小肠经，手少阴三焦经等。复查拍摄 X 线片，排除其他颈椎器质性病变，如骨质疏松、颈椎结核、颈椎肿瘤等，上述病变则不宜施行牵引、推拿手法。注意力要高度集中，务必求稳、求准，切忌苛求复位弹响等。临床愈合后应避免颈部活动过度，防止复发。

（二）针灸疗法

针灸治疗急性颈椎间盘突出症，可有效缓解或消除临床症状，尤其对急性期的疼痛有良好的止痛效果，但单纯应用针灸治疗，难求痊愈，只可作为中医综合治疗中的一种重要的辅助疗法。

1. 取穴

主穴：风池、天柱、风府、曲池、天井、尺泽、合谷、后溪。

配穴：肩中俞、大椎、大杼、肩井、天宗、曲泽、少海、悬钟。

2. 方法

每次选 3～5 穴，每日治疗 1 次。

3. 手法

采用中等刺激或强刺激。风池穴向对侧眼睛方向斜刺 0.5～1.0 寸，使局部有酸胀感，风府穴向下颌方向缓慢刺入 0.5～0.8 寸，使局部感觉酸胀，针尖不能向上。

（冯华龙）

第三节　颈椎管狭窄症

先天发育性颈椎椎管狭窄症是胎生性椎管发育不全，以致颈椎椎管矢状径狭窄，导致脊髓及脊神经根受刺激或压迫，并出现一系列临床症状者。

在正常状态下，颈椎椎管内径（前后矢状径及左右横径）均有一定大小，以容纳椎管内的脊髓神经等组织。但如其内径小于正常，尤其是矢状径绝对值小于 12 mm 者，称为椎管相对狭窄，小于 10 mm 者，则为绝对狭窄。如以椎体与椎管两者矢状径比值来计算，小于 1∶0.75 属正常椎管，大于 1∶0.75 者则为椎管狭窄，由此而引起一系列症状。

一、病因

（一）引起椎管矢状径狭窄的因素

1. 先天发育性因素

先天发育性因素主要是软骨发育不全。此种原因在临床上较为多见，且是构成发病的主要因素。椎管发育性狭小，致使椎管内容积缩小，并引起局部的有效间隙下降，以致椎管内的脊髓组织处于临界饱和状态。在后天稍遇某些继发性因素，包括外伤性水肿、椎节松动不稳、髓核突出（或脱出）和骨刺形成等均易激惹椎管内的脊髓组织而引起神经症状。矢状径越小，病情越重；反之，致压物越大，症状亦越明显。在此基础上，如果同时伴有后纵韧带骨化或其他病理解剖性因素，不仅病情重，而且治疗困难，预后差。

2. 后天一般附加性因素

指无明显器质性改变者。主要是椎节松动与不稳，并由此而引起的椎体间关节、后方两侧小关节及钩椎关节的位移。尽管位移的程度很小，对一个大椎管者可以说毫无影响，但对于椎管狭窄者，却可以立即出现脊髓或脊神经根的刺激或压迫症状。

此外，后方黄韧带亦可因椎节松动而出现内陷，以致增加椎管内压力，并构成先天性椎管狭窄症发病的诱发性及动力性因素。

3. 后天继发性因素

实质上是在前者基础上出现器质性病变者，其病理改变主要是增生的骨刺，变厚的黄韧带，髓核的突出、脱出，或髓核的脱出＋钙化等均属此范围。其与前者不同的是：此种因素与发育性椎管狭窄共同构成其发病的直接因素，并具有持续性这一特点。一般情况下，非手术疗法常难以使其根除。

（二）中国人颈椎椎管矢状径标准值及与发病的关系

1. 中国人颈椎管矢状径的标准值

（1）颈髓测量：在颈5～6处系颈膨大的中心点，其矢状径平均为8～9 mm。

（2）手术中观察：在对颈椎外伤行颈后路减压术的观测显示：颈椎黄韧带的厚度一般为2 mm，但在颈5～6处剪力较大，成年人一般增厚到2.5 mm左右。但头颈向后仰伸时，其向椎管内的隆突一般为2～3 mm。

（3）根据影像学检查（动力性侧位片、CTM及MRI）与颈椎前路手术中所见：椎体间关节纤维环的膨隆和椎体间关节松动（正常人占半数）所引起的矢状移位范围一般在1 mm以上。

（4）X线片较实体标本测量：一般放大10%～20%，即1.0～3.0 mm。

（5）中国人颈椎椎管矢状径标准值归纳为以上数据，如将此平均值与最低值分别相加，所得和数分别为14 mm和10 mm。

以此数值为基础，凡高于平均值者可视为正常椎管，而低于平均值者则为异常，尤其低于最小值者为绝对异常。另外再参考临床上多见的颈椎椎管狭窄症及伴有颈椎病患者在颈 5 ~ 6 水平处的矢状径平均值小于 14 mm，一般在 13 mm 和 13 mm 以下，最低值为 9.6 mm。而正常人组平均为 15.7 mm 和 15.9 mm，最小值为 12.1 mm。根据这一结果，第 5、第 6 颈椎椎管矢状径大于 14 mm，为基本正常椎管；12 ~ 14 mm，为临界状态椎管；10 ~ 12 mm，为相对狭窄椎管；小于 10 mm，为绝对狭窄椎管。当然，尚应考虑到被测对象的身材情况等而加以适当修正。

2. 颈椎矢状径值与发病的关系

颈椎椎管的内径，尤其是矢状径，不仅对颈椎疾患的发生与发展，而且与诊断、治疗、手术方法选择和预后判定等均有着十分密切的关系。

（1）颈椎病者的椎管矢状径明显为小颈椎椎管矢状径与颈椎椎管狭窄症及颈椎病的发病有着直接关系。

（2）无论是中国人、欧洲人还是日本人，颈椎病患者的椎管矢状径均较无颈椎病症状的正常人为小，尤其是在颈椎病最易发生的颈 5 ~ 6、颈 6 ~ 7 和颈 4 ~ 5 这 3 节，颈椎病的发生与发展，除了各种后天获得性因素，如外伤、劳损和退行性变等有关外，先天性发育性椎管狭窄又是发生与发展的解剖学基础。这种狭窄主要表现在矢状径上。因此，测量颈椎椎管矢状径的标准值与个体值，对颈椎病的诊断、治疗方法选择以及预后判定等，均有着重要意义。

椎管较大的患者，对非手术疗法大多反应较好，预后亦佳，治疗后的复发率亦低。而小椎管者，由于整个椎管内压力都处于饱和或临界状态，尤其是矢状径 10 mm 以下的绝对狭窄者，保守疗法则难以奏效，大多需要手术治疗。

二、临床表现

在临床上，本病常与颈椎病相混淆，事实上，两者容易并存，因为颈椎病的发病机制绝大多数是建立在椎管狭窄这一病理解剖基础上的；而椎间盘突出、脱出及骨赘形成，又是椎管狭窄症的诱发因素。因此，对于临床医师来说，关键是要分清何者在前，此对治疗方法的选择及预后至关重要。

（一）感觉障碍

超过 95% 的病例均具有此组症状，主要表现为四肢麻木、皮肤过敏或感觉分离等现象，此主要是由于脊髓丘脑束及其他感觉神经纤维束受累所致。

（1）较早发生：此组感觉障碍症状大多在本病的早期即首先出现，其与颈椎病，尤其是脊髓型者明显不同的是，后者的感觉障碍症状出现较晚。

（2）上肢先发：其中 90% 以上的病例感觉障碍先从上肢开始，以手臂部尤为多发，亦可能先从肩部开始。

（3）麻、痛为主：患者多主诉在本病初发时有手指（多在指尖）或手臂部疼痛及麻木感，尤以刺痛为多见。

（4）症状持续：感觉障碍出现后，一般持续时间较长，可有阵发性加剧。此多与各种诱发因素有关。经非手术疗法治疗后可出现缓解期。

（二）运动障碍

多在前者症状出现后数周或数月出现，其中大多是在检查时发现。主要表现为锥体束征，患者多从步态沉重、下肢无力、抬步困难、易跪倒及束带感等症状开始，并随着病程的发展，症状日益加重，以致完全瘫痪。

（三）肌肉萎缩

单纯发育性颈椎椎管狭窄患者，其肌肉萎缩症状一般较之单纯脊髓型颈椎病者出现要晚。但合并脊髓型颈椎病时，则此组症状不仅出现要早，且其程度也多明显，范围亦较广泛。其原因主要是由于发育性椎管狭窄系多节段之故，因而脊髓一旦出现各种附加因素致使其受累，则往往是数个节段同时出现。在检查时其平面一般不会超过椎管狭窄最高节段的神经支配区，此与脊髓侧索硬化症时的肌肉萎缩平面常高至颈 2 水平以上者明显不同。

（四）反射障碍

1. 深反射

多呈亢进状，包括上肢的二头肌反射、三头肌反射及桡反射；下肢主要是膝反射和踝反射，多呈对称性活跃或亢进。

2. 浅反射

亦多呈现减弱或消失，临床上主要是腹壁反射、提睾反射及肛门反射等。

3. 病理反射

多出现阳性，以霍夫曼征、掌颌反射及巴宾斯基征为多发。

（五）其他

1. 大小便障碍

多在中后期出现，以尿频、尿急及便秘为多见；后期还可引起尿潴留，甚至大小便失禁，但后者在临床上甚为少见。

2. 自主神经症状

以胃肠及心血管症状居多，占全部病例的 30% 左右（术前不易被发现和确诊，大多在术后治愈或明显好转获得证实属于此种原因）。

3. 颈部防卫征

此类患者常使颈部保持自然仰伸位（功能位），可前屈，怕仰伸，但同时伴有明显退行性变者，椎节后缘有骨刺形成。

三、诊断与鉴别诊断

发育性颈椎椎管狭窄症的诊断与治疗虽说与颈椎病有其相似之处，但实质上不尽相同，尤其是当两者合并出现时，如何在诊断上确定何者为主，何者在前，不仅对治疗方法的选择至关重要，而且对于疗效及预后的判定亦具有重要意义。

（一）诊断

1. 临床表现

早期以感觉障碍为主，中期以后则出现运动障碍症状，并随着病情的进展而占主导地位。

（1）感觉障碍：发育性颈椎椎管狭窄者以感觉障碍为早发症状，开始以上肢为主；随着病情的发展而逐渐波及躯干及下肢。主要表现为手指或前臂麻木及疼痛感，或其他异常感觉，并于头颈仰伸时加重，前屈时减轻；但合并颈椎病者，颈椎伸、屈均可加重。

（2）运动障碍：一般在中后期出现，主要表现为锥体束症状。但继发性颈椎椎管狭窄者则可于早期出现，且有时可有不全性瘫痪症状，尤多发于外伤后，甚至急刹车、坐地跌倒或其他轻微外伤也可诱发症状。

（3）其他症状：反射改变一般较之前两者出现为晚，但继发性颈椎椎管狭窄者可较早出现。自主神经症状一般亦较少见。

2. 影像学检查

（1）X线检查：常规X线平片，主要是侧位片上可清晰地显示颈椎椎管矢状径，凡在标准投照距离180 cm摄出的平片上矢状径小于12 mm者，即具有诊断价值，12～14 mm者有诊断参考意义，而在10 mm以下者完全可以确诊。此外，亦又依据椎体与椎管的比值，小于1：0.75即属异常，大于1：0.60者具有诊断意义，比值在1：0.50以上者完全可以确诊。

（2）CT（或CTM）及MRI检查：可清晰地显示椎管矢状径的大小、形态及其与脊髓受压的关系。CT主要显示骨组织，而MRI则对软组织影像较为清晰，因此两者结合起来最为理想。此不仅有利于诊断，还有利于对椎管内组织状态的判定，以决定治疗方案及术式的选择。

（二）鉴别诊断

1. 与颈椎病的鉴别

尽管在临床上颈椎椎管狭窄症与颈椎病经常伴发，甚至80%以上的颈椎病是建立在椎管狭窄这一病理解剖基础上的，但单发者亦可遇到，因此对两者亦应加以区别，尤其是发育性椎管狭窄症应与脊髓型颈椎病进行鉴别。尽管两者均有可能进行手术，但手术途径是一前一后，大方向不一样。即便是两者伴发，亦需决定主次，以便安排治疗实施计划。

2. 原发性（发育性）颈椎椎管狭窄症与继发性颈椎椎管狭窄症的鉴别

两者后期较为相似，但由于其致病因素明显不同，在诊断、治疗方面截然不同，因此需加以鉴别。

3. 与脊髓侧囊硬化症的鉴别

近年来，发现脊髓侧囊硬化症发生率日渐增多，且其年龄大多较为年轻，需对其加以鉴别。

4. 与其他疾患的鉴别

除以上 3 种疾患外，尚需与后纵韧带骨化症（OPLL），特发性、弥漫性、肥大性脊柱炎，椎管内肿瘤，脊髓空洞症及末梢神经炎等相鉴别，除依据上述各种疾患的临床特点外，尚应依据影像学进行鉴别。

四、治疗

本病早期以非手术疗法为主，但经正规的非手术疗法久治无效或无法根治而影响工作及生活质量时，则需行手术治疗。本病的病理解剖基础是器质性（骨性）椎管狭窄，因此保守疗法常难以解决根本问题。除非症状较轻或发病时间较晚的年迈者，尤其是全身实质性脏器有病变的患者。对半数以上重型病例，仍应选择手术疗法。

五、颈椎管狭窄症的中医辨证论治

颈椎管狭窄症目前尚无统一、明确的定义，大多数学者认为，颈椎管狭窄症指因颈椎骨性或纤维性增生引起一个或多个平面的椎管狭窄导致脊髓血液循环障碍，脊髓压迫而引起各种症状和体征的一组综合征。其临床表现因其病理基础、发病诱因以及压迫程度和部位的不同而表现各异。有外伤诱因者起病较急，发病时可能就有截瘫，日后遗留神经功能障碍；无外伤诱因者，逐渐出现脊髓压迫症状，甚至四肢瘫痪、卧床不起等。本病根据临床表现可在中医学中的"颈肩痛""痹证""痿证"等病证的讨论范围。自颈椎管狭窄这一病名的提出至今有近百年的历史，但以往都将其并入颈椎管病中或者作为颈椎管病的一个发病因素来论述。将其作为独立疾病从颈椎病中分离出来的报道不多，中医学针对该病的理论探讨和临床治疗等方面的报道更少。随着医学技术的提高，特别是影像学技术的提高，对椎管狭窄的诊断和治疗都有很大的推动作用，也必将促进中医学对本病诊断和治疗方面的研究和探讨。

（一）病因病机

1. 原发病因

本病的发病主要和以下因素导致肾精亏虚有关，肾主骨、生髓功能受损导致颈椎管发育不良，颈椎间关节、韧带广泛退化而成。

（1）正气衰弱：造成正气衰弱而致本病主要原因如下。

1）先天禀赋不足：肾乃先天之本，主骨生髓。肾精亏虚，化生滋养骨骼的功能下降，骨髓不充，骨骼不坚，则骨发育不良，可导致椎管先天性发育狭窄。

2）劳倦内伤：在日常的学习、工作和生活中，由于姿势不当，长期使颈部处于不良的位置状态下，如伏案工作的人，颈部长期处于屈曲位，在这种状态下，颈部组织乃产生劳损，如颈部肌肉的痉挛、韧带钙化、椎间关节的退行性变。这种慢性的退行性改变可使椎管的形态发生改变，容积缩小而脊髓受压导致本病。

3）久病伤肾：久病则耗气伤血，元气受损，肾精亏虚，濡养或化生骨髓的功能渐衰，则骨关节退行性变，韧带钙化导致本病。

（2）跌仆损伤：跌仆损伤是椎管狭窄症发病的一个重要诱因，在原有椎管狭窄的病理基础上，有可能轻微的跌仆损伤即可使颈椎失稳，椎管形态发生改变，压迫脊髓或供养骨髓的血管而发生本病。

（3）外邪侵袭：当身体虚弱，腠理空虚，气血衰少的情况下，风、寒、湿等外邪极易侵袭机体，致使经络闭阻，气血运行不畅，功能失调，肌肉、骨骼、关节失于气血濡养。在颈部，颈部骨节、韧带失养则发生退行性变，关节失稳，骨骼变形，而成本病。

2. 继发病因

（1）痰浊：由于人到中年之后，各个脏腑功能都在减退，脾胃失调，肾气化失常，肝疏泄失调，肺通调水道功能失调，均可产生痰浊水饮。这些病理产物阻滞气血，筋肉、骨骼失于气血濡养则发生退行性变，四肢感觉麻木、乏力。阻遏阳明经脉，化热伤肺，致四肢痿弱无用，上逆则蒙闭神窍而发头痛、头晕。

（2）瘀血：形成瘀血的原因有气虚、气滞、血寒、跌仆损伤，瘀血产生后阻滞经络，气血运行不畅，筋骨失去正常的气血濡养，导致颈椎退变，关节变形而发病。

（二）辨证

1. 病因辨证

颈椎椎管狭窄的中医辨证，主要是根据临床上出现的主要症状如颈痛、四肢疼痛、麻木甚则四肢痿弱不用等，用中医理论来指导，详加分析和鉴别，以便获得本病的病因、病位及病势，指导临床治疗，判断疾病的发展及预后。

（1）疼痛的辨证：疼痛按性质分可分成虚、实两类。实者，疼痛拒按，剧烈而不缓解，病程较短；虚痛喜按，按则痛减，其痛绵绵，时断时续，病程较长。此外可辨伤气、伤血。伤气者，痛无定处，呈胀痛、闷痛感；伤血者，痛有定处，呈刺痛感。

颈椎椎管狭窄症引起的疼痛多在四肢和颈项或单纯颈项痛，或单上肢痛，或单下肢痛，或二者、三者兼而有之。

单纯项部疼痛，一般在本病早期即可出现，多属足太阳经脉不利，多为风寒之邪侵袭所致，痛在颈椎部位，同时伴有恶风寒。如痛在颈椎中央，则为督脉经气循行不利，可由于瘀血或肾阳不足所致。瘀斑者，刺痛，痛有定处，拒按，脉涩。肾虚者，痛绵绵，活动不利，痛的位置难以确定，脉沉迟无力。

上肢疼痛：多由循行上肢的手三阴、手三阳经脉循行部位所过之处的气血运行不畅、经气郁滞所致。颈椎管狭窄证引起的上肢疼痛，多与外感风寒湿邪，气血不足，瘀血阻滞有关。外感风寒湿邪者，臂部肌肤、筋脉、关节疼痛，或痛胀、肿麻。风盛者疼痛时上时下，走窜不定，苔薄白，脉浮；寒盛者，疼痛较甚，局部肤冷，筋脉牵强，苔白，脉紧；感湿者，局部微肿，苔白腻，脉濡。气血不足者，上肢疼痛麻木，以痿麻为主，肢体无力，肌肤不泽，并见头晕目眩，神疲乏力，舌淡、苔薄白，脉细弱。瘀血阻滞者，局部肌肤不仁，肌萎缩，舌苔薄腻，或边有瘀点，脉弦细或细涩。

下肢疼痛：可分成虚、实两类，实证多为外邪侵袭，经脉受阻或痰浊、瘀血痹阻经脉所致；虚证多为气血不足，经脉失养所致。与上肢疼痛辨证比较，临床表现及病因类似，只是病变部分不同，可参照上肢疼痛辨证。

（2）四肢麻木的辨证：本病引起的四肢麻木主要证型如下。

风寒入络：四肢麻木伴有疼痛，遇天阴冷时加重，兼有恶风寒，手足发凉，腰膝酸沉，舌质黯淡，舌白润，脉浮或弦。

气滞血瘀：四肢麻木伴有肿胀疼痛，面色晦黯，口唇发紫，舌质可有紫瘀斑，舌苔薄干，脉涩。

气血失荣：四肢麻木，抬举无力，面色萎黄无华，伴有气短心悸，头晕、失眠、健忘，舌质淡红，苔薄白，脉细弱。

风痰阻络：四肢麻木伴有痒感，或兼有不时震颤，并有头晕，肩背沉重，或有呕恶、痰多等，舌质偏黯，苔薄腻，脉弦滑或濡。

（3）肢体痿废的辨证：肢体萎废和颈椎管狭窄症有非常密切的关系，狭窄处压迫脊髓致使四肢痿软无力，缓纵不收，甚至肌萎缩，而使肢体运动功能障碍或功能丧失。本病的肢体痿废主要有以下证型。

肺热津伤：症见四肢痿弱无力，渐致萎废不用，肢体变形。或伴有发热咳嗽，鼻干咽燥，心烦口渴，小便短赤，舌质红，舌苔黄，脉细数。

肝肾亏损：症见双侧或一侧下肢感觉障碍，或痛觉消失，渐致下肢萎废不用，腰脊痿软，或头晕耳鸣，遗精滑泄，或月经不调。

脾胃气虚：症见四肢软弱无力，渐致缓纵不收，肌肉枯萎瘦削，伴有神疲倦怠，食少便溏，或久泻不止。面目虚浮无华，心悸失眠，舌质淡，脉细弱。

瘀血阻滞：症见四肢软弱无力或麻木不仁，筋脉抽掣，甚者萎废不用，四肢络脉青紫，唇青，舌质紫黯，或舌生瘀点瘀斑，脉涩滞。

湿热浸淫：初起表现为四肢感觉异常，继而手足痿软无力，手足下垂，不堪任用，肢体困重麻木，胸脘痞闷，大便黏浊，小便赤涩热痛，舌苔黄腻，脉滑而数。

上述各主证可单独表现或几个兼而有之，一般来说，本病以痿证为主。临床上必须通过全面分析症状，仔细鉴别，以作出准确判断，更好地指导临床治疗。

2. 经络辨证

颈椎管狭窄症的各种症状和经络有着非常密切的关系，由于各种致病因素的作用，人体部分经脉痹阻，气血运行失常，经脉周围组织失去气血濡养导致功能失常而产生各种相应症状。本病的发生和发展主要和以下经络有关。

（1）督脉：起于会阴部，行于腰背后正中脊柱，上达风府，进入脑内，属脑，由项沿头部正中线达头顶，经前额下行鼻柱，下入上唇。和本病有关证候：头项疼痛。

（2）手阳明大肠经：起于示指桡侧，沿前臂外前侧上肩，会于大椎穴，复向前入缺盆，经颈在人中交叉，达鼻旁。本病引起的肩前与腰部作痛，拇指、示指痛多与此经脉有关。

（3）手少阴心经：起于心，上行至肺，经腋下，沿上肢内侧到达小指。本病症状如上肢疼痛、麻木主要在上肢内侧后缘，小指麻木、屈伸不能则多属心经病变。

（4）手太阳小肠经：起于小指尖端，沿上肢背侧尺侧缘上行，经肩胛、颈前到耳，络心属小肠。本病引起的肩部、上肢背侧尺侧缘的疼痛，属此经病证。

（5）足太阳膀胱经：起于眼内眦，沿额上行会于巅顶入里络脑，后分两行夹脊柱，达腰，络肾属膀胱，经臀入腘窝中，再向下行至小腿外侧，至小趾外侧尖。本病致腿痛，后侧足太阳膀胱经循行部位的疼痛、麻木等属膀胱经脉病证。

颈椎管狭窄症状临床表现除了疼痛、麻木等主要症状外，还有头晕目眩、截瘫等症状，以经络辨证时，除参考上述经脉外，还应参考其他经脉综合分析，全面掌握疾病本质，以便更好地实施治疗。

通过上述辨证可知，颈椎管狭窄引起的中医证候不外乎虚、实两大类，属实证的有外邪侵袭、气滞血瘀、湿热浸淫、风痰阻络等证，属虚证的有气血亏虚、肝肾虚损、肺热津伤和脾胃气虚等证。

（三）临床治疗

1. 中药内治法

（1）实证的治疗。

1）外邪侵袭。

治则：散寒除湿，补肝益肾。

方药：独活寄生汤（《千金方》）化裁。

羌活9g，秦艽12g，川芎9g，葛根15g，杜仲12g，桂枝12g，桑寄生15g，细辛3g，防风9g，当归9g，赤芍9g，熟地18g，党参9g，茯苓9g，炙甘草6g。

若患者寒湿痹阻经脉、气血失畅而生瘀，舌见瘀点、瘀斑，加桃仁6g，制乳香、没药各6g，或加地龙6g，鸡血藤15g，伸筋草15g。

若风邪偏盛，治以祛风通络。

方药：防风汤（《宣明论方》）加减。

防风9g，葛根15g，当归9g，秦艽9g，肉桂3g，杏仁9g，羌活9g，黄芩6g，川芎9g，威灵仙15~30g，甘草6g，生姜3片，大枣3枚。

若寒邪偏盛，治当温经通络。

方药：乌头汤（《金匮要略》）化裁。

制川乌4g，生麻黄3g，乌药9g，黄芪20g，细辛3g，杜仲12g，木瓜10g。

若湿邪偏盛，治当除湿通络。

方药：肾着汤（《金匮要略》）化裁。

生白术15g，茯苓15g，薏苡仁15g，苍术15g，木瓜15g，桑枝10g，防风10g，羌活10g，独活10g。

2）气滞血瘀。

治则：行气活血祛瘀。

方药：血府逐瘀汤（《医林改错》）加减。

柴胡9g，枳壳6g，红花6g，当归9g，赤芍9g，川芎9g，葛根15g，牛膝9g，炙甘草6g，羌活9g，桃仁6g，桂枝6g。

若为跌仆损伤初期，疼痛症状较重，舌质可见瘀点或紫黯，脉弦或紧，加柴胡10g，乳香、没药各10g，大便秘结者加大黄6g，或以桃核承气汤（《伤寒论》）化裁。

桃仁15g，桂枝6g，大黄12g，甘草6g，芒硝6g。

若为跌仆损伤日久不愈，反复发作，时发时止，舌质紫黯或是瘀点、瘀斑，脉沉细数，可在上方基础上加补肾强筋药：狗脊12g，杜仲12g，五加皮12g。

3）湿热浸淫。

治则：清热利湿。

方药：加味二妙散（《丹溪心法》）加减。

黄柏6g，苍术10g，当归10g，牛膝10g，防己10g，草薢10g，木瓜10g，木通6g，薏仁15g，龟甲6g。

4）风痰阻络。

治则：燥湿化痰，平肝息风通络。

方药：半夏白术天麻汤（《医学心悟》）加减。

半夏9g，天麻10g，橘红10g，茯苓10g，甘草4g，菖蒲15g，制南星6g，川芎6g。

（2）虚证的治疗。

1）气血亏虚。

治则：补气生血。

方药：归脾汤（《济生方》）化裁。

人参6g，黄芪20g，炒白术10g，茯神6g，远志10g，木香6g，酸枣仁15g，龙眼肉10g，熟地20g，陈皮6g。

若中气不足，证有滑泄不禁，内脏下垂者，用补中益气汤（《脾胃论》）化裁。

柴胡 5 g，党参 15 g，升麻 5 g，陈皮 5 g，白术 10 g，当归 10 g，炙甘草 6 g，黄芪 20 g。

2）肝肾亏虚。

肝肾阴虚。

治则：滋水涵木，填精生髓。

方药：左归丸（《景岳全书》）化裁。

大怀熟地 20 g，山药 12 g，枸杞 12 g，山茱萸 12 g，川牛膝 9 g，菟丝子 12 g，龟甲胶 12 g。

肝肾阴虚、阴损及阳。

治则：补益肝肾，温肾益精。

方药：右归丸（《景岳全书》）化裁。

山药 12 g，枸杞 12 g，熟地 20 g，山茱萸 12 g，菟丝子 12 g，杜仲 12 g，当归 9 g，鹿角胶 12 g，制附子 6 g。

3）肺热津伤。

治则：清解肺热，养阴生津。

方药：清燥救肺汤（《医门法律》）加减。

冬桑叶 9 g，石膏 7.5 g，人参 3 g，甘草 3 g，胡麻仁 3 g，阿胶 3 g，麦门冬 4 g，杏仁 2 g，枇杷叶 3 g。

4）脾胃气虚。

治则：补气健脾和胃。

方药：六君子汤（《妇人良方》）化裁。

陈皮 9 g，半夏 12 g，人参 10 g，茯苓 10 g，甘草 6 g，白术 10 g，陈皮 6 g，豆蔻 6 g。

2. 中药外治法

颈椎管狭窄症除中药内服治疗外，也可以根据患者的具体病情，适当使用中药外治疗法配合其他疗法，以求达到更好的治疗效果，主要介绍以下几种中药外治方法。

（1）熨敷法。

二草熨敷方（经验方）：伸筋草 30 g，透骨草 30 g，附子 30 g，麻黄 30 g，千年健 30 g，威灵仙 30 g，独活 30 g，羌活 30 g，桂枝 30 g，红花 30 g，秦艽 30 g，荆芥 30 g，防风 30 g，路路通 30 g。

以上药共研粗末，分装两个长 15 cm、宽 10 cm 的布袋内，用时加水加热 20～30 分钟，捞出稍凉后置于患部热敷，每次 30 分钟，每日 2 次，20 次为 1 个疗程。

本方有温经散寒、活血通络之功。用于风寒侵袭者。

（2）敷法。

1）三七乳没方（经验方）：三七 10 g，川芎 15 g，制乳没 15 g，血竭 15 g，姜黄

15 g，白芷 15 g，杜仲 15 g，天麻 15 g，麝香 2 g，白酒 15 g。

上药 10 味共研细末，放入白酒中微煎或调成糊状（或用米醋适量调成糊状），摊在消毒纱布上，并将麝香末撒在药糊上，敷于患处，干后可重新调成糊状再用，每剂适用 3 ~ 5 次，连用 15 次为 1 个疗程。

本方有温经活血、通络止痛之功。用于本病疼痛较重者。

2）乌蛇皂刺散：乌蛇梢 10 g，细辛 10 g，白花蛇 1 条，皂角刺 15 g，豨莶草 15 g，透骨草 15 g，穿山甲 15 g，生乳香 15 g，生没药 15 g，杜仲 15 g，威灵仙 15 g，仙灵脾 15 g，五灵脂 20 g，生川乌 9 g，生草乌 9 g。

上药共碾细末，置瓷碗内，用陈醋或米醋调成糊状，以杏核大小药膏置胶布中央，贴于颈部及相应穴位上，隔日 1 次，10 次为 1 个疗程。

本方有祛风散寒、通络止痛之功。用于风寒侵袭、气血痹阻、久病入络者。

（3）洗法。

1）葛根丹参洗方（经验方）：葛根 40 g，丹参 30 g，威灵仙 30 g，防风 30 g，荆芥 30 g，桑枝 30 g，桂枝 30 g，当归 30 g，五加皮 30 g，伸筋草 20 g。

上药用水煎后，用毛巾蘸药液趁热洗敷颈肩部和感觉运动障碍的肢体，每日洗两次，每次 30 分钟，每剂可用 2 ~ 3 日，麻木患者加细辛 15 g，川椒 30 g，对疼痛患者加乳香 15 g，白芍 20 g，10 次为 1 个疗程。

本方有祛风散寒、活血通络之功。用于筋脉痹阻、肢体运动障碍者。

2）伸筋路路通洗方《百病外治》：伸筋草 12 g，路路通 9 g，川乌 9 g，桂枝 9 g，桑枝 9 g，骨碎补 9 g，地鳖虫 9 g，红花 9 g，当归 12 g，秦艽 9 g，制乳没各 12 g，五加皮 12 g。

上药加水 400 mL，煮沸 20 分钟，去渣备用，用毛巾蘸洗患部，每日 1 ~ 2 次，每次 30 分钟，7 日为 1 个疗程。

本方有温经活血、通络止痛之功。用于筋脉瘀阻、肢体疼痛、运动障碍者。

3. 推拿疗法

对于推拿疗法治疗颈椎管狭窄症，临床医师必须详细了解患者病情的轻重和患病部位，因为手法使用不当或手法粗暴，可使本已狭窄的椎管容积进一步减少，出现更广泛的压迫症状甚至截瘫的病例并不少见，故许多学者把其列入手法治疗的禁忌证。推拿疗法主要用于脊髓轻微受压和出现四肢感觉麻木、运动不利时，施手法于肩部和四肢，疏通四肢的气血筋脉，作为一种辅助疗法，配合其他疗法治疗颈椎管狭窄症。病情轻者，颈部可用轻柔手法；病情重者，对于颈部一般禁止施术，以防万一。主要运用以下几种常用方法。

（1）拿法：医者用手指提起颈部、上肢或下肢肌肉丰厚的部位，如上臂内侧、小腿后侧，提拿时方向与肌束垂直，拿起后维持片刻，让肌肉松开复原，以患者不感明显疼痛为度。

（2）捋顺法：患者端坐，医者用手掌由肢体的近端向远端推摩，再由肢体的远端向近端推，多作用于肢体外侧。

（3）深度按摩法：患者俯卧位，医者用手指、掌根或全掌进行按摩，也可双手重叠在一起操作，按摩力量较大，要求用力达深部软组织，用于大腿和小腿肌肉丰富处。

（4）拨络法：患者卧位或医者根据施术部位变换患者体位，用拇指加大劲力用强而快的手法与筋络循行方向横向揉动，或拇指不动，其他四指取与肌束、肌腱、韧带等直方向、单向或反复揉拨，类似拨琴弦的方式拨动四肢筋络和肌肉。

（5）擦法：患者取卧位，医者用手掌、大小鱼际、掌根或手指在皮肤上摩擦，用力均匀，颈部、上下肢均可运用，以皮肤微红为度。

（6）搓法：患者端坐，医师双手掌面夹紧患肢快速搓动，由肩部向腕部移动，连续3遍。

4. 针灸疗法

针灸治疗本病，也是一种较好的辅助治疗方法。本病因颈椎管狭窄压迫颈髓出现上、下肢感觉运动障碍，与手、足三阳经及手三阴经均有关系，主要表现为经络受阻、气血郁滞，或气血亏虚、血不荣经等证。治则当以调和气血，疏通经络，舒筋活血。

（1）毫针。

1）上肢症状取穴主穴：颈夹脊、风池、肩井、手三里、后溪、合谷、外关、曲池等穴。配穴：少海、天井、肩髃、臂臑、天柱等穴。

2）下肢症状取穴主穴：颈夹脊、环跳、阳陵泉、足三里、解溪、昆仑、委中、申脉等穴。配穴：秩边、伏兔、风市、悬钟、丘墟等穴。

3）方法：每次5～7穴，每日1次。

4）手法：依据患者临床证候施补泻手法，实证泻为主，虚证补为主。

（2）梅花针：根据经络理论，皮部是十二经脉的皮肤分区，是十二经脉功能反应于体表的部位，也是经脉之气的散布所在。用梅花针叩刺体表的一定部位、穴位或阳性反应区，通过皮部孙络、络脉、经脉，起到调整脏腑虚实、调和气血、通经活络的治疗作用。

1）取穴：后颈部皮肤区，疼痛及感觉障碍区。

2）方法：自上而下叩刺，以局部皮肤红晕而无出血为宜。

3）注意事项：治疗前做好对针具及医师手指、治疗部位消毒。治疗时刺激强度适中，观察患者表情，询问感觉，看有无不良反应，一旦发觉有异常现象，立即停止治疗，采取措施。对有皮肤破损或溃疡者，不宜用本法。

（3）耳针。

1）取穴：对耳轮体部的颈、颈椎，耳舟部的肩、肘，有下肢症状者对耳轮上脚部的踝、膝，对耳轮下脚部臀、坐骨。

2）方法：每次选2～3穴，强刺激数秒钟后，留针20～30分钟。留针期间，每隔5～10分钟捻转1次。每日1次或隔日1次。

（4）头皮针。

1）取穴：对侧运动区、对侧感觉区及双足运感区。

2）方法：患者取坐位或卧位，急性期每日针1次，缓解期可隔日针1次。快速进针，刺入一定深度后快速捻转，不提插。持续捻转2～3分钟，留针5～10分钟后重复1次，反复2～3次后起针，10次为1个疗程。

（5）水针。

1）取穴：颈夹脊、阿是穴。

2）药物：当归、丹参、川芎等中药制成的注射液，5%或10%葡萄糖注射液加维生素B_1及维生素B_{12}注射液。

3）方法：疼痛为主要症状的取1%的盐酸普鲁卡因加强的松龙混悬液，每次1～2 mL，麻木为主要症状的取维生素B_1 50～100 mg、维生素B_{12} 0.1 mg注射液。

4）注意事项：用盐酸普鲁卡因前应做皮试，阴性才能使用，严格无菌操作，掌握刺入深度，以免入血管或关节腔。

（6）灸法。

1）取穴：同毫针。

2）灸法：临床上可选用艾条灸、艾炷灸、温针灸、温灸器灸。每次选3～5个穴位，灸10～20分钟或5～7壮，每日1次，10次1个疗程。间隔2～3日行第2疗程。

5. 中药离子导入疗法

本法可以改善局部血液循环和代谢状态，消除神经根和脊髓的水肿，从而有效缓解颈椎管狭窄症的一系列症状。方药：伸筋草10 g，透骨草30 g，乳香10 g，没药10 g，牛膝10 g，杜仲10 g，羌活20 g，川芎20 g，秦艽20 g，骨碎补20 g，草乌10 g。上药加水1 000 mL，浸泡4小时后水煎，沸后40分钟用纱布过滤出药液，第2煎加水800 mL，沸后25分钟滤出药液，两煎混合，装瓶放入冰箱备用，用时加温至40℃，用药液浸泡10 cm×15 cm大小的药垫，取出将其置于病变部位，其上放阳极，把阴极置于上肢麻痛部位，电流控制在5～10 mA，通电20～30分钟，每日1次，10次为1个疗程。

6. 中医治疗方法的选择与组合

从上述中医对本病的治疗方法中可以看出，中医对颈椎管狭窄症的治疗方法较多，各种方法的治疗机制不尽相同，作用部位、给药途径也各异。本病是一种病程较长的慢性病，在治疗上更要发挥多种治疗方法组合优势，运用中医学辨证施治的思维，将辨证和辨病相结合，在临床上针对本病不同的发病机制和症状，选择不同的治疗方法。由于各种治疗方法都有各自的优、缺点，优化组合可以发挥各种疗法的长处而弥补短处，最大地提高疗效，以求达到满意的治疗效果。主要可以考虑以下方案。

第1组：中药外治法和中药内治法组合。中药外治法用药直接作用于病变部位，药力可直达病所。中药内治法则是通过汤药的加减，全面改变和纠正人体在疾病发展过程中的阴阳、气血和脏腑功能的失调。本病可选用上述任选的1～2种外治法配合中药内治法中选方，多能见效而取得较好的临床疗效。

第 2 组：针灸、推拿加中药外治法。针灸对于治疗本病发展过程中出现手指发麻、下肢酸软无力等神经症状有较好效果，推拿同样可以疏通经脉气血、缓解局部肌肉的痉挛，改善循环，缓解症状，再配合中药外治法，三者的配合作用可有增强治疗的作用，也是一种较好的组合。

对于疼痛症状较甚者，中药离子导入疗法对缓解疼痛有较好的效果，可以作为一种辅助疗法优先选用。

（冯华龙）

第四节　腰椎滑脱症

腰椎滑脱症是指由于各种原因，腰椎的上位椎体在下位椎体上面滑移，导致椎管内马尾神经或神经根受压，出现腰痛或下肢放射性疼痛、麻木等症状、体征的一种病症。椎弓上、下关节突之间的部分称为峡部，椎弓峡部骨质连续性中断称为峡部不连或峡部裂；若双侧峡部不连，则整个脊椎将被分成椎体、椎弓根、横突、上关节突和椎板、棘突、下关节突两个部分，亦称为椎弓峡部崩裂。无峡部不连而因脊椎退行性变所致的向前或向后滑脱，称为假性滑脱；因椎弓峡部不连所致的脊椎滑脱，称为真性滑脱。本病临床好发于30 ~ 40 岁的成年人，女性多于男性。

一、病因与病理

本病主要病因一般认为是在遗传性发育不良的基础上，椎弓根遭受反复应力所致。

（一）病因

引起腰椎滑脱症的主要原因是椎间盘退行性变，关节突关节紊乱，周围韧带松弛，椎间隙不稳，同时由于脊椎退行性改变，小关节增生变大及软组织黄韧带肥厚，向中线靠近，棘突根部变宽，向椎管内突。椎板增厚、变硬而不规则，椎板间隙变小，有时相互重叠呈叠瓦状改变。由于第 4 ~ 5 腰椎活动较多，椎间盘、韧带易失代偿，造成明显的关节退行性变，因而腰椎滑脱多发生于第 4 ~ 5 腰椎之间。第 5 腰椎有粗壮的横突和坚强的腰骶韧带，又有两侧髂嵴保护，而第 4 腰椎无此保护且活动量最大。若第 5 腰椎骶化、上关节突后面磨损、退变、吸收和前面增厚，而且第 4 腰椎下关节突前面磨损较多，则第 4 腰椎易向前滑脱。关节突关节的相互磨损，也可导致第 5 腰椎向后滑脱。腰椎的滑脱使椎管扭曲，管径变小，若又有黄韧带增生、肥厚，造成椎管狭窄，加上关节周围组织增厚和骨赘形成，卡压神经根，则会造成腰部疼痛，并牵涉至臀、腿部，出现感觉障碍或肌肉无力，亦可能出现椎管狭窄、压迫马尾神经的症状。

此外，妇女因妊娠、分娩或月经期所致的韧带松弛，绝经后骨质疏松也可使关节突关节损伤退变，在原来不稳定的基础上又增加了不稳定因素，故女性常在第 4～5 腰椎发生退行性前滑脱。椎弓峡部不连和真性滑脱多由先天性遗传性因素和外伤性因素引起。患者椎弓根先天发育不良，具有潜在薄弱性，外伤发生时，发育不良的椎弓根易断裂，从而引起真性滑脱。

椎体滑脱后，人体发生一系列的代偿性改变，如身体重心后移、腰椎前凸增加及腰背肌代偿性紧张，这一系列改变虽有助于站立和行走时保持腰椎稳定，但却造成肌肉的紧张性劳损而产生疼痛。腰椎前凸，骨盆亦随之前倾，将引起腘绳肌紧张。腰骶关节的剪力与腰骶角度及骨盆的旋转度有关。此时，整个骨盆环发生旋转，腹肌紧张上提骨盆前缘以抵消因腰椎前挺增加的骨盆倾斜，骶骨前凹加深，使骶骨前面变平、腰骶角增大，脊椎向前滑移的倾向则被减弱。

（二）病理分型

1. 根据发病原因的分型

（1）Ⅰ型，先天发育不良性滑脱：特征是骶椎上部、小关节突发育异常及第 5 腰椎椎弓先天性发育不良，骶椎前上缘圆滑，常伴有腰椎或骶椎隐裂、浮棘、菱形椎等其他下腰椎畸形。此型腰椎滑脱症滑移通常小于 30%，少数病例随病情进展可发展为严重滑脱甚至是完全性脱位，有遗传性。

（2）Ⅱ型，峡部滑脱：特征是小关节之间的峡部病变或缺损，仅有峡部病变而无椎体向前滑移者称为峡部崩裂，多见于腰 2、腰 3。其又可分为 3 个亚型。①峡部疲劳性骨折，5 岁前此型少见，发病率与种族有关，但在以下几方面与其他疲劳骨折有所不同：出现年龄早，7～15 岁最常见；有遗传倾向；骨痂少见；缺损不易愈合。②峡部狭长而薄弱，但完整。主要因反复外力使峡部发生细微骨折，在愈合时使峡部延长。多数学者认为，狭长的峡部与先天发育不良有密切关系，故将其归于Ⅰ型。③小关节之间峡部的急性骨折，多由严重创伤引起，滑脱多为轻度。

（3）Ⅲ型，退行性滑脱：主要由椎间盘退行性变引起，呈典型的关节突退行性关节炎改变，往往有关节突角度改变，无关节突峡部裂表现，故又称假性滑脱。多见于 50 岁以上女性，常见的平面为腰 4～5，腰骶化的发病率为普通人群的 4 倍，滑移很少超过 30%，滑移的方向既可向前，亦可向后，但常伴椎管狭窄。

（4）Ⅳ型，创伤性滑脱：继发于急性创伤引起的椎体各个结构的骨折，而非单纯小关节之间部分的骨折。多见于腰 4 水平以上，如及时制动，骨折有望愈合。

（5）Ⅴ型，病理性滑脱：继发于一些全身性骨代谢疾病或局部病变，如成骨不全、佩吉特病、腰椎肿瘤、结核等，破坏了脊柱完整性和稳定性导致滑脱。

2. Meyerding 分型

将下位椎体的上缘分为 4 等份，并根据滑脱的程度不同，分为以下 4 度。

（1）Ⅰ度：指椎体向前滑动不超过椎体中部矢状径 1/4 者。

（2）Ⅱ度：超过 1/4，但不超过 2/4 者。

（3）Ⅲ度：超过 2/4，但不超过 3/4 者。

（4）Ⅳ度：超过椎体矢状径 3/4 以上者。

（三）中医病因病机

腰椎滑脱症属中医"腰腿痛"范畴。《内经》中关于"腰为肾之府，转摇不能，肾将惫矣"，以及《太素》中关于"少阳令人腰痛如以针刺其皮中，循循然，不可俯仰"等的描述与本病的发病特点和临床表现较为相似。凡外感六淫、跌仆损伤或肝肾亏损，皆可致气血瘀滞、经脉闭塞不通，或筋脉失养而发为本病。其中肾虚气机不利，气血瘀滞，筋骨失养，是本病发病的关键病机。

二、临床表现

（一）症状

主要症状为下腰痛或同时有腰腿痛。本病早期常无明显症状，多为 X 线检查时发现。当疾病进展到一定阶段时，则表现为下腰痛或同时有腰腿痛，这种疼痛多为间歇性钝痛，有时为持续性，在正中或一侧，位置较深。一般来说，患者症状并不严重，不影响正常生活，能从事一般劳动。站立、行走、弯腰时症状可加重，出现腰部、臀部、股部以及小腿后部的酸胀疼痛。严重的滑脱可出现间歇性跛行和明显的下肢放射痛，卧床休息时疼痛减轻或消失。

椎体滑脱患者如椎体前移较多，可出现马尾神经牵拉和挤压症状。如马鞍区麻木、大小便失禁、下肢部分肌肉肌力减弱或麻痹，甚至发生不全瘫痪。

（二）体征

患者有明显的腰椎前凸、臀部后凸、躯干前倾、腹部下垂等，因此下腰部凹陷，脊柱后下部的弧形曲线消失。部分患者步行时左右摇摆，弯腰活动受限。女性患者可因骨盆变得扁平，腰椎至耻骨联合距离缩短。很多患者可出现坐骨神经痛，最初痛点位于大腿或臀部，向骶髂部及小腿放射，但一般运动及感觉功能无异常，膝反射、跟腱反射正常。部分患者同时存在椎间盘纤维环破裂。有神经根受压表现者，下肢相应的神经根支配区放射痛和皮肤感觉异常，弯腰活动受限，直腿抬高试验阳性，膝、跟腱反射减弱或消失。少数患者因马尾神经受刺激，股后肌紧张，向前弯腰困难，直腿抬高试验严重受限。触诊时，患椎棘突明显向后突出，并有压痛，其上一椎骨棘突则向前滑移，患椎棘突向左、右的移动度增大，后伸受限。滑脱较严重或较瘦的患者可触及棘突间的"台阶感"。

（三）辅助检查

（1）X 线检查：腰骶前后位片、侧位片和双斜位片在该病的诊断中有重要意义。X 线特征性表现有前后位片上在椎弓根阴影下有一密度减低的斜形或水平裂隙，多为双侧性，其宽度约为 2 mm。如有明显滑脱者，滑脱的椎体高度降低，倾斜及下滑，其下缘常模糊不清，局部密度增高，与两侧横突和骶椎阴影相重叠。其棘突向上翘起，也可以与下位椎体棘突相抵触，与上位棘突不在同一直线上。侧位片对于腰椎滑脱的诊断具有重要意义，其上可见到椎弓根后下方有一个由后上方伸向前下方的透明裂隙，滑脱越明显，裂隙越清晰，部分患者 X 线片上可看不到裂隙，但其峡部细长，由于滑脱椎体不稳，活动度增大，患椎下方椎间隙变窄，相应的椎体边缘骨质硬化或唇状增生，骶骨前上缘钝圆；35°～40°斜位片可清晰显示裂隙，正常椎弓附件在斜位 X 线片上投影似"狼犬"，"犬嘴"为同侧横突，"犬耳"为上关节突，"犬颈"为上下关节突之间部即峡部，"犬体"为椎体，"犬眼"为椎弓根断面，"前腿"是下关节突，椎弓根崩解时，峡部出现一带状裂隙，犹似犬颈戴一圈带，脊椎滑脱裂隙变宽者，犹似犬颈被割断。

（2）CT 检查：CT 横断面和矢状面重建图像可以显示有无峡部不连。无症状的峡部不连，未移位的椎弓根断裂位于椎弓根前，表现为延伸至椎骨的水平透亮线；矢状像上缺损的部位透亮线将椎体和上关节突与下关节突分开。

（3）MRI 检查：可观察邻近椎间盘的退变情况及硬膜囊受压程度，有助于研究手术减压节段及融合范围。

三、诊断与鉴别诊断

（一）诊断

根据上述症状、体征以及影像学表现，多数腰椎滑脱症可以作出诊断。诊断要点如下。

（1）中青年人，女性多于男性。

（2）下腰痛或同时有腰腿痛，多为间歇性钝痛，有时为持续性。

（3）患椎棘突向后突出，其上一椎骨棘突向前滑移，严重者可出现棘突间的"台阶感"。

（4）影像学检查有特征性改变。

诊断腰椎滑脱症的同时，还应明确以下几个问题：①滑脱的位置，以第 5 腰椎最常见，其次为第 4 腰椎，少数为第 3 腰椎；②滑脱的性质，为真性滑脱还是假性滑脱；③滑脱的程度，通常以度计算；④滑脱水平的小关节有无炎症改变，有无下腰痛等症状；⑤有无神经根及马尾神经受压的症状及神经根的确切阶段；⑥腰骶角的大小。根据上述指征拟定治疗方法及判断预后。

（二）鉴别诊断

本病应与腰椎间盘突出症、腰椎管狭窄症相鉴别。

（1）腰椎间盘突出症：腰腿痛伴下肢放射痛或放射性麻木为主要症状，咳嗽等导致腹压增大，或叩击病变间隙时可诱发及加重，有神经根支配区的感觉及运动障碍，患侧直腿抬高试验阳性，X 线检查无脊椎峡部裂及滑脱的特征性表现，CT 或 MRI 检查可帮助鉴别。

（2）腰椎管狭窄症：除下腰痛及神经根症状外，多数患者有间歇性跛行，CT 扫描可见椎管有效矢状径减小、黄韧带肥厚、关节突肥大内聚、侧隐窝狭窄等。

四、治疗

滑脱不超过 30% 者，椎弓根峡部不连症状轻微伴有腰痛者，高龄、体质差及其他原因不适合手术者等均可采用非手术治疗。非手术治疗以手法治疗为主，配合药物、针灸等疗法。

（一）手法治疗

1. 推理竖脊肌

患者俯卧位，双下肢伸直。医者用双手或鱼际自上而下地反复推理椎旁竖脊肌，直至骶骨背面或股骨大转子附近，并以两拇指分别点按两侧志室和腰眼穴。

2. 拔伸牵引

患者俯卧位，助手拉住患者腋下，医者握住患者两踝，沿纵轴方向进行对抗牵引。

3. 侧扳旋转手法

患者端坐位，两足分开，与肩同宽。以患侧右侧为例，助手面对患者，固定患者下肢，医者立于患者身后，右手经患者腋下绕至颈部，左手拇指顶推偏歪的棘突右侧，右手压患者颈部，使其腰部前屈 60° ～ 90°，再向右旋转。左拇指同时发力向左顶推，可闻及或感觉椎体轻微错动弹响。

4. 腰部屈曲滚摇

患者仰卧位，两髋、膝屈曲。医者一手扶膝，一手持踝部，使患者腰部摇数分钟。再将其膝部尽量贴近腹部，然后将两下肢用力牵引伸直。手法宜刚柔相济，和缓轻快，稳妥适度，切忌强力按压，以免扭伤腰部，造成严重损害。

（二）针灸疗法

选穴多以足太阳经和足少阳经腧穴为主。以补益肝肾、舒筋活络为法。常选用肾俞、命门、腰阳关、关元俞、小肠俞、环跳、委中等穴。肾俞、命门用补法，余穴中等刺激，每日 1 次。

（三）中药治疗

1. 风湿痹阻证

腰腿痹痛重者，转侧不利，反复发作，阴雨天加重。舌质淡红或黯淡，苔薄白或白腻，脉迟缓。治宜祛风除湿、通络止痛，方选桂枝附子汤加减。常用中药有桂枝、独活、川芎、细辛、秦艽等。

2. 寒湿痹阻证

腰腿部冷痛重者，转侧不利，痛有定处，虽静卧亦不减或反而加重，遇寒痛增，得热则减，小便利，大便溏。舌质胖淡，苔白腻，脉弦紧或沉紧。治宜散寒除湿、温经止痛，方选独活寄生汤。常用中药有独活、羌活、桑寄生、桑枝、桂枝等。

3. 气滞血瘀证

腰腿痛剧烈，痛有定处，刺痛，腰部板硬，俯仰艰难，痛处拒按。舌质紫黯或有瘀斑，舌苔薄白或薄黄，脉沉涩或迟。治宜活血化瘀、行气止痛，方选身痛逐瘀汤加减。常用中药有川芎、红花、桃仁、香附等。

4. 湿热痹阻证

腰腿痛，伴有热感或见肢节红肿，口渴不欲饮，烦闷不安，小便短赤或大便里急后重。舌质红，苔黄腻，脉濡数或滑数。治宜清利湿热，方选清热利湿汤。常用中药有黄柏、连翘、茯苓、白术等。

5. 肾气虚衰证

偏阳者腰腿痛，缠绵日久，反复发作，腰腿发凉，喜暖怕冷，遇劳加重，少气懒言，面色㿠白，小便频数，舌质淡胖嫩，苔白滑，脉沉细。偏阴者腰腿乏力，酸痛绵绵，不耐劳，劳则加重，卧则减轻，形体消瘦，面色潮红，心烦失眠，手足心热，大便干结，舌红少津，脉细数。肾阳不足者治宜温补肾阳，方用右归丸加减；肾阴不足者宜滋补肾阴，方用左归丸加减。常用中药有熟地、当归、山药、菟丝子、鹿角胶、茯苓、泽泻等。

（四）手术治疗

手术适应证为持续腰痛或反复腰痛，有马尾或神经根受压症状及体征；椎体滑移程度为30%～50%；滑脱角大于45°，腰骶段脊柱不稳定者，可考虑手术治疗。手术可分为两类：一类为原位融合手术，包括椎弓不连修复术、腰骶椎后外侧融合术、前路椎体间融合术等；一类为复位手术，包括后路器械复位与固定术、前后路联合复位与固定术等。

（冯华龙）

第五节 脊柱侧凸

脊柱侧凸是指脊柱的一个或数个节段向侧方弯曲伴有椎体旋转的三维脊柱畸形。国际脊柱侧凸研究学会对脊柱侧凸定义如下：应用Cobb法测量站立正位X线像的脊柱侧方弯曲，如角度大于10°则为脊柱侧凸。

一、病因

（一）肌肉—骨骼系统

研究表明，肌肉畸形具有多样性，其改变主要表现在肌肉纤维形态、组织化学、肌电图及肌肉离子浓度等方面。

椎旁肌生长失衡可能是特发性脊柱侧凸的病理过程中的一个重要因素。脊柱侧凸的凸侧椎旁肌的 I 型纤维增加，并且肌电活动增加，其凹侧椎旁肌的 II 型纤维减少。脊柱侧凸的肌球蛋白重链 2B 增加，轻链 LC 减少，肌球蛋白的同型异构体由快收缩向慢收缩模式转变，并且认为这可以导致脊柱侧凸。

肌肉的改变并不是引起特发性脊柱侧凸的真正病因，它只是其病理发展过程的一个阶段。

无论是临床试验还是动物实验，都已对脊柱侧凸的解剖因素进行了大量研究。研究发现，多数脊柱侧凸患者的椎体和椎间盘呈楔形改变，以椎间盘改变为重。椎间盘包括胶原和糖蛋白。椎间盘髓核中，氨基葡糖多聚糖水平降低，胶原水平增高，这些变化继发于间盘应力异常。脊柱侧凸的动物模型通过采用各种手术制成，如单侧肋骨切除、半椎板切除、肋横突后韧带切除，以及固定棘突或脊柱等，这些模型均假设功能性脊柱侧凸最终发展成结构性脊柱侧凸畸形，凹侧髓板压力增高，生长减慢，凸侧髓板压力减低，生长加速，两者作用导致椎体畸形。而椎体的这些变化是继发于畸形的产生而不是脊柱侧凸的病因。

（二）生物力学因素

生物力学因素可以影响脊柱的排列方向，并且可以导致特发性脊柱侧凸（IS）的进展。在神经肌肉型脊柱侧凸患者中，骨盆倾斜是脊柱失稳定的重要因素。腹部肌肉无力，不能维持脊柱平衡，因而促使脊柱侧凸发展。但是这种机制在 IS 患者中未见报道。

骨质量低下有可能是脊柱侧凸的原因之一。

关节松弛是脊柱侧凸进展的重要危险因素，但是无证据表明它是病因之一。

另一种可能的病因是脊柱负载不平衡，使负荷过多的一侧塌陷。局灶性神经病变导致肌无力不对称，并可产生侧弯。

胸椎侧凸发病机制：胸椎有向右侧旋转的优势，如果这种趋势合并左侧肋骨过度生长，即可导致侧弯进展。IS 患者左侧肋骨长于对侧。在解剖上，也证实左侧肋骨血运较对侧丰富，因而生长快。

目前尚无有力证据证实任何一种生物力学因素是 IS 的病因。脊柱的结构生物力学特性、异常负载等均是静态机制，而实际上人体经常处于一种持续动态状态下，因此近年来开始从这一角度进行研究。

（三）中枢神经系统因素

中枢神经系统疾患常常合并脊柱侧凸，但是很难鉴别出其究竟是因还是果。大量研究发现，IS 患者对 Caloric 检查时表现为一种异常的眼球震颤反应，提示眼—前庭传导障碍。IS 常合并前庭神经功能障碍。前庭—眼球反射的不对称可能是高位脑皮质中枢发育不对称的结果。脑电图研究证实，脊柱侧凸患者的脑电图较正常对照组有显著改变。对称性水平或侧方凝视麻痹的患者并发特发性脊柱侧凸的比率非常高。一般认为，神经系统畸形的部位可能在脑桥旁正中网状结构，与前视神经运动核及前庭神经核相连。

一些学者认为大脑皮质可能是病因所在。近年的研究也发现，IS 患者的肌电图和皮质诱发电位存在一侧异常或潜伏期不对称，并且与侧凸进展存在相关。通过破坏双足鼠脑干和下丘脑，使脑干网状结构破坏，从而诱导脊柱侧凸。姿势反射系统的破坏是脊柱侧凸的病因所在，并且此系统的破坏与侧弯的度数呈正相关。

磁共振（MR）的发明使脊柱侧凸研究揭开了新篇章。合并 Chiari Ⅰ 型畸形的颈胸段脊髓空洞与 IS 之间存在显著相关，在 IS 患者中脊髓空洞的发病率为 17% ~ 47%。左侧弯中脊髓空洞较多。一些患者仅仅表现为腹壁反射的不对称而无其他阳性体征。目前尚未证实这种反射的不对称究竟是脊髓空洞引起的还是后脑或中脑损害所致。Chiari Ⅰ 型畸形可能是脊髓牵过枕骨大孔所致；也可能是由于 IS 患者脊髓的生长较慢，导致脊髓短于椎管，或者脊髓生长缓慢是松果体功能障碍所致。

但是，任何假说都还不能解释这样的事实，即多数患者在运动能力方面超过正常，目前很难解释为什么神经系统有损害的 IS 患者尚可以完成一些需要高度协调能力的运动。

（四）营养及代谢因素

应用山黎豆中毒的方法破坏椎体生长板可制成脊柱畸形模型，此后，不少学者对椎间盘的代谢进行了大量研究。髓核中氨基葡糖多聚糖水平降低、胶原水平增高，这些变化继发于间盘应力异常。脊柱侧凸患者的胶原代谢基本上是正常的。

维生素 D 缺乏所致的脊柱侧凸很少加重，同时经过相应的治疗可以逆转疾病发展。因此，营养及代谢因素也不是真正的病因。

（五）内分泌系统因素

1. 生长激素

研究发现，IS 患者的身高常高于同龄的对照组，但是到青春生长末期的身高则两组基本相等。这一现象提示生长激素可能与脊柱畸形有关。IS 患者生长模式的不同是继发于生长激素的不同，而生长激素却不是脊柱畸形的真正病因。①患者的年龄是重要的变量，IS 患者如果在青少年早期生长迅速，继而恢复正常速度，那么应该是只有年轻人表现脊柱侧凸；②生长激素 Somatomedin A 一般在青少年后期分泌水平增高，Somatomedin A 不再被认为是一种单独的生长激素，而是其他生长激素单独或联合作用的结果。由于生长需要多种激素和生长因子相互作用，生长的控制非常复杂。这些激素包括甲状腺激素、性激素、生长激素等；多种生长因子；调节蛋白（如钙调蛋白），目前已研究了钙调蛋白与脊柱侧凸的关系。近年来，褪黑素研究的深入，发现其可以单独诱导胰岛素样生长因子 –1 的产生，因而该因素也就可以调控生长。

2. 褪黑素

摘除鸡松果体诱导出实验性脊柱侧凸动物模型，自此松果体摘除的鸡脊柱侧凸模型成为研究脊柱侧凸的重要实验模型之一。松果体的主要作用是分泌褪黑素。褪黑素缺乏通过干扰本体感受系统（椎旁肌和脊柱）的正常对称生长，从而形成脊柱侧凸。

脊柱侧凸仅见于摘除松果体的双足鼠，未见于四足鼠，这说明双足行走在脊柱侧凸的发展中起到至关重要的作用。

实验研究证实，血清褪黑素水平可能对脊柱侧凸的发病起到重要作用。

3. 5–羟色胺

平衡反射的破坏可能是 IS 的病因之一，5–羟色胺在维持正常姿势性肌肉张力和姿势平衡方面有重要作用。5–羟色胺缺乏可能破坏平衡肌张力和姿势平衡，产生脊柱侧凸，同时 5–羟色胺在预防脊柱侧凸发展上有重要的治疗作用。5–羟色胺本身并不能阻止侧弯进展，但是由于其前体 5–羟色氨酸可以通过血脑屏障，所以可以阻止侧弯进展，然而它对于矫正畸形无效。

4. 钙调蛋白

钙调蛋白是钙结合受体蛋白，是真核细胞钙功能和多种酶系统的调节因子。血小板和骨骼肌的收缩蛋白系统（肌动蛋白 actin 和肌球蛋白 myosin）相类似，影响骨骼肌收缩系统的病变同样影响血小板。钙调蛋白通过调节肌动蛋白和肌球蛋白的相互作用以及调节肌质网钙流动，从而调节骨骼肌和血小板的收缩特性。褪黑素通过调控钙激活的钙调蛋白而起作用。

随着研究的深入，学者们逐渐认识到钙调蛋白与褪黑素之间的关系。研究证实，人类存在特异性褪黑素膜受体，主要存在于中枢神经系统神经元内；同时，褪黑素也可以通过其他机制发挥作用。钙调蛋白是一种多功能蛋白调节剂，褪黑素通过与钙调蛋白结合，调节一种特异性细胞的功能，这种机制有可能是主要的调节和合成机制。

（六）遗传因素

遗传因素在特发性脊柱侧凸发展中的作用已得到广泛的认同。遗传方式可能为常染色体、性连锁或多因素等。在临床中，脊柱侧凸表现为不同形式，可能为多基因交互作用的结果。

目前 IS 的病因尚不清楚，已知遗传因素在其发展中起到重要作用，然而，不能确定 IS 特有的遗传方式，IS 的不同表现提示其存在基因表达问题。解决这一问题的方法是对一个大家庭进行广泛的基因组扫描或者选择多个具有代表性的 IS 患者家庭进行基因组扫描。

二、诊断

（一）病史

详细询问与脊柱畸形有关的一切情况，如患者的健康状况、年龄、性成熟史、既往史、手术史、外伤史及家族史等。

（二）体格检查

检查者要对早期轻型脊柱侧凸的征象有所认识，从患者背面观察可见如下情况。

（1）两肩高低不等。

（2）肩胛一高一低。

（3）一侧腰部皱褶皮纹。

（4）腰前屈时两侧背部不对称，即"剃刀背征"。

（5）脊柱偏离中线。

（三）X线检查

（1）直立位全脊柱正、侧位像。

（2）脊柱弯曲像：包括仰卧位和卧位弯曲像等，目前以仰卧位弯曲像应用最多，主要用于评价腰弯的椎间隙的活动度、确定下固定椎并预测脊柱柔韧度。

（3）特殊位置像：悬吊牵引像、支点弯曲像、斜位像、Ferguson像、Stagnara像、断层像、切位像、脊髓造影、CT和MRI检查。

（四）X线测量

1. X线阅片的要点

明确端椎、顶椎、主侧弯和次侧弯。

2. 脊柱侧凸弯度测量

（1）Cobb法：头侧端椎上缘的垂线与尾侧端椎下缘垂线的交角即为Cobb角。若端椎上、下缘不清，可取其椎弓根上、下缘的连线，然后取其垂线的交角即为Cobb角。

（2）Ferguson法：找出端椎及顶椎椎体的中点，然后从顶椎中点到上、下端椎中点分别画2条线，其交角即为侧弯角。

3. 脊柱侧凸旋转度的测定

（1）Nash-Moe法：根据正位X线片上椎弓根的位置，将其分为以下5度。

Ⅰ度：椎弓根对称。

Ⅱ度：凸侧椎弓根移向中线，但未超过第一格，凹侧椎弓根变小。

Ⅲ度：凸侧椎弓根已移至第二格，凹侧椎弓根消失。

Ⅳ度：凸侧椎弓根移至中央，凹侧椎弓根消失。

Ⅴ度：凸侧椎弓根越过中线，靠近凹侧。

（2）X线评估参数：摄片后标记顶椎、上下端椎、顶椎偏距、骶骨中心垂线等。

（五）脊柱侧凸成熟度的鉴定

成熟度的评价在脊柱侧凸的治疗中尤为重要。必须根据生理年龄、实际年龄及骨龄来全面评估。主要包括以下几方面。

1. 第二性征

男童的声音改变，女孩的月经初潮、乳房及阴毛的发育等。

2. 骨龄

（1）手腕部骨龄：20岁以下患者可以摄手腕部X线片，根据Greulich和Pyle的标准测定骨龄。

（2）髂棘骨骺移动：Risser 将髂棘分为 4 等份，骨化由髂前上棘向髂后上棘移动，骨骺移动 25% 为Ⅰ度、50% 为Ⅱ度、75% 为Ⅲ度，移动到髂后上棘为Ⅳ度，骨骺与髂骨融合为Ⅴ度。

（3）椎体前环发育：侧位 X 线片上骨椎环与椎体融合，说明脊柱停止生长，为骨成熟的重要体征。

三、脊柱侧凸的分类

脊柱侧凸一般分为两大类。

（一）非结构性脊柱侧凸

非结构性脊柱侧凸在侧方弯曲像或牵引像上可以被矫正。非结构性侧凸的脊柱及其支持组织无内在的、固有的改变，脊柱弯曲像表现对称，所累及椎体未固定在旋转位。包括姿势不正、癔病性、神经根刺激、双下肢不等长、髋关节挛缩以及某些炎症引起的侧凸。病因治疗后，脊柱侧凸能消除。

（二）结构性脊柱侧凸

结构性脊柱侧凸是指伴有旋转的、结构固定的侧方弯曲，即患者不能通过平卧或侧方弯曲自行矫正侧凸，或虽矫正但无法维持，X 线像可见累及的椎体固定于旋转位或两侧弯曲的 X 线像表现不对称。最常见的结构性侧弯多数无明确的病因，因此称为特发性脊柱侧凸。

1. 特发性脊柱侧凸

特发性脊柱侧凸指原因不明的脊柱侧凸，最常见，占总数的 75% ~ 80%。

2. 先天性脊柱侧凸

根据脊柱发育障碍分为 3 种类型。

（1）形成障碍：有半椎体和楔形椎。

（2）分节不良：有单侧未分节形成骨桥和双侧未分节阻滞椎两种。

（3）混合型：前两者兼有之。

3. 神经纤维瘤病合并脊柱侧凸

有高度遗传性，约占总数的 2%。特点是皮肤有 6 个以上咖啡斑，有的有局限性橡皮病性神经瘤。其特点是畸形持续进展，甚至术后仍可进展；假关节发生率高，往往需要多次植骨融合，治疗困难。

4. 间充质病变合并脊柱侧凸

马方综合征及埃勒斯—当洛综合征均属于间充质病变。马方综合征患者中，有40% ~ 75% 的患者合并脊柱侧凸。特点是侧弯严重，常有疼痛，有肺功能障碍，临床表现为瘦长体型、细长指（趾）、漏斗胸、鸡胸、高腭弓、韧带松弛、扁平足及主动脉瓣、二尖瓣闭锁不全等。埃勒斯—当洛综合征患者的特征为颈短。

5. 其他原因的脊柱侧凸

（1）骨软骨营养不良合并脊柱侧凸：包括弯曲变形的侏儒症、黏多糖蓄积病、脊柱骨髓发育不良等。

（2）代谢性障碍合并脊柱侧凸：包括佝偻病、成骨不全、高胱氨酸尿症等。

（3）脊柱外组织挛缩导致脊柱侧凸：包括脓胸或烧伤后等。

（4）脊柱滑脱：包括先天性腰肌关节畸形等。

（5）其他少见病例：包括风湿病、骨感染和肿瘤等。

（6）其他：创伤，如骨折、椎板切除术后，胸廓成形术，放疗后引起脊柱侧凸。

四、治疗

（一）治疗目的

脊柱侧凸的治疗目的是矫正畸形、维持稳定与平衡，同时尽可能减少融合范围。

（二）治疗原则

（1）侧弯 Cobb 角小于 25° 应严密观察，如每年进展大于 5° 并且 Cobb 角大于 25°，应行支具治疗。

（2）Cobb 角在 25° ～ 40° 的脊柱侧凸，应行支具治疗。

（3）Cobb 角 40° ～ 50° 的脊柱侧凸由于侧弯大于 40°，进展的概率较大，因此，如果患者发育未成熟，建议其手术治疗。对于发育成熟的患者，如果侧弯发展并大于 50° 且随访发现侧弯有明显进展的患者，也应手术治疗。

（4）Cobb 角大于 50° 必须采取手术治疗。

（三）非手术治疗

非手术治疗包括理疗、体疗、表面电刺激、石膏及支具。最主要和最可靠的方法是支具治疗。

1. 支具治疗的适应证

（1）20° ～ 40° 的轻度脊柱侧凸婴儿型和早期少儿型的特发性脊柱侧凸，偶尔 40° ～ 60° 也可用支具，青少年型的脊柱侧凸超过 40° 时，不宜用支具治疗。

（2）骨骼未成熟的患儿宜用支具治疗。

（3）长节段的弯曲支具治疗效果佳，如 8 个节段 40° 侧凸，支具治疗效果优于 5 个节段的 40° 脊柱侧凸者。

（4）40° 以下弹性较好的腰段或胸腰段侧凸使用波士顿支具效果最佳。

2. 支具治疗的方法及注意事项

（1）支具治疗的方法：支具治疗后应摄站立位脊柱全长正侧位佩戴支具 X 线片，观察侧弯矫正率是否超过 50%，如超过 50%，说明支具治疗效果满意；支具治疗后，通常需要 2 ～ 3 周才能适应支具，应鼓励患者尽快地增加佩戴支具时间。每 4 ～ 6 周复查 1 次支具情况，以防止因患者身长增高而出现支具无效。复查时，应去除支具摄站立位脊柱全长正侧位 X 线片，根据 X 线片表现评价侧弯的进展情况。需注意：①两个结构性弯曲到 50°或单个弯曲超过 45°时，不宜支具治疗；②合并胸前凸的脊柱侧凸不宜支具治疗，因支具能加重胸椎前凸畸形，使胸腔前后径进一步减少。

（2）支具治疗的方案：如果支具治疗有效，女孩应佩戴至月经初潮后 2 年、Risser 征 4 级；男孩佩戴至 Risser 征 5 级，然后可逐渐停止支具治疗，继续随访几年。

骨骼发育未成熟患者，支具治疗下侧弯仍然进展并超过 40°，那么需要手术治疗。如果侧弯超过 40°但发育已接近成熟的患者，例如 1 名月经初潮后 1 年、Risser 征 3 级的女孩出现这种情况时，最佳处理是先观察 6 个月以确定侧弯是否进展，如果侧弯超过 50°，应行脊柱侧凸矫形及脊柱融合。

（3）支具种类及治疗效果评价：目前最常用的支具是 Boston 支具，每日穿戴至少 16 小时，它可以防止侧弯进展，但不能永久矫正侧弯发展，一些脊柱外科医师应用了夜间侧方弯曲支具治疗腰弯和胸腰弯，但尚需对此进行长期的随访。

（四）手术治疗

1. 脊柱侧凸手术矫形基本原理

（1）脊柱的三维结构：脊柱的三维结构包括冠状面、矢状面、轴状面。正常矢状面上有胸后凸 30°（20°~40°），顶点 T_7 腰前凸 40°（30°~50°），顶点 $L_{2~3}$ 间隙。脊柱侧弯矫形的基本原则是首先考虑矢状面矫形，然后冠状面矫形，最终考虑三维矫形。

（2）矫形原理。

1）矢状面上：加压力量矫正后凸，产生前凸；撑开力量矫正前凸，产生后凸。因此，胸前凸的矫正需撑开，胸后凸的矫正需加压。

2）冠状面上：撑开狭窄侧的间隙，加压宽侧的间隙，后路凹侧撑开，凸侧加压，矫正侧弯。

（3）不同部位、不同类型的脊柱侧弯需采用不同矫形方法：胸段侧弯矫形要注意保持或产生胸后凸，腰段侧弯矫形要注意保持或产生腰前凸。

2. 植骨融合

手术分两个方面：矫形和植骨融合。矫形方法分两大类：一为前路矫形，如前路松解、支撑植骨、Dwyer、Zielke、TSRH、CDH 等；另一种为后路矫形，如 Harrington、Luque、Galveston 及 C-D、TSRH、Isola 等。有时需要两种或两种以上手术联合使用。要维持矫形，必须依靠牢固的植骨融合。

（1）前路融合术。

1）适应证：严重的弹性差的脊柱侧凸需前路松解，以便更好地矫形。伴有后凸畸形者宜前路松解，支撑植骨。严重旋转畸形或不宜后路矫形者，如严重椎板缺如等，侧凸患者需做前路矫形术时。Mardjetako 等推荐下列脊柱前路手术指征：年龄小于 10 岁，Y 形软骨未闭，Risser 征小于 0。

2）手术方法：前侧入路，根据需融合的部位可选择开胸、胸腹联合切口、腹膜外斜切口等；凸侧入路，显露椎体后，切除椎间盘及上、下椎板终板，取碎骨片做椎间植骨。术中注意必须结扎椎体节段血管，以防出血；椎间盘尽可能切除，并暴露上、下椎体松质骨，以便很好地融合；椎间隙植骨不宜过深，以免向后移动，压迫脊髓；也不能太靠前，太松，以防碎骨片向前脱落，植骨块融合不好。

（2）后路融合术：此方法假关节发生率非常高。手术的主要特点是在横突周围做仔细解剖，除了小关节外，还做横突间植骨。

3. 矫形手术

（1）后路矫形手术：有 Harrington 系统、Luque 系统、C-D 系统、Isola、MossMiami、TSRH 以及 CDH 等改良系统，已成为当前国内外运用最广泛的治疗脊柱侧弯的内固定物。

（2）前路手术：具有明显旋转畸形的结构性侧弯，轴向畸形的 75% 位于椎体中，仅 25% 在椎间盘内。后路内固定系统仅能在椎间盘中旋转，因此有时需要通过前路去旋转。三维矫形的后路手术，并不能代替前路手术。目前，前路 TSRH、Isola、CDH 等能有效矫正上述畸形。

4. 融合范围选择

（1）前路矫形固定融合范围选择：根据站立位和 Bending 位决定融合范围。

1）站立位若侧凸顶椎为椎体，融合顶椎上、下各 1 个椎体；若侧凸 Cobb 角大于 50°，则融合上、下各 2 个椎体；若侧凸顶椎为椎间盘，融合上、下各 2 个椎体。

2）Bending 位弯向凸侧时，端椎处的一个张开的椎间盘不需融合，以便使上、下节段对过枉矫正代偿；弯向凹侧时，远端椎体应当与骶椎平行。当两者不一致时，选择最长节段进行固定融合。

（2）后路固定融合范围选择：根据 King 分型决定融合范围。

1）King Ⅰ 融合两个弯，下方不超过 L_4。

2）King Ⅱ 融合胸弯，但需考虑中位椎与稳定椎的问题。多数患者中位椎与稳定椎一致，融合至中位椎即可，若中位椎与稳定椎不一致，需融合到稳定椎。

3）King Ⅲ ~ Ⅴ 融合整个侧弯节段，并到稳定椎。

初潮前、Risser 征 0 ~ 1 级的女孩及 Risser 征 2 ~ 3 级的男孩，脊柱仍在生长，因而其侧弯进展的危险性较高。这种患者侧弯大于 40° 应该行脊柱融合。年龄小的患者仍保留部分生长能力，如果单纯行后路脊柱融合，那么前方椎体的生长会导致畸形，这种畸形叫曲轴现象，其本质是椎体旋转，通常不伴有 Cobb 角的明显增加，但是由于产生肋骨隆起，可使畸形明显。上述患者必须阻滞其前方椎体生长，一般需要用前方椎体融合的方法来达到这一目的。

脊柱融合的成功取决于脊柱侧凸矫形的维持、躯干平衡、有无后背疼痛 3 个因素。胸椎侧凸植骨融合术后很少发生后背痛，而腰椎植骨融合术后相对常见。融合术后腰背痛的病因不详，但是研究发现，下列几种情况与此有关：如果术后在冠状面或矢状面发生躯干失代偿，那么患者术后常见腰痛，因此在融合时必须力求在骶骨中心线上达到平衡，以免发生冠状面或矢状面上的失代偿；术后腰痛与腰椎生理前凸消失有关，因此一定要恢复脊柱的矢状面的生理弧度；术后腰痛与下融合椎的范围有关，如果融合水平超过L_3，则腰痛的发生率增高，所以应尽可能采用选择性融合。

五、中医辨证论治

《医宗金鉴·正骨心法要旨》认为该病的治疗"当先揉筋，令其和软，再按其骨，徐徐合缝，背膂始直"。筋骨并重，以筋为先，理筋正骨，骨正筋柔。平乐正骨治疗着重于调筋理骨，达到骨正筋柔治疗该病的目的。吕立江在该理论基础上增加了牵引治疗以改善椎体活动度，在治疗特发性脊柱侧弯症的方案中先柔筋松解脊柱两旁肌肉以达到筋柔，其后增加了牵引治疗，最后使用正脊手法恢复脊柱侧弯而使骨正。手法配合牵引治疗能达到治疗效果，但无维持筋骨正常解剖生理关系的方法，具体如下。

（1）坐位行胸腰复位法：患者坐在凳子上，面向前，双脚、双膝收拢，双手交叉抱后枕部，略向前屈，稍向后靠，医者坐于患者后方，双手绕前过患者双手放至患者枕后，前胸顶住患者后背点，以胸12、腰1点为顶点，医者与患者之间垫枕，医者轻轻向上提拉，可听到局部"咯嗒"声。

（2）腰椎旋转法：患者侧卧于治疗床上，以左侧为例，医者面向患者正前方，提拉患者右手，使患者胸腰椎段成旋转绞索态，医者右手扶住患者右肩，左手小鱼际贴住患者腰椎棘突右侧，医者身体向下用力压，作用点在左手小鱼际处，右手不发力，可听到局部"咯嗒"声。右侧操作与左侧相反。

（3）松筋手法：以按揉及滚法为主，主要针对脊柱两旁肌肉的松解。

（冯华龙）

第五章　软组织损伤

第一节　颈部软组织损伤

一、概述

颈部上界为下颌骨的下缘、乳突尖和上项线至枕外粗隆的连线，下界为胸骨上切迹、胸锁关节、锁骨、肩峰和第 7 颈椎棘突的连线。其处于上接头颅、下连躯干的特殊位置，是机体中枢连接全身的桥梁与纽带。虽然颈部损伤不像身体其他部位的损伤那么常见，只占全部创伤的 5% ~ 10%，但此部位多为重要结构，一旦损伤，常累及颜面、颅内和上胸的重要器官，常导致危及生命的大血管损伤、颈神经损伤、颈段脊髓神经损伤等，病死率高。因此，对颈部损伤及时抢救、准确诊断和正确治疗就显得极为重要。

颈部软组织损伤是指颈部肌肉、韧带和筋膜等软组织的损伤性病变，可分为急性与慢性两种。慢性病变多为急性病变未得到及时、彻底的治疗而致，少数一开始即为慢性，其往往与颈椎间盘的退行性改变有关。

（一）颈部分区

为便于检查、记录、估计伤情和决定治疗，颈部划分为上、中、下 3 区。

1. 颈上区

下颌角以上为颈上区（Ⅲ区），该部位外伤常损伤脑动脉、颈内动脉的海绵状部、颈外动脉、上颌中动脉深部分支、面动脉、舌动脉、椎体旁静脉等。

2. 颈中区

下颌角至环状软骨水平之间为颈中区（Ⅱ区），易伤及颈静脉、颈总动脉、颈内动脉和颈外动脉的近端及其分支、喉、气管、食管、甲状腺、颈部交感神经、喉返神经、面神经及肺神经等。

3. 颈下区

环状软骨以下为颈下区（Ⅰ区），此区易伤及胸动脉、颈动脉、椎动脉、颈静脉、臂丛神经、副神经、胸导管等。

（二）颈部软组织损伤的分类

近年来，由于车祸增多，颈部损伤亦随之增加。颈部损伤可由较大的钝性外力引起，其可致相对轻微的软组织损伤，而大多严重的颈部损伤发生于高速车祸或枪弹伤。颈部损伤常伴头部、颌面和胸部等处多发伤。有报道，颈部穿通伤手术时所见血管损伤、腺体损伤者占60%，气管、食管损伤者占23%，颈神经损伤或高位截瘫者占12%，而伴有其他部位多发伤者占30%。

一般将颈部损伤分为闭合性和开放性两种。①闭合性颈部损伤：又称颈部钝性伤，可见打斗、拳击、勒缴或其他钝性伤。强大的钝性外力除可使颈组织和大血管受伤外，也可同时导致喉和气管损伤。喉或气管的钝性伤，常引起喉头水肿，合并有皮下气肿，即应想到有气管破裂的可能，严重皮下气肿可迅速向纵隔扩展形成纵隔气肿，引起急性血液循环障碍。颈动脉窦受刺激可导致意识丧失、脉搏缓慢、血压下降、声门痉挛等。②开放性颈部损伤：又称颈部穿透伤，多见于投射物（如枪弹、弹片、铁片和玻璃片等）损伤、工业意外损伤、车祸、颈自杀与凶杀等，造成颈部血管、气管、食管穿透或切断，甚或伤及神经偶尔有开放伤后异物存留而致迟发性损伤者，开放性损伤常导致大出血并发休克、死亡，或者引起窒息、气栓等致命性后果。

另外，按损伤组织部位可分为软组织伤、动静脉损伤、食管损伤、气管损伤、神经损伤等。

二、急性颈部软组织损伤

（一）概述

人们在工作或日常生活中，由于某种原因突然头颈扭闪，肌肉无准备地强烈收缩或被牵拉，导致颈纤维或韧带等组织发生撕裂；也有在乘坐高速行驶的汽车中突然急刹车而致颈椎快速前后摆动造成损伤；还有少数睡觉姿势不当所致（俗称"落枕"）。

（二）病理

受累的肌肉多为斜方肌、肩胛提肌及胸锁乳突肌，或颈部筋膜和韧带组织等。在这些肌肉的起点、止点或肌腹部分纤维被撕裂受伤的组织肿胀、淤血、出血，刺激相应的神经末梢，产生局部疼痛，引起颈肌痉挛。并通过神经传导引起头部、背部，甚至同侧上肢的放射痛。少数严重的患者亦可有神经根的刺激症状。

（三）临床表现

大多表现为单侧，男性略多于女性。主要症状为颈部疼痛及活动受限，轻者为针刺痛，重者如刀割样或撕裂样疼痛。疼痛主要在颈部，也可以模糊地放射至头、背和上肢。任何活动均可加重疼痛，以致转头时两肩亦随之转动。皮肤无任何损伤，查体可在斜方肌等受损肌肉处有明显压痛，范围广泛，有时压痛可多个，局部轻度肿胀，患者的头常偏于一侧，故又称"外伤性斜颈"。神经系统检查无阳性发现。

X线检查无明显异常，少数患者侧位片可见颈椎生理性前凸减小或变直，关节间隙增宽等。

（四）诊断

根据突然起病的病史、轻度的外伤史及局部体征，可确定诊断。但应除外第1、第2颈椎半脱位及颈椎结核等病变。因此，必要时需做X线检查。

（五）治疗

本病病程不长，一般经数日的休息即可自愈。但有少数患者症状严重，须给予治疗。方法有局部膏药外敷、理疗、针灸、推拿以及在压痛点行醋酸氢化可的松局部封闭等。推拿时应注意手法轻柔，避免用强烈、快速的旋转手法，以防加重损伤或造成颈椎脱位。也有用颈围行暂时性外固定，亦可减轻症状。

三、慢性颈部软组织损伤

（一）概述

慢性损伤是指超过正常生理活动范围最大限度或局部所能耐受值的各种超限活动的损伤。本病多见于从事打字、财务、雕刻、刺绣等需长期低头工作的人员。由于颈部肌肉过度疲劳，造成少量肌肉纤维的撕裂，发展到一定程度后就会引起病状；还可以由于肌肉无力，使重力直接转到筋膜或韧带上而造成筋膜或韧带的牵拉撕裂伤；也可以起源于急性颈部软组织损伤未得到良好治疗而导致局部软组织纤维化及瘢痕形成，使组织失去弹性，易发生进一步的损伤。因此，长期低头工作，头经常处于前屈姿势，使颈椎间盘前方受压，髓核后移，刺激纤维环及后纵韧带，从而产生不适症状。

（二）临床表现

部分患者有急性颈软组织损伤史，在急性期症状消退后，仍有反复发作的颈部疼痛和不适。疼痛可向背、肩甚至上肢放射。在颈根部斜方肌及风池穴处有压痛点，范围常较广，而软组织无明显肿胀。颈部活动轻度受限，有时可伴头痛，甚至视物模糊等症状，神经系统无异常发现。

颈椎平片一般无异常，但也可发现颈椎生理性前凸减轻或消失，颈椎僵直，个别人有颈椎椎间隙狭窄和轻度骨质增生等。

本病应与颈椎病相鉴别，其症状常为颈椎病的早期表现，鉴别诊断主要依赖X线平片。

（三）治疗

本病的治疗原则是及时纠正不良的工作姿势。对长期低头工作的人，应告诫他们要定时适当地改变颈部姿势，建议做颈椎体操以维持颈部活动度和增加颈肌肌力，避免肌纤维撕裂，减少对筋膜及韧带的应力。对已有症状的患者，主要的治疗方法同急性颈部软组织损伤，但疗效常不满意，疗程又长。对颈椎已有退行性病变的患者，则可按颈椎病治疗，如固定、牵引等。

四、颈部勒伤

（一）概述

将绳索状物环绕颈部，用手或其他机械力，使该物在颈部绞紧，引起颈部软组织的损伤并伴有严重缺氧，甚至窒息而死亡。此种死亡称为勒死或绞死。

勒死常用的工具有绳索、电线、铁链、皮带、布带和长袜等，用这些工具勒紧颈部并打结固定，或再插入棍棒扭转，绷紧绳索以达到勒（绞）死的目的。

（二）病理

勒死与溢死的死亡机制基本相似，两者都是借助于绳索持续性压迫颈部呼吸道和血管，引起脑循环和呼吸功能严重障碍，致机体严重缺氧窒息死亡，或通过刺激颈动脉窦、迷走神经反射性引起呼吸、心搏骤停而死亡。所不同的是两者机械作用力的方式、大小和作用部位不一。有学者认为，静脉受压在勒伤致死中可能起重要作用。

（三）临床表现

单纯性勒伤，除颈部受伤局部遗留有皮肤擦伤、皮下淤血、皮肤青紫，勒伤再严重可出现索沟外，临床并无其他特殊表现，但勒伤常可因缺氧而死亡。勒伤一般有下列特征。

1. 受伤史

勒伤如未导致死亡，伤员可提供受伤史。多为他杀，自杀少见，根据其绞勒的手段和方式可鉴别两者。

2. 颈部索沟

索沟常位于甲状软骨或其以下部位，很少位于甲状软骨上方，即较绞死位置低。索沟一般呈水平环形，深度均匀，其颜色与绳索质地有关。粗糙而坚硬的绳索绞勒，常伴有表皮剥脱、皮下出血，颜色为褐色或深褐色。

3. 颜面部征象

扼勒时颈静脉淤血，压力升高，小静脉可破裂出血，形成结膜下出血斑，但勒死者颜面部多呈发绀、肿胀，且多伴点状出血，眼球向外微突，舌尖外露等。

4. 声音嘶哑

扼勒引起的喉和声门上组织水肿，使伤员声音嘶哑，甚至不能发音，呼吸时可有喉鸣音。喉头、气管出血，水肿可在解除扼勒后一段时间才变得明显或加重，故在受伤后24小时内需密切观察。

5. 吞咽困难

吞咽时疼痛为扼勒后最明显的症状。

6. 肺水肿或支气管肺炎

扼勒至濒死的伤员，解除扼勒后，多死于肺水肿、支气管肺炎或急性呼吸窘迫综合征（ARDS），其原因可能是误吸或中枢神经损害。

7. 中枢神经损害

扼勒时脑组织缺氧，伤员往往有明显的中枢神经损害，甚至昏迷。脑缺血缺氧的时间长短决定预后，短者可能完全恢复正常，长者虽扼勒去除，但由于脑实质的损害，脑血流恢复后脑水肿加重，颅内压上升，反过来又造成脑缺血，形成恶性循环，存活伤员可能遗留精神神经症状，从健忘症至植物状态。

8. 骨折

甲状软骨、环状软骨和舌骨大角均可发生骨折，以甲状软骨骨折为多见。若勒颈暴力较大时，颈椎棘突可发生骨折，颈部 X 线摄片有助于诊断。

9. 血气分析

有呼吸困难或发生心搏停止的患者，可有呼吸性酸中毒和代谢性酸中毒，应进行血气分析，若伤员血 pH ＜ 2，则预后很差。

（四）治疗

（1）立即解除扼勒。对一过性的、尚未因缺氧而造成窒息者，一经解除压迫，一般不会造成严重损害，无须特殊治疗，但须密切观察 24 小时。

（2）立即开放气道，进行心肺复苏术，静脉输注脱水剂。

（3）待初步复苏后，应做全面细致的体检及辅助检查。

（4）到有条件的医院进行正规心肺脑复苏术。

五、颈部创伤

颈部创伤多为开放伤和穿通伤，危险性相对也大，常为致死性的。临床表现、诊断及治疗有其特殊性。

（一）临床特点

1. 呼吸道梗阻

颈部创伤时呼吸道梗阻是常见的，其原因如下。

（1）呼吸道受压：主要为颈部血管损伤形成大的血肿，严重的纵隔气肿或颈部组织的炎性水肿，以上均可造成气管受压致呼吸困难。

（2）误吸：颈部气管或喉部破裂，血液、口腔分泌物、食物等误吸入呼吸道而引起下呼吸道梗阻或窒息。

2. 大出血

颈部有多条大血管，易损伤发生大出血，以颈总动脉损伤最为常见。出血非常迅速，往往来不及救治，伤者即于短时间内死亡。颈内或颈总动脉破裂可造成同侧大脑供血不足，脑组织缺氧，发生偏瘫、昏迷，需注意与颅脑外伤相鉴别。另外，应引起注意的是，在多发伤伤员存在严重休克时，可暂时使出血减少或停止，易将严重血管伤忽视，而待复苏血压上升后，血管伤的症状才显著。大的颈静脉出血也很严重，但其主要危险是空气栓塞。

3. 伤道变位

颈部组织疏松，器官易于移位，常致伤口变化表里不一。往往在血管破裂后，仅有少量甚至完全没有外出血，而在深部形成大血肿，造成气管受压致呼吸困难。因此，对颈部创伤严重性的判断，不能只注意伤口的大小和组织受伤的范围，关键要探明伤口和弹道的深浅和方向，弄清血管和脏器是否受伤。临床常发现一侧颈部小的盲管伤，表面看似乎很轻微，但穿入的弹片可能在存留的对侧造成严重的创伤。

4. 感染

颈部穿通伤时，常存在喉、气管和食管的损伤，含有大量需氧菌和厌氧菌的口咽部分泌物，可以直接进入伤口或误吸入肺部，或沿颈深筋膜下间隙进入纵隔，从而引起颈部蜂窝织炎、肺炎、纵隔炎或脓肿。如未得到及时诊断与治疗，可导致全身感染。

（二）诊断

颈部创伤诊断的关键在于判明有无大血管和重要组织器官的损伤。诊断方法主要是依据受伤史、受伤的部位、临床表现及必要的辅助检查。而对一些特征性临床症状及体征的细心观察与检查，有助于早期诊断。

1. 特征性临床表现

（1）血管损伤：①伤口大出血，可迅速发生失血性休克；②受伤部位有进行性的扩张性血肿或搏动性血肿；③受伤部位有血管杂音和震颤；④伤侧远端动脉搏动减弱或消失，如颞浅动脉、眼动脉等；⑤偏瘫、偏侧不全麻痹、失语、单侧眼失明等；⑥可有空气栓塞症状，以致出现恐惧感及胸痛等。

（2）喉和气管伤：①呼吸困难和喘鸣；②发绀；③颈部伤口漏气、皮下气肿；④咯血、鼻出血；⑤声音嘶哑。

（3）咽和颈段食管损伤：①吞咽困难；②颈部伤口漏出涎液和吞食的液体；③血性胃内吸出物；④皮下气肿及炎性浸润。

（4）颈部神经损伤：①舌偏斜；②口角下垂；③霍纳综合征（上眼睑下垂、瞳孔缩小、无汗）；④颈部感觉消失。

2. 诊断性辅助检查

对颈部创伤的诊断性辅助检查，必须根据伤员的全身情况结合临床观察和体格检查的结果，酌情选择性地应用。

（1）颈部X线检查：伤员伤情稳定后，需做颈部前后位和侧位的X线摄片，以明确有无颈椎骨折、金属异物存留和气管横断（气管的空气柱中断）等情况。

（2）多普勒超声检查：主要应用多普勒超声血管显像仪，这是一种应用多普勒效应原理研制的新型血管诊断仪，可显示血管阻塞、通畅或管腔狭窄等变化，可测出血管内径横断面，精确地计算出血流量，对血管损伤的诊断有一定的参考价值。

（3）颈部血管造影：对颈部创伤无外出血的复杂血管伤的诊断价值较大。血管造影的指征：①怀疑血管损伤以及伤口邻近颈动脉，即使无明显的外出血，也是造影的指征；②对多发伤经抢救后，待血流动力学稳定再进行；③血管造影技术熟练，决不能因检查而延误急诊手术时间；④对颈上、下两区的诊断应优先进行。

其主要价值是：对颈上区有助于估计颈内和颅内动脉的状况，以便决定是手术修补还是结扎及其可能性；对颈下区则有助于了解有无大血管损伤及帮助选择最佳手术切口；对颈中区损伤，原则上不做血管造影，因手术容易显露，并易判断伤情。

（4）内窥镜检查：颈部伤口位于颈前中线附近，又有气管或食管破裂的临床表现，应做气管或食管镜检查，以确定破裂的部位和范围。做气管镜检查，必须在已行气管切开或已做好充分准备的情况下方可施行，对检查阴性者，不可轻易否定食管损伤，必须结合临床。

（5）食管造影：食管伤大多为开放伤，且与喉及气管开放伤同时存在，根据伤口流出涎液与吞食的液体，或造影检查时造影剂流出咽或食管外即可确诊。对食管伤需定位，最好用水溶性造影剂，不用钡剂。但应注意食管破口过小时，易误诊和漏诊。

（三）颈部创伤急救与疗法

1. 颈部创伤急救中的处理次序

颈部创伤的救治必须分清轻重缓急，尤其是在大批伤员来到时，否则贻误抢救时机。

（1）威胁生命的颈部创伤，如喉、气管伤引起呼吸梗阻，血管损伤导致大出血，均需优先处理。

（2）严重损伤但无立即致命的危险，如颈段食管破裂伤，应列为第二类，进行下一步处理。

（3）颈部大血肿、不压迫气管造成通气障碍者需进一步检查才能确定治疗的伤员，可列为第三类。

（4）颈部表浅的撕裂伤或挫伤：此种一般性浅表损伤应列为第四类，可最后处理。

2. 急救

颈部创伤无论是闭合伤，还是开放伤，其最大的危险是上呼吸道梗阻引起的窒息，颈部大血管破裂所致的大出血，颈椎损伤的高位截瘫。现场救治正确与及时，可降低病死率，为进一步治疗创造条件。

（1）颈部制动：对所有颈部严重创伤都要想到颈椎骨折的可能。颈两侧置沙袋固定，防止伤员头部向两侧摆动，以免加重颈椎脊髓损伤。

（2）保持呼吸道通畅：在处理颈部严重创伤时，保持呼吸道通畅必须放在最优先的地位。其原则如下。

1）气管内插管：对伤员意识不清或伴有颅脑外伤而昏迷者，及时清除口腔血块、呕吐物、痰、分泌物及异物，即刻行气管内插管，予以人工呼吸。

2）气管切开术：对颈部刺伤涉及喉外伤或伴有颌面部外伤引起咽部水肿、血肿等不能做气管插管者，应早期行环甲膜切开术或气管切开术。其指征：喉部或上呼吸道严重损伤（喉骨骨折、破裂）造成呼吸道梗阻；喉及气管分离；气管断离或撕裂；伴有严重颌面外伤，尤其是位于口底部或舌根部伴有水肿或血肿者。对颈椎外伤不稳定的伤员，不能从口腔、鼻腔盲目地做气管插管。

3）环甲膜穿刺或切开术：对颈部严重创伤或伴有口腔损伤、颌面外伤，不能进行气管插管或因伤情严重来不及做气管切开时，可采用此法，以确保呼吸道通畅。此法简单、迅速、安全。

（3）大血管出血的急救。

1）动脉性出血：常用以下几种方法急救。指压止血法：在颈部大动脉出血的紧急情况下，可用指压法止血。方法：伤员侧卧，头转向健侧；左侧损伤时，术者用右手指，反之则反。先用拇指置于胸锁乳突肌中点，环状软骨平面（此处可探及搏动的颈总动脉），而后垂直压迫到第 6 颈椎横突上，可减少出血，但每次不可超过 10 分钟。填塞加压止血法：即用无菌纱布直接填塞伤口内，紧紧压住出血的血管，然后在健侧用铁丝头板或将伤员健侧上臂垂直举起，作为支架施行单侧加压包扎。填塞的敷料应在 3 分钟后取出，取出时应做好充分准备，以防无法控制的大出血。切忌用绷带环颈部包扎。对于创口内疑有锐利异物，如玻璃片、弹片，则应以整体加压包扎为宜，而不能行局部填塞，以防造成二次损伤。

2）大静脉出血：应立即用无菌纱布填塞、压迫伤口，杜绝空气进入静脉。如出血不多而心搏骤停，应疑大量空气进入心脏，立即行右心房穿刺，将空气抽出，有时可能转危为安。

对颈部大血管出血，不能用止血钳、弯钳钳夹出血处，因易损伤其他重要器官；也切忌用探针试探伤口的深度，否则可能将暂时堵住血管壁裂口的血凝块刺破，引起无法控制的致命性大出血。

（4）抗休克：颈部创伤休克发生率较高，达 40%，必须及时按创伤性或失血性休克的抢救原则输液、输血、应用血管活性药等，同时需查有无多发伤、多发伤的部位和脏器损伤情况，按各部位伤，安排先后抢救顺序。

（5）外伤性血气胸的急救：颈部刀刺伤常伴开放性血气胸或张力性气胸，可引起急性严重呼吸循环障碍。用物理学检查及胸腔穿刺确诊后要紧急处理，不能等待胸部 X 线摄片检查的结果，否则贻误抢救时机。对开放性气胸应立即用凡士林油纱布密封伤口，紧密包扎；对血气胸做胸腔闭式引流，对胸内大出血者，应立即开胸探查止血。

3. 颈部创伤手术指征与探查原则

（1）手术探查的指征：主要根据受伤时间、伤口位置和方向、现场原因、生命体征和体检发现等情况来决定。下列颈部创伤是立即手术探查的指征。

1）血管性颈部创伤：颈部伤口持续出血，动脉搏动消失或减弱，巨大的或继续扩展性的血肿。

2）呼吸性颈部创伤：呼吸困难，声嘶，伤口中有气体漏出，皮下血肿。

3）内脏性颈部创伤：吞咽困难，呕吐，咯血，伤口中有涎液溢出。

4）神经性颈部创伤：失语，肢体瘫痪等。

5）其他情况：指伤口在前三角，或枪弹伤对组织损伤重，伤情复杂、变化快者。

凡无上述情况者，如果伤员生命体征平稳，体检无重要异常发现，均可在严密观察下行非手术治疗。在观察中对其可疑者，可做辅助性诊断检查，一旦有手术指征，则应立即手术探查。

（2）颈部创伤术前准备及探查原则。

1）皮肤准备：范围要大，在伤侧自发际上 9～10 cm 起下至乳突部，前过中线至对侧胸锁乳突肌后缘，后过中线。如系颈下区伤，最好胸部连同腹脐部一起准备，以备万一需要纵裂胸骨显露无名动脉或右颈总动脉根部控制出血，便于对其修补。

2）麻醉：均采用全身麻醉，气管内插管为安全。

3）切口选择：以良好的暴露为原则。一般选用胸锁乳突肌前缘切口，既有良好的暴露，又便于切口延长。切开颈筋膜将胸锁乳突肌向外拉开即可暴露动脉，切断胸骨舌骨肌、胸骨甲状肌，即能暴露甲状腺、气管、食管及颈部神经。如系颈下区损伤，可做直达第 3 肋间向水平的胸骨纵剖术或离断胸锁关节，并切除 1～3 肋软骨，将其掀起，以暴露无名动脉、左颈总动脉、锁骨下动脉及其椎动脉的起始部，便于对颈部重要结构损伤的处理。

4）补充有效循环血量：维持血液循环稳定。

5）大剂量广谱抗生素的应用：尤其在火器伤或车祸致多发伤时。术前常规大剂量静脉滴入，以防术后感染并发症。

6）异物的清除：异物处有搏动时，不要随意拔出，以免引起大出血。应先找出异物所在处的颈动脉，用橡皮条或无损伤血管钳阻断该血管的近、远端，然后去除异物。

4. 颈部各组织器官损伤的处理

在平时，颈部神经损伤以手术时损伤较多见，由意外刺伤或枪弹伤引起较少见。在战时，火器伤所致的神经损伤多与颈部血管或其他器官伤口合并存在，因此常只注意严重的血管或器官伤而忽略了神经伤，以致造成以后诊治上的困难。故应引起高度警惕，注意对可能受伤的神经做较为简单的感觉和运动检查，可防止漏诊。

颈部神经损伤的处理与一般周围神经损伤相同，但除舌下神经和面神经下颌支外，其他颈神经损伤后吻合很少能成功。

（1）臂丛神经（由颈 5～8 神经、第 1 胸神经前支合并组成）损伤：如为闭合伤，除有机械压迫需解除外，通常采用非手术治疗，将肢体固定于功能位置，早期进行物理疗法和针刺疗法，并给予维生素 B_1、维生素 B_{12} 等，促进神经功能恢复；如为开放伤，在清创时，发现损伤范围小、回缩不多时，应争取一期神经吻合；而伤口感染重，软组织损伤广泛，皮肤缺损多，无论神经有无大的缺损，只能将断端缝合一针，防止回缩，不做一期修复，待伤后 3 ~ 12 周再做神经吻合术。

（2）颈部腺体损伤。

1）甲状腺损伤：甲状腺血运丰富，其损伤后可引起大量出血，流入同时受损的喉或气管，或形成血肿压迫气管。实际引起大出血者较少，多可在密切观察下择期手术。对甲状腺下极止血时，应注意不要损伤喉返神经。对于腺体较大的出血点需用丝线缝合结扎。小的出血点经严密缝合腺体后，即可自动止血。清创时，对于失活的腺体组织可以清除。在失活的甲状腺组织囊或伤口内，发现甲状旁腺（黄褐色绿豆大的小体），应将其切成小片埋入附近的肌肉组织中，以防甲状旁腺功能不全。

2）下颌下腺损伤：下颌下腺是在颈部深肌膜浅层囊包裹的腺体，在下颌骨骨折时可伴下颌下腺损伤，损伤严重时可以全部切除。但须注意勿损伤与其并行的面动脉下颌支。

3）唾液腺损伤：一般的处理是清创、止血及引流。

（3）胸导管损伤：左侧锁骨上方颈根部穿通伤时，有时可伴有胸导管伤。其特点是伤口内不断有乳白色乳糜流出，24 小时可达 1 000 mL 以上，引起伤员严重脱水和消耗。根据外伤史，结合伤口有乳糜流出即可诊断。

小的胸导管破裂经用无菌纱布压迫后，可望愈合；无效时，可手术结扎胸导管。具体方法：在左侧锁骨上方延长切口或另做一横切口，向前越过颈中线，向后止于胸锁乳突肌后缘，切开颈阔肌和颈深肌膜，显露颈动脉鞘，将胸锁乳突肌的锁骨头和颈动脉鞘向内外两侧牵开，分开深层的脂肪垫，从颈动脉鞘的后外方及颈内静脉和锁骨下静脉的汇合处附近找出胸导管的断端，以丝线结扎两断端，伤口内置乳胶片引流 24 ~ 48 小时。

5. 颈部创伤非手术疗法

20 世纪 70 年代以来，颈部创伤采用选择性手术探查，据报道 40% ~ 50% 的伤员使用非手术观察疗法。

本法多适用于轻度创伤伤员。对生命体征平稳、无明显临床症状，且体检未发现明显重要器官损伤者，可在严密观察下行非手术治疗。

（1）定时观察生命体征变化，注意有无进行性呼吸困难、声音嘶哑、咯血、意识不清、喘鸣等。

（2）检查伤口周围有无血肿及皮下气肿，如原有的血肿呈进行性扩大，伤口内有气体喷出或流出吞食的液体等，均提示血管、气管或食管等器官损伤。

（3）注意胸部检查，以便及早发现血气胸、纵隔气肿等。

（4）对观察可疑的伤员应进行 X 线检查、血管造影、内窥镜检查等，必要时可重复进行。

（5）观察期间，伤员一旦出现生命体征变化或其他器官损伤的临床征象，应当机立断，毫不犹豫地决定手术。

（6）早期给予大量抗生素预防感染，并加强全身支持疗法。

（7）伤员应卧床休息，进流质，必要时鼻饲、吸氧、雾化吸入。喉部疼痛难忍时可用1% 地卡因喷雾治疗，注意勿过量。观察期间不得使用吗啡衍生物止痛。

六、颈部血管损伤

除外颈部脊髓损伤，颈部血管损伤发生率和病死率是颈部损伤中最高的，其严重的后果是凶猛的出血、外压性气道阻塞、空气栓塞和脑卒中。枪伤、刺伤、爆炸伤等均可引起颈动脉和（或）颈静脉损伤。临床上常见的损伤类型有侧壁伤、撕裂伤或断裂伤，还可发生动静脉瘘。颈部血管伤常由于血肿压迫呼吸道及血管而致中枢神经缺血缺氧，治疗必须及时、有效，保持呼吸道通畅，采用合理的手术方式，如血管的修补、吻合或移植等。

（一）颈部动脉损伤

1. 概述

颈部大动脉损伤常引起凶猛的出血，在短时间内伤员尚未得到救治即死亡。如果伤道狭窄，血液不能向外流出，则引起大的血肿，不但压迫气管，往往还可形成假性动脉瘤。如果同时损及颈部的静脉，则在颈动静脉间形成动静脉瘘。

对颈部动脉损伤的处理原则是彻底清创，根据血管损伤情况来决定修复方法，但修复时机尚有不同的看法。许多颈动脉损伤后立即结扎或修复，患者死亡或出现偏瘫。故笔者主张采取延期修复，在紧急手术中，只做清创术，预防感染，观察有无搏动性血肿的继续扩大。在出血已停止或血肿已局限化的病例中，可等到已形成动脉瘤或动静脉瘘后再做修复手术。Hughes 认为，即使伤后 1 日仍有出血，只要不影响呼吸，仍以延迟手术为宜。但大多数学者主张尽早行颈动脉修复术。

近年来，有学者采用血管内支架治疗颈动脉爆裂导致的急性出血，但长期效果尚不清楚，并有报道后期出现颈部恶性感染。

2. 血管伤口缝合术

对于小撕裂伤，血管损伤直径不超过 1/3，清创后，可以直接采用横形缝合术，一般不会造成动脉血管腔的狭窄。

3. 颈总动脉或颈内动脉对端吻合术

只要动脉缺损不大，无明显感染者，都应尽量争取做此术。将动脉断端上、下各游离出一段距离，断端修剪齐，切除已坏死的管壁，除去血栓，用肝素冲洗管腔，静脉滴注低分子右旋糖酐 500 mL，在吻合过程中，为了防止阻断血流的时间过久，影响大脑的血供，可采用内转（分）流术，即在损伤动脉两端内放入一略小于血管腔的硅胶管，为便于保持颈总动脉血流通畅，待血管吻合达 3/4 时，再把硅胶管取出。需注意的是，在开通"内分流"时，必须排尽"内分流"管内的气体，以免发生脑气栓。

4. 静脉移植术

对颈总动脉或颈内动脉纵行长的撕裂伤，吻合有张力时，可做此术。移植的静脉直径应尽量与损伤动脉的直径接近，一般多选用股上部的大隐静脉。因静脉瓣膜向心开放，所以移植时应将静脉倒置，使其远端吻合在动脉的近端上。

5. 颈内—颈外动脉吻合术

若颈内动脉撕裂严重，无法做修补或对端吻合，可牺牲颈外动脉以代替颈内动脉，恢复颅内血液供应，即将颈内动脉撕裂部分切除，近端结扎，将颈外动脉切断，远端结扎，再将颈外动脉的近端与颈内动脉的远端行对端吻合术。

6. 颈动脉结扎术

（1）颈总动脉和颈内动脉损伤原则上力求避免结扎，以免引起同侧大脑严重的血液循环障碍，造成偏瘫、失语或死亡。40 岁以上者发生率约 50%，而年轻者，因颅内两侧颈内动脉间经动脉环的侧支循环尚充分，结扎颈总、颈内动脉后多不发生严重后果。对已行结扎的伤员，应保持呼吸道通畅，稳定血压（收缩压在 13.3 kPa 以上），充足给氧。若颈动脉造影显示造影剂流向中断，同时伤员出现昏迷，应做颈内动脉结扎，以免发生脑栓塞区血流开通，使原有的缺血性梗死变为出血性梗死，加速伤员死亡。

（2）锁骨下动脉损伤给以结扎，约 10% 可引起上肢坏死，故仍以动脉修补、对端吻合为原则。

（3）颈外动脉、椎动脉损伤均可以结扎，一般无不良后果。

7. 颈动静脉瘘

先控制颈总动脉近端和颈内静脉远心端后，再修复动静脉瘘。大多数可择期手术处理。在颈动脉损伤手术中，若需放置引流，应避免血管修补处，以免影响其愈合及诱发感染或继发出血。近来也有用弹簧圈栓塞阻塞动静脉瘘，方法简便、安全。

（二）颈根部或胸廓出血处的血管伤

该部位的穿通伤、刺伤或钝性损伤均能使主动脉弓分支血管损伤，如无名动脉、锁骨下动脉、颈总动脉及其伴行静脉。该处损伤的潜在危险在于早期症状模糊，不易诊断。局部可能有大出血或内在血肿，或可触及震颤，远端动脉搏动减弱或消失，如血肿压迫食管，可出现吞咽困难；如有皮下气肿，则提示有气管、肺或食管的损伤。必要时可做主动脉造影术。锁骨下动脉、椎动脉损伤往往伴有肩关节脱位、骨折、臂丛神经损伤，应仔细检查，避免误诊、漏诊。

一旦明确诊断，尽早手术探查，修复损伤血管。在胸出口处修复大血管，由于解剖学关系，暴露较为困难、复杂。为控制受伤血管的出血，首先要暴露其近侧的血管，腋动脉损伤可经锁骨下暴露，但其第一段损伤或锁骨下动脉损伤，须先行锁骨上切口，用以控制锁骨下动脉，切除锁骨近侧端，然后延长切口，由锁骨下暴露腋动脉。锁骨下动脉近端、无名动脉或颈总动脉损伤，可做第 3 肋间隙与锁骨上联合切口，切除锁骨近端和胸骨，亦可做锁骨上与胸骨联合切口，切除胸骨。

（三）颈部静脉损伤

颈部大静脉的开放伤，由于静脉壁薄而软弱，并与周围筋膜贴着（尤其是颈根部），加上胸腔负压，静脉不易塌陷而呈张口状，因此，颈静脉损伤最危险的并发症是空气栓塞，其次才是出血。若大量空气进入心脏，可导致心搏骤停；进入肺动脉则可出现胸痛、呼吸急促、恐惧感；进入脑内可引起意识障碍、抽搐及瞳孔改变等。

对颈部大静脉损伤在急救的同时应尽早手术，手术时应采用头低位，防止脑部空气栓塞，同时给予加压呼吸。对一侧颈内静脉、颈外静脉及锁骨下静脉的严重破裂均可予以结扎，不致发生严重后果。但颈内静脉小的裂口仍应争取修补缝合，因为少数伤员（3%～10%）未受伤侧颈内静脉发育不全，由于颅内静脉回流受到障碍而死亡。若双侧颈内静脉都损伤，至少应保持一侧颈内静脉通畅；当缺损过多，两侧都无法吻合或修补时，则应选留一侧损伤较轻的血管，将对侧静脉游离结扎至下段，移植于选留的一侧，若一侧颈内静脉已结扎，另侧做了血管移植，应注意保持移植血管不受压，并预防栓塞。

（四）术后处理

术后处理的好坏至关重要，若发生感染、血管痉挛、血栓形成等，可导致严重不良后果。

1. 广谱抗生素

术后予以广谱抗生素防治感染，并注射破伤风抗毒素。

2. 术后制动

血管修复后，有学者用不同程度的制动，有学者则鼓励自动或被动性运动。比较一致的意见是：合并骨折者，术后要上石膏管型，将管型剖为两半，再用绷带包扎。对没有骨折的病例，可只用石膏托固定2周。

3. 血管痉挛的处理

因挫伤、挤压或撕裂伤引起的血管痉挛，手术暴露后可见管径明显变细，甚至呈白色条索状，血流量明显减少，或完全闭塞使血流中断。一般可采用温水湿敷、2.5% 罂粟碱湿敷、1%～2% 普鲁卡因湿敷或外膜剥离等方法解除。对有些顽固性动脉痉挛采用上法失败者，陈中伟等应用节段性加压扩张术获得了良好的效果。

节段性加压扩张术具体方法是：将痉挛血管的外膜剥离后，从近端开始，在间距5 cm处夹住，并将其分支亦夹住，用较细的针头，将温热的肝素盐水溶液（65 mg肝素稀释于1 000 mL生理盐水中），由管壁穿刺加压注入，扩张后，逐段将血管夹下移，使痉挛血管逐渐扩张。

另外，交感神经节阻滞，针刺相关穴位及耳针（交感、内分泌等穴），对解除血管痉挛也有良好的效果。

4. 防治血栓

血栓形成是手术失败的重要原因之一。受伤修复后的血管极易发生血栓形成，故术后应常规使用抗凝药。常用的抗凝药有肝素和低分子右旋糖酐等。

（1）肝素其发生作用迅速（10～15分钟），作用消失也很快（2～6小时）。一般静脉注射每日用量为200～300 mg，加于5%葡萄糖注射液1 000 mL内静脉滴注；亦可每4～6小时静脉注射50～100 mg，用后如有出血征象，可用鱼精蛋白中和。

（2）右旋糖酐：多用10%低分子右旋糖酐，一般每日用量为500～1 000 mL，静脉滴注，可连续用数日，无不良反应。对休克伤员，可用至休克恢复以后。

使用低分子右旋糖酐的禁忌证是血小板减少症、充血性心力衰竭和肾脏疾患。少数可发生出血和过敏反应，并在使用中须注意电解质的调整。

（3）双香豆素：主要是抑制肝产生凝血酶原。用药后在24～48小时后才起作用，维持时间较长。宜口服，开始用量为每日150～200 mg，2日后，减为每日25～50 mg。在服药期间，每日要检查凝血酶原时间，若凝血酶原时间减至正常人的10%～20%，服药量应减半，减至10%以下时，应立即停药。

使用双香豆素的合并症是凝血酶原过低，引起血尿和黏膜出血。发生后，除停药外，须立即静脉注射维生素 K_1 或输新鲜血液。

（4）阿司匹林：有减少血小板黏附聚集和血细胞集结的作用。每日剂量1.5～3.0 g，分3次服用。

以上抗凝药，肝素和右旋糖酐配合作用快，但维持时间短，故适合在短期内（3～6日）使用。对血管挫伤较重，需要长时间抗凝者，则宜用双香豆素，一般可用至2～3周。

（范亚朋）

第二节　急性腰背部扭伤

一、概述

急性腰背部扭伤在临床上较为多见，尤以体力劳动者，或偶然参加运动或劳动，而事先又未做体力活动准备者发生尤多。此种情况多见于常年坐办公室者。

本病的发生率根据各医院的收治范围不同，相差较大，占骨科门诊病例的5%～20%。但近年来由于劳动条件的不断改善，发生率已明显降低，男性较女性多见。年龄以青壮年为多，年幼及年老者均较少。虽可见于各行各业，但60%以上为重体力劳动及运动员等活动量较大的患者，偶然干重活的脑力劳动者亦易发生。本病病变的范围包括下背部至骶髂部的肌筋膜组织，即胸腰段及腰肌部两个解剖区。但在临床上由于其表现及治疗原则基本相似，故将其一并阐述。

二、急性腰背部扭伤的致伤机制

（一）发病机制

脊柱为承重支柱的结构，在胸椎，有肋骨与胸骨构成的胸廓在其两侧及前方起保护作用。因而，胸椎不易发生扭伤。而在腰椎，由于无其他骨骼支架支撑，前方为松弛的腹腔，腰椎的稳定性主要依靠韧带与肌肉。假如肩负重物，由于路滑、跳跃或跨沟等突发因素使身体失去平衡，沉重物体通过脊柱的杠杆作用产生强大的拉力或压力，使腰椎所附着的韧带、筋膜、肌肉、关节囊遭受损伤。通常是在韧带、筋膜附着的骨骼处引起撕裂伤。此时，大部或一部分纤维断裂，局部有出血、水肿及渗出等病理改变。

另外，从生物力学的观点观察，腰背部的任何活动均受力学关系的制约与协调，在保持腰背部内、外平衡的同时完成各种动作。例如，提重物时，如果物体的重量、提物方式及用力程序均相适应，则易于完成。反之物体重量过大或体积过大，提物时距中线过远，未采用膝关节先屈曲的方式等，则不仅增加胸腰段及腰椎的负荷，且椎旁肌组亦易扭伤。

（二）临床常见原因

1. 无准备活动

无论是体力劳动还是各项竞技活动，如果在正式开始前能对脊柱及四肢进行由慢到快、由小幅度到大幅度的准备活动，则不易发生损伤（包括腰背部扭伤）。反之，无准备活动情况下突然开始加重脊柱负载量，则甚易引起扭伤及韧带撕裂，严重者甚至骨折（以横突骨折多见），特别是平日无暇体力劳动及体育锻炼者。

2. 姿势不当

各项运动均有其十分科学的训练程序，教练及运动员均应重视并按程序操作，从而可大大降低腰部损伤的发生率。但日常劳动，尤其是平日难得有机会进行重体力劳动的家庭妇女或脑力劳动者，当遇到一较重物体需搬动时，往往不习惯先将身体向前靠拢、屈膝、屈髋，再双手持物，并在抬起（举）之同时，膝及髋关节逐渐伸直这一正常步骤，以致用力不当，而将腰背部扭伤。

3. 劳动方式不当

除由于不同劳动条件所造成的被迫劳动体位而难以纠正外，某些劳动者不能自行掌握正确的劳动方式，例如操纵接送患者的推车，如果不是采用"推"，而是用"拉"的方式，则由于椎旁纵向肌群用力较大而易引起腰背部扭伤。此类动作在日常生活及工作中十分多见。

4. 相互配合不当

两人以上的劳动或体育运动项目比赛中，如其中一人动作不协调，则由于重力的偏移而易引起其他人的腰背部扭伤或其他部位损伤。尤其是在精神和体力准备不足的情况下更易发生。

5. 其他原因

自高处跌下、平地滑倒、交通意外或生活意外等，均可引起腰背部扭伤。

三、急性腰背部扭伤的病理解剖特点

在腰背部扭伤时其病理解剖及病理生理变化亦较大。从腰背部扭伤的观点来看，一般依据伤后对胸腰段或腰部的稳定性有无影响将其分为稳定型损伤和不稳定型损伤。前者指单纯性腰背部肌肉及其筋膜附着处（系韧带组织）的撕裂性损伤；后者则指腰椎骨骼本身或主要韧带损伤，以致腰部稳定性遭受破坏。

下面主要介绍单纯的腰背肌筋膜及肌组本身的扭伤，或称之为肌筋膜撕裂伤。

腰背部肌肉在脊柱诸节段中属最为强大的肌群，除侧方的肌群外，骶棘肌最易受累而引起损伤。其好发部位以下方的骶骨附着点处最为常见，约占50%；然后为棘突旁或横突上的腱膜附着处，而位于肌腹中部的撕裂则较为少见。扭伤局部早期呈现充血、水肿、渗出增加，且多伴有小血管支的断裂，以致在损伤处出现小的出血点或血肿。此种改变由于造成正常组织内的缺血及缺氧，继而可招致小血管的扩张及血流减缓、代谢产物堆积，尤其是酸性代谢物的增加，将可进一步加重局部缺氧、血管扩张以及后期增生性反应的病理生理过程。渐而局部血肿机化，大量纤维母细胞侵入而形成瘢痕组织。此时如腰部制动确实，所形成的瘢痕组织按创伤正常愈合方式演变，可获得近似正常功能状态的修复。反之，局部未行固定或损伤面积过大，则易出现愈合不良，以致造成慢性腰痛等后遗症的病理解剖基础。

在肌肉或腱膜处损伤的同时，由于创伤的代谢产物对周围末梢神经的刺激，局部肌肉处于痉挛状态。此时，因肌纤维不停地收缩，代谢产物更为堆积，加之静脉血流受阻，淤血增加，从而加剧了上述病理过程。

于病变后期，除瘢痕组织形成、收缩或软化外，筋膜多显示增厚，以致末梢神经支易被嵌压。如损伤位于肌组织内，则可出现程度不等的横纹肌变性及肌纤维上的横纹减少或消失。

在正常情况下，肌肉组织的愈合过程为3~4周，韧带筋膜等则需6周。因此，在治疗方法选择及制动时间掌握上，应以此为准。

四、急性腰背部扭伤的临床表现

（一）被迫体位

最为多见，且程度轻重不一，其中严重者可卧床不起，一般腰背部扭伤的病例虽可起床下地活动，但由于患侧肌纤维痉挛而使患者胸腰段及腰椎前凸消失，并呈现向患侧屈曲状的被迫体位。这实际上是机体的防卫性反射，以保护患侧肌群免受拉应力的继续作用。

（二）疼痛

由于大部为突然损伤，患者多自觉局部疼痛剧烈，并随着局部活动、振动而加剧，平卧后可减轻。其痛点均较固定，并与肌肉撕裂的部位相一致，以髂后上棘及胸腰段棘突旁为多见，亦可见于椎旁横突上。压痛明显、局限，有时可向大腿后部放射，并随腹压增加而加剧。传导叩痛多为阴性，并与下肢抬举（卧床检查时）无明显关系。局部封闭后疼痛可缓解。

（三）活动受限

腰背部活动可使损伤组织的拉应力增加及疼痛加剧而明显受限，尤其是向健侧的侧弯、旋转及前屈为甚。向患侧弯曲可使损伤组织放松，故仍可做小范围活动。

（四）肌肉痉挛

受损肌肉由于疼痛及其他各种病理因素而反射性地引起痉挛，用手触摸，呈条索状，一般较明显。处于痉挛状态下的肌肉，由于肌肉纤维频繁的收缩，其代谢产物增加，从而可使疼痛加剧，并再度促使肌肉痉挛，以致形成恶性循环，应设法将其阻断。

（五）其他

除注意各阳性体征与症状外，因本病易与腰椎间盘突出症等相混淆，所以还应注意本症不易出现的阴性体征，如屈颈试验、下肢直腿抬高试验、坐骨神经放射痛、下肢反射异常等，均应进行检查。

五、诊断

本病的诊断主要依据以下几点。

（一）外伤史

腰背肌扭伤应具备"外伤史"这一基本条件。但除了明显的外伤而为患者所注意外，某些轻微外伤，例如床上翻转时的用力不当，由坐位或蹲位站立起来时用力过猛，自高处取物时姿势平衡失调等，则易被忽视或遗忘，因此应注意询问。

（二）临床表现

包括被迫体征、疼痛、压痛、活动受限及腰背肌痉挛等，均应认真检查，并加以判定。

（三）封闭试验

取 0.5% ~ 1.0% 普鲁卡因 10 ~ 20 mL 对痛点进行封闭。注射后局部疼痛（包括大腿后方的放射痛）立即明显减轻或消失者为阳性，无明显改变者为阴性。此不仅可用于对腰痛部扭伤的诊断，还是与腰椎间盘突出症相鉴别的要点之一。因腰椎间盘突出症所引起的下肢放射痛系沿坐骨神经放射，经封闭后多无改变。而腰背肌扭伤者，有部分病例亦可出现相类似的下肢放射痛，但其属反射性，范围较小，无坐骨神经受牵拉的体征，且经封闭后即消失。

（四）影像学检查

X 线平片上主要显示下胸及腰椎生理前凸消失及侧弯征，一般不伴有其他改变。MRI 检查可显示肌组受损范围及程度，可酌情选用。CT 扫描仪用于伴有骨关节损伤者。

六、急性腰背部扭伤的治疗

（一）腰背部制动

局部制动是任何创伤组织修复的基本条件。腰背部肌腹或附着点处的撕裂范围一般较大，因此局部更需要制动，以利于损伤组织获得正常愈合。否则，过多地活动，不仅延长病程，且易转入慢性腰痛（腰部慢性纤维织炎）而使治疗复杂化。

严重损伤者应绝对卧床休息 2 ~ 3 周，原则上不应少于 7 日，而后行石膏腰围（下背部扭伤石膏范围应上移）固定 3 ~ 4 周，并在不增加患侧拉力情况下适当活动。中度扭伤者除可采用卧床休息外，亦可选用石膏制动的方式，这对需坚持工作而难以卧床休息的患者更容易接受。石膏固定一般持续 3 ~ 4 周。

对病情较轻者，休息数日后，再戴一般腰围或胸背支架，或戴简易腰围起床活动即可。

手法推拿及各种促使腰部活动的疗法，对早期及损伤严重者不适用，以免延长病程或转入慢性。

（二）活血化淤

各种促进局部血液循环及清除创伤代谢产物淤积的疗法均有一定疗效。

1. 理疗

可根据病情选用超声波、高频、离子透入、电动按摩及红外线照射等。

2. 药物

可口服复方丹参片、云南白药、活络丹、三七粉及红花等。亦可选用各种药物外敷，包括各种跌打损伤膏药、坎离砂（风寒砂）及药酒等。上述诸药均具有一定作用。

3. 局部按摩

以轻手法为宜，重手法可能加重损伤，不宜选用。此种疗法主要用于后期病例。

4. 硬膜外药物注射

于腰骶段硬膜外注入少量皮质激素和适量麻醉剂，亦可改善受损局部肌肉组织痉挛状态，而有利于改善血液循环。但实施时应注意安全，原则上由麻醉师操作。对椎管内有病变者不宜采用。

（三）封闭疗法

对急性扭伤、疼痛剧烈伴有肌肉痉挛者，可采用 0.5% 普鲁卡因 20 mL 于痛点处行封闭。其深度视个体胖瘦、压痛点深浅及解剖特点而定，切勿过深，并按常规于推药前先行回抽，证明无血液回流时方可注射。每 1 ~ 2 日注射 1 次，4 ~ 5 次为 1 个疗程。一般无须另加其他药物。

（四）康复期功能锻炼

3 周后损伤处即逐渐愈合，可开始腰背肌功能锻炼，以求及早恢复肌力。早期锻炼不宜过多，先从静止状态下肌肉自主收缩开始，无明显疼痛后再增加活动量。

（五）对症处理

视病情需要可给予止痛、镇静及安眠药物等治疗。

七、急性腰背部扭伤的预后

经正规治疗者，95% 以上可完全愈合而不遗留有任何后遗症。治疗不当时，则易转入慢性劳损性腰背痛。此主要由撕裂伤处愈合不良、瘢痕过多及肌肉松弛等因素引起。

八、急性腰背部扭伤的预防

在此种损伤病例中，约 50% 可以通过预防而避免发生，主要措施如下。

（一）劳动前的准备工作

不仅对不经常进行体力劳动者，即使是对每天从事体力劳动的工人，也应让其在正式劳动开始前适当活动腰背部，以减少意外的发生；对偶然参加体力劳动或剧烈运动者更应如此。

（二）掌握体育锻炼中的要领

任何一项运动项目均有其十分科学、合乎解剖生理要求的训练要领，并已经过实践反复修改，证明既可提高竞技能力，又可预防运动伤，包括剧烈运动前的准备工作，因此必须遵循该要领进行训练，切勿自行其是而引起损伤。

（三）动作要量力而行

对各项劳动与运动，应根据个人的体能量力而行，切勿勉强，以防发生意外。

（四）腰部保护

对腰背部肌力较弱或活动强度较大的活动，则应预先用宽腰带将腰背部进行保护，以增加腰背部肌力。

（范亚朋）

第三节　腰骶棘上韧带与棘间韧带损伤

一、棘上韧带损伤

（一）概述

自枕外粗隆至腰部于棘突后方均有棘上韧带相连，其纤维长，一般表现为较粗厚的项韧带，对枕颈部的稳定起重要作用。在胸段棘上韧带较薄弱，而腰部之棘上韧带亦较强壮；但于腰 5 至骶 1 处常缺如或较为薄弱，以致易发生其深部的棘间韧带损伤。

（二）致伤机制

多因突然使脊柱向前屈曲的暴力所致，因此，好发于重体力劳动时或竞争激烈的运动场上。断裂时患者自觉有一突然响声，随之腰部似"折断"状而失去支撑，好发于下腰部。

（三）临床表现

主要表现为以下三大症状。

1. 疼痛

于断裂的局部多有剧烈疼痛，尤以前屈时更为明显。后仰时则可减轻，故患者喜采取"仰首挺腹"样姿势。

2. 活动受限

腰部活动明显受限，尤以前侧弯及旋转受限的范围更为明显，但后期可减轻。

3. 压痛

于断裂的棘间韧带处有明显压痛。对体瘦患者检查时，如触及断裂的棘间隙处时，可发现有凹陷感。

（四）诊断

主要根据以下特点。

1. 外伤史

多于前屈状态下或腰部强力旋转时损伤。

2. 临床特点

以三大症状为主。

3. 封闭试验

用 1% 普鲁卡因 5 ~ 15 mL 对痛点行封闭后，上述症状迅速消失者为阳性，但麻醉有效期过后又复现。

4. X 线检查

除腰部生理弯曲消失外，别无特殊所见。

5. 磁共振成像（MRI）

MRI 可清晰地显示韧带断裂的部位及程度。

（五）治疗

1. 轻者

可卧木板床休息 3～5 日后，仰伸位用石膏腰围、背心固定 6～8 周，同时进行腰背肌锻炼。

2. 重者

可行手术探查及修补术，拆线后行石膏腰围固定 6～8 周，并逐渐下床活动。后期注意腰背肌功能锻炼。

二、棘间韧带损伤

（一）概述

棘间韧带位于上、下相邻两个棘突之间。其纤维较短而弱，易受损。自颈至腰骶部，该韧带位于棘上韧带深部，前方与黄韧带相连以维持棘突间的平衡。于腰 5 至骶 1 棘间因棘上韧带缺如，加之该处所受多种应力较集中，因此最易断裂。

（二）致伤机制

与棘上韧带损伤相似，主要为屈曲暴力所致，且外力强度更为剧烈；损伤发生在腰 4 以上时，多与棘上韧带同时断裂。

（三）临床表现

亦与棘上韧带损伤基本相似，唯其好发部位多在腰 5 至骶 1 段，其压痛点均在上、下棘突之间正中处，且较深在。

（四）诊断

除根据外伤史、临床症状与体征特点，封闭试验及阴性 X 线平片等进行诊断外，尚应注意以下两点。

1. 单纯棘间韧带断裂

主要见于腰 5 至骶 1 节段。

2. 痛点封闭后拍片

在前屈状态下摄腰椎侧位片时可显示棘突间的间隙增宽，尤以两组韧带同时断裂者间隙更宽。无麻醉情况下不应做此检查，以防加剧患者痛苦。

3. MRI 检查

结果可有阳性所见。

（五）治疗

1. 单纯棘间韧带断裂

原则上按非手术疗法治疗。

2. 合并棘上韧带断裂

多需手术缝合，必要时可切取阔筋膜修补。陈旧性者若合并腰椎不稳时，亦可对不稳定椎节行脊柱融合术。

3. 腰肌功能锻炼

各种疗法均应强调腰肌锻炼，这是功能恢复的基本要求。

（范亚朋）

第四节　慢性劳损性颈背部筋膜纤维织炎

除慢性外伤性因素外，凡因某种原因（寒冷、潮湿，慢性劳损等）致颈背部筋膜及肌组织出现水肿、渗出及纤维性变，并伴有一系列临床症状者，称为颈背筋膜纤维织炎。

一、病因

引起本病的发病机制较为复杂，与多种因素有关。

（一）寒冷

寒冷为诸原因中最为多见的。患者曾于寒冷地面、风口等处睡眠后，或是在某一寒冷地区停留久，而又无足够防寒衣物后发病。尤以深秋、冬季及早春为多。由于寒冷，特别是在睡眠时，如果颈肩部长时间暴露在外或受寒风吹袭，则首先引起颈痛部血液循环改变，包括血管收缩、缺血、淤血及水肿等，以致局部纤维渗出，形成纤维织炎。因这种原因发病者，其对气候改变十分敏感，尤以季节变换时易发病。

（二）潮湿

潮湿为本病另一多见的原因，尤其与寒冷并存时更易发病。在空气潮湿的环境中，不仅精神情绪受到影响，还由于皮肤代谢功能失调（尤其是排汗功能），以致皮下及筋膜处血液循环易因血流减缓而引起微血管的充血、淤血、渗出增加，并形成纤维织炎的又一机制。另外，与大气压的高低也有关系。

（三）慢性损伤及不良体位

除各种较严重的损伤引起颈背部筋膜、肌肉等纤维化改变致使末梢神经受卡压出现症状外，临床上多见的是由于各种慢性劳损性因素，尤其是屈颈位时（包括高枕），不仅引起椎间隙内压升高，还可引起颈背部软组织的高张力状态，进而出现微小的撕裂样损伤。这种内源性损伤最终将因纤维样组织增多，并随着其后期的收缩作用，致使局部的毛细血管及末梢神经受挤压而出现症状。这种损伤与职业关系较大，多见于颈背部呈前屈位工作者，如机关办公人员，制图、设计人员及会计、流水线操作工人和纺织工人等。

（四）其他因素

包括某些病毒的感染、风湿病的变态反应对颈背筋膜的影响等，均表明颈背筋膜可受多种因素影响而出现无菌性炎症状态。

二、病理

除有明显外伤史显示创伤反应外，以风湿为主要发病原因者，早期在形态学上可无任何改变，但病程进入一定阶段，则可以显示颈背部筋膜及肌肉组织内经历充血、肿胀及渗出性改变；其结缔组织中的白色纤维出现挛缩及瘢痕化，并逐渐形成细小的结节，其中较大者可以用手指触及。这种位于筋膜及肌肉中的小结节，实际上是散布于颈背部各组织中的弥漫性小病灶，其不断向四周散发异常冲动，并刺激末梢神经的轴突，再通过反射而产生一系列症状。

散在的结节也可连接成块状。如果细小的神经分支被包绕其中，由于白色纤维组织的收缩可出现末梢神经卡压症，并构成持续性疼痛等症状的解剖学基础。临床上的压痛点即在该处，有时亦可在远隔部位出现效应点。

在白色纤维集结成结节或块状的同时，其间可有裂隙出现，尤其是在深筋膜表面，因而易使其下方张力较大的脂肪组织疝出，称为"筋膜脂肪疝"。这种现象尤多见于腰背部，且多为中年女性。

在一般情况下，肌肉形态学多无明显改变，但在后期，在白色纤维粘连、结节密集部位下方的肌肉于显微镜下观，可出现横纹消失征。附近的小血管支多显示管壁增厚或厚薄不均等特点。

除颈背部外，纤维织炎可见于全身各个部位，腰背部亦多发，并可引起附近神经干的卡压综合征而造成一系列不良后果，严重者则需手术治疗。

三、临床表现

（一）弥漫性疼痛

患者多主诉颈背部（有时包括胸背部）弥漫性疼痛，以双肩内侧及颈胸交界处为明显。其特点是晨起时剧痛，活动数分钟或半小时后即缓解，但至傍晚时似乎因活动过多疼痛又复现。休息后又好转，与肥大性脊柱炎相似。

（二）多有诱发因素

患者发病多有明确的诱发因素。其中以受凉、受潮及过累为多见，且于既往病史中多有类似情况。

（三）点状压痛及皮下结节

患者多能用手指明确指出其痛点（一点或数点）；压之除局部疼痛外，尚可沿该痛点处所分布的神经纤维末梢传导，反射性出现该处邻近部位痛感。皮肤较薄者，尚可在痛点处深部触及结节样硬块，大小多在 5 mm × 5 mn 以下，有时亦可触及直径 1 cm 左右的脂肪瘤样结节（多伴有放射痛）。

（四）双上肢活动受牵感

由于筋膜纤维织炎致使深部的肌肉舒缩活动亦受限制，当向上或向前抬举上肢时，患者有受牵拉的僵硬感。尤以寒冷季节为明显。

四、诊断与鉴别诊断

（一）诊断

1. 病史

多有风寒、潮湿或慢性劳损史。

2. 症状和体征

一般均有前述的典型症状与体征。

3. X 线检查

可显示颈椎生理曲线消失，尤以发作期为明显，但无其他特异性所见。

4. 实验室检查

临床上主要检测红细胞沉降率、抗溶血性链球菌素"O"及类风湿性因子等。阳性结果者表明其病因属风湿性或类风湿病变。阴性者则用于其他类型的诊断或鉴别诊断。

（二）鉴别诊断

根据本病的特点，一般易与颈部其他疾患相鉴别，但其常和颈型颈椎病相混淆，后者起病较快，对颈部制动及牵引疗法反应佳。有时两者亦可并存，因其治疗原则一致，对鉴别困难者不妨在治疗中观察判定。

五、治疗

（一）基本原则

以非手术疗法为主；针对病因采取有效措施，防治结合；加强科普教育，使患者认识本病的规律以配合治疗。

（二）非手术疗法

1. 消除病因

设法改善生活、工作及学习的基本条件，注意防潮、保温，避免引起颈背部慢性劳损的体位。对野外工作者应给予医学保健指导。

2. 理疗

可根据病情选用各种物理疗法，以促进局部的纤维性炎症逆转或消退。

3. 胎盘组织液注射

胎盘组织液注射对消除纤维粘连及软化瘢痕组织疗效较佳。一般每日 1 支，肌内注射，30 日为 1 个疗程；其中以未提取过丙球蛋白等原液为佳。

4. 封闭疗法

封闭疗法用于痛点封闭，以 0.5% ～ 1.0% 普鲁卡因 5 ～ 10 mL 局部封闭，亦可加入氢化可的松 0.5 mL，每 5 ～ 7 日注射 1 次，4 次为 1 个疗程。

5. 中药外敷

以通敷合剂（加醋）敷患处，每包连用 3 日，每日外敷 2 次，4 ～ 6 包为 1 个疗程。使用过程中防止烫伤。

6. 针灸疗法

除阿是穴外，可加用曲池、合谷、肾俞等穴。不宜选用耳针，因一旦感染，后果严重。

（三）手术疗法

（1）对有明确压痛点，疑末梢神经卡压者，可行局部（小刀口）松解术。

（2）局部脂肪脱垂症者可行手术探查及脂肪摘除或筋膜松解术。

（3）中医手术割治疗法（小针刀）亦有疗效，但切割范围不宜过广，并注意外科无菌技术。

（薛　剑）

第五节　慢性劳损性腰背痛

一、概述

慢性劳损性腰背痛，又称慢性腰背肌劳损，主要是由于急性腰背部扭伤的后遗症及累积性慢性损伤所致。但如加上气温低及潮湿等因素，则更易发生。从症状上观察，它与胸背或腰背部纤维织炎完全相似，尽管其发生机制属另一原因，更多见于潮湿寒冷条件下的工作者，但在临床上常难以区分，除非根据病史上的特点加以区分。而无法鉴别者，可统称为腰肌劳损。

（一）急性腰背部扭伤后遗症

急性扭伤十分多见，经过治疗后 95% 的患者虽可痊愈，但是如果早期治疗失误，未获得满意的制动与固定，则由于受损的腰背肌仍处于被牵拉状态或腰背部的频繁活动，而影响组织的正常愈合。另外，重手法推拿等操作可使刚刚愈合的纤维组织又被拉开，造成这一不良后果。严重的腰背肌撕裂伤，即使早期得到合理的治疗，也有可能出现这种后遗症，这主要是由于愈合后遗留的大面积瘢痕组织对脊柱正常活动与负荷的承受力较正常组织为差，以致易被牵拉而松弛、变性及局部缺血，并可形成恶性循环。韧带、筋膜及肌肉的起止端处血管少，血液供应差，一旦发生损伤，则修补愈合慢。加之脊柱经常活动能干扰愈合的过程，纵然创伤获得愈合，由于瘢痕组织结构的愈合不够牢固，一旦脊柱活动或承受重物失去平衡，易在原创伤处再次发生创伤，致使腰部疼痛复发。

此外，还有另外两种损伤方式引起局部腰痛：一种是关节囊损伤，使关节囊滑膜组织在脊柱活动过程中嵌顿在小关节之间，以致引起腰痛；另一种是创伤时由于皮下深筋膜有部分纵形撕裂伤，以致皮下脂肪组织被挤压于裂隙处而引起脂肪组织疝，出现程度不同的腰痛。

（二）累积性慢性损伤

尚不足以引起肌肉韧带撕裂的外伤，或使腰背肌长期处于高张力状态下的被迫体位，以汽车司机、翻砂工及坑道作业等为多见，可引起该处肌组织及某附着点处的过度牵拉，以致出现断裂前状态。此时局部出现反应性炎症，包括局部血供受阻、缺血、充血、缺氧及渗出增加等，继而引起局部组织变性。反复不断的慢性劳损可使这一过程日益加重，并易形成恶性循环。

（三）附加因素

气温过低或湿度太大可促进上述病理过程的发展，其他如内分泌紊乱（女性更年期多见）、重病及严重外伤后等，均易诱发本病。腰部遭受寒冷、潮湿、风吹，甚至季节气候的变化，均易发生腰痛。寒冷能促使腰痛的发生，其原因有：一是寒冷能使疼痛阈降低，疼痛阈降低，则对疼痛敏感，韧带损伤时的一般疼痛，此时则变为显著的腰痛或剧烈疼痛；二是寒冷本身就是一种刺激，寒冷可使腰肌收缩，长期的肌肉收缩则产生较多的代谢产物（乳酸等），后者对肌肉亦是一种刺激，由于刺激逐渐加大，反过来则使肌肉痉挛，如此反复影响，则形成一恶性循环；三是寒冷使血管收缩，不利于代谢废物的排出，更不利于肌肉的营养供应，继而促使肌纤维的变性。总之，疼痛阈降低，血管与肌肉痉挛，代谢产物的积累，肌纤维的变性都促使腰部劳损的发生或使其疼痛加重。

潮湿与腰部劳损的产生并无明显关系，但是腰部劳损一旦发生，则其对腰痛有间接作用。因为在气候热时，潮湿对腰痛并无任何影响；而遇到冷时，潮湿则往往使腰痛加重，这是由于潮湿的传热力为不潮湿的数倍。因此，潮湿时人的机体易感受寒冷的侵袭，并使寒冷的作用加大，以致在寒冷条件之下，潮湿使腰痛加剧。

二、临床表现

（一）腰背部疼痛

疼痛症状可以很轻，可以很重，还可以呈交替状表现为时轻时重。在平时多为隐痛、胀痛或酸痛，部分患者腰痛伴有沉重感，亦可有腰断裂样痛。通常腰痛呈间歇性，如病情严重，则变为持续性。在白天工作时间腰痛大多减轻；晚间休息时间腰痛反而加重。春、秋季对于腰痛没有明确的影响，但是部分患者遇到阴雨天或天气转凉，以及春、秋更换季节时，腰痛往往加重或复发。

（二）局部压痛

检查时，可嘱患者俯卧于床上，使腰背部肌肉放松，从轻轻按压开始，如压痛不明显，则向深处做按压。此时应密切注意患者面部表情、身体是否移动。一般情况下，在腰背部可找到一个或几个明显压痛点，多在肌肉、韧带、筋膜的附着处。如无明显压痛点时，可在患者腹部下面放置一枕头，令腰变平坦，在此体位再次检查，则腰部痛点比较容易找到。注意按压的方向，要与上、下、左、右按压作对比，亦可在痛处用美兰液做标记，作为痛点封闭注射的定位。在一般情况下，局部压痛点就是病变所在部位，压痛点数目及患者的移动情况往往是腰痛严重性的表现。

韧带、筋膜及肌肉的压痛点多在腰部菱形痛点。腰背痛点的分布，按其发生率的顺序如下：腰脊肌的中部边缘（即第 3 腰椎横突尖处）最为多见，其次为腰骶棘突间及其上方，髂嵴的后 1/4 处，第 3 腰椎棘突上下方，第 12 胸椎棘突处，第 7 胸椎棘突上、下及第 4 胸椎棘突处。髂嵴后部的痛区往往局限于一小段，其他部位的痛点多局限于一点。痛点可以有 2 ~ 3 处，亦可先后依次出现多处痛点。

（三）放射痛

不同的压痛点可产生不同部位的放射痛，反过来可根据不同部位的放射痛来寻找韧带劳损的病灶所在处。有时还可利用压痛点，作腰部劳损与椎间盘突出的鉴别诊断。第 3 腰椎横突尖处压痛点的放射痛，多为半侧腰部范围；第 5 腰椎棘突上、下的压痛点，其放射范围是沿髂嵴的腰部；髂后上棘的上方是向臀部及大腿外侧放射；髂后上棘的内下方是向大腿后方放射；髂嵴的顶端压痛点是向腹股沟处放射；胸椎棘突处压痛点是向周围放射。

（四）点状压痛及皮下结节

患者多能用手指明确指出其痛点（一点或数点）。压之除局部疼痛外，尚可沿该痛点处所分布的神经纤维末梢向上传导，反射性地出现该灶邻近部位痛感。皮肤较薄者，尚可在痛点处深部触及结节样硬块，大小多在 5 mm × 5 mm 以下。有时亦可触及直径 1 cm 左右的脂肪瘤样结节（多伴有放射痛）。

（五）肌肉痉挛

肌肉痉挛为肌肉半收缩状态，多见于急性腰部扭伤或严重的腰部劳损。通常是一侧骶棘肌痉挛，肌肉收缩显得隆起，比健侧腰肌高，按压之有实硬感。由于患侧腰肌收缩，骨盆可以倾斜，腰部显得板硬，不利于弯腰，起卧于床上比较吃力。肌肉痉挛应视为腰部韧带劳损病灶的一种反应，患者无法自控，如腰肌痉挛存在，应细心检查，寻找韧带劳损的病灶。热敷、按摩能解除或减轻腰肌痉挛，使患者有舒适感。

（六）其他

包括腰痛等症状，其中以腰背部僵硬及活动受限等为多见。

三、诊断与鉴别诊断

（一）诊断

1. 病史

除以往有腰背部外伤史外，多具有职业特点，可详细询问有无长时间使腰骶部处于屈曲状态的工作情况及其持续时间等。

2. 化验

红细胞沉降率及抗"O"等均在正常范围以内，此点可与风湿性患者相区别。

3. X线检查

多无阳性所见。

（二）鉴别诊断

主要与纤维组织炎、退变性脊柱炎和腰椎间盘突出症相鉴别。

四、治疗

（一）消除病因

除了在劳动中注意腰背部体位，避免使腰背肌处于高张力状态的前屈位外，尚应注意劳动的节奏性。对非此体位无法操作的职业，应选择较为符合腰部生物力学的坐姿，并经常更换，不宜在一种坐姿下持续过久。每间隔 1 ~ 2 小时，做 1 次工间操或类似课间休息的腰背部活动，对本病的防治十分有效。此外，对气候环境所造成的影响亦应注意采取相应的对策，并应避免长时间处于空调环境中。

（二）腰肌锻炼

对慢性劳损者，增强以骶棘肌为主的腰背肌锻炼，不仅可通过增加肌力来代偿病变组织的功能，还可促使患者早日康复。腰背肌锻炼的方式较多，以飞燕点水（或称蜻蜓点水）式为主，每日 3 次，每次 50 下（开始时可较少）。

（三）封闭疗法

除注射普鲁卡因外，每次可加入氢化可的松注射液 0.5 mL，4 次为 1 个疗程，每次间隔 5 ~ 7 日为宜。大多有效，50% ~ 70% 的患者为显效，甚至痊愈。

（四）其他

理疗、对症药物治疗、中草药外敷、矿泉浴等均有一定疗效。对个别病程较长、久治无效者，亦可采用石膏腰围或胸背支架制动及固定 8 ~ 10 周，同时加强腰背肌锻炼，多可获得令人满意的疗效。

五、预防

本病的预防是全方位的，从居住条件到劳动姿势等均应考虑会否引起腰肌劳损及如何预防慢性腰痛等具体问题与措施。

（曾 啸）

第六节 交叉韧带损伤

一、前交叉韧带损伤

前交叉韧带（ACL）位于膝关节内，连接股骨与胫骨，主要功能是限制胫骨向前过度移位，其损伤是常见的膝关节韧带损伤之一。ACL 损伤多发生在运动时，尤其是方向快速变化和跳跃时。常出现膝关节不稳定，有的继发半月板损伤或关节软骨损伤。

（一）诊断

1. 稳定性试验

稳定性试验的结果因医师经验的不同而有不同。医师对韧带功能解剖和生物力学的认识、对试验技术的熟练掌握程度影响稳定性试验的结果。

（1）前抽屉试验（ADT）：在做前抽屉试验之前，先做重力试验以明确胫骨平台是否存在后侧移位。如果后侧移位存在，应以对侧为标准调整基点。重力试验的做法：仰位，双下肢屈膝 90°，屈髋 90°，双足跟放在检查者手上，比较双膝胫骨结节的高低。然后做前抽屉试验：仰位，下肢屈膝 90°，屈髋 45°，足放在检查台上；检查者坐于足上，双手拇指放在膝前膝眼处，其余 4 指放在膝后，向前缓慢施加力量，两拇指感受胫骨两侧平台向前的相对于股骨的移位。与对侧比较，移位相差 6 ~ 8 mm 时为阳性。将胫骨放在旋转中立位、外旋 30°、内旋 30° 3 个位置上检查并记录结果。在急性韧带损伤期或是有半月板阻挡时（门槛作用），检查前抽屉试验会有假阴性。内旋位时后交叉韧带被拉紧，也会有假阴性。

（2）Lachman 试验：仰位，被检查肢位于检查者侧，屈膝 15°～30°，以一手紧握固定股骨外侧，另一手拇指握住胫骨上端前面内侧关节缘，其余 4 指施加向前的提升力，这时拇指感觉胫骨相对于股骨的前移。在急性韧带损伤期，由于肿胀、疼痛，患者不能屈膝，此试验是最易做且痛苦最小的检查。

（3）Macintosh 轴移试验：仰位，伸膝 0°，胫骨内旋。检查者以与患者相对应的一手拇指顶在被检查肢有腓骨头的后侧向前施力，其余 4 指放在股骨远端前外侧向后、向内施力使膝外展，另一手持足保持胫骨内旋外展。膝关节由伸直位向屈曲活动，当屈膝至 20°～40° 时，胫骨外髁突然向前半脱位，继续屈曲则恢复原位。

2. 韧带测试仪

由于稳定性试验的不可靠性，以及试验结果的主观性，近些年来，韧带测试仪的研究有了发展。其中以韧带测试仪 KT-1000、KT-2000 最具代表性。

1988 年，Daniel 医师在临床研究的基础上，发明设计了 KT-1000 韧带测试仪。这是一套便携式仪器，可以在任何膝关节屈曲角度上准确测量膝关节的前后稳定性。既可用于治疗前诊断，也可应用于手术中测试及手术后的康复治疗中。关于测试仪的准确性，1994 年 Daniel 报道指出，应用最大限度手动试验项目准确率可以达到 98%。

最大限度手动试验：将被检查肢体固定于屈膝 30° 位，将 KT-1000 的髌骨感应垫稳定在髌骨上，设置试验参照负荷为 89 N。一手以 30～50 N 的力压髌骨感应垫，另一手自小腿近端后侧施加向前的力，读取胫骨向前最大移位数字。

3. 影像学检查

（1）X 线检查：在膝关节韧带损伤的检查诊断中，X 线检查是必要的。其目的包括：探察发现撕脱骨折片，如胫骨嵴、胫骨平台后侧的撕脱骨片、内外侧副韧带附丽点骨片、关节内骨软骨骨折片等；对于陈旧性韧带损伤，在应力像上可以探察、测量移位程度；进行关节不稳定的方向的鉴别诊断；进行儿童骨骺损伤与关节不稳定的鉴别诊断。

拍摄 X 线片包括标准的前后位、侧位、髌骨轴位，必要时采用应力下成像。急性损伤期应尽量避免使用应力下成像，以免加重损伤。

（2）MRI 检查：MRI 以其优质的图像及对人体的无创性而受到越来越多的重视。在探查膝关节韧带损伤时，磁共振的磁通量密度应在 1.5 T 以上。应在冠状面和矢状面 2 个平面上扫描影像，扫描厚度每层 3～5 mm，以获得交叉韧带的低密度影像。如果影像连续性中断，可以判断韧带损伤。1989 年，Glashow 对应用磁共振诊断交叉韧带作了双盲的研究，其结果是磁共振在韧带损伤组中，阳性诊断准确率为 74%，在无韧带损伤组中阴性诊断准确率为 70%。敏感度为 80%。目前，磁共振在诊断交叉韧带损伤方面，总体的诊断正确率是 65%～90%。随着磁共振成像的发展，在检查诊断交叉韧带损伤方面，特别是对于后交叉韧带（PCL）损伤，磁共振成像以它的非介入性将比关节镜检查更具魅力。

4. 关节镜检查

关节镜可用于诊断急性损伤，如前交叉韧带断裂、半月板损伤、关节囊损伤、伸膝装置损伤、骨软骨骨折和髌骨脱位等。但是，在关节镜下诊断韧带断裂，特别是对于前交叉韧带股附丽区损伤、韧带实质部断裂损伤时，应注意可能有假阴性，应附加应力试验或用探钩探察韧带的强度加以鉴别。

（二）治疗

对 ACL 损伤的自然病程的理解有助于建立正确的治疗计划。但是，由于诸多因素的参与，要做到正确理解、认识自然病程是非常困难的。

1. 保守治疗

保守治疗的适应证包括急性单纯 ACL 损伤、急性部分 ACL 损伤合并内侧副韧带损伤。保守治疗所采用的方法主要包括休息、冷敷、加压绷带包扎、石膏制动、膝矫形器（支具）控制、使用抗感染药物等。

2. 手术治疗

（1）急性带附丽区骨片的 ACL 撕裂修补术：带有附丽区骨块的急性 ACL 撕裂损伤最易发生于胫骨嵴附丽区，股骨附丽区较少。该修补手术效果肯定。对于一些运动员需要恢复强力运动时，有些人建议可以采用一期韧带重建手术治疗无骨片的韧带撕裂。

手术后处理：用膝关节石膏制动固定骨折片的膝关节屈曲角度。3 周后，在膝矫形器（支具）保护下行膝关节 0° ~ 90° 屈伸练习及股四头肌肌力练习；8 周后全屈伸活动；12 周后负重练习。

（2）关节镜下急性带附丽区骨片的 ACL 撕裂胫骨嵴骨折修补术：与切开手术相比，关节镜下采用微创技术修复急性带附丽区骨片的 ACL 撕裂具有明显的优点。手术方法是采用膝关节常规关节镜入路，充分清除关节内积血及凝血块。探查关节内结构，特别注意两侧半月板前角有无撕裂。清理骨折断面及撕脱骨块，在钝穿刺锥的协助下复位骨折块。用双股 PDS-Ⅱ可吸收线缝合 ACL 基底部，在 ACL 重建瞄准器引导下，做胫骨髁骨道两条至骨折面，将缝合线穿过骨道引出，确认骨折复位后打结固定。手术后石膏制动 4 ~ 6 周。

（3）ACL 重建术：ACL 损伤引起关节松弛，关节运动学与力学分布改变，继发其他结构的损伤，进而加重骨关节退行性变化。因此，修复手术失效或陈旧性 ACL 损伤就成为重建术的任务。研究表明，ACL 重建能够解除关节不稳定症状，预防膝关节内其他结构的进一步损伤，特别是半月板损伤，然而尚不能延缓关节退行性变化。

ACL 重建术的适应证从膝关节关节软骨状况、肌力情况、活动范围、年龄和全身情况以及医师的手术技能等几个方面进行考虑。膝关节关节软骨状况差、肌力差、活动水平低、年龄大、全身情况不佳的患者，不适宜行重建术。对特定职业人员的 ACL 损伤，例如运动员、消防队员、体力劳动者等或合并有半月板损伤者的重建术应采取积极的态度。

1）骨—髌腱—骨结构重建 ACL 术：骨—髌腱骨结构最常被用作移植替代物重建 ACL。手术可以切开关节，也可以在关节镜下进行。手术步骤为移植物的准备，钻胫骨、股骨骨道，髁间窝成形以及移植物的固定等。

2）关节镜下半腱肌、股薄肌肌腱重建 ACL 术：由于骨髌腱骨结构的切取，患者手术后感觉膝前不适，近年来使用半腱肌、股薄肌肌腱重建 ACL 逐渐增多。单股薄肌肌腱的强度为 ACL 的 49%，单半腱肌肌腱的强度为 75%，通常临床上常用双半腱肌双股薄肌肌腱联合应用，其联合强度明显增加，而其直径才仅有 8 ~ 9 mm。因此，这种组合具有容积小、强度大的有利特点。

二、后交叉韧带损伤

后交叉韧带（PCL）是稳定膝关节的重要因素，对膝关节运动起着导向和限制作用。PCL 损伤后，如未得到及时治疗，常导致膝关节不稳，继发半月板、软骨损害和骨性关节炎。传统观念认为 PCL 损伤的发病率较低。由于对其解剖、生物力学性质研究较少，PCL 损伤常被漏诊。

（一）诊断

1. 受伤机制

PCL 损伤占所有膝关节韧带损伤的 8% ~ 23%，其中多数病例属于复合型损伤。屈膝时胫骨近端受到直接向后的暴力是最常见的 PCL 损伤机制，并多属单纯型 PCL 损伤。例如，摩托车手胫骨结节撞击仪表盘造成 PCL 损伤，即"仪表盘损伤"。在此损伤机制下，PCL 撕裂有 70% 发生于胫骨端，15% 发生于股骨端，15% 发生于韧带的中部。

膝过伸也可导致 PCL 损伤，如跳远落沙坑的动作，常首先表现为 ACL 撕裂，继而发展为 PCL、后关节囊损伤，甚至出现膝后方神经血管束的损伤，其中有 60% 并发内侧或外侧半月板的撕裂；偶尔，膝内翻性损伤也可并发 PCL 损伤，依次为膝外侧副韧带（LCL）断裂、后外侧关节囊和 PCL 损伤。

2. 损伤类型

（1）单纯 PCL 损伤：包括 PCL 胫骨和股骨附着点处的撕脱损伤。有完全断裂和部分破裂。实质部撕裂可以是急性的，也可是慢性的。胫骨后移不超过 10 mm 并有轻度旋转不稳的 PCL 损伤可被认为是单纯 PCL 损伤。

（2）后外侧旋转不稳：后外侧旋转不稳可单独出现或合并有 PCL 损伤。有学者认为，绝大多数后外侧结构损伤合并有前交叉韧带损伤。PCL 损伤常合并有膝后外侧结构损伤，导致出现严重的症状。

（3）PCL 复合伤：包括创伤性脱位、ACL 加 PCL 损伤及侧副韧带或旋转不稳定性损伤。

3. PCL 损伤的自然转归

有关 PCL 损伤的自然转归一直存在争论，相对一致的看法是单纯 PCL 损伤非手术治疗可获得较好的结果，而伴随有其他韧带损伤时则不然。Shelbourne 等观察了 133 例单纯 PCL 损伤患者，平均随访 5.4 年，发现韧带松弛和膝关节评分与伤后时间无关，韧带松弛与 X

线片上关节间隙变窄无关；主张非手术治疗急性单纯性 PCL 损伤。但是 Keller 等观察了 40 例单纯后交叉韧带损伤患者，随访 6 年，其中 36 例活动时膝关节疼痛，17 例行走困难，且膝关节功能障碍程度与损伤时间长短有关，时间越长，症状越重。BoynLon 和 TieLjens 报道 1 组平均随访 13.4 年的 38 例单纯性 PCL 损伤，发现膝关节的退行变与伤后时间有关。Dejour 等发现 80% 的 PCL 损伤患者有膝关节痛和骨性关节病改变，他们将单纯 PCL 损伤的自然转归分为 3 期：第一期为功能适应阶段，持续 3 ~ 18 个月；第二期为功能耐受阶段，持续 15 ~ 20 年；第三期为骨关节退变阶段。

4. 体格检查

急性 PCL 损伤时多表现为膝关节损伤的一般症状，如疼痛、关节肿胀、功能受限等；陈旧性 PCL 损伤，如周围结构不能代偿发生关节不稳，可表现为上下楼及上下坡困难。急性 PCL 损伤时由于伴有疼痛、关节积液、肌肉痉挛，常很难发现阳性体征，尤其是单纯的 PCL 损伤，因为缺乏简便可行的诊断手段，常造成漏诊。临床常用的检查 PCL 损伤的方法如下。

（1）后抽屉试验（PDT）：患者平卧位，屈膝 90°，屈髋 45°，检查者在固定骨盆和足部的前提下，前后推拉胫骨近端。应在旋转中立位、外旋 15° 和内旋 30° 的 3 种体位下重复进行检查。有时 PDT 阳性会误以为前抽屉试验阳性，因为 PCL 损伤后在自然体位下胫骨上端后沉，以此为起点作 PDT 会误以为 ADT 阳性，所以必须对比双侧胫骨结节隆起的高度。

（2）股四头肌动力试验：PCL 损伤患者，仰卧位屈膝 90° 时可以发现胫骨近端有明显的向后移位，出现下陷征。此时让患者主动收缩股四头肌，在伸膝的起始阶段可以发现胫骨近端的向前活动。注意在急性损伤时可以不出现下陷征。

（3）后方 Lachman 试验：屈膝 30° 时于胫骨近端施加向后的压力，使其向后移位。由于急性损伤的患者多可以耐受 0° 的屈膝，该试验可应用于急性期。

（4）动力后移试验：用来检查后膝直向不稳定和膝后外侧旋转不稳定。患者仰卧，屈髋、屈膝，然后被动伸直膝关节，若向后半脱位的胫骨突然复位，则为阳性。

（5）反轴移试验：应用反轴移试验诊断膝后外侧旋转不稳定性，屈曲和外旋膝关节，并施加外翻应力，然后逐渐伸直，感觉到胫骨复位时的弹跳为阳性，表示后交叉韧带和弓形复合伤。Coopers 认为，多达 35% 的正常膝关节可表现为阳性。有学者认为，反轴移试验的结果是变化的，而非膝后外侧旋转不稳定的特异性检查。

（6）后内轴移试验：Owens 描述了一种后内轴移试验，屈膝 45° 以上，内翻膝关节，然后逐渐伸直膝关节，一般在 20° ~ 40° 时可感到胫骨突然向前复位的动作或股骨内旋为阳性，表示 PCL 和 MCL 等复合伤。

（7）后外侧旋转不稳定试验：Loomer 介绍了一种后外侧旋转不稳定试验，患者仰卧，屈膝、屈髋 90°，检查者握住患者一足部和踝部，最大限度地外旋小腿，外旋角度超过正常的 3 倍为阳性。

5. 影像学诊断

（1）X 线检查：X 线平片可以显示 PCL 撕脱骨折。如果是韧带的纤维撕裂，单纯的膝关节正、侧位片一般难以显示，此时需拍摄膝屈曲 90° 和屈曲 20° 的向后应力片。一般认为，胫骨后缘至股骨后缘的距离达 5 mm 时可以诊断为 PCL 损伤。美国运动医学联合会对于应力状态下的不稳定进行分级：轻度移位 < 5 mm；中度移位在 5 ~ 10 mm；重度移位 > 10 mm。

（2）磁共振成像（MRI）：Munshi 等报道，MRI 对于 PCL 损伤诊断的灵敏度和特异性分别为 90% 和 67%，甚至可以发现关节镜漏诊的 PCL 损伤。Riel 等在 244 例患者中作了 MRI 和关节镜诊断结果的比较，认为 MRI 对于 PCL 诊断的特异性和准确率均为 100%。由此可见，MRI 对于临床诊断以及制订治疗方案来说，是一种安全而有价值的手段。

（3）放射性核素诊断：So 等利用 ^{99m}Tc-MDP 进行膝 SPET 的检查，发现 SPET 对于膝关节内结构损伤有较高的诊断价值，特别是对于关节镜手术可以进行术前定位。

（4）关节活动度测量仪：Eakin 等利用骨骼磨损仪（arthrometer）诊断 PCL 的损伤，灵敏度为 90%，特异性为 100%，其阳性诊断结果价值达 100%，阴性结果价值为 91%，并且发现骨骼磨损仪测量的膝关节松弛程度与临床 PDT 分级一致，即使并发 ACL 损伤也不影响骨骼磨损仪的检查结果。

（5）关节镜检查：目前被认为是诊断关节内结构损伤的"金标准"。但即使在直视下，也难以完全准确地评价韧带结构的完整性。Kennedy 等发现，韧带损伤后肉眼观察下的完整韧带，通过电镜常能发现胶原纤维的撕裂，且韧带内部的纤维撕裂较其表面更加明显。因此，关节镜检查中必须仔细检查韧带的纤维结构，并借助术中应力试验和探针，尽可能避免漏诊。

总之，PCL 损伤的诊断仍以临床表现为主，并结合一定的辅助检查，其中以 MRI 和关节镜的诊断价值较大。美国运动医学联合会将韧带损伤的严重程度分为 3 度。Ⅰ度：极少部分韧带纤维撕裂，伴有局部疼痛，无不稳定；Ⅱ度：较多的韧带纤维撕裂，伴有一定的功能丧失和关节反应；Ⅲ度：韧带完全断裂，伴有明显的关节不稳。这一分类方法对于临床综合分析有一定的参考价值。

（二）治疗

对于 PCL 损伤的治疗一直存在争议，主要集中在两个方面：①完整的 PCL 是否为膝关节功能稳定的必要条件，即保守治疗和手术治疗的争议；②各家对于 PCL 纤维断裂后一期修复的疗效报道不一，因此对于修复和重建的取舍存在争议。

现在认为，对于急性韧带损伤的治疗应考虑到早期不稳定和晚期不稳定。必须明确的是：任何晚期不稳定的修复都要比早期困难得多，疗效也差；早期未引起明显不稳定者也可能发展为晚期不稳定。早期的创伤解剖远较晚期易于识别，因此明确诊断是成功治疗的前提。具体的治疗方法应根据韧带的损伤程度、急性损伤还是陈旧性损伤、单纯 PCL 损伤还是复合型韧带损伤来区别对待。通常认为Ⅰ度和Ⅱ度的PCL损伤可以保守治疗，而Ⅲ度的PCL损伤和复合型韧带损伤需要手术治疗。

1. 急性损伤的治疗

（1）保守治疗：强调早期运动和积极的康复训练。急性PCL损伤的患者，在受伤后的第1周，表现为疼痛、关节肿胀和活动受限，可应用冷敷、膝关节包扎及制动等来减少关节内的出血。在疼痛和肿胀消退后，开始关节活动以及下肢肌肉力量的训练，尤其是恢复股四头肌的肌力。Shelbourne等通过研究急性单纯型PCL损伤的自然病程，认为经过非手术治疗后，绝大多数患者能获得良好的功能恢复，并且发现患者伤后症状的恢复与膝关节的松弛度并无相关性。不少研究报道认为，采用特殊设备和方法进行膝关节本体反射训练，增加膝周围肌肉的张力与反应时，可达到良好的功能恢复。

（2）一期修复：对于PCL撕脱性骨折的病例应在伤后3周内尽早进行手术复位内固定。对于韧带纤维断裂的病例，Mariani等通过对比交叉韧带损伤后的修复术和重建术的效果，认为修复术后的交叉韧带难以维持一个具有完全活动度的稳定膝关节。

目前较为公认的是，交叉韧带的保守治疗和一期修复的疗效不佳，同时发现膝关节囊外韧带如内侧副韧带（MCL）损伤后通过保守治疗或一期修复效果较好。这种愈合潜能的不同，可能源于其间生物学特性的差异。经研究发现，MCL损伤时可于局部形成血肿，而血肿演变形成的纤维蛋白原网状结构正是炎症细胞聚集的场所，炎症细胞通过分泌细胞因子诱导成纤维细胞和干细胞参与韧带的修复，由于完全断裂的交叉韧带必然合并滑膜鞘的撕裂，韧带断端难以形成类似的局部血肿，因而妨碍了韧带的修复。另外，有研究者发现交叉韧带中一氧化氮（NO）在白介素1等炎症因子的刺激下，合成明显增多；而在侧副韧带中NO的合成较少，经研究NO有降低基质合成的作用，而基质合成正是损伤韧带修复的前提，因此认为这可能是关节囊内外韧带愈合潜能差异的又一原因。

（3）韧带重建：包括静力重建和动力重建，急性损伤中多采用静力重建。PCL的静力重建方式包括PCL前束的解剖重建、PCL的等长重建、PCL前束和后束的联合重建、多束的PCL重建等。各种方式的利弊仍有争论。

关于是否需要等长重建目前仍有争论。Bomberg认为，非等长重建时，移植物的机械和运动性能均优于等长重建。由于等长重建时须将移植物的股骨固定点后移，这样重建的PCL必然比正常的PCL更加自立，使得重建的PCL不能产生合适的张应力有效地对抗后向应力，消除后抽屉征；同时又限制了胫骨的生理运动范围。而非等长重建时，胫骨的运动更符合生理条件下的运动情况。

关于股骨附着点的单隧道技术重建与双隧道技术重建孰优孰劣正在研究。研究认为，双隧道技术重建PCL股骨附着点优于单隧道技术重建，因其能够纠正膝关节屈曲0°～120°时的向后移位。双隧道技术重建股骨附着点更符合PCL的解剖和生物力学要求。

交叉韧带重建中，重建功能性稳定和等长重建是两个基本概念。这主要是由韧带的解剖学和生物力学特性决定的。PCL 是由各个走向分明的，长度、方向、张力不同的纤维束组成，其两端附着部不在同一平面，各束纤维随膝关节运动依次处于紧张状态，附着区的边缘纤维较中间纤维运动幅度大。而对于移植物来说，其纤维是等长的，两端附着区的面积较原 PCL 明显减小。膝关节伸屈时横轴不固定，轨迹为一条渐曲线，使移植物不可能始终保持紧张，必然出现一定范围内的失稳。这些因素都决定了任何替代性手术都不可能恢复与正常交叉韧带相同的解剖结构。重建的目的应该是重建其关节的稳定功能，即达到功能性稳定而并非生物力学意义上的稳定。另外，胶原纤维的黏弹性决定了任何游离移植的韧带，其早期的张力应变能力较差，甚至在 12 ~ 18 个月内都难以达到正常韧带的弹性。等长重建的意义正在于使重建的交叉韧带在膝 ROM 中被拉伸的距离最小，保证了重建韧带在确实、牢固的前提下，允许进行早期的关节活动，缩短康复时间。因此，只能在韧带附着区寻找 2 点，其间的距离在膝关节伸屈过程中尽可能保持等长，此即等长点，连接等长点的重建称为等长重建。

韧带重建的材料来源主要有以下 3 种。①自体组织：包括骨—髌腱—骨（BTB）、半腱肌腱、腘绳肌腱和阔筋膜等。近年为了减少对于伤膝的损伤，有学者利用对侧肢体的组织或非膝关节维持组织，如跟腱、真皮、胫后肌腱等。据 Noyes 等报道，在这些自体移植物中以 BTB 的强度最大。BTB 目前在临床被广泛采用，缺点是对自身结构的破坏和因此可能导致的并发症。②异体组织移植：由于避免了对患者自身结构的损伤而日益受到重视。异体组织经冻干处理后可有效地降低其抗原性，但推广还有待于组织库技术的完善。③人工材料：具有即时固定牢固、手术简单快捷、术后恢复快等优点。但经过长期随访其效果并不令人满意：人工材料不存在弹性变形，易造成应力集中，导致材料疲劳断裂；人工材料不可避免地存在磨损，碎屑颗粒脱落会导致关节发生严重的滑膜炎；人工材料无法在应力刺激下完成功能性修复，在材料的植入点始终存在应力遮挡，从而发生固定区骨溶解以及两端固定失败。

2. 陈旧性损伤的治疗

目前对于陈旧性 PCL 损伤的疗效不理想，治疗方案因人而异，部分患者通过肌肉训练可以缓解症状；保守治疗无效、关节失稳者可考虑手术。但术前需明确：①不稳定的原因及程度；②患者的实际困难和对患肢功能的要求；③关节面的情况；④肌肉的条件。重建方式包括静力重建和动力重建两大类。静力重建如前所述。动力重建的方法有：髌韧带中 1/3 移植术、腓肠肌内侧头移植术和腘肌移植术等。

（薛　剑）

第一节　上肢骨折

一、锁骨和肩胛骨骨折

（一）锁骨骨折

1. 病因与病理

锁骨骨折多为间接暴力所致，少部分为直接暴力所致。锁骨骨折按骨折部位分为外 1/3 骨折、中 1/3 骨折和内 1/3 骨折。

2. 康复

早期主要活动腕、手关节，可缓慢地用力握拳并保持一定时间，以后可屈伸腕关节，逐渐进行肘关节的屈伸。睡眠时最好仰卧位，在肩胛中间垫一薄枕，避免侧卧位。骨折中期，可活动肩关节，使关节内外旋转（标志是肘窝转向内和转向前），肩关节应限制上举运动及手提重物运动。

解除外固定后（4~6周），患者主要加强肩关节的功能锻炼，因为在固定期间肩关节的活动少，可能导致肩关节一定程度上的僵硬，锻炼应以自主锻炼为主，练习肩关节的外展、上举、后伸、前屈、环转动作。

（1）前屈运动：锁骨骨折外固定后，对肩关节影响较大的是前屈上举。练习前屈运动可进行手指正面爬墙运动，方法：面对墙，屈肘，手指置于墙上，手指逐渐往上爬动，直至感到肩部疼痛，然后维持一段时间，再放松。再往上爬，反复渐进进行。

（2）上举练习：如果外展和上举受限较重，可以进行上举练习，如手指侧面爬墙运动，与正面爬墙运动相似，只是患侧与墙壁相对。外展活动不受限后练习上举活动，可以用手摸枕部，手逐渐经枕部向对侧触摸，最终手掌能经枕部到达对侧面部。

（3）环转练习：肘关节伸直，运动以肩关节为中心，前臂做画圈运动，整个上肢运动时的轨迹为一圆锥形，圆锥的顶点即为肩关节。先从画小圈开始，逐渐将圈增大。

（二）肩胛骨骨折

1. 病因与病理

肩胛骨骨折多为直接暴力所致，按解剖部位分类，以体部骨折最为多见，其次为肩胛颈部。

2. 康复

（1）肩胛体部及肩胛冈骨折：一般采用非手术治疗。伤后2日内，局部采用冰敷、制动，以减轻局部出血及肿胀的程度，可减轻疼痛症状。可用三角巾或吊带保护患肢。伤后1周内，争取早日开始肩关节钟摆样功能锻炼。随着骨折愈合的进程，疼痛症状的减轻，逐步恢复肩关节的正常活动范围（2周后），并逐步开始练习肩部肌肉力量。

（2）肩胛颈部骨折：无移位者或轻度移位者，可用三角巾保护患肢2~3周。伤后1周开始练习肩关节功能。从小幅度、小范围逐渐增大幅度和活动范围，3~4周达到正常活动范围。有明显移位的肩胛颈骨折可采用尺骨鹰嘴牵引3~4周，再改用三角巾保护；也可手法整复，再以肩人字石膏外固定6~8周。这种骨折容易造成肩关节僵硬，采用尺骨鹰嘴牵引者，在牵引解除后改用三角巾固定后，可逐步练习肩关节的活动。可取人体屈曲位（弯腰）上臂向前屈，然后收回，摆钟样来回摆动，也可左右摆动。须从小幅度、小范围开始逐步练习，5~6周拆除三角巾，此时骨折照片证实已愈合后，可增加运动幅度，直至正常。肩人字石膏外固定范围较大，固定期间可对肱三头肌、肱二头肌、三角肌等进行等长收缩。可活动未固定的部分，如手部可以握拳、抓拧。待拆除石膏后，练习肩关节的活动度及肩部的肌力。

（3）肩盂骨折：对轻度移位骨折用三角巾或吊带保护。早期开始肩关节活动范围练习。一般制动6周，去除吊带后，继续进行关节活动范围练习及逐步开始肌肉力量的锻炼，鼓励使用患肢。

二、肱骨骨折

（一）肱骨近端骨折

1. 病因与病理

肱骨近端骨折指包括外科颈及其上部在内的骨折，即包括肱骨大结节骨折、肱骨小结节骨折、肱骨上端骺分离或解剖颈骨折，这些骨折可单独发生，也可组合发生。肱骨近端骨折多由上肢伸展位摔伤的直接暴力所致，少部分患者是因间接外力所致。

Codman（1934年）将肱骨近端分为肱骨头（解剖头）、大结节、肱骨干骺端、小结节4个部分。Neer（1970年）在此基础上将肱骨近端骨折分为一部分骨折、二部分骨折、三部分骨折、四部分骨折4种类型。

（1）一部分骨折：肱骨上端骨折移位 < 1 cm 或成角畸形小于15°，属于轻度移位。

（2）二部分骨折：某一主骨折块与其他3个部分有明显的移位。

（3）三部分骨折：有两个主要骨折块彼此之间以及另两部分之间有明显的移位。

（4）四部分骨折：肱骨上端4个主要骨折块之间有明显移位，形成4个分离骨块。

2. 康复

（1）一部分骨折：骨折早期即应鼓励活动手指、腕关节、肘关节，但避免负重（包括提物、用手支撑）。

一般制动7日后肿胀逐渐消退，疼痛减轻后，可开始肩关节功能锻炼。对肩关节进行的功能锻炼应循序渐进，先从小角度、小范围、短时间的活动开始，逐渐增加活动范围与活动时间。

4周后骨折已稳定，可松解外固定，加强肩部活动。可用正面手指爬墙运动练习前屈；侧面手指爬高可以练习外展、上举；用手摸枕部、对侧耳部的方法练习上举。除此之外还有肩后伸练习：双手重叠，能及腰部，逐渐向背部上升，此运动既能使肩关节内旋，又能使肩关节后伸。

（2）二部分骨折：对切开复位内固定者，锻炼方法与一部分骨折相同。对手法复位、小夹板或石膏外固定者应于3~4周后开始锻炼肩关节。

（3）三部分、四部分骨折：切开复位内固定后锻炼方法与二部分骨折切开复位内固定术后相同。

（二）肱骨干骨折

1. 病因与病理

肱骨干骨折常由外侧打击肱骨中段的直接暴力所致，也可由于手部着地或肘部着地的间接暴力所致。

2. 康复

无论手法复位外固定，还是切开复位内固定，均应早期功能锻炼。复位固定术后，即可开始握拳及腕关节的屈伸。等长收缩肱二头肌、肱三头肌对骨折复位及愈合都有利，可先在健侧练习。2周后开始主动练习肘关节屈伸，肩关节耸肩，轻度外展、内收，逐渐增加活动范围、持续时间及活动次数。6周后骨折基本已固定，肩、肘的活动范围进一步加大，可做肩关节旋转。外固定解除后，特别加强肩关节的活动，尤其是外展、后伸及旋转，肘关节的屈伸等活动。

（三）肱骨髁上骨折

1. 病因与病理

肱骨髁上骨折多为间接暴力所致。多发生在10岁以下的儿童。根据暴力的不同和骨折移位方向可分为屈曲型和伸直型。

2. 康复

肱骨髁上骨折复位固定后，鼓励开始握拳和活动肩关节。屈曲型肱骨髁上骨折在骨折愈合前应避免屈肘运动，伸直型肱骨髁上骨折应避免伸肘运动。4周左右，X线摄片证实骨折愈合良好后，拆除外固定，进行肘关节的屈伸练习。肱骨髁上骨折发生在儿童，故功能锻炼需家长引导配合。主要是逐渐练习屈肘功能，人的自然姿势是伸肘机会多，故发生伸肘困难的机会少。而屈肘是人劳动的主要位置，故需注意练习屈肘，可配合玩游戏进行锻炼，如摸耳朵游戏等，不能用猛力牵拉。

三、前臂骨折

（一）尺骨鹰嘴骨折

1. 病因与病理

直接暴力、间接暴力均可引起尺骨鹰嘴骨折。骨折可分4型：Ⅰ型为撕脱骨折；Ⅱ型为横形或斜型骨折；Ⅲ型为粉碎性骨折；Ⅳ型为靠近冠状突水平的骨折，造成前脱位。

2. 康复

在固定的早期可开始活动手、腕关节，手部可握拳、握健力圈；腕部可借助健手的力量予患腕抗阻力屈伸，也就是屈腕时，利用健手的力量阻止屈肌；伸腕时，用健手的力量阻止伸腕；肩部的活动不受限制。

外固定解除后，逐步进行肘关节屈伸锻炼，但不可操之过急、使用蛮力，锻炼中注意屈曲功能的锻炼。如果无创面或创口，可用温热水浸泡半小时或用温热的活血止痛中药熏洗半小时后，患者坐于桌旁，肘关节放于桌上，掌心向上，在桌上做屈伸活动。开始时每日数次，每次几分钟到十几分钟，逐渐增加练习次数与持续时间。如果锻炼中有肿胀或出现疼痛（不是突然剧痛，突然剧痛有可能是再骨折，应予X线检查），则予休息。卧床时垫枕抬高患肢，适当活动手、腕、肩，有利消肿，待肿胀消退、疼痛减轻后再重复练习。

（二）桡骨近端骨折

1. 病因与病理

常为肘伸直外翻位跌倒的间接暴力所致。分类方法很多，各有侧重点，Masson把单纯桡骨头骨折分为3型：Ⅰ型骨折无移位；Ⅱ型骨折有移位，骨块累及桡骨头30%以上；Ⅲ型为粉碎性骨折。Obrien根据桡骨头骺向外下倾斜角度大小分为3级。

2. 康复

患者外固定后即可开始手指、腕关节屈伸活动。4周后拆除外固定，开始练习肘关节屈伸活动。一般4周后肘关节活动不应受限制，并加强前臂旋转锻炼。桡骨头切除术后2周，患者即可开始肘关节屈伸，做前臂旋前、旋后动作。

（三）前臂双骨折

1. 病因与病理

打击、碰撞等直接暴力可引起尺、桡骨双骨折，骨折多为梯形、蝶形或粉碎形。跌倒等间接暴力可造成斜行和短斜行骨折。绞压扭转造成尺、桡骨多段骨折，并易合并肘关节及肱骨的损伤。

按骨折的部位分为近段、中段和远段骨折。

2. 康复

行小夹板外固定者，外固定后即可开始握拳、伸屈手指，2 周后轻轻活动肘关节，可外展、内收，屈伸肩关节。在骨临床愈合前禁止前臂旋转动作。6 周后摄 X 线片证实骨折临床愈合后，解除外固定，加强肘关节的屈伸，练习前臂旋前、旋后。

前臂双骨折手术治疗的患者，锻炼方法与小夹板固定的患者相同，但由于手术治疗的患者常加长臂石膏托或管形石膏保护，肘关节的活动在固定期间可活动的范围极小。骨折临床愈合后拆除外固定后，应加强前臂旋前、旋后的锻炼，还要加强肘关节的屈伸练习。旋前、旋后的练习法：两手各抓一支筷子，手掌向上，然后手掌向下，再手掌朝上，反复练习，如果是端坐位或平卧位，可比较两支筷子与地面之间所成的角度。当患侧旋转到不能旋转时，持续数秒钟。然后松弛数秒钟。再重复训练。

（四）桡骨干骨折

1. 病因与病理

直接暴力、间接暴力均可导致桡骨骨折。以局部疼痛、畸形，骨擦感明显，前臂活动受限，旋转功能障碍等为主要表现。骨折部位分为上 1/3、中 1/3、下 1/3。

2. 康复

桡骨干骨折的康复与尺、桡骨双骨折要求相同。

（五）尺骨干骨折

1. 病因与病理

单独尺骨干骨折，多由直接打击引起。

2. 康复

康复的方法与尺、桡骨双骨折要求相同，主要是在除去外固定后，注意前臂旋转功能练习，肘关节屈伸功能练习。对腕关节有固定者，还应加强腕关节的屈伸功能，内收外展，环转功能的练习。

（六）孟氏骨折

1. 病因与病理

孟氏骨折（Monteggia 骨折）指尺骨近侧 1/3 骨折合并桡骨头脱位。孟氏骨折可为直接暴力或间接暴力所致。Baclo（1996 年）将其分为 4 型。Ⅰ型为尺骨任何水平的骨折，向前侧成角，合并桡骨前脱位；Ⅱ型为尺骨干骨折，向后侧成角，合并桡骨头后脱位；Ⅲ型为尺骨近侧干骺端骨折，合并桡骨头外侧或前侧脱位，仅见于儿童；Ⅳ型为桡骨头前脱位，桡骨近 1/3 骨折，尺骨任何水平的骨折。

2. 康复

孟氏骨折主要影响前臂旋转功能。在复位固定术后 2 周内，患者可做握拳动作，并逐渐增加次数、范围。2周后可增加腕关节和肩关节活动。解除外固定后，主要加强肘关节及前臂旋转活动。肘关节练习法同鹰嘴骨折后康复训练。前臂旋前、旋后练习法见前臂双骨折内容。

（七）盖氏骨折

1. 病因与病理

盖氏骨折（Galeazzi 骨折）指桡骨下 1/3 骨折、合并下尺桡关节脱位者。盖氏骨折可因直接打击桡骨远 1/3 段的桡背侧而造成，也可因手撑地的传导应力造成。盖氏骨折可以分为 3 种类型：①桡骨远端青枝骨折合并尺骨小头骨骺分离，患者均为儿童；②桡骨远端 1/3 骨折，下尺桡关节明显脱位；③桡骨远端 1/3 骨折，下尺桡关节脱位并合并尺骨干骨折致尺骨干之外伤性弯曲。

2. 康复

在骨折固定后，可进行握拳活动，肩部活动不受影响。骨折固定 2 周后可逐渐活动肘关节，4 周内禁止前臂做旋转运动。解除外固定后，应加强腕、肘关节活动，但前臂旋转活动应缓慢、循序渐进地进行。

（八）桡骨下端骨折

1. 病因与病理

桡骨下端骨折多为跌倒时手掌或手背的间接暴力所致。桡骨下端骨折可分为伸直型（Colles 骨折）、屈曲型（Smith 骨折）、桡骨远端背侧或掌侧缘骨折并腕关节的半脱位（Barton 骨折）。

2. 康复

Colles 骨折以手法复位、小夹板或石膏外固定为首选，外固定后应鼓励患者积极进行掌指关节、指间关节屈伸活动。4～6 周外固定解除后努力进行手及腕关节的自主伸屈锻炼。

Smith 骨折也是首选手法复位外固定治疗，外固定后，可以进行握拳、伸屈指锻炼，4～6 周外固定松解后，练习腕屈伸活动。值得注意的是，Colles 骨折在外固定期间不能做伸腕动作，但能做屈腕动作。而 Smith 骨折则正好相反，能做伸腕动作，但不能做屈腕动作。

对 Barton 骨折，骨折的治疗仍以手法复位外固定为主，部分不稳定的或再移位的应考虑手术治疗。背侧缘骨折注意事项与 Colles 骨折相同，掌侧缘骨折注意事项与 Smith 骨折相同，其他方面与 Colles 骨折的锻炼方法类似。

四、掌骨骨折

（一）第一掌骨基底骨折

1. 病因与病理

第一掌骨基底骨折主要由直接暴力或扭伤所致，可分为 Bennet 骨折和 Rolando 骨折。这些骨折因拇长展肌牵拉第一掌骨基底部而使骨折端移位。

2. 康复

Bennet 骨折是指第一掌骨基底掌尺侧为单一骨折块。无移位的 Bennet 骨折可以用短的拇指"人"字石膏固定；6 周临床愈合后去除石膏，之后 2 周进行主动活动和轻微被动活动，在训练间歇及夜间佩戴可拆卸的拇指"人"字支具；2 周后使用橡皮泥进行拇指强化功能训练；恢复到正常活动需 10 ~ 12 周。有移位的 Bennet 骨折用拇指"人"字石膏固定于掌侧桡侧外展位，仍有关节脱位者，应用手法复位，并用经皮克氏针固定。用拇指"人"字支具固定 6 周，拔出克氏针后，康复训练同无移位的 Bennet 骨折。

Rolando 骨折是指第一掌骨基底髁"T"型骨折。Rolando 骨折预后较差，根据骨折粉碎及移位的程度进行不同治疗：如有大骨块移位，则行切开复位克氏针或钢板内固定；如果是严重粉碎骨折，则用拇指"人"字石膏手法塑形，固定拇指与外展位 3 ~ 4 周。6 周除去内固定后，可以像 Bennet 骨折一样进行康复。

（二）第五掌骨颈骨折

1. 病因与病理

第 5 掌骨颈骨折是手部常见骨折，多为瞬间冲力造成，因此称为 Boxer 骨折，第 2、第 3 掌骨冲击力较小，骨折较少见。患者掌指关节肿痛、活动障碍，往往存在旋转畸形。握拳时，远端骨块偏向掌侧，伸直障碍。

2. 康复

分为手法复位后和手术后康复。

（1）手法复位后康复：根据复位时间进行。

7 日内：抬高患肢，冷敷。主动活动未固定的拇指、示指、中指。

7 ~ 14 日：继续活动未固定的手指。

15 ~ 21 日：撤出长臂支具，改为短臂支具，允许主动活动第 4、第 5 掌指关节和指间关节。

22 ~ 35 日：第 4、第 5 指主动或主动辅助关节活动范围训练，被动伸展手指训练。

35 日以上：第 4、第 5 指主动或主动辅助关节活动范围训练，肌力强化训练，无限制活动。

（2）术后康复：局部固定，动静结合。

10 日内：抬高患肢，冷敷；固定近侧指间关节，远侧指间关节不固定；轻微主动活动近侧指间关节及远侧指间关节；健指主动关节活动范围训练。

11～21 日：继续固定近侧指间关节；近侧指间关节及远侧指间关节轻微主动关节活动范围训练；健指主动关节活动范围训练。3 周时除去支具，3～6 周拔出克氏针。

21 日以上：第 4、第 5 指共同包扎固定，第 4、第 5 指主动、辅助、被动关节活动范围训练，肌力强化训练，逐步恢复至正常活动。

（郭珊珊）

第二节 下肢骨折

一、股骨骨折

（一）股骨颈骨折

1. 病因与病理

股骨颈骨折多为间接暴力所致。多发生于中老年人，青少年少见。股骨颈骨折可分为：①股骨头下骨折，此骨折使股骨头的血液供应大部分中断，故易发生股骨头缺血性坏死；②经股骨颈骨折，比较容易导致股骨颈骨折不愈合，股骨头缺血坏死；③股骨颈基底部骨折，对股骨头的血液供应影响小，股骨头缺血坏死的机会少，骨折较易愈合。

2. 康复

分为非手术治疗后康复和手术治疗后康复。

（1）非手术治疗后康复：在固定期间应进行股四头肌等长收缩，踝的屈伸运动，足趾的屈伸运动。不能侧卧，不能内收，以免骨折发生移位。卧床 8 周后，逐渐坐起，3 个月后，拍摄 X 线片复查，骨折已临床愈合后，可扶双拐下地。6 个月后弃拐负重行走。非手术治疗股骨颈骨折，可能使骨折移位。应定期摄 X 线片复查。如有移位，按移位处理。

（2）手术治疗后康复：应根据骨折固定的牢固程度分别对待。多根斯氏针固定，加压螺钉固定的功能锻炼要求与非手术治疗相同。加压螺钉与角度钢板联合应用者，术后 3～4 日即可活动髋膝关节，2～3 周卧床休息后，即可坐起，6 周后扶双拐下地，不负重行走。骨折愈合后弃拐行走。人工股骨头置换或全髋关节置换者，可在术后 1 周开始下地活动。

（二）股骨转子间骨折

1. 病因与病理

股骨转子间骨折是老年人常见损伤。由于老年人骨质疏松、肢体转动欠灵活、下肢突然扭转跌倒所致。患者的平均年龄较股骨颈骨折高 5～6 岁。可分为稳定骨折和不稳定骨折。

2．康复

（1）稳定骨折：原始状态无髋内翻者为稳定骨折，采用胫骨结节或股骨髁上外展位骨牵引，牵引期间可进行股四头肌锻炼及踝、足屈伸练习。睡气垫床，可双手垫至臀部做抬臀动作，预防压疮。8～12周骨折愈合较坚实后，去除牵引，在床上练习屈伸膝、屈伸髋。16周后摄X线片证实骨折愈合后扶双拐逐步下地负重活动。由于牵引治疗使卧床时间长，患者可能出现坠积性肺炎、压疮等并发症，故患者病死率较高；同时，由于牵引可使膝关节僵直，目前主张早期内固定。

（2）不稳定骨折：不稳定骨折应采用切开复位内固定，内固定的方法有角度钢板螺钉内固定、动力髋装置、Richords压缩螺丝钉内固定等。术后可开始始伸膝、踝、趾等关节。1周后可在床上活动髋关节。6周后可部分负重扶双拐下地。3～4个月骨折愈合后，弃拐行走。如果内固定不很牢固，髋关节的活动及下肢部分负重活动须后延。

（三）股骨干骨折

1．病因与病理

直接暴力如重物打击、碾压等可致股骨干骨折，间接暴力如高空坠落等可致股骨干骨折。股骨干骨折可分为上1/3、中1/3、下1/3骨折。

2．康复

（1）非手术治疗后康复：新生儿产伤骨折，骨折愈合能力强。妥善固定后无须特殊康复措施。

3岁以下儿童悬吊牵引期间应注意双下肢末梢循环、感觉。如果固定太紧或患儿较高，可造成下肢缺血坏死。固定太松则牵引无效，一般以患儿臀部稍离开床面为度。在保证伤肢固定与牵引效果的前提下，其他肢体活动不应限制。牵引3周后，即可去掉牵引，用小夹板固定2～3周。在去掉牵引后，可锻炼膝关节及髋关节的屈伸活动。锻炼应逐步进行。6周后摄X线片，骨折愈合后可逐渐下地活动。

4～8岁小儿牵引6周后，去掉皮肤牵引，用小夹板固定2～3周。一般4～6岁的儿童好动，除去牵引后，只要保证患肢不负重，其他活动不予限制，拆除小夹板后患肢可逐渐负重。

9～14岁患儿康复与成人基本相同，一般牵引6～8周。去除牵引后，再用小夹板固定2～3周即可。从第2周起，用健足蹬床，以双下肢支持练习抬臀，使臀部离开床面。从第3周起，可取半坐位，以双手撑床，带动躯干上下运动。第4周起，逐步增加髋、膝关节活动范围，但避免抬举患肢。牵引6～12周后，X线摄片复查，骨折已愈合后拆除牵引，在床上继续练习屈伸髋关节。可用患足蹬床头，以刺激骨折的愈合。

逐步扶拐下地活动，下地活动后患肢会肿胀，卧床休息时，抬高患肢，肿胀消退后继续练习。

（2）手术治疗后康复：一般普通钢板固定后须用石膏托辅助固定6～8周，此期间须练习股四头肌等长收缩，活动踝、趾关节。可坐起，练习抬臀。6～8周后拍摄X线片复查，骨折达基本愈合后，拆除外固定，在床上重点练习膝关节的屈伸。约12周骨折愈合后，可逐渐扶双拐不负重行走到逐渐负重行走。加压钢板螺钉内固定后，一般不用外固定，可在床上先练习踝、趾关节的活动及股四头肌的等长收缩。2周后伤口已愈合，肿胀、疼痛消失后，逐渐练习髋、膝的屈伸，加强练习健肢的活动。如健足蹬床面及健肢或手撑床面，做抬臀动作。6周后可扶双拐不负重行走，逐渐部分负重行走。骨折完全愈合后，弃拐负重行走。带锁髓内针固定、外固定支架固定的功能锻炼方法与加压钢板功能锻炼一致。普通髓内针内固定的功能锻炼要求与普通钢板相同。

（四）股骨髁上骨折

1. 病因与病理

股骨髁上骨折是发生于股骨髁至股骨干干骺端连接部的骨折。直接和间接暴力均可导致股骨髁上骨折。股骨髁上骨折分为无移位或嵌入的和有移位的骨折两类。

2. 康复

对无移位或经牵引后能复位的骨折，采用非手术疗法，主要方法是手法复位后维持牵引8～12周或牵引至骨折纤维愈合后改用石膏管型或支具。牵引期间鼓励膝关节活动，防止粘连；拆除牵引和石膏外固定后，应积极锻炼髋、膝关节功能，尤其是膝关节的功能。

对不稳定的或保守治疗失败的股骨髁上骨折，采取切开复位内固定治疗。其优点是可得到确切的复位和牢固的内固定，使膝关节可早期行功能锻炼，患者无须长期卧床。常用的固定方法有角钢板内固定、普通钢板螺钉内固定、动力髁钢板螺钉内固定。

普通钢板螺钉固定或单用螺钉固定者须用长腿石膏外固定辅助。术后第2日即开始做股四头肌等长收缩锻炼。可活动趾关节，逐渐活动踝、髋关节。术后6～8周，去除石膏外固定，开始练习伸、屈膝关节功能。3个月后根据X线摄片所示，如果骨折愈合，则可下地逐渐负重。

使用角钢板螺钉固定及动力髁钢板螺钉内固定时，固定牢固，可不用石膏外固定，术后早期可用持续被动运动进行膝关节功能锻炼。

二、胫腓骨骨折

（一）胫骨平台骨折

1. 病因与病理

胫骨平台骨折可由间接暴力或直接暴力引起。胫骨平台骨折可分6类：单纯胫骨外髁劈裂骨折，外髁劈裂合并平台塌陷骨折，单纯平台中央塌陷骨折，内侧平台骨折，胫骨内、外髁骨折，胫骨平台骨折同时有胫骨干骺端或胫骨干骨折。

2. 康复

胫骨平台骨折的治疗原则以恢复关节面的平整性，保持膝关节活动为目的。有非手术治疗后康复和手术治疗后康复。

（1）非手术治疗后康复：无明显移位的单纯劈裂骨折，胫骨髁中央塌陷骨折在 1 cm 以内的塌陷，无移位的胫骨内侧平台骨折，石膏固定 4 ~ 6 周。对石膏或支具制动治疗胫骨髁骨折者，应早期进行股四头肌等长收缩。患膝虽固定，但不妨碍患肢髋关节的活动。可用健足、肘或手掌着床，做抬臀动作。对使用牵引治疗者，可尽早活动患膝关节。拆除外固定后，不能立即负重，需经 X 线摄片证实骨折愈合后，才能逐渐下地活动。

（2）手术治疗后康复：对移位较多的胫骨髁骨折应切开复位内固定，目的是恢复胫骨髁的正常解剖，使用可靠的内固定，以便术后尽早活动关节。至骨折愈合后，逐步下地活动。

（二）胫腓骨骨干骨折

1. 病因与病理

胫腓骨干骨折可由直接暴力损伤所致，也可由间接暴力所致。胫腓骨骨折可分为胫腓骨干双骨折、单纯胫骨干骨折、单纯腓骨骨折。

2. 康复

无移位的胫腓骨骨干骨折采用小夹板或石膏固定，有移位的横行或短斜形骨折采用手法复位，小夹板或石膏固定。不稳定的胫腓骨骨干骨折可采用跟骨结节牵引。5 周后撤牵引，改用石膏外固定。对于手法复位失败，严重粉碎性骨折或双段骨折，污染不重，受伤时间较短的开放性骨折，可行切开复位内固定术。

胫腓骨干骨折可能出现小腿筋膜室综合征、骨延迟愈合、不愈合、畸形愈合、关节功能障碍等并发症。

在骨折复位固定后，无论是石膏外固定、小夹板外固定、牵引固定，还是内固定，术后 2 周内均应严密注意肢体血液循环，防止小腿骨筋膜室综合征。无小腿骨筋膜室综合征者可适当抬高患肢。因为石膏的固定范围要求上超过膝关节到大腿中段，下超过踝关节至足趾关节，所以石膏固定中，应对股四头肌进行等长收缩，活动趾间关节、跖趾关节。如果趾被动活动时出现小腿剧痛，结合其他表现，可能提示小腿骨筋膜室综合征，应予重视。在 4 周内，骨折易产生移位，故须定期摄 X 线片复查，在此期间，不建议做抬腿动作。因为这样会增加骨折端的剪力，不利于骨折愈合。稳定骨折，6 ~ 8 周拍摄 X 线片复查，骨折基本愈合后，可逐步扶拐部分负重行走，待骨折达到临床愈合标准后拆除外固定，逐步锻炼膝关节和踝关节。坚强内固定的胫腓骨干骨折，如加压钢板、带锁髓内针、内固定和外固定支架固定的胫腓骨干骨折，不需用石膏外固定，这样有利于锻炼膝、踝关节。一般 3 ~ 6 周开始扶拐部分负重。也有学者认为利用石膏支具或夹板保护，逐渐负重，更为安全。内固定拆除的时间一般不应少于 1 年。外固定支架固定，骨折愈合较快，一般骨折愈合后，可拆除固定（6 ~ 9 个月）。

三、踝足部骨折

（一）踝部骨折

1. 病因与病理

踝部骨折多由间接暴力引起，大多数是在踝跖屈扭伤，力传导引起的骨折。踝部骨折的分型：1型，内翻内收型；2型，外翻外展型、内翻外旋型，2型骨折均为三踝骨折；3型，外翻外旋型。

2. 康复

对非手术治疗者，由于没有固定膝关节，膝关节活动不受影响，应鼓励活动。趾的活动不受影响，应多锻炼。不应做内、外翻动作。5周后摄X线片证实骨折已愈合后，拆除石膏练习踝关节的屈伸活动，并逐渐下地活动。应避免踝关节内、外翻。对切开复位内固定的踝部骨折，一般要加用石膏外固定，其锻炼方法与非手术治疗相同。

（二）跖骨骨折

1. 病因与病理

第5跖骨基底常因肌肉牵拉导致骨折，大多数情况下，跖骨骨折为直接暴力引起。少数情况下为疲劳骨折。根据骨折的部位，可分为跖骨基底部骨折、跖骨干骨折、跖骨颈骨折。

2. 康复

可手法复位石膏外固定。待骨折愈合后，再拆除石膏，逐渐负重。对无移位的单一跖骨干骨折，无须特别治疗，休息3～4周即可下地活动。

手法复位不成功的跖骨骨折，可行切开复位内固定。一般用克氏针固定4～6周，待骨折临床愈合后，拔出克氏针，8～12周牢固愈合后，才能负重行走，先从足跟开始负重，逐渐过渡到全足。

（郭珊珊）

第三节　脊柱骨折

脊柱骨折是一种严重的损伤，无论在日常生活还是战争中都较为常见。如处理不当，将遗留畸形和腰背疼痛、丧失劳动能力，重者可危及生命或致终身残疾。

一般脊柱骨折占全身骨折的6%，其中造成神经损伤的约占10%。脊柱骨折多发生于脊柱活动多的部位，如胸腰交界部及下部颈椎，且以前者为最多，约占脊柱骨折的70%，其致伤原因为高处坠落致头部或双足及臀部着地，或因弯腰工作时重物自高处坠落于患者的头颈及肩背部，外力使脊柱过度前屈，或由高速运动的物体直接撞击脊柱而成。

一、早期（急性期）治疗与康复

（一）单纯脊柱骨折脱位

单纯脊柱骨折脱位根据受伤部位不同又分为颈椎骨折脱位及胸腰椎骨折脱位。

1. 颈椎骨折脱位

治疗该部位骨折脱位时常根据损伤的解剖部位、骨质及韧带软组织损伤的范围及对其稳定性的影响和有否脊髓损伤等一并考虑，不同类型损伤的具体治疗方法虽各不相同，但该区域内损伤的治疗目的主要是复位、稳定脊柱并对损伤的脊髓做必要的减压，颅骨牵引常为首选方法；但如果牵引重量达 12 ~ 15 kg 时仍未能复位，应考虑其存在机械阻力，如关节突骨折交锁或软组织韧带嵌入而行手术治疗。手法复位可以用，但必须谨慎操作，以免加重损伤。

2. 胸腰椎骨折脱位

脊柱骨折的 70% 发生在胸腰段，该段为脊柱生理弯曲相互交界处，活动度较大，是脊柱骨折脱位的好发部位。该段受伤机制种类繁多，治疗方法多样，现归纳如下。

（1）卧硬板床：骨折后不宜使用软体或软垫，应选择板体或强度比较大的硬床垫，以预防胸腰椎出现后凸。

（2）骨折处垫小枕：垫枕放置要以伤椎后突处为中心，开始厚度以患者舒适为度，一般厚为 5 ~ 10 cm。垫枕高度不够，不足以使脊柱维持过伸位，以后渐增高，尽可能达到 15 ~ 20 cm。垫枕高度不够，不但影响疗效，且起反作用，造成伤椎屈曲，甚而加重神经损伤。

（3）背伸四步法练功：具体方法如下。

第一步（五点支撑法）：伤后第 2 日，疼痛减轻后，患者即可仰卧在硬板床上，用头、双肘及足跟撑起全身，使背部尽力腾空后伸，每日练功 4 ~ 5 回，每回 20 ~ 50 次。次数逐渐增多，幅度以胸腰移离开床面为量。

第二步（三点支撑法）：1 周后患者将双臂置于胸前，用头部及足跟撑在床上，将胸腰移离开床面。

第三步（燕子点水法）：2 周后，俯卧位抬头挺胸，双臂后伸，使胸部离开床面，两下肢过伸，向上翘起，离开床面，呈燕子点水样，每日反复做 2 ~ 4 次，每次坚持 5 ~ 10分钟。

第四步（四点支撑法，也就是拱桥支撑法）：4 周后，患者用双肘及双足撑在床上，胸腰移离开床面，全身呈一拱桥状。

一般压缩椎体骨折，经过上述步骤锻炼即达到大部复位。

（二）脊柱骨折脱位伴脊髓损伤

1. 手术治疗

正确及时的外科手术治疗可以达到以下目标：①解剖复位；②有效的椎管减压；③重建脊柱稳定性，促进早期活动、早期康复。

2. 康复

（1）被动运动：不是借助于患者的肌肉的主动收缩，而是由一名理疗者或家属来活动患者的关节，当肌肉极度无力或麻痹时，被动运动能保持肌肉和关节的活动性。当关节快强直时，被动运动可帮助关节恢复其活动性，这种运动对外伤性截瘫的早期患者非常有用。需要强调的是，截瘫患者如果不从早期开始并持续几周的被动运动，其关节很快就会僵硬。

（2）助力运动：患者肢体在理疗者的帮助下，主动、积极地做肌肉收缩运动，这种锻炼对于截瘫患者的早期恢复，对于创伤或手术后因疼痛和无力所致的关节活动障碍者，都是有帮助的。

（3）物理疗法：①电疗法，这是目前广泛应用于临床的是一种功能性电刺激器，主要用于瘫痪肌肉的功能锻炼和辅助不完全性瘫痪肢体的运动，其他尚有直流电离子导入疗法、低频脉冲电流疗法及高频电疗法等；②光疗法，常用紫外线、红外线及激光等；③温热疗法，常用石蜡疗法；④冷冻疗法；⑤超声波疗法；⑥磁疗法。

二、中期（愈合期）康复

1. 运动治疗

（1）被动和主动站立：对大多数患者来讲，站立后行走是一个更现实的目标，站立给脊髓损伤患者带来许多好处，包括预防下肢挛缩、减少骨质疏松、刺激循环、减少痉挛和改善肾功能，还可预防泌尿系统感染及压疮的发生、增强食欲。

（2）主动运动：悬吊练功二步法，即利用单杠或门框做攀悬动作及引体向上，时间长短视上肢耐力而定，以此锻炼上肢各肌肉及背阔肌。

2. 物理因子治疗

功能性电刺激仪仍起着重要作用。

3. 心理疗法

脊柱骨折特别是合并截瘫的患者，由于截瘫程度、大小便控制能力的不同，再加上诸如年龄、性别、婚姻状况、家庭、子女、职业、经济状况、单位的关心程度不同，其心理状态也不同。在这种情况下，最突出的表现为"四最"：最关心其伤残能否康复，最痛苦的是生活不能自理，最担忧的是婚姻和家庭问题，最缺乏的是耐心和毅力。截瘫患者的心理障碍严重影响肢体功能的康复。因此，针对患者发生的一系列心理变化，适时地做好心理治疗，是全面康复的重要内容之一。具体方法：增强医护人员的爱伤观念，不仅要有同情心，而且要有强烈的责任感，帮助患者树立康复信心；教育患者正确对待伤残，稳定患者的情绪，创造良好的疗伤环境，必要时辅以镇静药物；争取家庭和社会的支持，向他们宣传截瘫患者康复治疗中单位、家庭做好配合工作的重要性。

三、后期康复

1. 作业疗法

随着经济的不断发展，社会福利事业及康复医学亦进展迅速，其中应用作业疗法对截瘫患者进行康复已备受医学界重视。作业疗法主要以训练日常生活能力为中心，把具体的功能训练，如肌力提高、关节活动范围的扩大及平衡训练应用到日常生活中，其最大特点就是让患者从事有兴趣且有治疗意义的作业活动，把注意力放在怎样完成某一动作或某一活动上，而不是放在具体的哪一个关节的运动或哪些肌肉的训练上，这种训练效果很好，既有趣味性又有治疗意义。

作业疗法有两种方法：一是根据生物力学原理，对高级中枢神经系统正常而肌力、平衡能力、耐力等方面有障碍的患者进行的训练方法；二是康复治疗措施，是针对残留功能本身不再有改善的可能，但为了提高患者独立生活水平而进行有关器具、生活、工作环境的构造，提供必要的辅助器具和设备的方法。具体内容如下。

（1）提高肌力：采取逐渐增加运动负荷的方法来提高肌力，作业活动包括磨砂板、木工等活动。

（2）扩大或维持关节活动范围：作业活动包括木工、磨砂板、编织、球类等。

（3）改善平衡能力：双上肢上举，保持长坐位或倚坐位，从各方向施加推力，作业活动包括抛球、编织、木工、手工艺等。

（4）提高转移能力：翻身、坐起动作训练；支撑动作训练，测量臀部抬起高度；上床到下床、上楼到下楼、室内到室外的训练；下肢瘫痪者尤要做从床上移动到轮椅，从轮椅移动到马桶上等训练。

（5）日常生活能力的训练：实际练习进食、更衣、如厕、洗漱、驱动轮椅、简单家务等活动，必要时提供辅助器具。

2. 社区康复

社区康复是指在各个层次上（即从社区残疾人生活的地方，到国家一级可提供专门服务的机构）采取的康复措施。它对一些从医院、康复中心出院回社区的患者，在其功能未恢复而又有潜力进一步恢复的条件下，在社区进行延伸性治疗。也就是说从原来比较重视简易的康复医疗或功能活动训练，扩展至更强调全面康复，尤其重视职业康复和社会方面的训练和康复，从原来只重视发挥残疾人个人及其家庭的作用，扩展到也重视残疾人群体和残疾人组织在社区康复方面的作用；从原来只重视以家庭为基地进行训练，扩展到也重视通过多种形式，充分利用社区康复网络和转诊以及咨询联系。

（郭珊珊）

第四节 颈椎病

一、概述

颈椎病是颈椎椎间盘组织退行性改变及病理改变（椎间盘变性、骨质增生等）累及其周围组织结构（神经根、脊髓、椎动脉、交感神经等），出现相应临床表现的一种疾病。

二、康复治疗

（一）物理因子治疗

1. 牵引治疗

颈椎牵引是颈椎病主要的非手术治疗手段之一。牵引治疗可加大椎间隙和椎间孔，使椎间孔与椎管扩大，松弛颈椎周围的动力肌及其他软组织，以减小椎间盘的内压，解除对神经根、脊髓和椎动脉的压迫，使扭曲于横突孔间的椎动脉得以伸张，牵引被嵌顿的小关节滑膜，以及纠正小关节错位，从而达到缓解临床症状的目的。在应用牵引时，必须注意牵引的4要素：体位、角度、重量、时间。①颏枕带牵引：适用于脊髓型以外各型颈椎病。坐、卧位均可进行牵引，头屈15°左右，牵引重量可以从6 kg开始，逐渐增加到12～15 kg，每日1次，每次10～30分钟。10日为1个疗程。其注意事项有：牵引角度需根据颈椎X线及病变部位在5°～30°来调节，病变颈椎越下则牵引角度就越大；牵引重量则需根据患者的年龄及体质的强弱来决定。其禁忌证有颈椎病伴有严重心脑血管疾病患者、脊髓受压患者、体质虚弱患者、严重骨质疏松患者、骨桥形成的患者、颈椎骨折或滑脱患者、牵引后症状加重患者均不宜做牵引。②颈托和围领：可使用充气型颈托等。除可以限制颈椎过度活动外，还有一定撑开牵引作用，而行动不受影响，适用于各型颈椎病及术后患者。

2. 低中频电疗法

（1）经皮神经电刺激疗法：又称周围神经粗纤维刺激疗法，采用输出脉冲宽度20～500微秒，输出脉冲频率在2～160 Hz范围连续可调，脉冲波形为双向不对称方波，它通过皮肤将特定的低频脉冲电流输入人体，以刺激粗纤维达到镇痛的目的。治疗方法：电极颈肩并置或颈患侧上肢并置，强度为耐受量，每次治疗20分钟，10～15次为1个疗程。

（2）调制中频电疗法：采用10～150 Hz的低频调制波，2 000～5 000 Hz的中频载波。波形组合分为4个基本类型：连续调制波、断续调制波、间断调制波和变频调制波，具有抗炎镇痛、促进血液循环、解除肌肉痉挛等作用。电极放置：颈肩并置或颈患侧上肢并置，强度为耐受量。

3. 超短波疗法

用波长 1 ~ 10 m 的高频正弦交流电所产生的高频电场作用于人体治疗疾病。通过热效应和非热效应改善局部血液循环、抗炎镇痛。电极：颈前后对置或颈肩斜对置，无热量或微热量，每次 15 分钟，10 ~ 15 次为 1 个疗程。

4. 光疗

红外线、各种弱激光照射，偏振光、超激光等。

5. 其他

石蜡疗法、湿热疗法等热疗及高电位疗法。

（二）手法治疗

适用于中、重度脊髓型颈椎病以外的各型颈椎病，注意排除手法治疗的禁忌证。常用的有关节舒整疗法、麦肯基疗法等。

（三）运动疗法

适合急性期后的患者。

（四）中医疗法

推拿按摩、针灸、拔火罐。

（五）药物治疗

适用于各型颈椎病。①外用药：扶他林软膏，各种贴剂局部使用。②口服药物：非甾体抗炎药、肌松药。③局部封闭注射。

（六）小针刀、微型外科治疗

适应证：①颈型颈椎病；②非骨性压迫所致的神经根型和椎动脉型颈椎病；③交感型颈椎病；④因颈部软组织病变所致的各型颈椎病。

禁忌证：①伴有发热症状的患者；②伴有严重内脏病的发作期；③颈部有感染、坏死者；④伴有血液或出血性疾病；⑤有肿瘤、结核及其他特殊感染者；⑥不能耐受治疗者。

（七）手术治疗

脊髓型颈椎病脊髓受压明显者或神经根有严重骨性压迫者可考虑。

（八）其他治疗

重视心理和社会因素的调整治疗，改用保健枕，改善睡眠，加强颈部功能锻炼，预防复发。

（郭珊珊）

第五节　肩周炎

一、概述

肩周炎又称"五十肩""肩凝症""漏肩风""冻结肩"，是指肩关节囊和关节周围软组织损伤、退变而引起的一种慢性无菌性炎症，以肩关节部疼痛、运动功能障碍和肌肉萎缩为主要临床表现。

二、康复评定

（1）人体形态检查，如外观形态是否有强迫体位、肩周肌萎缩。

（2）疼痛评定视觉模拟评分法、简式 McGill 疼痛量表、口述分级评分法。

（3）功能评定，如关节活动度（ROM），测量肩关节 ROM 时受检者取坐位或立位，臂置于体侧，肘伸直，受检者进行主动运动，然后应用量角器分别对肩关节各活动范围进行评估，包括前屈、伸展、内收、外展、内旋、外旋。肩关节的复合运动也应进行评估，包括手置背后（后伸、内旋、内收），手置颈后（前屈、外展、外旋），以能触及的脊柱棘突水平为标准。肩关节疾病治疗成绩判定标准（JOA）、Constant-Murley 评分法和 Rowe 肩关节功能评定法常用于肩关节功能的评定，三者都包含有对肩关节活动度的评定。其中 JOA 将活动度定为 30 分：上举 15 分、外旋 9 分、内旋 6 分，根据患者的活动情况记分；Constant-Murley 将 ROM 分为前屈、后伸、外展、内收、外旋和内旋，每项最高分值为10 分；Rowe 评定肩关节外展 15 分、前屈 12 分、内旋 5 分、外旋 5 分。日常生活活动能力（ADL），包括穿脱开口衣、翻衣服领、刷牙、梳头、手能触及对侧腋窝、系裤带、便后使用卫生纸共 7 项，每项 5 分，容易完成 5 分，勉强完成 3 分，不能完成 0 分。肌力评定，肩关节周围肌肉力量徒手肌力评测法评测肩关节主要肌肉力量，特别是肩袖肌肉的力量。

（4）辅助检查：年龄较大或病程较长者，X 线平片可见到肩部骨质疏松或冈上肌腱、肩峰下滑囊钙化征。MRI 对软组织的分辨率高，对肩袖组成的肌肉、肌腱的变化可清晰显像，所以对肩关节盂唇撕裂、关节囊病变、肩关节不稳、肩袖撕裂等病变能作出诊断。

三、康复治疗

（一）物理因子治疗

改善局部血液循环和组织营养，抗炎止痛，解除痉挛，提高肌张力，扩大关节活动度，防止肌肉萎缩和粘连。

1. 超短波疗法或短波疗法

止痛、缓解肌肉痉挛。波长 7 m 的超短波治疗仪或波长 11 m 的短波治疗仪，中号电极2 个，患肩对置，无温量，15 分钟，每日 1 次，用于急性期；微温量，15 分钟，用于慢性期，10 次为 1 个疗程，2 ~ 3 个疗程。

2. 微波疗法

作用同超短波。用圆形或鞍形辐射器，50 ~ 100 W，15 分钟，每日 1 次，2 ~ 3 个疗程。

3. 调制中频电疗法

止痛、改善血液循环。频率为 2 000 ~ 8 000 Hz 的中频为载波，用不同波型（方波、正旋波、三角波等），频率为 10 ~ 200 Hz 的低频为调制波。调节的方式用连调、断调、变调、间调，以不同频率、不同方式进行组合，编成不同处方。150 ~ 200 cm^2 的电极 2 个，对置于患肩前后，耐受量，20 分钟，每日 1 次，2 ~ 3 个疗程。

4. 直流电碘离子导入疗法

松解粘连。衬垫面积 200 ~ 250 cm^2 2 个，对置于患肩前后，用 10% 碘化钾阴极导入，3 ~ 5 mA，10 ~ 20 分钟，每日 1 次，2 ~ 3 个疗程。

5. 超声波疗法

抗炎，松解粘连。用 800 ~ 1 000 kHz 的超声波治疗机，输出功率 0.6 ~ 1.5 W/cm^2，声头在肩部接触移动，8 ~ 12 分钟，1 ~ 2 个疗程。

6. 红外线疗法

局部照射，20 分钟，每日 1 次，1 ~ 2 个疗程，用于慢性期。

（二）镇痛药物治疗

有些患者因肩周炎疼痛致晚上不能睡眠，则可口服或外用非甾体抗炎药等。

（三）局部封闭疗法

利多卡因、布比卡因、维生素 B$_1$、维生素 B$_{12}$、曲安奈德或泼尼松龙混合液于喙突、肩峰下、冈上肌、肱二头肌长头腱、三角肌止点、结节间滑膜鞘等常见压痛点进行封闭，每周 1 ~ 2 次，一般需治疗 3 ~ 5 次。还可行肩关节腔封闭。

（四）神经阻滞疗法

肩胛上神经阻滞、腋神经阻滞、星状神经结阻滞、臂丛神经阻滞疗法。

（五）运动疗法

肩关节活动，如下垂摆动练习（Codman 练习）、爬墙练习、爬肩梯练习、外旋练习、外展练习（滑车法）、体操棒练习。

（六）关节松动术

关节松动术是西方现代康复治疗技术中的基本技能之一，是治疗关节障碍、活动受限或僵硬、疼痛等的一种非常实用、有效的手法操作技术。它可以促进关节液的流动，增加关节软骨和软骨盘无血管区的营养，同时也可以缓解疼痛，防止因活动减少引起的关节退变。根据 Maitland 手法分级，Ⅰ、Ⅱ级用于因疼痛引起的关节活动受限，Ⅲ级用于关节疼痛伴僵硬，Ⅳ级用于治疗关节周围组织粘连、挛缩引起的关节活动受限。使患者处于一种舒适、放松体位。根据患者疼痛程度及关节活动度决定手法运用方向和治疗平面。①盂肱关节：分离牵引、长轴牵引、向头侧滑动、前后向滑动等；②肩锁关节：健侧固定，患侧向前推动锁骨；③胸锁关节：拇指向后推动锁骨；④肩胛胸壁关节：各个方向活动肩胛骨等。松动手法结束后应嘱患者立即进行主动的关节功能练习。

肱二头肌长头肌腱处进行。松解肩周压痛点处，如喙突、肱骨大结节等处。术后结合关节舒整及功能锻炼。

四、功能预后

肩周炎有自愈的过程，一般预后良好，如得不到有效的治疗，个别患者可遗留肩胛带肌萎缩或肩部活动受限。防止受凉、劳累和外伤是预防肩周炎发生和复发的关键，肩周炎预后好坏关键在于功能锻炼。

（郭珊珊）

第六节　下背痛

一、概述

下背痛（LBP）是以下背部疼痛为代表的一组综合征或症状综合征。下背痛不是一种疾病诊断，而有关下背痛的诊断命名国内尚未统一，如"腰痛""下腰痛""腰背痛"等不同译名一直在使用，但根据《疾病和有关健康问题的国际统计分类》（ICD-10），其规范术语应为"下背痛"。

下背痛表现为腰骶臀部的疼痛症状，伴有或不伴有下肢的症状。下背痛病因复杂，可能是局部的骨骼、肌肉、椎间盘、软组织等受到激惹所致。根据下背痛持续的时间，可将下背痛分为急性下背痛和慢性下背痛；二者之间的分界线定在3个月。

二、康复评定

（一）疼痛评定

可采用视觉模拟评分法（VAS）评定疼痛的程度。

（二）关节活动度评定

采用量角器测量腰椎前屈、后伸、侧屈和旋转的活动范围，以腰椎前屈活动度的测量最为重要。

（三）肌力和耐力评定

下背痛症状严重者常伴有局部肌肉力量和耐力的减弱。

躯干肌肉肌力评定如下。①躯干屈肌肌力评定：患者仰卧，屈髋屈膝位，双手抱头能坐起为 5 级肌力；双手平伸于体侧，能坐起为 4 级肌力；仅能抬起头和肩胛为 3 级肌力；仅能抬起头部为 2 级肌力；仅能触及腹部肌肉收缩为 1 级肌力。②躯干伸肌肌力评定：患者俯卧位，胸以上在床缘以外，固定下肢，能对抗较大的阻力抬起上身为 5 级肌力；对抗中等阻力抬起上身为 4 级肌力；仅能抬起上身不能对抗阻力为 3 级肌力；仅能抬起头为 2 级肌力；仅能触及腰背部肌肉收缩为 1 级肌力。

躯干肌肉耐力评定如下。①躯干屈肌耐力评定：患者仰卧位，双下肢伸直，并拢抬高 45°，测量能维持该体位的时间，正常值为 60 秒。②躯干伸肌耐力评定：患者俯卧位，双手抱头，脐以上在床缘以外，固定下肢，测量能保持躯干水平位的时间，正常值为 60 秒。

（四）腰椎功能的量表评定

可采用 JOA 腰背痛评分、Oswestry 功能障碍指数、Ro-land-Morris 功能障碍调查表等评定腰椎功能。

（五）生存质量评定

下背痛是常见的症状综合征，据统计，在下背痛患者中，20% 的患者日常生活活动明显受限，其中 5% 的患者日常生活活动严重受限。下背痛已经成为引起功能障碍、影响生存质量的重要原因。下背痛有不规律地反复发作的特点，最大限度地减轻下背痛对患者生活的影响是治疗下背痛的主要目标。可采用 SF-36 评定患者的生存质量。

三、康复治疗

临床诊断为下背痛时，应首先区别是特异性下背痛还是非特异性下背痛。一旦出现任何可疑特异性下背痛的症状或体征，应及时转至临床相关科室进行进一步诊断与治疗。如确诊为非特异性下背痛或根性下背痛，应根据不同病因寻求适宜的治疗方法。一般而言，下背痛的临床治疗原则以非手术治疗为主，包括健康教育、卧床休息、腰围制动、药物治疗、物理因子治疗、牵引治疗、手法治疗、注射治疗、运动疗法、针灸治疗等；如非手术治疗无效，再考虑手术治疗。

（一）病因治疗

对于下背痛的患者，首先要明确诊断和病因，如骨质疏松症患者，病因治疗主要为补充钙、维生素 D 及加强运动锻炼。

（二）卧床休息

急性期患者疼痛较剧烈时，可指导患者短时间卧床休息，一般以 2 ~ 3 日为宜。不主张长期卧床。也可采用麦肯基姿势疗法，患者俯卧位，躺在一呈 "V" 形的治疗床，或俯卧位时，在胸部和小腿下垫一软枕，使腰部伸展，保持这一姿势 5 ~ 20 分钟。

（三）腰围制动

佩戴腰围可以限制腰椎的运动，特别是协助腰背肌限制一些不必要的前屈动作，以保证损伤组织可以局部充分休息。特别是急性期患者，因局部的急性炎性反应和刺激，可有不同程度的肌肉痉挛，佩戴腰围后，减少了腰的活动，可起到加强保护的作用。合理使用腰围还可减轻腰背肌肉劳损。腰围不应该长期使用，以免造成腰背部肌力下降和关节活动度降低，从而引起肌肉失用性萎缩，对腰围产生依赖性。腰围佩戴时间一般不超过 1 个月，在佩戴期间可根据患者的身体和疼痛情况，做一定强度的腰腹部肌力训练。

（四）药物治疗

中西医药物可以缓解下背痛患者的疼痛症状，起到辅助的对症治疗作用，常用的药物如下。①止痛药物：仅短期应用于中度以上疼痛患者，用药不宜超过 2 周。常用药物有吲哚美辛、双氯芬酸钠、布洛芬等。②肌肉松弛药：降低肌紧张和痉挛，如盐酸乙哌立松片等。③严重者可合理选用激素类药物；急性期神经根受刺激或压迫而伴有剧烈的腰痛和下肢放射性疼痛者，可用甘露醇脱水。④抑郁类药物：氟哌噻吨美利曲辛片等对慢性下背痛有效。⑤营养神经的药物：维生素 B_1 可改善神经根受压引起的麻木。⑥外用药物：局部应用止痛擦剂或外用膏药，对减轻因肌肉筋膜炎和肌肉劳损所引起的疼痛有良好的效果，如正骨水、消炎镇痛膏、辣椒痛可贴等。

（五）物理因子治疗

物理因子治疗可促进局部血液循环，缓解局部无菌性炎症，减轻水肿和充血，缓解疼痛，解除粘连，促进组织再生，兴奋神经肌肉等，在下背痛的保守治疗中是不可缺少的治疗手段，在临床上广泛应用。对缓解各类疼痛，改善患部微循环，消除水肿，减轻肌肉及软组织痉挛，促进腰部及肢体功能的恢复起着非常重要的作用。

1. 高频电疗法

常用的有超短波、短波及微波等疗法，通过其深部透热作用，改善腰背部肌肉、软组织、神经根的血液循环，促进功能恢复。超短波及短波治疗时，电极于腰腹部对置或腰部、患肢斜对置，微热量，每次 12 ~ 15 分钟，每日 1 次，15 ~ 20 次为 1 个疗程。微波治疗时，将微波辐射电极置于腰背部，微热量，每次 12 ~ 15 分钟，每日 1 次，15 ~ 20 次为 1 个疗程。

2. 直流电离子导入疗法

应用直流电导入各种中西药物治疗。可用中药、B 族维生素、碘离子等进行导入，作用极置于腰骶部疼痛部位，非作用极置于患侧肢体，电流密度为 0.08 ~ 0.10 mA/cm^2，每次 20 分钟，每日 1 次，10 ~ 15 次为 1 个疗程。

3. 石蜡疗法

利用加热后的石蜡敷贴于患处，使局部组织受热，血管扩张，循环加快，细胞通透性增加，由于热能持续时间较长，故有利于深部组织水肿消散、抗炎、镇痛。此法简便易行，家庭亦可采用。常用腰骶部盘蜡法，温度 42℃，每次治疗 30 分钟，每日 1 次，20 次为 1 个疗程。

4. 低频调制中频电疗法

电极于腰骶部并置或腰骶部、患侧下肢斜对置，根据不同病情选择相应处方，如止痛处方、调节神经功能处方、促进血液循环处方，每次 20 分钟，每日 1 次，15 ~ 20 次为 1 个疗程。

5. 红外线照射疗法

红外线灯于腰骶部照射，照射距离 30 ~ 40 cm，温热量，每次 20 ~ 30 分钟，每日 1 次，20 次为 1 个疗程。

（六）腰椎牵引治疗

牵引治疗是治疗腰椎间盘突出症的有效方法。根据牵引力的大小和作用时间的长短，将牵引分为慢速牵引和快速牵引。

1. 慢速牵引

即小重量持续牵引，是沿用很久的方法，疗效肯定。慢速牵引是持续性牵引，对缓解腰背部肌肉痉挛有明显效果，痉挛缓解后腰背痛随之减轻；持续牵引时腰椎间隙增宽，可使突出物部分还纳，减轻对神经根的机械刺激，同时椎间孔面积也增加，上、下关节突关节间隙增宽，对关节滑膜的挤压减轻，使症状缓解或消失；松解神经根粘连，对于手术后神经根粘连发生的一系列症状有较好的疗效。慢速牵引包括很多方法，如自体牵引（重力牵引）、骨盆牵引、双下肢皮牵引等。这些牵引的共同特点是作用时间长，而施加的重量小，大多数患者在牵引时比较舒适，在牵引中还可根据患者的感觉对牵引重量进行增加或减小。骨盆牵引是目前国内应用最多的牵引方法。具体方法：患者仰卧于牵引床上，胸部和骨盆分别固定于牵引床的头部和尾部，施加一定牵引力后，使腰椎受到牵伸，以达到治疗目的。骨盆牵引的时间与施加的牵引力大小间有一定的关系，牵引重量大时，牵引时间要短，牵引重量小时则时间要长；牵引重量多为体重的 70% 至超过体重的 100%；通常每次牵引时间 20 ~ 40 分钟，每日或隔日 1 次。

2. 快速牵引

即三维多功能牵引，由计算机控制，在治疗时可完成 3 个基本动作：水平牵引、腰椎屈曲或伸展、腰椎旋转。快速牵引重量大，为患者体重的 1.5 ~ 2.0 倍，作用时间短，0.5 ~ 2.0 秒，多在牵引的同时加中医的正骨手法。具体方法：患者解除腰带，俯卧于牵引床上，暴露腰部，胸部和臀部分别固定于牵引床的胸腰板和臀腿板上，患椎间隙与床的胸腰和臀腿板间隙相对应。治疗参数根据患者的性别、年龄、身体状况、症状、体征及影像学检查设置。牵引后患者平卧于硬板床上，腰部腰围制动，卧床 5 ～ 7 日。一般只需 1 次牵引，若需再次牵引者可于牵引后 1 周再进行。

（七）手法治疗

手法治疗是国外物理治疗师治疗下背痛的常用方法，手法的主要作用为缓解疼痛，改善脊柱的活动度。以 Maitland 的脊柱关节松动术和 McKenzie 脊柱力学治疗法最为常用。

Maitland 手法在施术时根据力度的轻重和关节活动范围将手法分为 4 级。在手法治疗前，细致地询问病史和全面地查体是提高治疗效果的根本。McKenzie 诊断治疗技术的核心是"向心化现象"，在脊柱力学诊断治疗中将脊柱疾病分为姿势综合征、功能不良综合征和椎间盘移位综合征。将腰痛分为姿势综合征、功能不良综合征和间盘移位综合征 3 类，并以此诊断，进行针对性治疗。基本治疗方法强调先俯卧伸展或牵伸，再站立位伸展或旋转松动，最后坐位屈曲，对于有脊柱侧凸者用屈曲侧方滑动自我矫正法。

（八）中医传统治疗

1. 推拿治疗

推拿是通过手法作用于人体体表的特定部位来防治疾病的一种中医疗法。常用的治疗手法有肌松类、牵伸类、被动整复类。对适合推拿的患者，要根据其病情轻重、病变部位、病程、体质等选择适宜的手法，并确定其施用顺序、力量大小、动作缓急等。

2. 针灸治疗

针灸常用穴为肾俞、环跳、承扶、殷门、委中、阳陵泉等穴。备用穴为腰夹脊、承山、昆仑、悬钟、阿是等穴。每次选用 3 ～ 5 穴，每日或隔日 1 次。

（九）运动疗法

腰腿痛保健操宜在患者腰腿疼痛等症状缓解后开始练习，内容包括腹肌、腰背肌肉锻炼和腰椎活动度锻炼，应根据病情需要在医师指导下选择练习。一般每日练习 1 次，每一动作维持 4 ～ 10 秒，重复 4 ～ 10 次；练习时动作宜平稳缓慢，开始时重复次数宜少，以后酌情渐增，以不增加疼痛为度。主要动作如下。"蹬腿"样动作：仰卧位，一侧腿屈曲，做"蹬腿"样动作（向不同方向），双腿轮流练习；背肌强化运动：俯卧位，双臂伸直支撑，抬起头和躯干上部；俯卧位，双腿伸直，轮流抬起；腰部伸展运动：站立位，双手放在胯部，尽量向后伸体，保持膝关节伸直。

（十）注射疗法

1. 局部痛点注射

在局部压痛点部位注射镇痛液可缓解疼痛症状，适用于各种软组织损伤类疾病。常用镇痛液配方为复方倍他米松注射液 1 mL+2% 利多卡因 1 mL+ 生理盐水 1 mL。

2. 神经阻滞治疗

常用骶管阻滞和经椎间孔外隙的硬膜外阻滞，适用于腰椎间盘突出症。

（十一）腰椎间盘突出症的手术治疗

1. 微创手术

微创介入治疗腰椎间盘突出症具有创伤小、恢复快、不影响脊柱稳定性和操作简便等优点。包括经皮穿刺胶原酶髓核溶解术、臭氧髓核注射技术、脉冲射频治疗等。

椎间盘突出的射频靶点热凝治疗技术是借助射频治疗仪的电刺激测试及阻抗测试系统，将射频针准确放置到发病部位，通过调节射频输出功率的大小，设置治疗温度，精确控制损伤灶的范围，即只是用一根直径 0.7 mm 特制穿刺针在 CT 的引导下，准确地穿刺到椎间盘突出部位的中心，再用直径 0.4 mm 射频电极放入穿刺套管针内，进行一系列安全测试，包括电阻抗测试、运动和感觉神经电刺激测试，确认安全后，直接射频温控治疗，促使突出的椎间盘组织细胞内分子运动摩擦生热，致使突出部位的椎间盘组织变性、凝固、收缩、体积缩小，从而解除对神经的压迫，但不伤及正常的椎间盘组织和周围神经。热凝后，压迫神经的突出椎间盘的组织体积回缩，与神经根产生明显的分离移位，同时温热效应对损伤的纤维环、水肿的神经根、椎管内的炎症反应都将达到良好的治疗作用。这是微创治疗与精确治疗的最佳方法。

2. 传统手术治疗

对于经规范非手术治疗无效，或治疗后症状明显加重，或中央型突出，或有马尾症状者，或有椎管狭窄征象等不适合微创手术者，可考虑手术治疗。

（郭珊珊）

第七节　软组织损伤

一、概述

软组织损伤是指各种急性外伤或慢性劳损以及某些疾病等原因造成人体的皮肤、皮下浅深筋膜、肌肉、肌腱、腱鞘、韧带、关节囊、滑膜囊、椎间盘、周围神经血管等组织的损害。

二、常见软组织损伤的康复

（一）颈肩部肌筋膜综合征

1. 概述

颈肩部肌筋膜综合征是颈肩部软组织的慢性劳损性疾病，随着计算机应用的普及，发病率明显增高。常表现为颈肩背部疼痛不适，持续存在或反复发作，劳累后加重。

2. 康复评定

①疼痛评定：可采用视觉模拟评分法（VAS）评定疼痛的程度。②颈椎活动度评定：

采用量角器测量颈椎前屈、后伸、左/右侧屈和左/右旋转的活动范围。③颈椎功能的量表评定：可采用颈椎功能障碍指数（NDI）和颈部疼痛与残疾量表（NPDS）等评定颈椎功能。

3. 康复治疗

（1）正确的坐姿和选用合适的枕头。①正确的工作坐姿，必须选择符合人体工效学设计的桌椅；使用电脑时上半身应保持颈部直立，两肩自然下垂，上臂贴近身体，手肘弯曲呈90°，操作键盘或鼠标，尽量使手腕保持水平姿势，手掌中线与前臂中线应保持一直线；腰部挺直，膝关节自然弯曲呈90°，并维持双脚着地。②睡眠时使用的枕头的高度、形状应符合颈椎生理曲度。习惯仰卧者，枕头高度为8～12 cm，和自己一个拳头等高；习惯侧卧者，枕头高度与一侧肩同宽。

（2）药物治疗：可口服乙哌立松50 mg，每日3次，缓解肌肉痉挛；塞来昔布200 mg，每日2次，止痛。外贴消炎镇痛膏或外涂扶他林软膏。

（3）热敷：采用热水袋、电热手炉、热毛巾等均可使痉挛肌肉松弛，促进血液循环，以达到改善症状的作用。必须注意防止烫伤。

（4）物理因子治疗：主要有超短波、中频电疗法和磁疗等。

（5）手法治疗：可采用西医的肌肉牵伸技术，缓解肌肉痉挛及采用关节松动术以纠正关节紊乱，还可采用中医的分筋理筋法按摩。

（6）注射治疗和针刀治疗：用2%利多卡因+激素类药物（得宝松）+生理盐水做痛点的局部浸润。有痛性硬结或条索状物者，可在注射治疗的基础上行小针刀治疗。

（7）功能锻炼：急性疼痛缓解后，开始颈部肌肉功能锻炼，以增加肌肉力量和弹性，确保颈椎的稳定性和灵活性，减少复发。主要包括有活动度练习（放松练习）：自然坐位，颈部做前屈、后伸、左/右侧屈和左/右旋转的活动；牵拉练习：用手做颈部肌肉的自我牵拉练习，颈部向左侧屈，左手经头顶上方触右耳，帮助侧屈，还原，右侧同理；抗阻练习：两手手指交叉抱头，向前用力，同时头后仰，互相抵抗，持续5～8秒放松。一般每日练习1次，每一动作重复4～10次，练习时动作宜平稳、缓慢。

（二）腰部急性软组织损伤

1. 概述

腰部急性软组织损伤为腰部软组织包括肌肉、筋膜、韧带、椎间小关节、腰骶关节的急性扭伤。多是由于突然遭受间接外力所致。

2. 康复评定

①疼痛评定：可采用视觉模拟评分法（VAS）评定疼痛的程度。②关节活动范围评定：采用量角器测量腰椎前屈、后伸、侧屈和旋转的活动范围。

3. 康复治疗

腰部急性软组织损伤的病程不长，一般经数日休息即可自愈。①休息与制动：在急性期，应卧床休息，一般以2～3日为宜，避免过多的活动。可采用腰围制动和保护。②药物治疗：可口服乙哌立松 50 mg，每日 3 次，缓解肌肉痉挛；塞来昔布 200 mg，每日 2 次，止痛。外贴消炎镇痛膏或外涂扶他林软膏。③物理因子治疗：物理因子治疗可缓解各类疼痛，改善患部血液循环，减轻软组织痉挛。主要有超短波、中频电疗法和磁疗等。④预防与功能锻炼：加强劳动保护，掌握正确的劳动姿势，如扛、抬重物时要尽量让胸、腰部挺直，髋膝部屈曲，起身应以下肢用力为主，站稳后再迈步；搬、提重物时，应取半蹲位，使物体尽量贴近身体。坚持适当的运动，加强腰背肌肌力和柔韧性。

（三）踝关节侧副韧带损伤

1. 概述

踝关节韧带损伤是运动中最容易发生的关节部损伤，外侧副韧带为最容易受伤的踝关节韧带，外踝扭伤占踝关节损伤的 80%。

2. 康复评定

①疼痛评定：可采用视觉模拟评分法（VAS）评定疼痛的程度。②关节活动范围评定：采用量角器测量踝关节背屈、跖屈、内翻和外翻的活动范围。③肌力评定：采用徒手肌力检查法进行腓肠肌、胫前肌、胫后肌等肌力评定。④肢体围度测量：采用软尺测量患侧踝关节的围度，与健侧对比，了解肿胀程度。

3. 康复治疗

①非手术治疗：适用于踝关节无不稳定或轻度不稳定的病例。急性期应用"RICE"（rest、ice、compression、elevation）常规治疗，即休息、冰敷、局部加压包扎、抬高患肢。稳定期予物理治疗，如超短波、磁疗、中频电疗法等。疼痛减轻后可尝试踝关节主动活动，逐渐负重行走，并进行肌力练习；疼痛消失后可进行肌力练习和各种功能性运动，如直线跳、"Z"形跳、"8"字跳等。伤后 3 个月内进行体育运动时应使用护踝或绷带保护踝关节。②手术治疗：适用于踝关节明显不稳定的患者。术后石膏固定 3 周，早期开始进行关节活动度、肌肉力量以及本体感觉等康复训练。

（郭珊珊）

第八节　关节炎

关节炎是由炎症、感染、创伤或其他因素引起的关节炎性病变，主要特征是关节红、肿、热、痛和功能障碍。关节炎根据病因可分为风湿性、类风湿性、外伤性、骨性关节炎和化脓性关节炎。

一、风湿性关节炎

（一）概述

风湿性关节炎是风湿热的一种表现。风湿热是一种常见的、反复发作的急性或慢性全身性结缔组织的炎症性疾病，以心脏和关节受累最为显著。临床表现以心脏炎和关节炎为主，伴有发热、皮疹、皮下结节、舞蹈病等症状。

（二）康复评定

①疼痛评定：可采用视觉模拟评分法（VAS）评定疼痛的程度。②关节肿胀评定：测量双侧关节的围度，了解关节肿胀的程度。③关节活动范围评定。

（三）康复治疗

①休息：风湿热活动期必须卧床休息。若有明显心脏受损表现，在病情好转后，控制活动量，直到症状消失、红细胞沉降率正常。②药物治疗：治疗的原则是早期诊断和尽早合理、联合用药。主要包括抗生素、水杨酸制剂、肾上腺皮质激素等。③物理治疗：可应用物理因子治疗减轻关节局部炎症，主要包括超短波、磁疗、中药离子导入等。④运动治疗：注意保持关节于功能位，可根据心脏情况，进行关节的主动运动或辅助助力运动。运动治疗处方需要考虑患者整体耐受水平、心脏状况及关节渗出的程度、力学结构的破坏和关节周围肌肉的状态等。

二、类风湿关节炎

（一）概述

类风湿关节炎是一种以对称性、侵犯全身多个关节为主要特征的慢性全身性炎性疾病。主要累及手、足等小关节；发病呈隐袭性或急性，可能持续数月，然后缓解，也可以是周期性的；关节受累的程度也不一致，后期产生关节功能障碍，致残率高，影响日常生活。

（二）康复评定

1. 关节肌肉功能评定

①疼痛评定：可采用视觉模拟评分法（VAS）评定疼痛的程度。②关节活动范围评定：采用关节量角器测量病变关节的活动范围。③关节畸形评定：对称性两侧近端指间关节、掌指关节、腕关节肿胀、疼痛、压痛、僵硬、绞锁。早期梭形肿胀，后期关节半脱位，挛缩形成鹅颈畸形、纽扣花畸形、蛇形手、爪形手、槌状指、尺侧偏斜、桡侧偏斜、拇指"Z"字畸形等。④肌力评定：用徒手肌力试验法，常用握力计。由于手指畸形一般握力计难以准确显示，目前普遍采用血压计预先充气测定，其方法是将水银血压计的轴带卷折充气，使水银汞柱保持于4 kPa处，让患者用力握充气之轴带，握测2～3次，取其平均值。

注意在测量时，患者前臂要空悬、无支托。⑤肌肉萎缩的评定：可用肢体周径表示。

2. 疾病活动性的评定

因在康复治疗前，要先评定疾病的活动性情况，可应用美国风湿病学会制定的标准来评定。

3. 整体功能分级

主要依据生活自理（吃饭、穿衣、如厕、洗漱、整理），职业活动（工作、学习、家务），非职业活动（娱乐、休闲、社交）的能力分4级。Ⅰ级：生活自理，职业活动与非职业活动均可正常进行。Ⅱ级：生活自理与职业活动均可正常进行，非职业活动受限。Ⅲ级：生活能部分自理，职业活动与非职业活动受限。Ⅳ级：生活自理，职业活动与非职业活动能力均丧失。

（三）康复治疗

至今尚无特效疗法。应针对患者个体情况制订完整的康复治疗计划，并要使其充分了解自己的病情，积极配合治疗，提高信心。治疗的目的为控制关节及其他组织的炎症，缓解症状；保持关节功能和防止畸形；改善生活自理能力。

1. 一般治疗

发热、关节肿痛、全身症状明显者应卧床休息，至症状基本消失为止。急性炎症期，肢体尽量保持于功能位。加强饮食营养，要注意补充蛋白质和纤维素，并要适当补充维生素 D 和钙剂。注意肢体保暖。

2. 药物治疗

过去主张"金字塔"型治疗，即从非甾体抗炎药（一线药）开始，逐步过渡到免疫抑制药或激素，以及至三线、四线等药物。最新观点认为，类风湿关节炎的诊断一旦确立，早期就应该采用最有效的药物，即多采用联合用药疗法，如一、二、三线药物联用。病情被有效控制之后，再视病情撤换药物。常用的药物包括双氯芬酸、芬必得、青霉胺、金诺芬、甲氨蝶呤、雷公藤、糖皮质激素等，可适当选用。注意临床选择药物时，一定要强调个体化。对病程较长、病情严重、老年人及肾功能不全的患者，应当选用半衰期短的药物。

3. 物理因子治疗

主要是温热疗法，其作用可镇痛，消除肌痉挛，改善局部血液循环，抗炎，一般用于慢性期，常用的有温水浴（水温为38～40℃）、石蜡疗法、泥疗法、中药药物熏蒸疗法、TDP 特定电磁波、超短波、微波和超声波疗法等。急性期有发热者不宜用。

4. 运动疗法

主要进行患者肢体的主动运动、被动运动及辅助助力运动，以改善患病关节的关节活动度，预防肌肉萎缩，增加肌力，矫正畸形，保持患者功能状态及日常生活活动能力。如已有关节活动范围受损或畸形时，应采用系列夹板固定，可采用低温热塑板材制作功能位夹板，效果较好。功能位固定应每2小时取下夹板，做该关节不负重、无痛范围内的主动或被动运动，每个动作重复 2 ～ 3 次。随着病情改善，无痛活动范围增大，主动运动的重复次数也渐增，可达 10 ～ 15 次。随着疼痛减轻，用力程度也逐渐增大，每个动作做到最大幅度时要保持片刻再放松，以起到肌肉等长练习的作用，同时，患者应重视全身的保健运动、呼吸练习以及未受累关节的主动锻炼，也可练习太极拳，以增强体质。

5. 作业疗法

作业治疗可提高患者生活自理能力，增强患者战胜疾病的信心。作业疗法主要包括各种适当的手工操作练习及日常生活活动训练，如手的抓握、取物、进食、倒水、饮水、梳洗、拧毛巾、洗澡、如厕、穿脱上衣和裤子、解扣、开关抽屉、开关电器和水龙头，以及坐、站、移动、步行、上下楼梯等训练。必要时，需改装某些生活用具以适应其功能状况，或设计、自制一些自助用具，改善患者的生活自理能力。

6. 心理治疗

要让患者了解本病的特点，树立与疾病长期斗争的理念。家庭应对患者给予多方面的关怀与帮助，恢复患者的自主与自尊，恢复生活的信心；同时让患者明确治疗目标是预防功能衰退、维持和恢复生活及工作能力。

三、化脓性关节炎

（一）概述

急性化脓性关节炎为化脓性细菌引起的关节急性炎症。血源性者在儿童发生较多，受累的多为单一的大关节，如髋关节、膝关节等。如外伤，则根据受伤部位而定，一般膝、肘关节发生率较高。

（二）康复评定

①疼痛评定：可采用视觉模拟评分法（VAS）评定疼痛的程度。②关节肿胀评定：测量关节的围度，与健侧比较，了解关节肿胀的程度。③关节活动范围评定。

（三）康复治疗

①抗生素治疗：及早、有效、足量地应用抗生素治疗，以控制、消灭病原菌，杜绝感染源。根据细菌培养和药物敏感试验的结果，选用合适的抗生素。②全身支持治疗：加强全身支持治疗，增加营养，纠正水、电解质代谢紊乱，必要时少量多次输血或血清蛋白，提高全身抵抗力。③关节制动：受累关节制动后，可减轻疼痛，使炎症易于局限。化脓性髋关节炎，一般采用牵引方法制动，也可使用髋人字石膏固定。化脓性膝关节炎、肘关节炎等肢体中远端化脓性关节炎，可用石膏托固定或用支具固定。关节应制动于功能位，如果发生强直时，关节会强直于功能位置。④物理因子治疗：主要应用超短波、微波或磁疗等，促进渗出液的吸收，改善局部组织的营养和代谢过程。大量临床观察和实验研究证明，超短波对炎症，特别是急性化脓性炎症有良好作用。在治疗急性炎症时，证明小剂量有明显的消炎作用，大剂量有时反可使病情恶化。同时超短波治疗对炎症组织中的细菌有明显

抑制作用。⑤关节引流：化脓性关节炎的治疗原则之一是迅速、完全、充分地引流脓性渗出物，可减少关节腔的压力和破坏，减少毒血症反应。有时引流是挽救生命的紧急措施。关节引流主要有穿刺引流、单纯切开引流和持续冲洗负压吸引引流 3 种。⑥功能训练：炎症消退后，应尽早进行关节功能锻炼，以减少关节粘连和强直的程度。开始运动几次，运动幅度以略感疼痛为准；此后每日运动次数渐增加，运动幅度渐增加。但是早期功能运动，有时有使炎症复发的风险。训练内容包括增加关节活动范围训练和增加肌肉力量训练。开始可给予关节连续被动运动（CPM），逐步过渡为助力运动和主动运动。负重必须在急性炎症的体征消失以后开始。

（郭珊珊）

第九节　脊髓损伤

一、概述

脊髓损伤的常见病因依次为交通意外、跌落、运动损伤和暴力，也可见于脊髓炎、脊髓肿瘤等非外伤性疾病。

脊髓损伤分为原发性损伤和继发性损伤。原发性损伤是创伤本身对神经细胞造成的损伤，主要机制为神经细胞坏死、轴索断裂。继发性损伤包括水肿、炎症反应、局部缺血、谷氨酸受体过度激活、脂质过氧化作用、钙离子超载等，最终导致神经细胞凋亡。在神经细胞坏死和凋亡两种形式中，坏死是不可逆的过程，而凋亡在一定时间及范围内是可逆的，故外科治疗的主要目的在于阻止或减少继发性损伤。手术治疗可解除脊髓压迫和（或）通过体内固定维持脊柱稳定性；药物、高压氧等非手术治疗是通过减轻脊髓继发性损伤，促进神经功能的恢复或再生；细胞移植、基因治疗等可刺激神经细胞再生。

脊髓损伤后可导致损伤水平以下的运动、感觉和自主神经功能的障碍。康复治疗遵循早期介入，循序渐进，功能导向，持之以恒，始终防止并发症的原则。

二、肢体功能康复

脊髓损伤患者损伤节段以上的肌肉功能应加强，用来代偿丧失的功能；损伤节段以下的功能和肌肉需要做的康复包括：①保持全范围的关节活动度；②防止肌肉挛缩—僵硬—痉挛；③ ADL 新技巧的再训练，学会使用辅助工具。

按照损伤水平来制定肢体功能恢复的标准程序如下。

（一）C_4

① C_4 水平以上，依赖呼吸机，关注面部肌肉的训练，准备嘴控装置来控制、移动设备；② ROM 训练；③教会照顾者如何帮助患者进行床上移动；④考虑直立训练；⑤如果脱

离呼吸机，需要呼吸系统护理和监测；⑥定期使用正压辅助呼吸来促进分泌物排泄。

（二）$C_5 \sim C_6$

①上肢功能：在仰卧位和站立位，进行肩关节外展、肘关节屈曲、腕关节背伸练习；②为手部抓握做准备：使用胶带、特殊手套，避免手指伸肌短缩；③指导手部辅助器具的使用：面部护理—进食—饮水；④移动：患者将依赖轮椅移动，训练看护人员协助转移的技术，要重视轮椅内的压疮预防（身体前屈）；⑤呼吸训练计划：刺激性呼吸器和部分膈肌刺激。

（三）$C_7 \sim T_9$

①患者肱三头肌功能存在：可以通过下推提高身体做转移、预防压疮，推起练习很重要；②练习用转移板转移：床—轮椅、轮椅—车；③进行床上移动练习；④穿衣技巧练习；⑤移动：患者可以独立推动轮椅（需要活动型的轮椅）；训练轮椅使用技巧；⑥体育和娱乐活动：PT 治疗应该首先注重技巧性的训练，维持性的治疗应该教会家人做，治疗师只负责监控。

（四）$T_{10} \sim L_1$

①在 KAFO 步行架的辅助下，进行功能性步行训练；② ADL 的训练：应该教会患者转移—穿衣—自我梳理方面的技巧；③家居改造：使独立生活成为可能；④移动：评估患者行走欲望与轮椅使用之间的平衡与能量消耗；注重轮椅使用的特殊技巧训练；照顾者应该让患者尽可能多的独立；车辆改装（汽车—三轮车）以增加社区移动能力，需要高级的转移技巧。

（五）$L_2 \sim S_5$

①这一节段损伤患者做日常生活活动能力没有明显的影响；②应训练行走（功能性和社区性），长距离活动可借助轮椅；③需要矫形器（AFO 装置）；④体育和娱乐活动应该是 PT 治疗计划的一部分。

三、小便控制

（一）正常排尿过程

膀胱壁的平滑肌称为逼尿肌，尿道壁的平滑肌在收缩时起内括约肌的作用。膀胱逼尿肌和内括约肌受副交感神经和交感神经的双重支配。副交感神经节前纤维由第 2 ～ 4 骶段脊髓发出，走行于盆神经中。尿道膜部的外括约肌为横纹肌，由骶段脊髓前角发出的躯体神经纤维经阴部神经支配，其活动可受人意识控制。

逼尿肌、膀胱内外括约肌共同控制尿液的排出。正常膀胱的容量为 300 ～ 500 mL。正常人的排尿过程有赖于逼尿肌的收缩和尿道内外括约肌（包括盆底部、会阴部肌肉）的松弛，两者相互协调。尿液充盈至 200 mL 左右即引起尿意，大脑对脊髓排尿中枢的控制是随意的。当膀胱充盈达到一定程度而欲排尿时，大脑解除抑制，逼尿肌持续收缩，尿道内外括约肌开放，尿液就会通过尿道排出体外。

肾衰竭是脊髓损伤患者的主要死亡原因。由于膀胱排空的障碍，使得膀胱壁增生、肥厚，膀胱输尿管连接部变成直行通过，严重时可出现反流，反流进一步并发感染及肾盂积水，并最终导致肾衰竭。

（二）分类

神经源性膀胱分类烦琐，根据尿流动力学结果大致分为两类。

1. 逼尿肌反射亢进

逼尿肌对刺激的反应有反射亢进现象，在测量膀胱内压时出现无抑制性收缩。可伴或不伴尿道括约肌的功能障碍。

2. 逼尿肌无反射

这一类神经源性膀胱的逼尿肌对刺激无反射或反射减退。在测量膀胱内压时不出现无抑制性收缩。可伴或不伴尿道括约肌的功能障碍。

（三）治疗方法

神经源性膀胱的基本治疗原则为：控制或消除尿路感染，尽量不使用留置导尿管；低压力储尿，使膀胱完全排空，保护上尿道功能；改善控尿能力；减少尿失禁；提高生活质量。

1. 非手术治疗

（1）一般治疗：主要包括导尿、膀胱训练。

1）导尿：导尿是最基本、最简单的早期治疗方法之一。适用于尿潴留患者，上尿路常有损害，如肾积水、肾功能受损等，需留置尿管引流；膀胱输尿管反流的神经源性膀胱也适于导尿治疗。导尿的主要目的是保护和恢复膀胱功能。另外，导尿有助于控制泌尿系统感染。根据病程的长短和膀胱逼尿肌尿流动力学表现的不同，导尿方式分为连续导尿、间歇导尿、间歇开放导尿等。因意识不清丧失排尿能力的患者，脊髓损伤后的脊髓休克期膀胱麻痹致尿潴留及逼尿肌反射亢进、尿道压低下、括约肌功能不全患者一般首先采用连续导尿方式。间歇性导尿（IC）是指在无菌或清洁的条件下，定时将尿管经尿道插入膀胱内，使膀胱能够有规律地排空尿液的方法；适用于反射亢进性神经源性膀胱中逼尿肌外括约肌协同失调，但逼尿肌反射亢进可被药物抑制的患者。在使用范围内，间歇导尿术优于留置导尿术，主要在于可降低感染率，促进逼尿肌反射的早期恢复，避免膀胱挛缩，减少阴茎、阴囊的并发症，减轻自主神经反射障碍。

开始间歇性导尿的时机多为脊髓损伤休克期过后。在开始导尿前，要向患者详细说明间歇导尿的目的、优点，消除患者顾虑。间歇自行导尿过程要轻柔、清洁，避免挫伤尿道及发生感染。住院患者由医护人员进行示范操作。患者取仰卧位或侧卧位，当导尿管前端到达括约肌处要稍做停顿，再继续插入 4～6 cm；导尿完毕，拔管要慢，在到达膀胱颈部时，稍作停顿，同时屏气增加负压或用手轻压膀胱区，以使膀胱完全排空。一般患者无尿失禁和自发性排尿可 4 ～ 6 小时导尿 1 次，出现自发排尿后，可延长至每 6 ～ 8 小时导尿 1 次，残余尿少于 100 mL 时，可停止导尿观察。对于 IC 治疗的患者，应同时进行饮水训练，其具体方案如下：每 2 小时饮水 200 mL（6：00 ～ 20：00，共 8 次，约 1 600 mL），夜间（20：00 至次日 6：00）不再饮水，每 4 ～ 6 小时导尿 1 次。三餐时间各饮水 400 mL，两餐之间 10：00、14：00 各 200 mL，20：00 饮水 200 mL，夜间不再饮水，每日饮水 1 800 mL。遇患者出汗多、发热、尿液沉渣多时可多饮 200 mL。

在间歇性导尿的开始阶段，需检验尿常规，如有尿路感染，应及时处理。对需要长期间歇性导尿的患者，应教会患者或家属该技术，并定期回访。Bors 和 Comarr 认为，残余尿量为膀胱容量的 10% ～ 20% 时，膀胱可达平衡状态。无感染、残余尿小于 100 mL，是膀胱功能平衡的良好指标。间歇开放导尿为留置导尿管，每 3 ～ 4 小时开放导管 1 次，排空膀胱。一般适用于脊髓损伤后脊髓休克恢复期。优点是可防止膀胱挛缩、膀胱容量变小。对于膀胱逼尿肌反射亢进、膀胱内压明显升高的患者，可避免造成膀胱输尿管尿液反流引起"隐匿肾积水"的可能。

2）膀胱训练：根据患者的排尿规律养成定时排尿的习惯，以期膀胱容量适当。如果膀胱逼尿肌功能亢进产生尿急，主动收缩尿道括约肌延迟排尿时间，从而扩大膀胱容量，中断逼尿肌的收缩。坚持进行盆底肌训练。逼尿肌、括约肌功能不足可使用屏气用力法、Crede 按压法协助排尿。逼尿肌和括约肌功能协调的可诱发逼尿肌反射排尿，通过寻找刺激逼尿肌排尿反射的触发点来促进排尿，如叩击耻骨上区、挤捏阴茎、牵拉阴毛、刺激肛门或扩张肛门等，以期出现自发排尿反射，激发膀胱逼尿肌反射收缩和外括约肌松弛。由于骶上神经损伤多伴有尿道括约肌协同失调，膀胱流出道阻力往往很高，反射性排尿常不能如愿以偿，即使可有排尿活动也不能排空膀胱，并有造成膀胱输尿管反流的可能。

（2）药物治疗：根据不同情况选用以下药物。

拟胆碱药：主要用于增强膀胱收缩，提高排尿能力。其治疗作用主要来源于对 M 受体的兴奋，引起尿道阻力增加却不利于达到治疗目的。

抗胆碱药：主要通过拮抗外围 M 受体、盆神经节内 N_1 受体及中枢胆碱能受体而抑制膀胱收缩。

拟肾上腺素药：化学结构与去甲肾上腺素相似的物质，根据药物对交感神经受体的选择性作用强度不同而选用不同的药物。

抗肾上腺素药：是一组能与肾上腺素能受体结合，而基本不产生或较少产生拟肾上腺素作用，并能阻碍内源性或外源性拟肾上腺素递质或药物与受体结合，从而产生抗肾上腺素作用的药物。另有一些药物，本身无受体拮抗作用，而是通过抑制交感神经中枢，或阻滞交感神经末梢释放神经递质而产生抗肾上腺素作用。后一种作用的代表药物为可乐定、甲基多巴、胍乙啶等。

平滑肌松弛药：具有直接的逼尿肌松弛作用，有程度不等的抗胆碱作用，局部麻醉作用。这些药物的共同适应证为不稳定膀胱、逼尿肌反射亢进、急迫性尿失禁。主要药物有索利那新、黄酮哌酯、双环胺等。

其他药物：三环类抗抑郁药、钙通道阻滞药、前列腺素及前列腺素合成抑制药、骨骼肌松弛药等。

（3）神经电刺激治疗：电刺激治疗是指用特定参数的电流，刺激盆腔组织器官或支配它们的神经纤维和神经中枢，通过对效应器的直接作用，或对神经通路活动的影响，改变膀胱/尿道的功能状态，以改善储尿或排尿功能。电刺激治疗于 1958 年由 Caidwell 提出，而应用于临床则始于 20 世纪 70 年代中期。此后，随着对下尿路神经及神经反射通路认识的深入，以及电刺激仪器设备和治疗方法的不断改进，电刺激治疗迅速发展。目前，电刺激已成为下尿路功能障碍性疾病的治疗方法之一，并已成为部分排尿功能障碍性疾病的重要治疗方法。常用的电刺激方法有以下几种。

盆底肌电刺激：盆底肌电刺激对膀胱收缩亢进引起的尿失禁有较肯定的疗效，并同时具有抑制膀胱收缩和加强尿道关闭的作用，而在混合性尿失禁治疗中亦有使用价值。主要不良反应为少数患者因反复操作可能发生的阴道激惹和感染。

膀胱逼尿肌电刺激：主要用于治疗逼尿收缩无力，尤其是骶髓排尿中枢及其传出神经受损引起的逼尿肌无力，是反射弧不完整时的唯一可行的电刺激方案。

骶神经根电刺激：解剖学和神经生理学研究发现，$S_2 \sim S_4$ 为逼尿肌和尿道外括约肌的低位控制中枢，以 S_3 为主。使用适当的电参数和刺激方法，对上述神经根进行刺激可改变膀胱和尿道外括约肌收缩和舒张状态，从而达到改善膀胱储尿或改善膀胱排尿功能的目的。

盆神经电刺激：主要用以治疗膀胱收缩无力。本治疗在诱导逼尿肌收缩方面效果满意，但因同时伴随尿道外括约肌收缩，常使患者仍不能获得正常排尿。其实际使用价值有限。

刺激脊髓：解剖学提示，支配膀胱逼尿肌的副交感节前纤维位于脊髓侧束，而尿道外括约肌的神经核位于 $S_2 \sim S_4$ 腹侧角。因此，如果安放的电极位置恰当，则可通过选择性刺激脊髓的逼尿肌中枢，诱导逼尿肌收缩产生排尿。

2. 手术治疗

神经源性膀胱的治疗应以"低压储尿—控尿—低压排尿"为原则，从而有效保护上尿路功能，提高生活质量。手术治疗的目的在于保护和改善肾脏功能，尽可能恢复排尿功能，即做到储尿与排尿之间的平衡。术后残余尿应低于膀胱容量的 1/3，无膀胱输尿管反流。

目前常用的手术方式有神经外科手术治疗、膀胱扩大术、降低膀胱出口阻力的手术、增加膀胱出口阻力的手术。

四、排便（大便）控制

（一）概述

排便功能障碍是影响脊髓损伤患者生活质量的严重问题，对其进行科学管理是脊髓损伤康复流程中的一项重要内容。在急性期，可因胃肠蠕动不全而致腹部胀满和麻痹性肠梗阻，影响膈肌运动，使四肢瘫患者出现呼吸窘迫。脊髓休克过后，可出现排气，但还难以自主排便。如排便困难持续存在，患者的消化吸收和营养均受影响。因此，排便障碍的管理应尽早开始，且应保持终生。

（二）排便障碍的管理

首先应了解患者受伤前的生活史和排便习惯，并根据脊髓损伤的水平及障碍程度，制定合适的方法。应充分利用脊髓损伤后尚存的反射群，如起立大肠反射、胃大肠反射、直肠肛门反射等。脊髓损伤后排便障碍的管理包括以下内容。

1. 饮食的管理

包括进食姿势、食物种类、液体量和种类等。

（1）尽可能保持在坐位姿势进食，以便利用重力使食物更易通过肠道。

（2）食物种类：饮食结构要合理，多食蔬菜、水果和杂粮。适量的膳食纤维可增加粪便的体积与含水量，从而可加速粪便在肠道内的移动，建议青少年和成人逐步增加纤维至每日摄入 20 ~ 35 g。

（3）液体量与种类：为保证正常的生理代谢和粪便的适度软化，成人每日液体的摄入量一般应保持在 2 000 ~ 2 500 mL。同时，液体的种类对肠道的蠕动也有影响。一些果汁常具有刺激肠蠕动和通便的功能，如橘汁、柠檬水、椰子汁、杏仁露等。另有一些人喝牛奶后易出现腹胀和便秘，应避免。

2. 排便时间

食物由口腔到肛门正常的排空时间需 40 ~ 48 小时。食物在大肠内停留的时间越长，粪便也就越干燥和硬结，就更易出现便秘。因此，一般情况下，患者应每日排便 1 次，最长不超过 3 日。一般建议患者采取"每日大便常规"的方式，即每日早餐后进行排便，因为这时胃结肠反射最强。当然，也可安排在午餐和晚餐后，可根据工作和生活的方式来选择，但是，时间必须要固定，即保持在每日的同一时间进行排便训练，一般 1 ~ 2 周即可建立反射。许多患者经过训练后，排便不再是一件烦恼的事情。

3. 使用缓泻药

根据患者的排便情况可给予一定剂量的通便药或温和的缓泻药以调节粪便硬度，常用如麻仁润肠丸、氧化镁、番泻叶等。一般在排便前晚服用。应经常询问和检查患者的排便情况，对药物种类、量和服用时间予以研究，针对具体情况调配药物的种类和剂量，选择适合每一患者条件的缓泻药。

4. 诱发排便和排便反射的形成

诱发排便一般包括腹部按摩、肛门局部刺激、甘油制剂（开塞露）和增加腹压等方式。一般于餐后半小时开始做腹部按摩，其方法是顺大肠的走行方向用手掌部由右下向上，再向左、向下按摩；15 分钟后仍不能排便，可戴指套加润滑剂在肛门内部做环状刺激，可重复 1 次；如仍不奏效，可给予开塞露。整个排便过程，患者应积极做增加腹压的配合。经过 1 ~ 2 周（部分患者需 4 ~ 6 周）的正规训练，大部分脊髓损伤患者虽然仍无法感知便意，但可形成规律性排便习惯。大部分脊髓损伤患者经训练和细心的体会可感知当肠内容物下降时出现的一些特别的感觉和现象，如起鸡皮疙瘩、出汗、下肢肌痉挛、自主反射症状；有时出现腹部胀满、消化不良的感觉。要细心地体会和注意这些症状的出现，让患者找出属于自己的排便信号并充分利用。这种信号的出现，预示着一种特殊排便反射的形成，它可使排便更自然。

5. 灌肠、洗肠和肛入药

肠管内有宿便，排便的肠管运动不充分，则行甘油或用温水 500 mL 灌肠，以促进排便。儿童或水、电解质异常的患者采用生理盐水灌肠。也可使用肛入药，使直肠内的粪便上升诱发排便反射，这接近于自然排便。

6. 掏便

低纤维、低水饮食和排便时间延长易使粪便变硬，嵌入直肠内，发生便秘，平压腹部仍不能充分排便时，可行掏便。应使用正确的掏便方法，操作仔细，避免动作粗暴伤及肛门和直肠黏膜。应注意预防和避免便秘的发生，尽量减少掏便的次数。

7. 排便姿势

对于脊髓损伤患者排便姿势的选择需根据患者脊髓损伤的水平和功能情况来决定。脊髓损伤水平较低的患者可采取蹲姿或坐位。这样可利用直肠与肛门的夹角、重力和腹肌的力量将粪便排出。大部分脊髓损伤的患者可借助便桶等设施采用坐姿排便，这是一种值得推荐的姿势。对暂时不能采取蹲或坐姿的患者，可采取半卧、斜卧、左侧卧或平卧位，臀下放置特制防水便垫和被单。一旦能坐到马桶上，则应取坐位姿势排便。对于使用较硬便盆的患者，应特别注意预防臀部皮肤的擦伤，杜绝压疮的发生。

8. 排便自助器

①肛药插入器：用于四肢瘫等不能用手指将药塞入肛门的患者。②洗肛门器：作为粪便排泄处理装置而开发使用的。肛门清洗器为排泄后处理装置。③袋式洗肠注入器：洗肠注入器是可将温水直接从肛门注入直肠。对于有便秘或便硬的患者，可用微温水一点点连续灌肠，以诱发排便反射。

9. 厕所设施与环境

根据功能障碍的水平确定从轮椅移向厕所便桶便座的方向。截瘫患者经训练均可自己移向便桶便座。便座低时可调高或用便座上部可拆卸的便座。坐的时间较长时可备防压疮垫；四肢瘫患者，向便座转移需辅助或使用转移器。为在便座上维持坐位平衡，在便座周围安装可支撑身体的台子和扶手。

10. 运动

腹部和骨盆肌肉的力量在排便动作中起着非常重要的作用。因此，增强腹部和骨盆肌肉的力量有利于促进排便功能。增强腹部和骨盆肌肉力量的运动包括仰卧起坐、坐位腰部前屈运动、腰部扭转运动、腹式深呼吸运动、平卧抬头抬肩运动、主动提肛运动等。对于第6胸神经损伤平面以上的患者，在做腹式深呼吸时，应注意预防自主神经反射的出现和高血压、冠心病和脑血管意外的发生。

11. 心理状态

排便的心理状态对排便的影响很大。焦虑容易使随意肌紧张，抑制排便；忧郁的情绪可影响食欲和胃肠功能，从而对排便的管理产生影响。因此，保持健康的心理和放松的心情，对排便的顺利进行是非常重要的。

五、性功能控制

（一）概述

脊髓损伤患者伤后对性、性的感觉、性的乐趣以及性行为，并没有本质上的改变。脊髓在人进行性活动时，起着一种承上启下的作用，向上要受到大脑皮质神经的操纵，对下要发布"命令"，让性器官发挥作用。脊髓里有勃起中枢（$S_2 \sim S_4$）和射精中枢（$T_{11} \sim L_3$），一旦脊髓受到损伤，性功能便会受到影响，因此，脊髓损伤后的性功能障碍是康复过程中极为重要的问题。

损伤平面及严重程度与性功能有密切关系。①$T_{10} \sim L_2$平面以上完全性脊髓损伤使男女生殖器感觉全部丧失。但直接刺激可以使阴茎反射性勃起或阴唇反射性充血，阴道润滑，阴蒂肿胀，产生这一现象的原因是损伤平面以下存在的交感和副交感神经反射。②$S_2 \sim S_4$平面的完全性损伤者生殖器感觉完全丧失，男性丧失勃起和射精能力，不可能通过生殖器刺激获得性高潮。③$L_2 \sim S_1$平面的完全性损伤者出现分离反应，即男性可以有生殖器触摸和心理性勃起，但不能协调一致。男女均不能通过生殖器刺激获得性高潮。④$T_{10} \sim T_{12}$的完全性损伤可使交感神经活动丧失，因此心理性男性阴茎勃起反应和女性阴道血管充血反应丧失。如果损伤平面以下的脊髓骶段未受影响，直接刺激生殖器能产生反射现象。⑤T_{12}以下完全性损伤后，心理性阴茎勃起可以还存在，但这种勃起的时间较短，通常不能满足于性交。对女性T_{12}平面以下脊髓损伤患者的心理刺激也能引起阴蒂充血、阴唇充血和阴道的润滑，并可引起骨盆区域的较正常弱的快感。脊髓骶段或马尾损伤时这种骨盆反射消失。不完全性脊髓损伤后运动、感觉和自主神经所保留下来的功能各不相同，对性功能的预测就不太精确。

（二）临床表现

1. 男性性功能障碍

脊髓损伤约 80% 发生于年轻男性。男性的性功能主要为神经依赖性，所以脊髓损伤后引起的性功能障碍较女性多见且严重。脊髓损伤后的性功能障碍有造精功能障碍、勃起功能障碍（ED）、性交障碍、射精障碍等，其中与神经功能有关的主要是勃起功能障碍及射精障碍。

2. 勃起功能障碍

勃起功能障碍指持续性的不能达到或不能维持充分的勃起以获得满意的性生活，发病时间至少 6 个月。此定义表明，凡勃起阴茎的硬度不足以插入阴道或勃起维持的时间不足以圆满地完成性交，而且近 6 个月以来勃起功能障碍的发生频度超过性行为的 50% 时，均可诊断为 ED。阴茎勃起受大脑和脊髓神经中枢的协同控制。脊髓损伤患者 ED 的表现随伤后时间、脊髓损伤平面及其严重程度的不同而不同。

脊髓休克期通常不能勃起。脊髓休克恢复后，脊髓圆锥近端损伤的患者可产生上运动神经元病变的表现，而损伤位于脊髓圆锥及马尾神经的患者可出现下运动神经元病变的表现。若患者为 T_{12} 以上脊髓损伤，可阻断来自大脑下行通路的传导而使精神性勃起消失，但只要骶髓无病变，反射性勃起仍被保存。若病变范围低于 T_{12} 且脊髓圆锥完整，虽有反射性勃起出现，但此勃起为无尿道海绵体参与的勃起，因为尿道海绵体受胸腰髓交感神经系统支配。尿道海绵体不参与勃起则龟头部不勃起，故虽然骶髓完整也不能出现完全的勃起。此外，如患者只有精神性勃起而无反射性勃起，此种勃起亦不充分，因此时阴茎虽增大但不硬，不能完成性交。损伤平面在 T_{12} 和 S_2 之间的脊髓损伤患者则可出现混合性勃起。总之，造成下运动神经元病变的脊髓损伤患者可有精神性勃起，而造成任何平面完全性上运动神经元病变的脊髓损伤患者仍可保留反射性勃起。

3. 射精障碍

射精障碍可分为早泄、射精迟缓、不射精症、逆射精、射精痛 5 种类型。射精中枢位于脊髓胸腰段 $T_{12} \sim L_3$，故在此范围内有病变的患者不能射精。性生活时患者随着性高潮而射精，由于尿道内口关闭不全，而将精液逆射入膀胱，称为逆行射精。

脊髓损伤患者的射精障碍较勃起功能障碍更易出现。男性患者婚后育子的愿望更加迫切，但实际只有 3% ~ 4% 脊髓损伤患者配偶中有孩子，这样就给医务工作者提出了一个很重要的问题——射精障碍的诊断和治疗。

（三）功能评估

1. ED 的评估

病史是评估中的重要环节。作为医师应详细地了解患者有关性欲、勃起、性交、射精、高潮的状况，伴侣的情况，注意分析 ED 发生的可能原因。

（1）全面的体格检查是评估 ED 的重要步骤。应仔细地观察一些临床体征，包括：了解脊髓损伤的平面、严重程度，有无球海绵体肌反射、肛门反射，会阴部鞍区的感觉，前列腺有无异常，外生殖器有无畸形，男性第二性征发育情况等。

（2）实验室检查包括血尿常规、空腹血糖及血脂、肝肾功能、睾酮、泌乳素、FSH、LH、SHBG 等检查。

（3）特殊检查包括阴茎生物感觉阈值测定，阴茎背神经体性感觉诱发电位测定，球海绵体反射潜伏期测定，海绵体注射药物诱发勃起实验，夜间阴茎勃起监测，阴茎彩色超声波检查，阴茎海绵体血管造影等。

（4）勃起功能障碍国际指数（IIEF-5）问卷调查表。

2. 不射精

通过阴茎震动感觉度测定或阴茎背神经体性感觉诱发电位测定，来了解神经系统的功能变化，有助于确定治疗方针。

3. 逆行射精

主要依靠有射精感，但无精液射出，并取尿液检查，如有精子则可诊断。

（四）康复治疗

1. 勃起功能障碍的康复

临床上，对脊髓损伤（SCI）性 ED 患者进行性医学教育、性心理咨询和性行为调整十分重要。应鼓励患者及其性伴侣向社会工作者、婚姻咨询人员或精神病学家进行咨询，以协调两者之间的关系以及他们与社会之间的关系。提供性交前有关知识的咨询内容，包括爱抚、亲密性和性的表达方法；鼓励性伴侣双方进行性感集中训练，并延长性交前奏。性咨询的另一个很重要的组成部分就是确保对各种治疗方法具有广泛的选择性，向其阐明各种治疗方法的利弊、安全性和有效性。

ED 的治疗除了心理干预外，药物及手术主要包括 3 种治疗方式。

（1）第一线疗法：口服药物（枸橼酸西地那非片），真空负压吸引装置。

口服药物：枸橼酸西地那非片是一种口服有效的选择性磷酸二酯酶 5 型（PDE-5）抑制药。在性兴奋的刺激下，它通过选择性地抑制磷酸二酯酶 5 型的活性，增加海绵体细胞内 cGMP 水平，导致平滑肌松弛，血流进入海绵体，而引起阴茎勃起，是治疗 ED 的第一线口服药物。它适用于各种原因引起的 ED。有资料表明，枸橼酸西地那非片对脊髓损伤、抑郁症、高血压、TUR-P 术后、糖尿病及前列腺癌根治术等各种原因引起的 ED，治疗的有效率分别为 83%、76%、68%、61%、57%、43%，而安慰药组分别为 12%、18%、18%、4%、10%、15%。临床使用方法：性生活前 30 ~ 60 分钟口服，推荐剂量为 50 mg，最大推荐剂量 100 mg，用药频率为每日 1 次。禁忌证：枸橼酸西地那非片与已知的 NO/cGMP 通路作用效果一致，能增加硝酸盐的体位性低血压，因此禁用于同时使用任何有机硝酸盐的患者，不能用于对该药成分有过敏反应的患者及妇女、儿童。

真空负压吸引装置（VCD）由圆筒、泵及阴茎环组成。其原理是将阴茎放入圆筒内，用泵将圆筒内抽为负压，使阴茎增大，再用阴茎环勒住阴茎根部以保持勃起状态进行性交，于 30 分钟内拆除阴茎环，阴茎立即萎软。此种疗法优点为操作简单，安全可靠，可长期使用，经济耐用，并不妨碍其他治疗。缺点是阴茎表皮温度降低，导致阴茎乏氧，皮下出血，阴茎疼痛，射精障碍等不适。

（2）第二线疗法：尿道内给药（前列腺素 E_1 乳膏），阴茎海绵体药物注射。

尿道内给药疗法：是将血管活性药物直接放入尿道内，通过尿道黏膜直接吸收诱发阴茎勃起而治疗 ED 的方法。前列腺素 E_1 乳膏是经尿道给药治疗 ED 的新型外用乳膏，应用皮肤透过技术，增强了药物吸收度，起效快，疗效可靠。它通过尿道黏膜吸收到尿道海绵体静脉，再通过尿道海绵体与阴茎海绵体之间的静脉通道，进入阴茎海绵体平滑肌，海绵体动脉扩张，阴茎血流增多，而诱发勃起。使用方法是性交前 5 ~ 20 分钟使用，首次剂量为 0.3 mg，可调整到 1 mg。使用小型注射器将药物缓慢注入尿道口，部分涂搽在阴茎头表面。PGE_1 的首次代谢在肺，最终经肝、肾清除。禁忌证主要是对 PGE_1 的过敏者，但患有低血压和晕厥的人最好别用。不良反应是尿道痛，有烧灼感，虽为一过性，但十分影响情绪，而且会波及性伴侣，有阴道麻刺感的记录。有报道表明勃起功能在用药后有所改善的达 83%，而安慰药组仅为 26%。对心理性 ED、器质性 ED 有效率分别达 75%、54%。

阴茎海绵体药物注射：即向阴茎海绵体内注射血管活性药物，通过阴茎海绵体平滑肌松弛作用而诱发阴茎勃起。现在临床上常使用罂粟碱、酚妥拉明、前列腺素 E_1 三联疗法或前列腺素 E_1 单独使用。阴茎海绵体注射方式单剂量药物使用量为罂粟碱每次 5 ~ 60 mg，酚妥拉明每次 0.25 ~ 1.0 mg，前列腺素 E_1 每次 25 ~ 40 μg，罂粟碱/酚妥拉明/前列腺素 E_1 三联疗法（罂粟碱 24 mg，酚妥拉明 1.0 mg，前列腺素 E_1 9 μg/mL）用量为每次 0.05 ~ 1.0 mL。注射药物后 4 ~ 5 分钟可勃起，持续时间为 30 ~ 60 分钟。其并发症有头晕、低血压、疼痛、注射方法不当所致的青肿与创口出血，以及阴茎异常勃起、海绵体纤维化等。其中阴茎异常勃起是阴茎海绵体注射疗法的最危险并发症。阴茎勃起超过 4 小时不能转入疲软状态，即可诊断阴茎异常勃起。如处置不当，可发生阴茎海绵体组织大面积坏死或海绵体纤维化。早期可通过阴茎海绵体穿刺抽血而降低海绵体内压，然后可用新福林肝素钠溶液冲洗海绵体腔，浓度至少 500 μg/2 mL 以上，效果极佳。

（3）第三线疗法：阴茎假体植入手术。如果以上方法治疗 ED 无效，可考虑第三线疗法，行阴茎假体植入手术，而阴茎血管重建术及静脉结扎术，由于远期效果各家报道不一，美国泌尿外科学会尚未将该治疗方式列入 ED 诊治规范中，这里就不做过多介绍。总之，ED 治疗方案的选择常需要根据患者及其性伴侣目前的性关系、性要求、性愿望以及患者的病情来确定，因此对 ED 的治疗应考虑性伴双方的喜好和治疗目标，提供合适的治疗方案。

2. 不射精

（1）针对原发病进行病因治疗。

（2）阴茎震动器震动刺激诱导射精。优点是无任何不良反应，缺点是射精率低。

（3）电刺激诱导射精后取得精液，进行人工授精。此方法是从肛门插入刺激电极，通过电刺激前列腺、精囊、射精管膨大部位的神经，10 分钟后，诱导射精，精液多向膀胱侧反流，在刺激结束后，导出膀胱内尿液，行离心分离采取精子，再进行人工授精或放入液氮瓶中超低温保存。目前对电刺激法电极、刺激部位、条件等尚无统一规定，不良反应有自主神经反射亢进表现，停止刺激后不适症状可迅速消失，故安全性较高。

3. 逆行射精

（1）口服盐酸麻黄碱，增强尿道收缩功能，促使尿道关闭。

（2）经保守治疗无效，可回收尿液中精子，进行人工授精。

4. 女性性功能障碍

脊髓损伤对女性患者的生育无影响，月经一般在 1 年内恢复正常，平均为 5 ~ 6 个月。但是损伤本身对患者的心理和配偶的心理产生重大影响，生殖器的感觉障碍和肢体活动障碍在一定程度上也可影响性生活，需要采用一些适应性技术，但是最重要的是心理咨询和治疗。

（1）性反应性敏感器官不仅仅是生殖器，其他部位如乳房、肩、颈或口唇也可以成为性敏感区。女性患者在生殖器感觉丧失后，性敏感区趋向于转移到其他部位，仍然足以刺激产生性高潮。损伤平面在 T_{12} 以上水平可以有反射性分泌液，在 L_1 以下水平可以有心理性分泌。累及骶髓的完全性上运动神经元损伤的女性患者没有心理性阴道润滑作用，而部分性损伤患者可保留心理性阴道润滑作用。脊髓损伤（$S_2 \sim S_4$）的女性比正常女性更难获得性高潮。尽管分泌量可有所减少，但对性交活动一般没有重大影响。

（2）脊髓损伤女性的生育能力无明显障碍，因此需要避孕的患者仍应采取相应的措施。损伤平面 T_6 以上的女性，在妊娠期可以发生严重高血压，这与自主神经反射有关，药物治疗效果往往不佳，必要时可以采用连续硬膜外麻醉的方法阻滞交感神经反射。T_{10} 以上水平损伤者由于下腹部感觉丧失，早产发生率增加。因此需要从第 28 周起注意观察分娩迹象。在做会阴切开缝合时建议采用非吸收性缝线，以避免感染。

（郭珊珊）

第一节　四肢创伤手术麻醉

随着现代工业及各种现代化交通工具的飞速发展，各种创伤的发生率也随之快速增长。肢体是人类活动最多的器官，因此也最易遭受意外伤害。另外，对四肢创伤的处理正确与否关系到创伤患者今后的生活质量。因此，四肢创伤的手术在急症外科手术中占有重要地位。

一、四肢创伤手术及麻醉的特点

四肢创伤包括开放性损伤和闭合性损伤，创伤可累及组织结构，包括骨、神经、血管、肌肉、肌腱以及其他软组织。开放性损伤均需紧急手术处理。闭合性损伤以骨折最多见，除非合并重要血管或神经损伤，一般可视患者全身情况决定处理时机。但近年来主张对四肢长骨骨折应尽早手术内固定，避免患者长期卧床牵引带来的诸多负面影响，并能减轻伤后疼痛，为后期功能康复创造条件，也有利于减少严重并发症，降低病死率，明显改善预后。

单纯四肢创伤手术范围多较局限。但若伤及血管、神经，修复手术则要求精细，尤其是断肢再植手术需时较长，对麻醉也有特殊要求。四肢创伤常合并有胸腹内脏及颅脑等多器官损伤，手术处理宜分轻重缓急，先处理致命伤，待患者生命体征相对稳定以后，再处理四肢伤。如情况许可，也可同期处理四肢损伤。

低血容量是四肢创伤患者常见的并发情况，开放性损伤的失血量依受伤部位和严重程度有所不同，闭合性骨折不显性失血大致为单侧股骨 800 ~ 1 200 mL，胫腓骨 350 ~ 500 mL，肱骨 200 ~ 500 mL，尺桡骨 300 mL。对创伤患者失血量的评价直接关系到麻醉选择和术中处理，应综合患者的伤情和全身表现，尽可能作出准确评估。若接诊时患者已经出现血压下降、心率加快，提示失血量可能已超过血容量的30%，应立即采取输血、补液等救治措施。

饱胃是创伤患者的另一个重要问题，紧张、休克和疼痛可使胃排空时间明显延长，因此，防止呕吐和误吸极为重要。临床上对急症患者应一律视为饱胃患者，尤其是在全身麻醉诱导时尤应注意防止呕吐和误吸。

二、术前准备与麻醉选择

（一）术前评估与麻醉前准备

四肢创伤患者急诊手术时，因为时间紧，难免准备不充分，所以麻醉医师在选择麻醉前应对患者一般病情进行简要的评估。

1. 既往病史

着重了解有无明显心血管、呼吸系统及与麻醉相关的其他疾病并存及其治疗情况，药物使用情况，近期有无呼吸道感染等，是否接受过麻醉及麻醉中有无异常情况，尤其是有无局部麻醉药变态反应史。

2. 进食情况

急症手术应了解末次进食时间，尤其是进食后与受伤之间的间隔时间。同时还应了解进食内容，伤后有无呕吐。对饱胃患者尽量选择神经阻滞或椎管内麻醉，术中慎用镇静药。手术必须在全身麻醉下进行时，应选择气管内麻醉，可在充分表面麻醉下患者清醒时插管，也可采用快诱导气管插管，插管诱导同时压迫环状软骨，避免胃内容物反流误吸。术后亦应待患者清醒后再拔除气管导管。

3. 合并损伤

检查是否合并有其他部位的损伤，尤应注意有无气道梗阻、气胸、血胸或腹腔脏器损伤等紧急情况。若需同时手术，应综合考虑手术需要，选择合适的麻醉方法。

4. 失血量

尽可能准确评估失血量。对低血容量状态应在麻醉前初步纠正。心率、皮肤颜色和毛细血管充盈时间是失血纠正满意与否的可靠指标。大量失血需快速输血、补液，监测中心静脉压（CVP）可帮助判断血容量情况，也可防止液体过多。

5. 实验室检查

血细胞比容和血红蛋白含量可大致提示失血纠正情况；血气分析可反映患者酸中毒情况；心电图及 X 线检查有助于对患者全身情况的综合了解，对决定麻醉方法和麻醉中处理也有一定参考和指导作用。

6. 手术前精神准备及用药

解除紧张患者的精神焦虑，必要时给予适量苯巴比妥、地西泮等镇静和（或）镇痛药物。

7. 术中监测

常规监测心电图、脉搏氧饱和度、无创血压。全身麻醉患者监测呼气末二氧化碳浓度。危重患者最好监测有创动脉血压以便及时发现血压变化，并可间断取血进行血气分析。麻醉开始前建立可靠的静脉通路，为输血、补液及药物治疗提供给药途径。

（二）麻醉选择

1. 全身麻醉

全身麻醉多用于下列情况。

（1）儿童或不合作患者。

（2）不适用局部麻醉或强迫体位，难以完成椎管内阻滞或神经阻滞操作的患者。

（3）合并其他部位损伤，需同时手术或估计术中难以保持气道通畅的患者。

（4）合并有其他损伤（如脊柱或骨盆骨折等）而不能于侧卧位下行椎管内阻滞或神经阻滞者。

（5）长时间手术时，可采用全身麻醉与区域阻滞联合应用的方法，在减轻患者术中不适的同时可为肢体再植手术提供良好的血流灌注条件。

全身麻醉是否气管插管，取决于患者的手术体位、术中能否维持满意的气道控制、是否需要应用肌肉松弛药及手术时间。一般短小手术的患儿不需肌松者，可在静脉或吸入麻醉下不插管完成手术；也有些短时间的操作，如闭合性骨折复位等，可在开放吸入麻醉下完成。其优点是苏醒迅速，可提供一定程度的肌松，但不宜常规应用。

对重度软组织挤压伤患者行快诱导气管插管时，可能由于存在高血钾状态，应用琥珀酰胆碱有诱发心搏骤停的危险。

2. 椎管内麻醉

椎管内麻醉包括蛛网膜下隙阻滞、连续硬膜外麻醉和蛛网膜下隙—硬膜外间隙联合阻滞，多用于下肢手术，可提供完善的镇痛和肌肉松弛，伴发的交感神经阻滞可为肢体再植手术提供良好的灌注状态。

（1）蛛网膜下隙阻滞：是下肢手术常用的麻醉方法。其优点是操作简单，局部麻醉药用量少，麻醉效果确定，肌肉松弛完善等。常见并发症为手术中低血压和手术后头痛及尿潴留。当患者血容量不足时，血压波动更为明显，麻醉前注意纠正血容量不足，控制阻滞的范围可减少其对循环功能的影响；通过应用细针穿刺或使用改良的铅笔头式侧孔穿刺针，术后头痛发生率明显减少。尿潴留和作用时间受限，是目前限制蛛网膜下隙阻滞应用的主要原因。

蛛网膜下隙阻滞时多采用等比重溶液，如 0.5% 丁哌卡因 12 ~ 15 mg 单次注射，可维持下肢手术 3 ~ 4 小时。虽然连续蛛网膜下隙阻滞在国内也有开展，但报道很少。

（2）连续硬膜外麻醉：是目前国内应用最广、技术最成熟的麻醉方法之一。其优点是不受手术时间限制，不受阻滞节段限制，对血流动力学及呼吸影响相对较小，无蛛网膜下隙阻滞后头痛，保留导管可用于术后镇痛等。其缺点是起效慢，失败率相对较高，使用不当时有呼吸及循环抑制问题。因此，术中仍应密切监测患者呼吸情况，辅助吸氧以维持正常血氧含量。

（3）蛛网膜下隙—硬膜外间隙联合阻滞：是近几年来开展比较广泛的椎管内阻滞方

法。它集中了蛛网膜下隙阻滞与硬膜外间隙阻滞的优点，如阻滞起效快、镇痛完全、肌肉松弛良好、局部麻醉药用量相对较少；不受手术时间的限制，并可保留硬膜外导管进行手术后镇痛治疗等。

应用蛛网膜下隙—硬膜外间隙联合阻滞时，采用等比重小剂量局部麻醉药行蛛网膜下隙阻滞既可达到满意的阻滞效果，又对循环功能的影响较小。1小时后开始硬膜外间隙阻滞时，要注意常规给予试验剂量，给药后要密切注意测量阻滞平面的变化，预防出现连续蛛网膜下隙阻滞。

（4）椎管内麻醉的注意事项：对术前已存在严重低血容量状态，或有败血症及凝血功能障碍的患者，应慎用或禁用椎管内麻醉。有些严重创伤强迫体位患者，改变体位可引发伤处剧痛，常难以配合完成椎管内麻醉操作，应选择其他麻醉方法。

3. 周围神经阻滞麻醉

臂丛神经阻滞是上肢手术最常用的麻醉方法。下肢手术尤其是膝关节以下的手术可在股神经阻滞、坐骨神经阻滞及其他周围神经的阻滞下完成。

随着周围神经刺激器的广泛应用，周围神经阻滞技术越来越多的用于临床。周围神经刺激器的刺激频率通常为 1 ~ 2 Hz，刺激强度从 1.0 ~ 1.2 mA 开始，逐渐降低。当刺激强度下降到 0.5 mA 以下，相对应的肌肉还有收缩反应时，即可注药。常可达到满意的阻滞效果。刺激阈值越低，神经阻滞的效果越好。

神经阻滞麻醉可提供满意的镇痛、肌松和制动作用，同时对呼吸循环影响很少，术后可保持一定时间的镇痛作用，伴发的血管扩张还可增进肢体血液循环，尤其适用于断肢再植和血管修复手术，缺点是局部麻醉药用量较大，发生血管内误注时可产生严重的局部麻醉药中毒反应。阻滞成功率受麻醉者操作熟练程度的影响较大，穿刺操作有出现气胸和血管神经损伤的可能。单次注射时，麻醉作用时间受药物性能的限制。

三、四肢手术常用神经阻滞方法

（一）臂丛神经阻滞

1. 阻滞途径

臂丛神经阻滞适用于从肩部到手任何部位的手术。上臂内侧、前臂及手部的手术，大多选用腋路臂丛神经阻滞法，对于肩部和上臂外侧的手术，可选择锁骨上或肌间沟臂丛神经阻滞。

（1）肌间沟阻滞：适用于肩、臂部手术，手和前臂尺侧麻醉效果欠佳。较易合并膈神经阻滞，可出现霍纳征，进针过于平直偶可伤及椎动脉，或误注药至硬膜外或蛛网膜下隙。

（2）锁骨上阻滞：可阻滞整个臂丛神经，偶尔阻滞欠佳时加大药量可改进效果，但仍有发生穿破胸膜的危险，门诊患者慎用。寻找异感时，若患者咳嗽，表示针近胸膜，需格外小心。合并膈神经、喉返神经及星状神经节阻滞偶见报道。

（3）腋路阻滞：并发症最少，适用于门诊患者。缺点是肌皮神经阻滞不全。本法单点注药量较大，应避免血管内注射导致局部麻醉药中毒反应。

2. 注意事项

任何途径的臂丛神经阻滞均需要一定时间才能作用完全，20 分钟左右，偶尔潜伏期更长。臂丛神经阻滞时运动神经阻滞出现较早，肘部不能抬伸是腋路臂丛阻滞成功的最早表现。肌间沟和锁骨上法最早影响肩部活动，若注药后 10 分钟，仍未见肌无力表现，则成功可能性不大。

准确定位是保证臂丛阻滞成功的关键，异感是定位准确的可靠指标。但应注意异感传导的范围，肩部异感常因刺激神经分支引发，并不表明针的位置准确。腋路臂丛有时无法引出异感。应用神经刺激器能引出异感，但不能保证阻滞一定成功，可能是由于鞘内神经间的膜性结构可通过电流刺激但能阻止药物扩散的原因。

对长时间手术单次注药无法完成或需术后镇痛时，可试用导管法。即用套管针穿刺定位后留置导管妥善固定，需要时可重复注药。也可从不同路径间断分次阻滞臂丛，如先经腋路阻滞，然后经锁骨上或肌间沟阻滞，这样可在手术持续进行下完成第二次阻滞。

（二）上肢周围神经阻滞

上肢周围神经单支阻滞作用有限，较大手术需多点注射并辅助浸润麻醉，主要用于臂丛神经阻滞不全时补充辅助或为手部短小手术提供镇痛。操作时应避免将药物直接注入神经内，防止患者剧痛或引发神经炎。局部麻醉药选用丁哌卡因或利多卡因，注药后需一定时间才出现麻醉作用，有时可延迟到 15 分钟才作用完全。常用的上肢周围神经麻醉如下。

1. 尺神经阻滞

尺神经掌支可在茎突水平阻滞，在尺侧屈腕肌腱与尺动脉之间以细针与皮肤成直角刺入，如引出异感，将针保持原位注药 2 ～ 4 mL。无法引出异感时，可将针刺及深筋膜及骨，然后退针至皮下，退针同时注药 5 ～ 10 mL，也可获得满意的麻醉效果。阻滞尺神经背支，需从尺侧屈腕肌腱处绕腕部皮下环形注入局部麻醉药 4 mL。

2. 正中神经阻滞

在腕部屈侧皮肤横纹处针贴掌长肌桡侧或自桡侧屈腕肌近中线 1 cm 处垂直进针，神经位于皮下约 2 cm 深处。可沿前臂长轴扇形移动针体寻找异感，引出异感后缓慢注药 2 ～ 4 mL，另在皮下注射 1 mL 阻滞到手掌酌皮支。

3. 桡神经阻滞

较简单的方法：在腕关节处自桡侧向手背做环形皮下浸润，绕手背半环注药 4 mL，注意勿伤及皮下静脉。

4. 指神经阻滞

适用于门诊手指手术。局部麻醉药内不加血管收缩药。针由指根背侧边进针边注药，手捏注药点下方手指两侧，注药中觉有压力为止。两侧指根各注药 1 ～ 2 mL，注药量大，局部组织压力过高，可能有害。

（三）下肢周围神经阻滞

椎管内麻醉可提供完善的下肢手术条件，因此下肢神经阻滞麻醉相对少于上肢。膝关节以下的手术可应用坐骨神经阻滞、腰丛神经阻滞和股神经阻滞，有时还需辅助阻滞闭孔神经和股外侧皮神经。下肢周围神经阻滞可避免椎管内麻醉的血压波动，但由于大量应用局部麻醉药，需要注意局部麻醉药不良反应的危险。常用的下肢周围神经麻醉如下。

1. 股神经阻滞

股神经支配整个大腿前部的肌肉和相应皮肤区域。股神经解剖定位方便，患者取平卧位，于股动脉外侧 1 cm 腹股沟皱褶水平为穿刺点，选择长度为 5 cm 的穿刺针，穿刺针向头侧倾斜 45° 进针。观察到股四头肌收缩或髌骨跳动为注药的指征。常用的局部麻醉药为 1% 利多卡因、0.25% 丁哌卡因或 0.5% 罗哌卡因 15 ~ 20 mL。

2. 闭孔神经阻滞

闭孔神经支配大腿内侧皮区和大腿内收肌群。阻滞时令患者侧卧，小腿轻度外展，在耻骨联合下外 2 cm 处进针直刺，针及耻骨水平支后退针，向上外与皮肤成 80° 重新进针，避开耻骨支，继续进针到闭孔区，注药 15 mL。

3. 坐骨神经阻滞

坐骨神经是人体最粗大的周围神经，在梨状肌下经过坐骨大孔离开盆腔后壁，走行于坐骨结节与股骨大转子之间连线中点稍内方。阻滞常采用后入路。患者取侧卧位，患侧在上。健侧腿伸直，患肢屈曲，由股骨大转子与髂后上棘作一连线，其连线中点的垂线与股骨大转子—骶裂孔连线的交点即为穿刺点。选择长度为 10 cm 的穿刺针，垂直进针，调整进针深度，当观察到腓肠肌随着刺激的频率出现收缩，或观察到足趾跖屈时，即可注药，注药后再进行刺激一般不会再出现肌肉收缩反应。因此应在确定刺激满意后二次给药，常用的局部麻醉药为 1% 利多卡因、0.25% 丁哌卡因或 0.5% 罗哌卡因 20 ~ 25 mL。

4. 腰丛神经阻滞

在第 4 腰椎棘突旁开 4 ~ 5 cm 垂直进针达椎板，拔针稍向外侧滑过椎板，继续推 1 ~ 2 cm 体会阻力消失感觉；此时针尖位于椎间孔水平，注入局部麻醉药 20 ~ 30 mL，可阻滞整个腰丛支配区域，配合坐骨神经阻滞可进行腿部麻醉与镇痛。

5. 股外侧皮神经阻滞

适用于在坐骨神经和股神经联合阻滞下需使用止血带的患者。在髂前上棘内侧 1.5 cm 向下与腹股沟韧带下缘交点为穿刺点，穿刺针与皮肤成 45° 向下、向外进针，穿过阔筋膜，因其为皮神经，通常不能用神经刺激器诱发出肌肉收缩反应，出现异感即为注药指征或行扇状浸润阻滞。常用的局部麻醉药为 1% 利多卡因 5 ~ 7 mL。

四、四肢创伤手术麻醉的特殊问题

（一）局部麻醉药的不良反应

四肢创伤手术多在神经阻滞或椎管内麻醉下进行，局部麻醉药用量较大，意外血管内注射或单次用药量过大均可出现局部麻醉药的不良反应。主要表现为变态反应和全身毒性反应。

真正的局部麻醉药变态反应极少见。酯类局部麻醉药如普鲁卡因是大多数变态反应的原因。酰胺类化合物由于不具备刺激抗体形成的能力，应用中不应出现变态反应。事实上有些变态反应是机体对药物保存剂（如尼泊金甲酯）或稳定剂的反应。对曾有局部麻醉药过敏史的患者术前可做皮肤敏感实验，原则上避免应用酯类局部麻醉药。

全身毒性反应通常是由大量局部麻醉药快速静脉内注射引起；首发症状是中枢神经表现，如头晕、耳鸣、口周麻木感、眼球震颤和细小肌颤。处理应立即停止用药，保证气道通畅，吸氧。严重时可出现局部或全身抽搐性或强直性痉挛。由于局部麻醉药体内再分布很广，血药水平迅速下降，痉挛常可自止。对持续发作者可小量、分次静脉注射地西泮。此期处理应开放气道、吸氧，并过度换气；心血管功能抑制出现最晚；发生后可静脉输液，适当应用血管活性药和正性肌力药。

（二）脂肪栓塞

所有长骨骨折患者肺功能均有不同程度的损害，很大程度上是由于脂肪栓塞造成的，但仅有 10% ~ 15% 的患者出现临床症状，导致脂肪栓塞综合征（FES）。FES 多发生于骨折后 72 小时内，患者出现呼吸困难、低氧血症、心动过速、意识状态变化，在结膜、上肢和上胸部等处出现瘀点、瘀斑。尿中出现脂肪滴不能确诊为脂肪栓塞；胸片检查显示肺部绒毛状沉积浸润可以确定肺损伤的存在。

比较严重的脂肪栓塞多发生于股骨和胫骨骨折术后。尽早处理骨折损伤，减少扩髓幅度，可以降低栓塞危险程度。脂肪栓子可能通过未闭的卵圆孔和肺循环进入体循环，由此造成心脑血管等栓塞。

在全身麻醉患者中，脂肪栓塞的征象可能表现为呼气末二氧化碳分压和动脉氧饱和度的降低，肺动脉压力升高，心电图出现缺血性 ST 段改变和右心劳损。

处理包括预防和支持疗法。四肢长骨骨折早期制动、复位可降低 FES 发病率；适当控制扩髓幅度；完善监测以及早发现栓塞的出现；保证充分供氧，必要时行持续气道正压通气，呼吸衰竭患者给予机械呼吸支持；适当控制输液量，避免或及时纠正低血容量状态可提高治愈率；注射白蛋白可结合血液中游离脂肪酸，其他如肝素、肾上腺皮质激素、低分子右旋糖酐及抑肽酶等均可试用，但疗效尚难定论；创伤发生后短期内使用大剂量激素可减轻临床症状，尤其适用于出现脑水肿的患者，本病经充分支持治疗后可自行缓解，大多数患者仅需充分供氧防止低氧血症和适当的液体输注即可安全度过围手术期，后遗残疾与脑灶性损害有关，总病死率5%～15%。

（三）止血带相关并发症

止血带常用于上、下肢手术，可以最大限度地减少手术出血，并提供良好的手术视野，但是止血带非生理性阻断肢体血流，有可能导致很多不良反应。止血带充气时间上肢以1小时为限，下肢不宜超过1/5小时，充气压力高于收缩压100～150 mmHg，充气时间过长（＞2小时）或压力过高易造成神经损害；为减少神经损伤，时间长的手术应用止血带时，应在90～120分钟松开止血带，5分钟后重新充气。

止血带充气8分钟后，线粒体内的氧分压即可降至零，机体进行无氧代谢；超过60分钟即可导致细胞内酸中毒。低氧和酸中毒导致肌红蛋白、细胞内酶和钾离子释放，内皮细胞完整性受损使毛细血管通透性增加，由此产生组织水肿，影响切口缝合和组织修复。放松止血带后，随肢体的灌注，无氧代谢产物进入循环系统，由此可能导致静脉氧饱和度下降，核心体温下降，呼气末二氧化碳分压增加，若无明显的肺内分流存在，动脉氧饱和度一般无明显下降。

止血带充气前应先抬高肢体；充分驱血，由此增加回心血量，使外周血管阻力增加，临床可观察到中心静脉压或动脉压力增加。心功能不全患者，有可能由于回心血量的突然增加而导致心力衰竭，尤其是双侧同时驱血充气时。放气后缺血肢体发生再灌注，中心静脉压和动脉压降低，全身反应一般较轻，患者多无自觉症状。

严重时可能出现"止血带休克"，临床表现为脉搏和呼吸加速、心悸、冷汗、四肢冰冷、循环系统不稳定，有时可能出现精神症状。主要是由于放松止血带后外周阻力下降，血液滞留于肢体内，导致机体短时间内代偿不能，有效循环血容量减少，心脏充盈不足；心排血量减少；肢体无氧代谢产生的乳酸等代谢产物快速涌入循环系统，造成电解质紊乱和酸碱失衡，抑制循环系统。

神经阻滞下手术时，止血带使用超过1小时有可能出现远端肢体的疼痛和烧灼感，造成止血带疼痛，可能与细胞内酸中毒有关，静脉注射吗啡类镇痛药效果欠佳，可放松止血带10分钟后再重新充气，加强神经阻滞的深度较之扩大麻醉平面更为有效。尽量减少止血带充气时间，保证充足的血容量；吸氧和完善的监测有利于减少相关并发症的产生。

（四）静脉血栓栓塞

骨科手术围手术期常出现深静脉血栓，由此导致的肺栓塞也是术后死亡的主要原因。上肢手术深静脉血栓形成发生率低，但下肢创伤患者则发生率明显增高。

下肢创伤患者长时间卧床增加了血栓形成的可能，手术期间血流淤滞和凝血活性物质增多进一步增加了血栓形成的机会。缩短手术时间，改善肢体血流灌注，预防性给予抗凝药可有效减少血栓的形成。椎管内阻滞可降低肢体血管张力，改善血流灌注，减少血液淤滞，而且可以降低血液黏滞度和凝血活性，由此减少深静脉血栓形成肺栓塞的可能，较全身麻醉而言更为安全，但远期效果二者并无区别。

术后早期活动有利于减少血栓栓塞性疾病的发生；不能活动者可以抬高下肢，使用间歇性下肢气囊压迫装置改善血流；手术后预防性给予小剂量抗凝剂（阿司匹林、华法林和低分子量肝素等）可以减少血栓栓塞性疾病的发生；硬膜外术后镇痛有助于患者早日活动肢体，避免下肢深静脉血栓的形成。

（姚　娜）

第二节　矫形骨科手术麻醉

矫形骨科手术椎管内麻醉和神经阻滞麻醉应用较多，全身麻醉应用较少，但应用血液稀释、控制降压、保持机体恒温、抗失血性休克治疗等技术，在围手术期有着其麻醉处理的特殊性。

一、术前准备和评估

1. 心血管系统

老年人尤其是高龄患者应十分注重心血管系统情况的了解和评估：心功能情况，心肌缺血程度，有无心绞痛和心肌梗死史，高血压和心律失常情况。术前应进行认真检查和根据临床表现评估手术麻醉危险程度。心力衰竭、心肌梗死发生后6个月内、严重室性心律失常不宜手术，待情况好转后再拟手术治疗。

2. 呼吸系统

（1）气道：类风湿性关节炎患者要检查脊柱活动受限程度，如有颈椎强直和活动受限，可使气管插管发生困难，插管时应备有可行方案，并且备用纤维光导支气管镜插管。罕见由于气道严重解剖畸形致插管无法实施，必须在局部麻醉下先行气管切开术，以解决气道问题。

（2）肝、肾功能情况：术前有肝、肾功能异常的病例，应待功能正常或明显改善后再行择期手术，术中应尽可能不用对肝、肾功能有影响的药物，少用经肝、肾代谢的药物，术后应继续行保肝治疗。

3. 患有类风湿性关节炎、股骨头坏死患者

术前会长期应用激素治疗。术前应了解肾上腺皮质功能，并调整激素用量，但不宜停用药，药物用至手术当日，术中继续使用，以防出现肾上腺皮质功能异常（不全）的意外。糖尿病患者术前应控制好血糖。

4. 全身基本情况

重点注意有无贫血、低蛋白血症、脱水和电解质紊乱，如有，应及时纠正。肌肉营养不良性疾病等可影响呼吸功能，因此该类患者行臂丛神经阻滞时，应注意自主呼吸代偿情况。对老年患者尤其是高龄患者肺功能减退、肺部慢性感染情况术前应积极治疗，有效控

制感染，改善肺功能后行择期手术。

二、矫形骨科手术的麻醉方法及特殊问题

（一）麻醉方法

（1）大部分肢体手术可在神经阻滞和椎管内麻醉下完成，目前国内大多数手术是应用臂丛麻醉和硬膜外麻醉。

（2）对于许多复杂手术如复合性外伤清创术、骨折切开复位固定术、复杂骨肿瘤切除术、双全髋置换术等，应选用全身麻醉。

（二）麻醉的特殊问题

1. 类风湿性关节炎患者麻醉处理中的问题

类风湿性关节炎病变致寰枢不稳定，气管插管时颈部弯曲可能引起脱位，一旦发生脱位，将会导致背脊髓的压迫，甚至发生脊髓动脉压迫引起四肢瘫痪，有的患者会突然死亡。对于这种患者插管时应避免颈部弯曲，麻醉处理上可行完善表面麻醉下加小剂量镇静镇痛剂，应用纤维光导支气管镜行气管插管。术中、术后如发生气道阻塞时，气管切开术一般较困难，最好应用环甲膜切开置管行高频通气。

2. 强直性脊柱炎麻醉中注意的问题

强直性脊柱炎最终导致整个脊柱僵硬，使肺功能受到限制，因此麻醉中应注意呼吸功能监测，并选择合适的麻醉方式。对于有颈椎骨折和颈椎不稳定的患者，麻醉时须注意以下问题。

（1）颈部不能活动时：一般由于整个椎体病变已经融合形成，椎管内麻醉穿刺可能困难，可应用全身麻醉。

（2）上肢手术行臂丛神经阻滞时（肌沟法）：患者呼吸功能可能会受到程度不同影响，应注意辅助和控制呼吸。

（3）解决气道问题时：可行环甲膜置管而后行气管切开术，最佳方案是应用纤维支气管镜行气管插管。

（4）患者头位应固定好，不能摆动、伸屈，并时刻注意术中体位、头位变化。

三、各种特殊情况和各种手术麻醉处理

各种手术有着不同特殊性，处理方式也不同。

（一）创伤与出血处理

复杂的矫形外科手术、复合性全身多处外伤会引起大量出血，如骨肿瘤切除术、脊椎侧（后凸）矫治术、全髋置换术等，术中会大出血。因此术中应采取综合措施以减少术中出血，如应用血液稀释、控制性降压、应用止血剂、体位调节、维持正常体位等，以尽可能使术中出血减少。术中出血量大于 1 500 mL 者，术后可应用抗纤溶药和血细胞重新回

收。术中应重视血流动力学监测，如有创血压、CVP、SpO_2、EKG、Hb、尿量、血细胞比容等，以及时了解血流动力学变化和指导输血、输液种类及量。

（二）术中应用骨水泥黏合固定情况处理

（1）由于骨水泥有直接扩张血管和心肌抑制作用，临床上部分患者应用骨水泥后出现室性心律失常，可应用利多卡因等药物静脉注射处理；也有的病例在植入股骨假体时或置换全髋关节后骨水泥反应发生低血压，一旦发生低血压，应立即应用多巴胺静脉注射，据病情用 1 ~ 5 mg。有学者主张应用肾上腺素 0.5 ~ 1.0 mg 静脉注射，如发生心搏骤停，应用肾上腺素大剂量静脉注射，也可应用甲氧胺 20 mg 静脉注射。

（2）骨水泥植入时可发生空气、脂肪或骨髓进入静脉导致肺栓塞，致术中患者肺不张、肺通气量不足致低氧血症，严重病例可致心搏骤停。一旦发生，按肺栓塞和心肺复苏处理。

（三）全髋置换术麻醉处理

（1）麻醉方式一般可选用硬膜外麻醉；手术过程复杂，全身条件较差情况下可应用气管插管静吸复合麻醉。但全身麻醉有一定顾虑，因需全髋置换的患者术前相当一部分卧病在床，致全身肌肉萎缩，肺通气功能下降，肺顺应性下降，有的老年患者合并肺感染，全身麻醉后可加重肺部感染。因此，对术前有肺部感染患者除术前严格控制感染外，选硬膜外麻醉下行手术（局部麻醉药小剂量，麻醉平面不宜过高、过宽）较为安全。

（2）全髋置换术患者大多是老年和高龄患者，全身情况较差，心肺合并疾病较多，心肺功能难以准确评估，麻醉手术危险性较大，加上术中大量出血，术中患者心血管意外情况可能随时发生。因此，术中应十分重视麻醉管理和监测。

1）行 EKG 监测，注意是否有心肌缺血情况。

2）CVP 和有创血压监测，注意血流动力学变化并指导合理输血、输液。

3）了解 SpO_2、尿量、血细胞比容，注意防止低氧血症，控制血液稀释程度，注意循环、肾功能情况。

4）注意术中因脂肪或骨髓栓子导致肺血管内膜损伤，产生肺通气血流比例失调，增加低氧血症和肺水肿的可能性。

5）术前肺功能较差或肺功能障碍患者，行硬膜外麻醉时取侧卧位，可致体位性通气血流比例失调，引起程度不同的低氧血症，经面罩间断辅助呼吸后低氧血症不能纠正时，须行气管插管全身麻醉，以保障良好的通气和供氧。

6）侧卧位时肩部受压可影响腋动脉和臂丛神经，股部受压影响股部神经和血管，而产生相应并发症，因此术中应调整体位。

（四）全膝置换术麻醉处理

（1）全膝置换手术适用于类风湿性关节炎和严重损伤者等，手术时间 2 小时左右，硬膜外麻醉可满意完成手术。

（2）膝关节置换术因为使用止血带，术中出血量相对少得多，但术后渗血可达600～800 mL，极少数患者达 1 000 mL 以上。双膝置换术者术后因出血过多而发生低血压情况时常可见，因此术后应注意循环情况的变化。

（3）术后应行疼痛治疗，早期运动或使用连续被动运动装置都会增加疼痛，因此术后可行硬膜外镇痛或股神经、骶神经阻滞，这些都达到满意的止痛效果。

（五）颈椎手术麻醉处理

（1）此种手术除局部麻醉外，必须在气管插管全身麻醉下行手术。术中应固定好头位，以防气管导管滑出，并防止导管扭曲和阻塞。

（2）对脊柱不稳定如骨折或关节炎不能后仰患者，应采用纤维支气管镜插管，并在良好的镇痛镇静情况下摆好体位。

（3）颈椎手术术中可能导致四肢瘫痪和呼吸功能障碍，术中最好做躯体感觉诱发电位（SEP）监测和唤醒试验，有的术者为避免这一并发症，常在局部麻醉下加神经安定镇痛术完成手术。

（4）颈部手术俯卧位时易发生空气栓塞。

（六）胸椎手术麻醉处理

（1）对先天性脊柱弯曲患者应注意是否同时存在其他部位畸形，如心脏畸形、气道畸形、先天性神经系统缺陷等。

（2）常选择气管插管全身麻醉，有的外伤病例可在局部麻醉下加神经安定镇痛术完成手术。

（3）监测。

1）血流动力学监测：血压、CVP、SpO_2、尿量、血细胞比容、血气分析等。

2）脊髓功能监测：SEP 和唤醒试验。

（4）胸椎手术常常出血较多，除重视血流动力学监测外，应采取综合措施减少术中出血，如实行血液稀释、控制性降压、头部浅低温、应用止血药等有效减少术中出血。

（5）对有先天性心脏病或肺功能不全者，术后机械通气维持 20 小时以上。

（七）腰椎手术麻醉处理

（1）可在硬膜外麻醉下完成手术，局部麻醉药常选用镇痛性能强、麻醉时效长的丁哌卡因，但注意俯卧时体位对呼吸循环的影响。

（2）手术中出血量较多，应注意及时补充血容量，维持循环功能稳定。

（3）注意神经系统功能监测，防止术中神经损伤。

（八）骨盆、骶骨切除术或骨折内固定术麻醉处理

（1）常选用全身麻醉，重点监测血流动力学，如 CVP、SpO_2、血压、尿量、血细胞比

容等，行 SEP 监测以防神经根损伤的可能。监测下肢末梢血液循环情况，以了解盆腔手术有无损伤大血管和神经。

（2）骨盆、骶骨切除术及骨肿瘤切除术病例术中出血量较大，术中应行血液稀释、控制性降压和应用止血药尽可能减少术中出血。对不可避免的出血，应及时、迅速给予补充，以保证循环功能稳定。

（3）对在硬膜外麻醉下完成较简单手术的患者，应注意体位对呼吸、循环、神经等方面的影响，一旦发生异常情况，应及时处理。

（九）四肢手术麻醉处理

大多数上肢手术可应用不同径路的臂丛神经阻滞，局部麻醉药选用 0.3% ~ 0.375% 的丁哌卡因。

（1）肩部手术组织由 C_5 ~ C_6 脊神经支配，采用肌间沟神经阻滞，如切口延长至腋窝，可应用 1% 利多卡因做皮下局部浸润麻醉完成。

（2）肘部手术组织主要由 C_8 ~ T_1 神经支配，采用肌间沟或腋窝神经阻滞；如在臂内侧切开，宜采用腋路臂丛神经阻滞加腋下神经阻滞 T 支配的肋间臂内侧皮神经，可使麻醉更完善。

（3）前臂和手部手术组织由 C_7 ~ C_8 和 T 神经支配，采用腋路法臂丛神经阻滞。

（4）双上肢手术也可选用胸颈段硬膜外麻醉（T_1 ~ T_2 间隙穿刺），但穿刺技术要求较高，麻醉管理要求更高。麻醉管理重点是宜小剂量分次给药，低药物浓度（0.8% ~ 1.0% 利多卡因或 0.20% ~ 0.25% 丁哌卡因），严格控制麻醉平面，避免麻醉平面过广。术中重点监测肺通气量，SpO_2、血压、EKG 并密切观察其变化情况，尤其是给药后 5 ~ 20 分钟时的变化，一旦发生呼吸、循环抑制，应及时有效支持呼吸和循环。因此，术中常规备用呼吸机和升压药物以应急使用。

（5）下肢手术可采用硬膜外麻醉下完成，但局部麻醉药应选用长效、镇痛效能强的药，又由于下肢运动神经较粗，应选用较高药物浓度，临床上常用 0.50% ~ 0.75% 的丁哌卡因。硬膜外穿刺点为 L_3 ~ L_4 或 L_2 ~ L_3 间隙。

（6）下肢神经主要由腰、骶神经丛支配，为使下肢麻醉更完善，要保障腰、骶神经丛阻滞良好，麻醉平面应达到 T_{10} ~ L_6。

（7）足部手术如三关节面固定术、踝关节手术等，硬膜外麻醉时如药量过少或药物浓度过低，不能较好地阻滞 L_5 ~ S_1 神经，临床上会出现麻醉不全或麻醉作用出现较缓慢现象。

（8）体质较差、老年患者硬膜外麻醉时应严格控制局部麻醉药用量，以最小药量达到最好麻醉效果，麻醉平面不宜过广，以免严重影响循环功能。

（十）同种异体或自身移植手术麻醉

（1）骨损伤、骨坏死、骨肿瘤、四肢长骨手术后，有些病例有节段性骨缺损，需修复、移植骨可取自于活体，也可取自于死体，也可带血管自身移植骨，手术时间较长，出血量较多，术中需行血液稀释、控制性降压，使术中出血量减至最少，保持术野干燥，并及时补充已失去血液，以保持血压稳定，保持移植血管畅通。

（2）保持患者机体正常体温，尤其是四肢，以保障移植组织骨血管处于扩张状况，不收缩坏死。必要时可使用交感神经阻滞增加移植血管血流量，还可应用甘露醇和肝素抗凝等，保障移植组织血管血流畅通。

（3）术后行硬膜外 PCA 镇痛，并通过静脉血氧饱和度监测仪和（或）超声多普勒血流监测仪判断移植组织的血流情况。

四、围手术期并发症处理

（一）止血带引起疼痛

椎管内麻醉下行下肢手术时应用止血带，一般超过 1 小时可产生下肢疼痛伴烧灼感，使用神经安定药常无效，应用氯胺酮使患者意识消失，才能产生有效镇痛。放松止血带，可使血流畅通，予以纠正肢体组织酸中毒疼痛即消失。因此，临床上应用止血带 1.0～1.5 小时，必须放松 10 分钟后再充气以消除患者疼痛。上肢手术如臂丛神经阻滞完善，即使 3～4 小时也不会引起止血带所致疼痛，因而疼痛与麻醉阻滞效果有关。

（二）止血带致神经损伤

使用止血带超过 2 小时或压力过大，将会产生神经障碍。为了减少神经损伤，术中每 90～100 分钟放松和重新充气 1 次。当患者收缩压在 12.0～13.3 kPa（90～100 mmHg）时，止血带压力应不超过 33.3 kPa（250 mmHg），收缩压和止血带压力之间的压力梯度为 20.0 kPa（150 mmHg），这样可以减少肢体失血量。

（三）脂肪栓塞

所有长骨骨折患者均会产生程度不同的肺功能障碍，轻者不出现明显症状，出现明显脂肪栓塞临床症状者仅占 10%～18%。诊断必须行胸部 X 线检查，当胸部 X 线检查显示肺浸润时才能确诊为脂肪栓塞。脂肪栓塞的病理生理改变是毛细血管、内皮细胞破坏，导致，毛细血管周围血性渗出。病变常发生在肺、脑，由于肺血管渗出造成肺水肿和低氧血症，脑缺氧脑水肿致脑神经损伤。

处理：①及时确诊，一旦发生，予以呼吸支持，充分供氧，行氧疗；②应用大剂量肾上腺皮质激素可有效减轻症状；③对症处理，严格控制输液量。

（四）深静脉栓塞

骨科手术常发生深静脉栓塞，如发生肺栓塞，可致患者死亡。深静脉栓塞发生率因手术不同而异，如上肢手术为 3%、全髋置换术为 30%～50%、全膝置换术为 40%～60%。发生原因主要系手术期间体位或上止血带因素影响静脉回流产生淤血，致血栓形成。采用硬膜外麻醉手术，静脉栓塞并发症发生率可下降 10% ~ 15%；缩短手术时间，应用肝素或应用小剂量肾上腺素静脉滴注，可使深静脉栓塞发生率下降至 10% 左右。麻醉中应持续监测远端肢体循环，及时发现和处理深静脉栓塞。

（姚　娜）

第三节　关节置换术手术麻醉

人工关节的材料和工艺越来越先进，接受人工关节置换的患者也越来越多。此类手术确实使患者解除了疼痛，改善了关节活动功能，提高了生活质量。人工关节置换术的不断发展给麻醉带来了新的课题，提出了更高的要求，因为该类患者往往有许多特殊的方面，对此麻醉医师需要有较深的认识，做好充分的术前准备、严密的术中监测和良好管理以及术后并发症的防治工作。

一、关节置换术麻醉的特殊问题

（一）气管插管困难和气道管理困难

类风湿性关节炎和强直性脊柱炎的患者常有全身多个关节受累。前者可累及寰枢关节、环杓关节及颞下颌关节等，可使寰枢关节脱位、声带活动受限、声门狭窄、呼吸困难及张口困难等；后者主要累及脊柱周围的结缔组织，使其发生骨化，脊柱强直呈板块状，颈屈曲前倾不能后仰，颞下颌关节强直不能张口。患者平卧时常呈"元宝状"，去枕后仍保持前屈，如果头部着床，下身会翘起。这两种患者行气管插管非常困难，因为声门完全不能暴露，且患者骨质疏松，有的患者还有寰枢关节半脱位，如果插管用力不当，可造成颈椎骨折，反复插管会造成喉头水肿和咽喉部黏膜损伤、出血，气道管理更加困难。一些患者合并有肺纤维化病变，胸壁僵硬，致肺顺应性下降，通气和弥散能力均降低，可致 SpO_2 下降。对此类患者，麻醉医师在术前访视时，如估计气管插管会有困难者，应事先准备好纤维支气管镜以便帮助插管。合并肺部感染致呼吸道分泌物增多，且易发生支气管痉挛，给呼吸道的管理更增加了难度。

（二）骨黏合剂

为了提高人工关节的稳定性，避免松动和松动引起的疼痛，利于患者早期活动和功能恢复，在人工关节置换术中常需应用骨黏合剂（骨水泥），通常是在骨牙腔内填入骨水泥，再将人工假体插入。骨黏合剂为一高分子聚合物，又称丙烯酸类黏合剂，包括聚甲基丙烯酸甲酯粉剂和甲基丙烯酸甲酯液态单体两种成分，使用时将粉剂和液态单体混合成面团状，然后置入牙腔，自凝成固体而起作用。在聚合过程中可引起产热反应，温度可高达 80 ~ 90℃，这一产热反应使骨水泥更牢固。单体具有挥发性，易燃，有刺激性气味和毒性，因此，房间内空气流通要好。未被聚合的单体对皮肤有刺激和毒性，可被局部组织吸收，引起"骨水泥综合征"。单体被吸收后大约 3 分钟达峰值血液浓度，在血中达到一定浓度后可致血管扩张并对心脏有直接毒性，体循环阻力下降，组织释放血栓素致血小板聚集，肺微血栓形成，因而患者可感胸闷、心悸，心电图可显示有心肌损害和心律失常（包括传导阻滞和窦性停搏），还可因肺分流增加而致低氧血症、肺动脉高压、低血压及心排血量减少等。单体进入血液后可以从患者的呼气中闻到刺激性气味。肺脏是单体的清除器官，清除速度很快，故一般不会受到损害，只有当单体的量达到全髋关节置换时所释放的单体量的 35 倍以上时，肺功能才会受到损害。因此，对肺功能而言，骨水泥的使用一般是安全的。为减少单体的吸收量，混合物必须做充分搅拌。除单体吸收引起的对心脏、血管和肺脏的毒性反应外，骨黏合剂填入骨牙腔后，牙腔内压急剧上升，使牙腔内容物包括脂肪、空气微栓子及骨髓颗粒进入肺循环，引起肺栓塞，致肺血管收缩，肺循环阻力增加和通气血流比例失调，导致肺分流增加、心排血量减少和低氧血症。为了减少牙腔内压上升所致的并发症，用骨水泥枪高压冲洗以去除碎屑，从底层开始分层填满牙腔，这可使空气从牙腔内逸出以减少空气栓塞的发病率，也可从下位的骨皮质钻孔，并插入塑料管以解除髓内压的上升。对骨黏合剂使用时对心肺可能造成的影响，必须高度重视，采取预防措施。应当在用骨水泥时严密监测 PaO_2、$PaCO_2$、$ETCO_2$、SpO_2、血压、心律及心电图等。补足血容量，必要时给予升压药，保证气道通畅，并予充分吸氧。下肢关节置换的手术，在松止血带时，要注意松止血带后所致的局部单体吸收，骨髓、空气微栓子或脂肪栓等进入肺循环而引起的心血管反应，甚至有可能出现心搏骤停的意外。

（三）止血带

四肢手术一般都需在止血带下进行，以达到术野无血的目的。但是止血带使用不当时也会出现一些并发症。

（四）激素的应用

1. 概述

行人工关节置换的患者常因其原发病而长期服用激素，因此，可有肾上腺皮质萎缩和功能减退，在围手术期如不及时补充皮质激素，会造成急性肾上腺皮质功能不全（危象）。对此类患者应详细询问服用激素的时间、剂量和停用时间，必要时做 ACTH 试验检查肾上腺皮质功能。对考虑可能发生肾上腺皮质功能不全的患者，可在术前补充激素，可提前 3 日起口服泼尼松，5 mg，每日 3 次，或于术前 1 日上午和下午各肌内注射醋酸可的松 100 mg，在诱导之前及术后给予氢化可的松 100 mg 静脉滴注。

2. 急性肾上腺皮质功能不全的判定

如果麻醉和手术中出现下列情况，则应考虑发生了急性肾上腺皮质功能不全。

（1）原因不明的低血压休克，脉搏增快，指（趾）、颜面苍白。

（2）在补充血容量后仍持续低血压，甚至对升压药物也不敏感。

（3）不明原因的高热或低体温。

（4）全身麻醉患者苏醒异常。

（5）异常出汗、口渴。

（6）血清钾升高或钠、氯降低。

（7）肾区痛（腰疼）和胀感、蛋白尿。

（8）在出现上述症状的同时，可出现精神不安或意识淡漠，继而昏迷。

3. 处理

如果考虑为肾上腺皮质功能不全，立即给予氢化可的松 100 mg 静脉推注，然后用氢化可的松 200 mg 静脉滴注。

（五）深静脉血栓和肺栓塞

骨关节手术有许多患者为长期卧床或老年人，静脉血流淤滞，而手术创伤或肿瘤又使凝血功能改变，均为静脉血栓的高危因素，在手术操作时有可能致深静脉血栓进入循环。长骨干骨折患者有发生脂肪栓塞的危险性，使用骨水泥时有可能发生空气栓塞。对麻醉医师来说，对术中发生的肺栓塞有足够的警惕非常重要，因为术中肺栓塞发病极其凶险，患者病死率高，而且容易与其他原因引起的心搏骤停相混淆。因此，术中应密切观察手术操作步骤及患者的反应，严密监测心率、血压、SpO_2、$ETCO_2$ 等。心前区或经食管超声心动对肺栓塞诊断有一定帮助。如果患者术中突然出现不明原因的气促、胸骨后疼痛、$ETCO_2$ 下降、PaO_2 下降、肺动脉高压、血压下降而用缩血管药纠正效果不好等表现时，应考虑有肺栓塞的可能。为了预防和及时发现因静脉血栓脱落而致肺栓塞，术中须维持血流动力学稳定，补充适当的血容量，并需在放骨水泥和松止血带时严密监测生命体征的变化。对严重肺栓塞的治疗是进行有效的呼吸支持及循环衰竭的纠正与维持。主要方法包括吸氧、镇痛、纠正心力衰竭和心律失常及抗休克。空气栓塞时，应立即置患者于左侧卧头低位，使空气滞留于右心房内，防止气栓阻塞肺动脉及肺毛细血管，也可通过经上肢或颈内静脉插入右心导管来抽吸右心内空气。对血栓性肺栓塞，如无应用抗凝药的禁忌，可用肝素抗凝治疗，或给予链激酶、尿激酶进行溶栓治疗。高压氧舱可促进气体尽快吸收并改善症状。

二、术前准备及麻醉选择与管理

虽然有许多青壮年患者需行关节置换术，但以老年人多见。老年人常伴有各系统器官的功能减退和许多并存疾病，致围手术期和麻醉中并发症增多，其病死率也比年轻人为高。术前需对高龄患者并存的疾病及麻醉的危险因素进行正确评估，对并存疾病应给予积极的治疗。如对于高血压和冠心病患者，术前应给予有效的控制血压及改善心肌缺血，维持心肌氧供需平衡，以减少围手术期心脑血管并发症；慢性气管炎患者应积极治疗，训练深呼吸及咳嗽，以减少术后肺部感染。老年人心、肺、肝、肾功能减退，药物代谢慢，诱导和术中用药应尽量选用短效、代谢快及对循环影响小的药物，如用依托咪酯诱导，以异氟醚、七氟醚、地氟醚等吸入麻醉药为主维持麻醉，尽量减少静脉用药。

（一）术前准备

1. 麻醉前访视与病情估计

关节置换的患者中老年人较多，他们常合并有心血管疾病、肺部疾病、高血压及糖尿病等。类风湿性关节炎和强直性脊柱炎患者累及心脏瓣膜、心包及心脏传导系统者，须详细检查及对症处理。术前一定要了解高血压的程度，是否规律用药（抗高血压药可用至手术日早晨），是否累及其他器官，有无合并心功能不全。对合并房室传导阻滞和病态窦房结综合征的患者应详细询问病史，必要时安置临时起搏器。慢性肺疾病患者，要注意有无合并肺部感染，术前需做肺功能和血气检查。类风湿关节炎和强直性脊柱炎要检查脊柱活动受限程度，判断气管插管是否困难，胸廓活动受限的程度如何。合并糖尿病的患者，要详细询问病史、服药的类型，检测术前血糖和尿糖值，必要时给予短效胰岛素控制血糖。有服用激素病史的患者，应根据服药史及术前的临床表现、化验结果决定围手术期是否需要补充激素。

2. 麻醉前用药

一般患者术前常规用药，有严重循环和呼吸功能障碍的患者，镇静药或镇痛药慎用或不用。有肾上腺皮质功能不全倾向的患者，诱导前给予氢化可的松 100 mg，加入 100 mL 液体中滴注。

3. 术前备血

估计术中出血较多的患者，术前要准备好充分的血源。为了节约血源和防止血源性疾病传播和输血并发症，可采用术中血液回收技术或术前备自体血在术中使用。血红蛋白在 10 g 或血细胞比容在 30% 以下，不宜采集自体血。最后一次采血至少在术前 72 小时前，以允许血容量的恢复。拟做纤维支气管镜引导气管插管时，要准备好必备用品，如喷雾器、支气管镜等。

4. 维持气道困难的预测与气管插管困难的评估

对类风湿性关节炎和强直性脊柱炎影响到颈椎寰枢关节、颞下颌关节致头不能后仰和（或）张口困难的患者，应当仔细检查，估计气管插管的难易程度，以决定麻醉诱导和插管方式。目前预测气道困难的方法很多，现介绍几种方法。

（1）张口度：指最大张口时上下门牙间的距离，正常应 ≥ 3 指（患者的示指、中指和无名指并拢），2 ~ 3 指，有插管困难的可能，< 2 指，插管困难。不能张口或张口受限的患者，多置入喉镜困难，即使能够置入喉镜，声门暴露也不佳，因此可造成插管困难。

（2）甲颌间距：指患者颈部后仰至最大限度时甲状软骨切迹至下颌间的距离，以此间距来预测插管的难度。甲颌间距 ≥ 3 指（患者的小、中及无名指），插管无困难，在 2 ~ 3 指间，插管可能有困难，但可在喉镜暴露下插管；< 2 指，则无法用喉镜暴露下插管。

（3）颈部活动度：指仰卧位下做最大限度仰颈，上门牙前端至枕骨粗隆的连线与身体纵轴相交的角度，正常值 > 90°；< 80° 为颈部活动受限，直接喉镜下插管可能遇到困难。

（4）寰枕关节伸展度：当颈部向前中度屈曲（25° ~ 35°），而头部后仰，寰枕关节伸展最佳。口、咽和喉 3 条轴线最接近为一直线（亦称"嗅花位"或称 Magill 位），在此位置，舌遮住咽部较少，喉镜上提舌根所需用力也较小。寰枕关节正常时，可以伸展 35°。寰枕关节伸展度检查方法：患者端坐，两眼向前平视，上牙的咬合面与地面平行，然后患者尽力头后仰，伸展寰枕关节，测量上牙咬合面旋转的角度。上牙旋转角度可用量角器准确地测量，也可用目测法进行估计分级：1 级为寰枕关节伸展度无降低；2 级为降低 1/3；3 级为降低 2/3；4 级为完全降低。

（二）麻醉方法的选择

1. 蛛网膜下隙麻醉和硬膜外麻醉

只要患者无明显的蛛网膜下隙麻醉或硬膜外麻醉禁忌证及强直性脊柱炎导致椎间隙骨化而使穿刺困难，都可选用蛛网膜下隙麻醉或硬膜外麻醉。我院近年来在蛛网膜下隙麻醉或硬膜外麻醉下进行了大量的髋、膝关节置换术，包括 > 80 岁的高龄患者，均取得了良好效果。而且有研究表明，选用蛛网膜下隙麻醉和硬膜外麻醉对下肢关节置换术有如下优点。

（1）深静脉血栓发生率降低，因硬膜外麻醉引起的交感神经阻滞导致下肢动静脉扩张，血流灌注增加。

（2）血压和 CVP 轻度降低，可减少手术野出血。

（3）可减轻机体应激反应，从而减轻患者因应激反应所引起的心肺负荷增加和血小板激活导致的高凝状态等。

（4）局部麻醉药可降低血小板在微血管伤后的聚集和黏附能力，对血栓形成不利。

（5）可通过硬膜外导管行术后椎管内镇痛。

2. 全身麻醉

对有严重心肺并发症的患者、硬膜外或蛛网膜下隙穿刺困难者以及其他禁忌证的患者，宜采用气管插管全身麻醉。

（1）注意要点：选用对心血管功能影响小的诱导和维持药物；尽量选用中、短效肌松药，术中严密监测生命体征，术后严格掌握拔管指征；强直性脊柱炎等气管插管困难者，应在纤维支气管镜帮助下插管，以免造成不必要的插管损伤；必要时可行控制性降压，以减少出血。总之，在满足手术要求和保证患者安全的前提下，根据患者的病情、手术的范围、设备条件和麻醉医师自身的经验与技术条件来决定麻醉方法。

（2）全身麻醉诱导：对年老体弱者，全身麻醉诱导时给药速度要慢，并密切观察患者的反应，如心血管反应、药物变态反应等。常用静脉药物及其诱导剂量如下。异丙酚：成人 2.0 ~ 2.5 mg/kg，在 30 秒内给完，年老体弱者宜减量和减慢给药速度。咪达唑仑：未用术前药的患者：< 55 岁，0.30 ~ 0.35 mg/kg；> 55 岁，0.30 mg/kg；ASA Ⅲ ~ Ⅳ

级，0.20～0.25 mg/kg。已用术前药的患者，适当减量。依托咪酯：0.2～0.6 mg/kg，常用量0.3 mg/kg，小儿、老弱、重危患者应减量，注药时间在30秒以上。硫喷妥钠：4～8 mg/kg，常用量6 mg/kg。常用肌松药及插管剂量：琥珀胆碱1～2 mg/kg；泮库溴铵0.10～0.15 mg/kg；维库溴铵0.08～0.10 mg/kg，哌库溴铵0.1 mg/kg。

（3）麻醉维持：一般用静吸复合全身麻醉，特别是以异氟醚、七氟醚为主的静吸复合全身麻醉，对患者心血管功能抑制小，苏醒快，是理想的麻醉维持方法，因此，尽量减少静脉用药，而以吸入麻醉为主。

（4）预知气道困难患者的插管处理：预知气道困难的患者，应根据患者情况选择插管方式，切忌粗暴强行插管，特别是有颈椎半脱位、骨质疏松、全身脱钙的患者。气管插管技术的选择如下。直接喉镜：一般插管无困难的患者，可快速诱导、直接喉镜下气管插管。估计可能有困难，不宜快速诱导，而应在咽喉表面麻醉和环甲膜穿刺气管内表面麻醉或强化麻醉下行清醒气管插管。盲探经鼻插管：用于插管困难的患者。患者清醒，多采用头部后仰、肩部垫高的体位，并可根据管口外气流的强弱进行适当的头位调整，气流最大时，表明导管正对声门，待患者吸气时将导管送入气管内。纤维光导喉镜引导气管插管患者有明显困难插管指征时，应直接选择在纤维支气管镜帮助下插管；有条件者可选用喉罩处理气道困难和插管困难。

（三）术中麻醉管理

（1）术中严密监测患者的生命体征，维持循环功能的稳定和充分供氧。监测包括血压、心率、ECG、SpO_2、$ETCO_2$等项目。

（2）对术前有冠心病或可疑冠心病的患者，应予充分给氧，以保证心肌的氧供需平衡。

（3）硬膜外麻醉要注意掌握好阻滞平面，特别是用止血带的患者，如果阻滞范围不够，时间长则会使患者不易耐受。

（4）对老年或高血压患者，局部麻醉药用量要酌减，掌握少量分次注药原则，防止阻滞平面过广导致血压过低，要及时补充血容量。

（5）注意体位摆放，避免皮肤压伤，搬动体位要轻柔，要注意保持患者的体温。

（6）在一些重要步骤如体位变动、放骨水泥、松止血带前要补足血容量，密切观察这些步骤对机体的影响并做好记录。

（7）体液平衡很重要，既要补足禁食、禁水及手术中的丢失，满足生理需要量，又要注意不可过多、过快而造成肺水肿。

（8）心血功能代偿差的患者，在总量控制的前提下，胶体液比例可适当加大，可用血定安、海脉素、中分子羟乙基淀粉及血浆等。

术中失血量要精确计算，给予适量补充，备有自体血的患者需要输血时，先输自体血，有条件者可采用自体血回收技术回收术中失血。

（四）特殊手术的麻醉

1. 强直性脊柱炎和类风湿性关节炎患者的麻醉

（1）病情估计：术前患者访视应注意如下事项。了解病情进展情况，是否合并心脏瓣膜、传导系统、心包等病变，应做心电图检查及判断心功能分级；判断胸廓活动受限情况，决定是否做肺功能和血气检查；了解颈、腰椎有无强直，颈活动度及张口度，依此考虑诱导和气管插管以何种方式进行；水电解质平衡情况，是否有脱钙；是否有激素服用史，服用时间长短、剂量，何时停用，考虑是否用激素准备；术前用药剂量宜小，呼吸受限者术前可免用镇静镇痛药，入室后再酌情给予。

（2）麻醉方式和术中管理：此类患者的蛛网膜下隙麻醉和硬膜外麻醉穿刺常有困难，而且硬脊膜与蛛网膜常有粘连，易误入蛛网膜下隙，且椎管硬化，容积变小，硬膜外隙很窄，剂量不易掌握，过大可致平面意外升高，有时又因硬膜外腔有粘连致局部麻醉药扩散差，麻醉效果不好，追加镇静药又顾虑呼吸和循环抑制，颇为棘手。因此，从患者安全出发，一般采用全身麻醉更为合适。全身麻醉可根据患者颈部活动度和张口程度决定诱导和插管方式。估计有困难者，行清醒经鼻盲探气管插管。对脊柱前屈 > 60°、颈屈曲 > 20°的患者，行快速诱导全身麻醉是危险的。此外，反复不成功的插管可发生咽喉软组织损伤、出血、水肿，以致气道难以保持通畅，而出现缺氧、二氧化碳潴留，甚至心搏骤停等严重后果。因此，行纤维支气管镜引导下气管插管是安全可靠的方式。如果条件不具备，可考虑逆行插管术，也可考虑使用喉罩。

有近期或长期服用激素病史者，诱导前给予 100 mg 氢化可的松溶于 100 mL 注射液中，输入后开始诱导。全身麻醉忌过深，因此类患者对麻醉药耐量低，用药量应减少，尤其是静脉麻醉药。术中充分供氧，避免低氧血症，并注意液体量和失血量的补充。颈椎强直者，术后需完全清醒后再拔管。

2. 髋关节置换术的麻醉

人工髋关节置换术的主要问题是患者多为老年人，长期卧床的强直性脊柱炎、类风湿关节炎及创伤骨折患者，手术创伤大，失血多，易发生骨黏合剂综合征及肺栓塞。术前访视患者时，要注意其全身并发症及重要脏器功能情况，如高血压、心脏病、慢性阻塞性肺疾病、糖尿病等，术前应控制血压，改善心肺功能，控制血糖。术前应检查心肺功能。要询问过敏史、服药史、服用激素史等。长期卧床患者要注意心血管代偿功能和警惕深静脉血栓和肺栓塞的危险。术前需准备充分的血源，如备自体血。术前用药需选用对呼吸和循环无抑制的药物。

麻醉方式可根据患者情况和麻醉条件及麻醉医师自身经验来决定。有的医院多采用蛛网膜下隙麻醉或硬膜外麻醉。

当手术截除股骨头颈部，扩大股骨牙腔和修整髋臼时，出血较多。为减少大量输血的并发症及减少输血性疾病的危险，可采用一些措施。

（1）术前备自体血。

（2）术中失血回收。

（3）术前进行血液稀释。

（4）术中控制性降压。

（5）注意体位摆放，避免静脉回流不畅而增加出血。

（6）术前、术中用抑肽酶可减少出血。

在用骨黏合剂时应警惕骨水泥综合征的发生，充分供氧，保持血容量正常，减浅麻醉，必要时给予升压药。同时要警惕脂肪栓塞综合征，以防意外发生。

3. 膝关节置换术的麻醉

膝关节置换术主要注意松止血带后呼吸、血压的变化，骨水泥问题及术后镇痛。膝关节手术一般用止血带减少出血，但要注意由此带来的并发症。少数高血压、心脏病患者在驱血充气后可产生高血压，甚至心力衰竭。在松止血带时可产生"止血带休克"及肺栓塞综合征。

在双膝关节同时置换时，要先放松一侧后，观察生命体征的变化，使循环对血液重新分布有一个代偿的时间，再放另一侧止血带。膝关节置换术后疼痛可能比髋关节置换术后更明显，可行各种方法的术后镇痛，有利于早期活动和功能锻炼。

（姚　娜）

第四节　脊柱手术麻醉

一、脊柱急症手术

（一）概述

交通事故和工伤事故是造成脊柱创伤的主要原因之一。脊柱创伤最常见的是脊柱骨折、椎体脱位和脊髓损伤。脊柱创伤后常因骨折、脱位、血肿导致脊髓损伤，一旦出现脊髓损伤，后果极为严重，可致终身残疾，甚至死亡。据统计，脊髓损伤的发病率为（8.1～16.6）/100 万人，其中 80% 的患者年龄在 11～30 岁。因此，对此类患者的早期诊断和早期治疗至关重要。

（二）麻醉应考虑的问题

1. 脊髓损伤可以给其他器官带来严重的影响

麻醉医师对脊髓损伤的病理生理改变应有充分认识，以利正确的麻醉选择和合理的麻醉管理，减少继发损伤和围手术期可能发生的并发症。

2. 兼顾伴发伤

脊柱损伤常合并其他脏器的损伤，麻醉过程中应全面考虑，尤其是伴有颅脑、胸腹严重损伤者。

3. 困难气道

颈椎损伤后，尤其是高位颈椎伤患者常伴有呼吸和循环问题，其中气道处理是最棘手的问题，全身麻醉选择何种气管插管方式方可最大限度地减少或避免因头颈部伸屈活动可能带来的加重脊髓损伤情况，是麻醉医师需必须考虑的至关重要的问题。高位脊髓伤患者可出现气管反射异常，系交感与副交感神经平衡失调所致，表现刺激气管时易出现心动过缓，如并存缺氧，可致心搏骤停，因此，对该类患者在吸痰时要特别小心。

（三）麻醉用药选择

1. 麻醉选择

大部分脊柱损伤需行椎管减压和（或）内固定手术，手术本身较复杂，而且组织常有充血水肿，术中出血较多；另外，硬膜外麻醉和蛛网膜下隙麻醉均因穿刺及维持平面方面有一定的困难，体位变动也常列为禁忌，如伴有脊髓损伤，病情常较复杂，术中常有呼吸及循环不稳等情况发生，故一般均应采取气管插管全身麻醉。

鉴于脊髓损伤有较高的发病率，并常有复合损伤，特别是颈段和（或）上胸段损伤者，麻醉手术的危险性较大，任何的操作技术都有可能产生不良后果，甚至加重原发损伤，故在诊断之始及至麻醉后手术期间，对此类患者，麻醉医师均应仔细观察处理，特别是对那些身体其他部位合并有致命创伤的患者尤然。

麻醉选择足够深的全身麻醉和神经阻滞麻醉均可有效地预防副交感神经的过度反射，消除这一过度反射是血流动力学稳定的基础；仔细决定麻醉药用量和认真细致地注意血容量的变化并加以处理是血流动力学稳定的重要因素。

2. 麻醉用药

脊髓损伤后，肌纤维失去神经支配，致使接头外肌膜胆碱能受体增加，这些异常的受体遍布肌膜表面，产生对去极化肌松药的超敏感现象，注入琥珀胆碱后会产生肌肉同步去极化，大量的细胞内钾转移到细胞外，从而大量的钾进入血液循环，产生严重的高血钾，易发生心搏骤停。一般脊髓损伤后 6 个月内不宜使用琥珀胆碱，均应选用非去极化肌松药。鉴于脊髓损伤的病理生理改变，在选择麻醉前用药时应慎用或不用有抑制呼吸功能和可导致睡眠后呼吸暂停的药物。麻醉诱导时宜选用依托咪酯、咪达唑仑等对循环影响较小的药物，并注意用药剂量及给药速度，同时准备好多巴胺及阿托品等药物。各种吸入和非吸入麻醉药虽然对脊髓损伤并无治疗作用，但氟烷、芬太尼、一氧化二氮和蛛网膜下隙使用的利多卡因均能延长从脊髓缺血到脊髓损伤的时间，这种保护作用的可能机制如下。

（1）抑制了脊髓代谢。

（2）对脊髓血流的影响。

（3）内源性儿茶酚胺的改变。

（4）阿片受体活性的改变。

（5）与继发损伤的介质如前列腺素相互作用的结果。

麻醉维持多采用静吸复合的方法。

（四）麻醉操作和管理

1. 麻醉操作

脊柱骨折可为单纯损伤和（或）合并其他部位的损伤，在脊髓损伤的急性期，任何操作都可能加重或造成新的脊髓损伤。麻醉医师术前应仔细检查、轻微操作。需要强调的是麻醉诱导插管时，不应为了插管方便而随意伸屈头颈部，应尽量使患者头部保持在中位，以免造成脊髓的进一步损伤。另外，在体位变动时同样要非常小心。

2. 麻醉管理

脊柱骨折常可合并其他部位的损伤，尤其对其他部位的致命损伤，如闭合性颅脑损伤等须及时诊断和处理，若有休克须鉴别是失血性休克还是脊髓休克，这是合理安排全身麻醉的基础。

（1）术中监测：脊柱创伤患者病情复杂，故术中应加强对该类患者中枢、循环、呼吸、肾功能、电解质及酸碱平衡的综合的动态监测，以便及时发现并予以相应的处理，只有这样才能提高创伤患者的救治成功率。其实，对该类患者的监护不应只局限于术中，而是在整个围手术期均应加强监护，唯此才能降低病死率。

（2）呼吸管理：术中应根据血气指标选择合适的通气参数，以维持正常的酸碱平衡和适当的脊髓灌注压是至关重要的。动物实验表明，高或低碳酸血症均对脊髓功能恢复不利，但创伤后低碳酸血症比高碳酸血症对组织的危害小，一般维持 $PaCO_2$ 4.7 ~ 5.3 kPa（35 ~ 40 mmHg）为宜，如合并闭合性颅脑损伤，伴有颅内压增高，$PaCO_2$ 应维持在较低水平（25 ~ 30 mmHg）为佳。如围手术期出现突发不能解释的低氧血症及二氧化碳分压升高，应考虑有肺栓塞、肺水肿或急化呼吸窘迫综合征的可能，缓慢进展的或突发的肺顺应性下降，预示有肺水肿的发生，常表现为肺间质水肿，肺部听诊时湿啰音可不明确。机械通气时可加用呼气末正压通气。对高位脊髓损伤患者，术后拔出气管导管时应特别慎重，最好保留气管导管直至呼吸、循环稳定后再拔，如估计短时间内呼吸功能不能稳定者，可做气管切开，以便于气道管理。

（3）循环管理：对脊柱创伤伴有休克的患者，首先应分清是失血性休克还是脊髓休克，以便作出正确处理。前者以补充血容量为主，而对脊髓休克者可采用适当补液和 α 受体兴奋药治疗，不可盲目补液，特别是四肢瘫痪的患者已存在心功能不全和血管张力的改变，在此基础上如再过量输液，增加循环负荷可导致心力衰竭及肺水肿。其次脊髓损伤患者麻醉时既不可过浅致高血压，也不可过深致低血压。麻醉诱导时常出现低血压，尤其是体位变动时可出现严重的低血压，甚至心搏骤停，多见于脊髓高位损伤者。为预防脊髓损伤的自主神经反射引起的心血管并发症，应选择相应的血管活性药物治疗。对脊髓损伤早期出现的严重高血压可选用直接作用到小动脉的硝普钠、α 受体阻滞剂；对抗心律失常可用 β 受体阻滞剂、利多卡因等药物，对窦性心动过缓、室性逸搏可选用阿托品对抗；也可适当加深麻醉来预防和治疗脊髓损伤患者的自主神经反射亢进。对慢性脊髓损伤合并贫血和营养不良的患者，麻醉时应注意补充红细胞和血浆，必要时可输清蛋白。

在脊髓休克期间，一般是脊髓损伤后的 3 日至第 6 周，为维持血流动力学的稳定和防止肺水肿，监测中心静脉压（CVP）和肺动脉楔压（PAWP），尤其是 PAWP 不仅可直接监测心肺功能，而且还能估计分流量。

（4）体位：脊柱创伤患者伴有呼吸及循环不稳等情况，而手术大多采取俯卧位，必须注意胸腹垫物对呼吸循环和静脉回流的影响，同时还应注意眼或颌面部软组织压伤及肢体因摆放不妥所带来的损伤等。另外，应注意体位变动时可能发生的血流动力学剧变。

3. 术中输血补液

术中应详细记录出入量，输液不可过量，并注意晶胶体比例，一般维持尿量在 25 ~ 30 mL/h，必要时可予以利尿。研究表明，围手术期的高血糖可加重对脊髓神经功能的损害作用，因此，术中一般不补充葡萄糖。根据患者术前的血红蛋白和出血情况而决定是否输血。

（五）颈椎损伤的气道处理

对颈椎损伤患者的进展性创伤生命支持（ATLS）方案已由美国创伤学会提出，方案如下：无自主呼吸又未行 X 线检查者，如施行经口插管失败，应改行气管切开；有自主呼吸，经 X 线检查排除颈椎损伤可采用经口插管，如有颈椎损伤，应施行经鼻盲探插管，若不成功，再行经口或造口插管；虽有自主呼吸，但无时间行 X 线检查而施行经鼻盲探插管，若不成功，再行经口或造口插管。

ATLS 方案有它的局限性，到目前为止，对颈椎损伤的呼吸道处理尚无权威性和可行性的方案。对麻醉医师来说，重要的是意识到气道处理与颈椎进一步损伤有密切关系的同时，采用麻醉医师最为娴熟的插管技术，具体患者具体对待，把不因行气管插管而带来副损伤或使病变加重作为指导原则。必要时可借助纤维支气管镜引导插管。颈椎制动是治疗可疑颈椎损伤的首要问题，所以任何操作时均应保持颈椎处于相对固定的脊柱轴线位置。

1. 各种气道处理方法对颈椎损伤的影响

常用的气管插管的方法有经口插管、经鼻插管及纤维支气管镜引导下插管 3 种。其他插管方法有逆行插管、环甲膜切开插管及 Bullard 喉镜下插管等，目前较少应用。

（1）经口插管：颈椎损伤多发生在 C_1 ~ C_4，健康志愿者在放射线监测下可见，取标准喉镜插管体位时，可引起颈椎的曲度改变，其中尤以 C_3 ~ C_4 的改变更为明显。

（2）经鼻气管插管：虽然在发达国家施行经鼻盲探插管以控制患者的气道已经比较普及，但对存在自主呼吸的颈椎损伤患者，仍无有力证据表明采用这种插管技术是安全的，原因在于：插管时间较长；如表面麻醉不充分，患者在插管过程中常有呛咳，从而导致颈椎活动，可能加重脊髓损伤；易造成咽喉部黏膜损伤和呕吐误吸而致气道的进一步不畅；插管时心血管反应较大，易出现心血管方面意外情况。有学者对大量颈椎创伤合并脊髓损伤的患者采用全身麻醉，快速诱导经鼻或口插管的方法收到良好的临床效果。在此，要强调的是插管操作必须由有经验的麻醉医师来完成，而不应由实习生或不熟练的进修生来操作。

（3）纤维支气管镜引导下插管：纤维支气管镜是一种可弯曲的细管，远端带有光源，操作者可通过光源看到远端的情况，并可调节使其能顺利通过声门。与气管插管同时使用时，先将气管导管套在纤维支气管镜外面，再将纤维支气管镜经鼻插至咽喉部，调节光源，使其通过声门，然后将气管导管顺着纤维支气管镜送入气管内。纤维支气管镜插管和经鼻盲探插管比较，具有试插次数明显减少，完成插管迅速，可保持头颈部固定不动，并发症少等优点，纤维支气管镜插管的成功率几乎可达100%，比经鼻盲探明显增高，且插管的咳嗽、躁动发生率低。

2. 颈椎损伤患者气管插管方式的选择

如上所述，为了减少脊柱创伤后的继发损伤，选用何种插管方法是比较困难的，但有一点是肯定的，有条件者首选纤维支气管镜插管引导下插管；其次，要判断患者的插管条件，如属困难插管，千万不可勉强，可借助纤维支气管镜插管或行气管切开；另外，要选麻醉者最熟练的插管方法插管。只有这样才能将插管可能带来的并发症降到最低。

二、择期手术

（一）概述

脊柱外科发展很快，新的手术方法不断涌现，许多国际上普遍使用的脊柱外科手术及内固定方法在国内也已逐渐推广使用，开展脊柱外科新手术的医院也越来越多，手术方法及内固定材料等方面逐渐与国际接轨。脊柱外科手术大多比较精细和复杂，而且一旦发生脊髓神经损伤，将造成患者的严重损害，甚至残疾。因此，在手术前做好充分准备，选择恰当的手术方案及麻醉方法，以确保麻醉和手术的顺利进行显得尤为重要。

（二）脊柱择期手术的特点

脊柱外科手术同胸腹和颅脑手术相比，虽然对重要脏器的直接影响较小，但仍有其特点，麻醉和手术医师对此应有足够的认识，以保证患者围手术期的安全。

1. 病情差异较大

脊柱手术及接受手术的患者是千变万化和参差不齐的。患者可以是健壮的，也可以是伴有多系统疾病的，年龄从婴儿到老年；疾病种类繁多，既有先天性疾病，如先天性脊柱侧凸，又有后天性疾病，如脊柱的退行性变；既可以是颈椎病，也可以是骶尾部肿瘤等。手术方法多种多样，既可以经前方、侧前方减压，也可以经后路减压，有的需要内固定，有的则不需要，即使是同一种疾病，由于严重程度不等，其治疗方法也可完全两样。因此，麻醉医师术前应该准确了解病情及手术方式，以便采取恰当的麻醉方法，保证手术顺利地进行。

2. 手术体位对麻醉的要求

脊柱外科手术患者的正确体位可以减少术中出血，易于手术野的暴露和预防体位相关的损伤。根据脊柱手术进路的不同，常采取不同的体位，仰卧位和侧卧位对循环和呼吸功能影响不大，麻醉管理也相对较为简单。当采用俯卧位时可造成胸部和腹部活动受限，胸廓受压可引起限制性通气障碍，使潮气量减少，如果麻醉深度掌握不好使呼吸中枢受到抑制，患者则有缺氧的危险；而腹部受压可导致静脉回流障碍，使静脉血逆流至椎静脉丛，加重术中出血。另外，如果头部位置过低或颈部过分扭曲等都可造成颈内静脉回流障碍，而致球结膜水肿甚至脑水肿。因此，俯卧位时应取锁骨和髂骨为支撑点，尽量使胸腹部与手术台之间保持一定空隙，同时要将头部放在合适的位置上，最好使用软的、带钢丝的气管导管，这样可以避免气管导管打折和牙垫可能造成的搁伤。较长时间的手术，建议采用气管内麻醉。如果采用区域阻滞麻醉，则应加强呼吸和循环功能的监测，特别是无创血氧饱和度的监测，以便及时发现患者的氧合情况。患者良好体位的获得要靠手术医师、麻醉医师和手术护士的一起努力。

3. 充分认识出血量大

脊柱手术由于部位特殊，止血常较困难，尤其是骶尾部的恶性肿瘤手术，失血量常可达数千毫升，因此术前必须备好血源，术中要正确估计失血量，及时补充血浆成分或者全血。估计术中有可能发生大量失血时，为减少大量输血带来的一些并发症，有时可采取血液稀释、自体输血及血液回收技术，也可采用术中控制性降压，但这些措施可使麻醉管理更加复杂，麻醉医师在术前应该有足够的认识，并做好必要的准备，以减少其相关的并发症。

（三）术前麻醉访视和病情估计

1. 术前麻醉访视

（1）思想工作：通过麻醉前访视应尽量减少患者术前的焦虑和不安情绪，力争做到减轻或消除对手术和麻醉的顾虑和紧张，使患者在心理和生理上均能较好地耐受手术。麻醉医师术前还应向患者及其家属交代病情，说明手术的目的和大致程序，拟采用的麻醉方式，以减少患者及其家属的顾虑。对于情绪过度紧张的患者，手术前晚可给予适量的镇静药，如地西泮 5 ~ 10 mg，以保证患者睡眠充足。

（2）病史回顾：详细询问病史，包括一般资料（如身高、体重、血压、内外科疾病、相关系统回顾、用药情况、过敏史、本人或家族中的麻醉或手术的意外情况、异常或过分出血史）和气道情况估计，以便正确诊断和评价患者的疾病严重程度以及全身状况，选择适当的麻醉方法以保证手术得以顺利进行。虽然脊柱手术的术后并发症和病死率都较低，但也应同样重视术前的准备工作，包括病史采集工作。特别是对于脊柱畸形手术患者，要注意畸形或症状出现的时间及进展情况，畸形对其他器官和系统功能的影响，特别要注意是否有呼吸和循环系统并发症，如心悸、气短、咳嗽和咳痰。

（3）体格检查：对于麻醉医师来说，在进行体格检查时，除了对脊柱进行详细的检查外，对患者进行系统的、全身状况的检查也非常重要，特别是与麻醉相关项目的检查，如气管插管困难程度的判断及蛛网膜下隙麻醉、硬膜外穿刺部位有无畸形和感染等，以便为麻醉方式的选择做好准备。另外，对脊柱侧凸的患者，要注意心、肺的物理检查。

（4）了解实验室检查和其他检查情况：麻醉医师在术前访视时，对已做的各项实验室检查和其他检查情况应作详细了解，必要时可做一些补充检查。对于要施行脊柱手术的患者，国内除了要进行血、尿常规，肝、肾功能及凝血功能、电解质等检查外，还应进行心电图检查。如疑有心功能异常的患者，术前可做超声心动图检查，有助于对心功能的进一步评价，从而估计患者对手术的耐受性。但近年来国外的趋势是在许多患者中已减少了一些常规检查，术前实验室检查、胸部 X 线检查、心电图和 B 超检查等应根据患者的年龄、健康情况及手术的大小而定。

2. 病情估计

在评价患者对麻醉和手术的耐受性时，首先要注意的是患者的心肺功能状态。在脊柱手术中，脊柱侧凸对患者的心肺功能影响最大，因此，严重脊柱侧凸和胸廓畸形的患者术前对心肺功能的估计特别重要，由于心肺可以直接受到影响，如机械性肺损害或者作为一些综合征（如马方综合征，它可有二尖瓣脱垂、主动脉根部扩张和主动脉瓣关闭不全）的一部分而受到影响，可表现为气体交换功能的障碍，肺活量、肺总量和功能残气量常减少，机体内环境处于相对缺氧状态，术中和术后易出现缺氧、呼吸困难甚至呼吸衰竭，因此术前应进行血气分析和肺功能测定，以评价患者的肺功能状态，这对判断其能否耐受手术和预后有重要意义。一般肺功能检查显示轻度损害的患者，只要在术中加强监护一般可耐受麻醉和手术，对中度以上损害的患者，则应在术前根据病因采取针对性的处理。另外，根据病史情况，必要时应行彩色超声心动图检查及心功能测定。

一般认为脊柱侧凸程度越重，则影响越大，预后也越差。任何原因导致的胸部脊柱侧凸，均有可能导致呼吸和循环衰竭。据报道，许多这种病例在 45 岁以前死亡，而在尸检中右心室肥大并肺动脉高压的发生率很高。特发性脊柱侧凸常于学龄前后起病，如得不到正确治疗，其病死率可比一般人群高 2 倍，其原因可能是由于胸廓畸形使肺血管床的发育受到影响，单位肺组织的血管数量比正常人少，从而导致血管阻力的增加。另外，由于胸廓畸形使肺泡被压迫，肺泡的容量变小，导致通气血流比率异常，使肺血管收缩，最后导致肺动脉高压。术前心电图检查 P 波大于 2.5 mm 示右房增大，如果 V_1 和 V_2 导联上 R 波大于 S 波，则提示有右心室肥大，这些患者对麻醉的耐受性降低，在围手术期应注意避免缺氧和增加右心室负荷。

对于脊柱畸形的患者，还应注意是否同时患有神经肌肉疾患，如脊髓空洞症、肌营养不良、运动失调等，这些疾患将影响麻醉药的体内代谢过程。有些脊柱手术患者，由于病变本身造成截瘫，患者长期卧床，活动少，加上胃肠道功能紊乱，常发生营养不良，降低对麻醉和手术的耐受力。对这类患者术前应鼓励其进食，必要时可以采取鼻饲或静脉高营养，以尽可能改善其营养状况。高位截瘫患者易合并呼吸道和泌尿道感染，术前应积极处理，另外，截瘫患者由于瘫痪部位血管舒缩功能障碍，变动体位时易出现直立性低血压，应引起麻醉医师的注意。部分患者可合并有水、电解质和酸碱平衡紊乱，也必须在术前予以纠正。长期卧床患者因血流缓慢和血液浓缩可引起下肢深静脉血栓形成，活动或输液时可引起血栓脱落，一旦造成肺动脉栓塞，可产生致命性后果，围手术期前后应引起重视并予以妥善处理。

（四）麻醉方法的选择和术中监测

1. 麻醉方法的选择

以前，脊柱手术通常选用局部浸润麻醉，由于麻醉效果常不理想，术中患者常有疼痛感觉，因此，近年来已逐渐被全身麻醉和连续硬膜外麻醉所取代。腰段简单的脊柱手术可以选用连续硬膜外麻醉，但如果手术时间较长，患者一般不易耐受，必须给予辅助用药，而后者可以抑制呼吸中枢，有发生缺氧的危险，处于俯卧位时又不易建立人工通气，一旦发生危险，抢救起来也非常困难，因此对于时间较长的脊柱手术，只要条件允许，应尽量采用气管内麻醉。对于高位颈椎手术或俯卧位手术者应选择带加强钢丝的软气管导管做经鼻插管，前者可避免经口插管时放置牙垫而影响手术操作，后者是为便于固定和头部的摆放而气管导管不打折。

大部分脊柱手术的患者术前可以给予鲁米那钠 0.1 g、阿托品 0.5 mg 肌内注射，使患者达到一定程度的镇静。如果使用区域阻滞麻醉，术前也可以只使用镇静药，特殊病例可根据情况适当调整术前用药。

2. 术中监测

术中监测是保证患者安全及手术顺利进行的必不可少的措施，血压、心电图、SpO_2 以及呼吸功能（呼吸频率、潮气量等）的监测应列为常规，有条件的可监测 $ETCO_2$。在脊柱畸形矫正术及脊柱肿瘤等手术时，由于创面大，失血多，加上采用俯卧位时，无创血压的监测可能更困难，因此在有条件的情况下，应行桡动脉穿刺直接测压，如有必要，还应行 CVP 的监测，以便指导输血和输液，对术前有心脏疾病者或老年人可放置漂浮导管，监测心功能及血管阻力等情况。在行控制性降压时 ABP 和 CVP 的监测更是十分必要。

在进行唤醒试验前，应了解肌松的程度，可用加速度仪进行监测，如果 T_4/T_1 恢复到 0.7 以上，此时可行唤醒试验。如果用周围神经刺激器进行监测，则 4 个成串刺激均应出现，否则在唤醒前应先拮抗非去极化肌松药。目前有的医院已用体表诱发电位等方法来监测脊髓功能。

（五）常见脊柱手术的麻醉

脊柱外科手术种类很多，其麻醉方法也各有其特点，以下仅介绍几种复杂且较常见手术的麻醉处理。

1. 脊柱畸形矫正术的麻醉

脊柱畸形的种类很多，病因也非常复杂，其手术方式也不相同，其麻醉方法虽不完全相同，但一般均采用气管内麻醉，下面以脊柱侧凸畸形矫正的麻醉为例作详细介绍。

（1）术前常规心肺功能检查：特发性脊柱侧凸是危害青少年和儿童健康的常见病，可影响胸廓和肺的发育，使胸肺顺应性降低，肺活量减少，甚至可引起肺不张和肺动脉高压，进而影响右心，导致右心肥大和右心衰竭。限制性通气障碍和肺动脉高压所导致的肺心病是严重脊柱侧凸患者的主要死因。因此，术前除做常规检查外，必要时应做心肺功能检查。

（2）备血与输血：脊柱侧凸矫形手术涉及脊柱的范围很广，有时可超过 10 个节段，有的需经前路开胸、开腹或胸腹联合切口手术，有的经后路手术，即使经后路手术，虽无大血管，但因切口长，手术创伤大，尤其是骨创面出血多，常可达 2 000 ~ 3 000 mL，甚至更多，发生休克的可能性很大，术前必须做好输血的准备。估计术中的失血量，一般备血 1 500 ~ 2 000 mL。近年来，不少学者主张采用自体输血法，即在术前采集患者的血液，在术中回输给患者自己。一般在术前 2 ~ 3 周的时间内，可采血 1 000 mL 左右，但应注意使患者的血红蛋白保持在 100 g/L 以上，血浆总蛋白在 60 g/L 左右。另外，可采用血液回收技术，回收术中的失血，经血液回收机处理后回输给患者，一般患者术中不需再输异体血。采用这两种方法可明显减少异体输血反应和并发症。

（3）麻醉选择：脊柱侧凸手术一般选择全身麻醉，经前路开胸手术者，必要时可插双腔气管导管，术中可行单肺通气，按双腔管麻醉管理；经后路手术者，可选择带加强钢丝的气管导管经鼻插管，并妥善固定气管导管，以防止术中导管脱落。诱导用药可使用芬太尼 1 ~ 2 μg/kg、异丙酚 1.5 ~ 2.0 mg/kg 和维库溴铵 0.1 mg/kg。也可用硫喷妥钠 6 ~ 8 mg/kg 和其他肌松药，但对截瘫患者或先天性畸形的患者使用琥珀胆碱时，易引起高钾（从而有可能导致心室颤动甚至心搏骤停）或发生恶性高热，应特别注意。对全身情况较差或心功能受损的患者，也可以选择依托咪酯 0.1 ~ 0.3 mg/kg。麻醉的维持有几种不同的方式：吸入麻醉（如安氟醚、异氟醚或地氟醚＋一氧化二氮＋氧气）＋非去极化肌松药，中长效的肌松药的使用在临近唤醒试验时应特别注意，最好在临近唤醒试验 1 小时左右停用，以免影响唤醒试验；静脉麻醉，如静脉普鲁卡因复合麻醉和静脉吸入复合麻醉。各种麻醉药的组合方式很多，一般认为以吸入麻醉为佳，因为使用吸入麻醉时麻醉深度容易控制，有利于术中做唤醒试验。

（4）控制性降压的应用：由于脊柱侧凸手术切口长，创伤大，手术时间长，术中出血较多，为减少大量异体输血的不良反应，可在术中采用控制性降压术。但应掌握好适应证，对于心功能不全、明显低氧血症或高碳酸血症的患者，不要使用控制性降压，以免发生危险。用于控制性降压的措施有加深麻醉（加大吸入麻醉药浓度）和给血管扩张药（如 α 受体阻滞药、血管平滑肌扩张药或钙通道阻滞剂）等，但因高浓度的吸入麻醉药影响唤醒试验，且部分患者的血压也不易得到良好控制，所以临床上最常用的药物是血管平滑肌扩张药及钙通道阻滞剂。控制性降压时健康状况良好的患者可较长时间耐受 8.00 ~ 9.33 kPa （60 ~ 70 mmHg）的平均动脉压（MAP）水平，但对血管硬化、高血压和老年患者则应注意降压程度不要超过原来血压水平的 30% ~ 40%，并要及时补充血容量。

（5）术中脊髓功能的监测：在脊柱侧凸矫形手术中，既要最大限度地矫正脊柱畸形，又要避免医源性脊髓功能损伤。因此，在术中进行脊髓功能监测以便术中尽可能早地发现各种脊髓功能受损情况并使其恢复是必需的。其方法有唤醒试验和其他神经功能监测。唤醒试验在临床广泛应用，因其不需要特殊的仪器和设备，使用起来也较为简单，但是受麻醉深度的影响较大，且只有在脊髓神经损伤后才能作出反应，对术后迟发性神经损伤不能作出判断。正因为唤醒试验具有上述缺点，有许多新的脊髓功能监测方法用于临床，这些方法各有其优缺点。

唤醒试验：即在脊柱畸形矫正后，如放置好 TSRH 支架后，麻醉医师停用麻醉药，并使患者迅速苏醒后，令其活动足部，观察有无因矫形手术时过度牵拉或内固定器械放置不当而致脊髓损伤而出现的下肢神经并发症甚至是截瘫。要做好唤醒试验，首先在术前要把唤醒试验的详细过程向患者解释清楚，以取得配合。其次，手术医师应在做唤醒试验前 30 分钟通知麻醉医师，以便让麻醉医师开始停止静脉麻醉药的输注和麻醉药的吸入。如使用了非去极化肌松药，应使用加速度仪或周围神经刺激器以及其他方法了解肌肉松弛的程度，如果肌松没有恢复，应在唤醒试验前 5 分钟左右使用阿托品和新斯的明拮抗。唤醒时，先让患者活动其手指，若能做到则表示患者已能被唤醒，然后让患者活动其双脚或脚趾，确认双下肢活动正常后，立即加深麻醉。如有双手指令动作，而无双足指令动作，应视为异常，有脊髓损伤的可能，应重新调整矫形的程度，然后进行唤醒试验，如长时间无指令动作，应手术探查。在减浅麻醉过程中，患者的血压会逐渐升高，心率也会逐渐增快，因此手术和麻醉医师应尽量配合好，缩短唤醒试验的时间。有报道以地氟醚、笑气和小剂量阿曲库铵维持麻醉时，其唤醒试验的时间平均只有 8.4 分钟，可明显缩短应激反应时间。另外，唤醒试验时应防止气管导管及静脉留置针脱出。目前神经生理监测（SEP 和 MEP）正在逐渐取代唤醒试验。

体表诱发电位（SEP）：是应用神经电生理方法，采用脉冲电刺激周围神经的感觉支，而将记录电极放置在刺激电极近端的周围神经上或放置在外科操作远端的脊髓表面或其他位置，连接在具有叠加功能的肌电图上，接受和记录电位变化。刺激电极常置于胫后神经，颈段手术时可用正中神经。SEP 记录电极可置于硬脊膜外（SSEP）或头皮（皮质体表诱发电位，CSEP），其他还有硬膜下记录、棘突记录及皮肤记录等。测定 CSEP 值时，很多因素可影响测定结果，SSEP 受麻醉药的影响比 CSEP 小，得到的 SEP 图形稳定且质量好。CSEP 是在电极无法置于硬膜外或硬膜下时的选择，如严重畸形时。CSEP 的监测结果可能只反映了脊髓后束的活动。应用 SEP 做脊髓功能监测时，需在手术对脊髓造成影响前导出标准电位，再将手术过程中得到的电位与其进行比较，根据振幅和潜伏期的变化来判断脊髓的功能。振幅反映脊髓电位的强度，潜伏期反映传导速度，两者结合起来可作为判断脊髓功能的重要测量标志。通常以第一个向下的波峰称第一阳性波，第一个向上的波峰称为第一阴性波，依此类推。目前多数人以第一阴性波峰作为测量振幅和潜伏期的标准。

在脊柱外科手术中，脊髓体表诱发电位 SSEP 波幅偶然减少 30% ~ 50% 时，与临床后遗症无关，总波幅减少 50% 或者一个阴性波峰完全消失才提示有脊髓损伤。皮质体感诱发电位 CSEP 若完全消失，则脊髓完全性损伤的可能性极大；若可记录到异常的 CSEP，则提示脊髓上传的神经纤维功能尚存在或部分存在，并可依据潜伏期延长的多少及波幅下降的幅度判断脊髓受损伤的严重程度；脊柱畸形及肿瘤等无神经症状者，CSEP 可正常或仅有波幅降低，若伴有神经症状，则可见潜伏期延长及波幅降低约为正常的 1/2，此时提示脊柱畸形对脊髓产生压迫或牵拉，手术中应仔细操作；手术中牵拉脊髓后，若潜伏期延长大于12.5 毫秒或波幅低于正常 1/2，10 分钟后仍未恢复至术前水平，则术后将出现皮肤感觉异常及二便障碍或加重原发损伤。影响 CSEP 的因素有麻醉过深、高碳酸血症、低氧血症、低血压和低体温等，SSEP 则不易受上述因素影响。

运动诱发电位（MEP）：在脊髓功能障碍中，感觉和运动功能常同时受损。SEP 仅能监测脊髓中上传通道活动，而不能对运动通道进行监测。有报道 SEP 没有任何变化，但患者术后发生运动功能障碍。动物实验表明，用 MEP 观察脊髓损害比 SEP 更敏感，且运动通道刺激反应与脊髓损害相关。MEP 监测时，刺激可用电或磁，经颅、皮质或脊柱，记录可在肌肉、周围神经或脊柱。MEP 永久地消失与术后神经损害有关，波幅和潜伏期的变化并不一定提示神经功能损害。MEP 监测时受全身麻醉和肌肉松弛药的影响比 SEP 大，MEP 波幅随刺激强度的变化而变化。高强度电刺激引起肌肉收缩难以被患者接受，临床上取得成功的 MEP 较困难，尤其是在没有正常基础记录的患者。头皮刺激可引起疼痛，故使运动诱发电位的术前应用受到限制。Barker 等用经颅磁刺激诱发 MEP（tcMEP）监测，具有安全、可靠、不产生疼痛并可用于清醒状态的优点，更便于手术前后对照观察。MEP 和 SEP 反应各自脊髓通道功能状态，理论上可互补用于临床脊髓功能监测，然而联合应用 SEP 和 MEP 还需要更多的临床研究。在脊柱外科手术中，各种监测脊髓功能的方法都有其优缺点，需正确掌握使用方法，仔细分析所得结果。一旦脊髓监测证实有脊髓损伤，应立即取出内固定器械及采取其他措施，取出器械的时间与术后神经损害恢复直接相关，有学者认为若脊髓损伤后 3 小时取出内固定物，则脊髓功能难以在短期内恢复。术中脊髓功能损伤可分为直接损伤和间接损伤，其最终结果都引起脊髓微循环的改变。动物实验发现，MEP 潜伏期延长或波形消失是运动通道缺血的显著标志。但仅通过特殊诱发电位精确预测脊髓缺血、评价神经损害还有困难。

2. 颈椎手术的麻醉

常见的颈椎外科疾病有颈椎病、颈椎间盘突出症、后纵韧带骨化、颈椎管狭窄症及颈椎肿瘤等，多数经非手术治疗可使症状减轻或明显好转，甚至痊愈。但对经非手术治疗无效且症状严重的患者可选择手术治疗，以期治愈、减轻症状或防止症状的进一步发展。由于在颈髓周围进行手术，有危及患者生命安全或者造成患者严重残疾的可能，故麻醉和手术应全面考虑，慎重对待。

（1）颈椎手术的麻醉选择：颈椎手术的常见方法有经前路减压植骨内固定、单纯后路减压或加内固定等，根据不同的入路，麻醉方式也有所不同。后路手术可选用局部浸润麻醉，但手术时间较长者，患者常难以坚持，而且局部麻醉效果常不够确切，故宜选择气管内插管全身麻醉为佳。前路手术较少采用局部浸润麻醉，主要采用颈神经深、浅丛阻滞，这种方法较为简单，且患者术中处于清醒状态，有利于与术者合作，但颈前路手术中常需牵拉气管，患者有不舒服的感觉，这是颈丛阻滞难以达到的，因此，近年来颈前路手术已逐渐被气管内插管全身麻醉所取代。

在行颈前路手术时需将气管和食管推向对侧，方可显露椎体前缘，故在术前常需做气管、食管推移训练，即让患者用自己的 2 ~ 4 指插入手术侧（常选右侧）的气管、食管和血管神经鞘之间，持续地向非手术侧（左侧）推移。这种动作易刺激气管引起干咳，术中反复牵拉还易引起气管黏膜、喉头水肿，以致患者术后常有喉咙痛及声音嘶哑，麻醉医师在选择和实施麻醉时应注意到这一点，并向患者解释。

（2）麻醉的实施。

1）局部浸润麻醉：常选用 0.5% ~ 1.0% 的普鲁卡因，成人一次最大剂量 1.0 g，也可选用 0.25% ~ 0.50% 的利多卡因，一次最大剂量不超过 500 mg，两者都可加或不加肾上腺素。一般使用 24 ~ 25 G 皮内注射针沿手术切口分层注射。先行皮内浸润麻醉，于切口上、下两端之间推注 5 ~ 6 mL，然后行皮下及颈阔肌浸润麻醉，可沿切口向皮下及颈阔肌推注局部麻醉药 4 ~ 8 mL，切开颈阔肌后，可用 0.3% 的丁卡因涂布至术野表面，直至椎体前方，总量一般不超过 2 mL。到达横突后，可用 1% 的普鲁卡因 8 mL 行横突局部封闭。进行浸润麻醉注药时宜加压，以使局部麻醉药与神经末梢广泛接触，增强麻醉效果。到达肌膜下或骨膜等神经末梢分布较多的地方时，应加大局部麻醉药的剂量，在有较大神经通过的地方，可使用浓度较高的局部麻醉药行局部浸润。须注意的是每次注药前都应回抽，以防止局部麻醉药注入血管内，并且每次注药总量不要超过极量。

2）颈神经深、浅丛阻滞：多采用 2% 的利多卡因和 0.3% 的丁卡因等量混合液 10 ~ 20 mL，也可以采用 2% 的利多卡因和 0.5% 的丁哌卡因等量混合液 10 ~ 20 mL，一般不需加入肾上腺素。

因颈前路手术一般选择右侧切口，故麻醉也以右侧为主，必要时对侧可行颈浅丛阻滞。麻醉穿刺定位：患者自然仰卧，头偏向对侧，先找到胸锁乳突肌后缘中点，在其下方加压即可显示出颈外静脉，两者交叉处下方即颈神经浅丛经过处，相当于第 4 及第 5 颈椎横突处，选定此处为穿刺点，第 4 颈椎横突常为颈神经深丛阻滞点。穿刺时穿刺针先经皮丘垂直于皮肤刺入，当针头自颈外静脉内侧穿过颈浅筋膜时，此时可有落空感，即可推注局部麻醉药 4 ~ 6 mL，然后在颈浅筋膜深处寻找横突，若穿刺针碰到有坚实的骨质感，而进针深度又在 2 ~ 3 cm，此时退针 2 mm 使针尖退至横突骨膜表面，可再推药 3 ~ 4 mL 以阻滞颈神经深丛。每次推药前均应回抽，确定无回血和脑脊液后再推药。如有必要，对侧也可行颈浅丛阻滞。

3）气管内插管全身麻醉：颈椎手术时全身麻醉药物的选择没有什么特殊要求，但是在麻醉诱导特别是插管时应注意切勿使颈部向后过伸，以防止引起脊髓过伸性损伤。最好在术前测试患者的颈部后伸活动的最大限度。颈前路手术时，为方便行气管、食管推移，应首选经鼻气管内插管麻醉。颈椎病患者常有颈髓受压而伴有心率减慢，诱导时常需先给予阿托品以加快心率，另外，术中牵拉气管时也引起心率减慢，需加以处理。还有前路手术时，反复或过度牵拉气管有可能引起气管黏膜和喉头水肿，如果术毕过早拔出气管导管，有可能引起呼吸困难，而此时再行紧急气管插管也比较困难。预防措施：术前向对侧退松气管；术中给予地塞米松 20 mg，一方面可以预防和减轻因气管插管和术中牵拉气管可能造成的气管黏膜和喉头水肿，另一方面可预防和减轻手术可能造成的脊髓水肿；术后待患者完全清醒后，度过喉头水肿的高峰期时拔出气管导管。

3. 脊柱肿瘤手术的麻醉

脊柱肿瘤在临床上并不少见，一般分为原发性和转移性两大类，临床上脊柱肿瘤以转移性为多见，而其中又以恶性肿瘤占多数，故及时发现、及时治疗十分重要。过去对脊柱恶性肿瘤，特别是转移性肿瘤多不主张手术治疗，现在随着脊柱内固定技术的发展和肿瘤化疗的进步，手术治疗可以治愈、部分治疗或缓解疼痛而使部分患者生活质量明显提高。

（1）术前病情估计和准备：脊柱良性肿瘤病程长，发展慢，一般无全身症状，局部疼痛轻微。恶性肿瘤的病程则较短，发展快，可伴有低热、盗汗、消瘦、贫血、食欲减退等症状，局部疼痛也较明显，并可出现肌力减弱、下肢麻木和感觉减退，脊柱活动也受限。无论是良性肿瘤还是恶性肿瘤，随着病程的进展，椎骨破坏的加重，常造成椎体病理性压缩骨折或肿瘤侵入椎管，压迫或浸润脊髓或神经根，引起四肢或肋间神经的放射痛，出现大小便困难。颈胸椎部位的肿瘤晚期还引起病变平面以下部位的截瘫和大小便失禁。脊柱的部位深，而脊柱肿瘤的早期症状多无特殊性且体征也不明显，因此，拟行手术治疗的患者病程常已有一段时间，多呈慢性消耗病容，部分患者呈恶病质状态。化验检查会发现贫血、低蛋白血症、红细胞沉降率增快等。术前除应积极进行检查，还应加强支持治疗，纠正贫血和低蛋白血症等异常情况，提高患者对手术和麻醉的耐受力。脊柱肿瘤的手术包括瘤体切除和椎体重建术，手术创伤大，失血多，尤其是骶骨肿瘤切除术，由于骶椎为骨盆后壁，血液循环十分丰富，止血也很困难，失血可达数千毫升甚至更多，故术前须根据拟手术范围备足血源，为减少术中出血，可于术前行 DSA 检查，并栓塞肿瘤供血动脉。

（2）麻醉选择和实施：脊柱肿瘤手术一般选择气管内插管全身麻醉，较小的肿瘤可以选择连续硬膜外麻醉。估计术中出血可能较多时，应行深静脉穿刺和有创动脉侧压，可以在术中施行控制性降压术，骶尾部巨大肿瘤患者术中可先行一侧髂内动脉结扎。全身麻醉一般采用静吸复合方式，药物的选择根据患者的情况而定。如果患者的一般情况好，ASA分级在Ⅰ~Ⅱ级，麻醉药物的选择无特殊要求，但如果患者的全身情况较差，则应选择对心血管功能抑制作用较小的药物，如静脉麻醉药可选择依托咪酯，吸入麻醉药可选择异氟醚，而且麻醉诱导时药物剂量要适当，注药速度不要过快。对行骶骨全切除术或次全切除术的患者，术中可实施轻度低温和控制性降压术，一方面降低患者的代谢和氧需求量，另一方面可减少失血量，从而减少大量输入异体血带来的并发症。

4. 胸椎疾病手术麻醉

胸椎疾病以后纵韧带骨化症和椎体肿瘤为多见，而肿瘤又以转移性为多见。前者常需经后路减压或加内固定术，一般可采用行经鼻气管插管全身麻醉，后者常需经前路开胸行肿瘤切除减压内固定术，也可采用全身麻醉，必要时需插双腔气管导管，术中可行单肺通气，以便于手术操作，此时麻醉维持不宜用一氧化二氮，以免造成术中 SpO_2 难以维持。术中出血常较多，需做深静脉穿刺，以便术中快速输血输液用。开胸患者需放置胸腔引流管，麻醉苏醒拔管前应充分吸痰，然后进行鼓肺，使萎陷的肺泡重新张开，并尽可能地排除胸膜腔内残余气体。

5. 脊柱结核手术的麻醉

脊柱结核为一种继发性病变，约95%继发于肺结核。脊柱结核发病年龄以10岁以下儿童最多，其次是11~30岁的青少年，30岁以后则明显减少。发病部位以腰椎最多，其次是胸椎，而其中99%是椎体结核。

（1）麻醉前病情估计：脊柱结核多继发于全身其他脏器结核，所以患者的一般情况较差，多合并有营养不良，如合并有截瘫，则全身情况更差，可出现心肺功能减退。患者可有血容量不足，呼吸功能障碍以及水、电解质平衡紊乱。因此，术前应加强支持治疗，纠正生理紊乱。对消瘦和贫血患者，除了积极进行支持治疗外，还应在术前适当予以输血，以纠正贫血。合并截瘫者围手术期要积极预防和治疗压力性损伤、尿路感染和肺炎。术前尤其要注意的是应仔细检查其他器官如肺、淋巴结或其他部位有无结核病变，若其他部位结核病变处于活动期，则应先进行抗结核治疗，然后择期行手术治疗。一般脊柱结核患者手术前均应先进行抗结核治疗。长期使用抗结核药治疗的患者，应注意其肝功能情况，如肝功能差，应于术前3日开始肌内注射维生素K，每日5 mg。

（2）麻醉的选择和实施：脊柱结核常见的手术方式有病灶清除术、病灶清除脊髓减压术、脊柱融合术和脊柱畸形矫正术。手术宜在全身麻醉下进行，由于脊柱结核患者全身情况较差，因此，对麻醉和手术的耐受力也较差，全身麻醉一般选择静吸复合麻醉，并选择对心血管系统影响较小的麻醉药物如依托咪酯，而不选择硫喷妥钠和异丙酚。麻醉过程中应注意即时补充血容量。颈椎结核可合并咽后壁脓肿，施行病灶清除的径路。经颈前路切口：可选用局部麻醉或全身麻醉下进行手术。经口腔径路：适用于高位颈椎结核，采用全身麻醉加经鼻气管插管或气管切开，术中和术后要注意呼吸管理，必要时可暂保留气管导管。

6. 腰椎手术的麻醉

腰椎常见疾病有腰椎间盘突出症、腰椎管狭窄及腰椎滑脱等。椎间盘突出可发生在脊柱的各个节段，但以腰部椎间盘突出为多见，而且常为 L_5/S_1 节段。由于椎间盘的纤维环破裂和髓核组织突出，压迫和刺激神经根可引起一系列症状和体征。椎间盘突出症一般经过保守治疗大部分患者的症状可减轻或消失，只有极少数患者需手术治疗。常规手术方法是经后路椎间盘摘除术。近年来出现了显微椎间盘摘除术和经皮椎间盘摘除术等方法，麻醉医师应根据不同的手术方式来选择适当的麻醉方法。行前路椎间盘手术时可选择气管内插管全身麻醉或连续硬膜外麻醉，其他手术方式可选择全身麻醉、连续硬膜外麻醉、蛛网膜下隙麻醉或局部麻醉。连续硬膜外麻醉和局部麻醉对患者的全身影响小，术后恢复也较快，但有时麻醉可能不完全，在暴露和分离神经根时须行神经根封闭，而采用俯卧位时如果手术时间较长，患者常不能很好耐受，须加用适量的镇静催眠药或静脉麻醉药。腰椎管狭窄的手术方式为后路减压术，可采用连续硬膜外麻醉或全身麻醉。腰椎滑脱常伴有椎间盘突出或椎管狭窄，术式常为经后路椎管减压加椎体复位内固定，由于手术比较大，而且时间也较长，故一般首选气管插管全身麻醉。

（姚　娜）

第一节　骨髓细胞形态学检验

骨髓细胞形态学检验以骨髓涂片为主，但因骨髓穿刺常受血液稀释和组织病变特性（如骨髓纤维化和异常巨核细胞与淋巴细胞不易被抽吸），以及髓液特性（如涂片红细胞形态常不易观察）的影响，有若干欠缺。如有可能，与骨髓组织印片、血片和骨髓活检进行互补检验。

一、适应证与禁忌证

（一）适应证

1. 血细胞变化和形态异常

①血细胞减少（尤其是临床不易解释）的各种贫血、白细胞减少症和血小板减少症；②疑似的脾功能亢进（简称脾亢）、浆细胞骨髓瘤（PCM）、类脂质代谢障碍性疾病等；③血细胞增加的白血病、类白血病反应、感染，以及骨髓增殖性肿瘤（MPN）和淋巴瘤等，包括这些疾病的可疑病例；④血细胞形态明显异常者。

2. 经一定检查原因未明或不明的相关体征

①脾和（或）肝大；②淋巴结肿大；③发热；④骨痛或骨质破坏；⑤红细胞沉降率明显增高，尤其是 > 35 岁者；⑥胸腔积液；⑦高钙血症和皮肤病损；⑧年龄较大者的蛋白尿及肾受损；⑨紫癜、出血或黄疸等。

3. 需作血液病病期诊断和治疗观察

前者如对淋巴瘤病期的评估；后者如造血和淋巴组织肿瘤化疗前后的骨髓评估。

4. 评估体内铁的储存

骨髓细胞内外铁检查仍是目前评价体内铁含量多少的金标准，加之直观的细胞形态学所见，是其他方法所不能比拟的。

5. 疑难病例

疑难病例中，一部分是由隐蔽的造血和淋巴组织疾病所致。对就诊于其他临床科室而诊断不明、治疗无效者，尤其是有血液检查改变的疑难病例。

6. 以骨髓细胞为样本的其他检查

造血细胞培养、骨髓细胞（分子）遗传学检查、骨髓细菌培养、骨髓细胞流式细胞仪免疫表型检查等。

7. 其他

如临床需要了解骨髓造血功能，需要排除或需要作出鉴别诊断的造血和淋巴组织疾病；因患者明显的心理、精神因素经解释仍怀疑自己患有血液疾病者。

（二）禁忌证

除了血友病等凝血因子中、重度缺陷外，均可进行骨髓穿刺和活检，但局部有炎症（如压疮）或畸形应避开。

二、标本采集、涂片与染色

（一）骨髓采集

骨髓采集一般以临床居多。考虑到标本质量的保证、直面患者了解病况对诊断的需要，专门的骨髓检查科室应参与骨髓采集与标本制备。许多血液病骨髓穿刺与活检一起进行，故采集标本除了进行髓液涂片外，还常有骨髓印片和组织固定与血片的制备。

1. 取材部位

成人患者首取髂后上棘，其次是髂前上棘。胸骨也是采集部位之一，常被用于髂骨穿刺获取的标本不能解决诊断，以及需要更多地了解造血功能时。3 岁以下患儿常选取胫骨。

2. 抽吸骨髓

抽吸骨髓液，一般以 0.2 mL 为宜。也可以将骨髓液放入 EDTA–K_2 干燥抗凝管（2% EDTA–K_2 溶液 0.5 mL）抗凝后，按需制备涂片。

建议使用一端有磨砂区的载玻片，推片前在磨砂区写上患者的姓名和标本号等识别标记。将抽吸的骨髓液置于载玻片上立即制片，一般涂片 6 ~ 8 张；对疑似急性白血病者涂片 8 ~ 10 张。因部分需要细胞化学和免疫化学染色的血液病不能预见，所以涂片张数宜多。一般应同时采集血片 2 张。推制的涂片应有头、体、尾部分。

（二）标本染色

国际血液学标准化委员会（ICSH）推荐的细胞普通染色为 Romanowsky 染色，由于该染色剂组成的天青 B 质量不易达到要求，故使用最多、最广并被许可的是瑞特—吉姆萨（Wright–Giemsa）混合染色。

（三）原理

瑞特染料中含有碱性亚甲蓝和酸性伊红 2 种主要成分，分别与细胞内的各种物质具有不同的亲和力，使之显现不同的色调以利于分辨。血红蛋白、嗜酸性颗粒是碱性蛋白，与瑞特染料中的酸性伊红有亲和力，染成红色；淋巴细胞胞质和细胞核的核仁含有酸性物质，与碱性亚甲蓝有亲和力，染成蓝色。当酸性和碱性物质各半时则被染成蓝红色或灰红色。胞核有 DNA 和碱性的组蛋白、精蛋白等成分，与染料中的酸性染料伊红有亲和力，但又含微量弱酸性蛋白与亚甲蓝反应，故胞核被染成紫红色。吉姆萨染色原理与瑞特染色相似。瑞特染液对胞质成分着色较佳，吉姆萨染液对胞核着色较佳，故采用两者的混合染色可使细胞着色获得较为满意的效果。

（四）试剂

1. 染色液

（1）瑞特—吉姆萨混合染液配制：瑞特染料 0.5 g、吉姆萨染料 0.5 g，加入 500 mL 的优级纯甲醇中混匀备用。

（2）分别配制瑞特染液和吉姆萨染液后混合：取瑞特染料 0.84 g，倒入含 500 mL 的优级纯甲醇瓶中，振荡溶解（在配制的 3 ~ 4 周内，每隔数日振摇 1 次）。取吉姆萨染料 4.2 g 加入已加温于 37℃ 的 280 mL 甘油中，振荡数分钟，待基本溶解后加入优级纯甲醇 280 mL，混合（在配制的 4 周内每隔数日振摇 1 次）。

2. 磷酸盐缓冲液

磷酸二氢钾 0.3 g，磷酸氢二钠 0.2 g，加入 1 000 mL 蒸馏水中溶解，调 pH 6.8 左右。

（五）操作

将干燥的涂片平放于有机玻璃染色盒或染色架上，滴满瑞特染液；30 秒后滴加吉姆萨染液 2 滴；分次加 2 倍于染液的磷酸盐缓冲液混合；染色 10 分钟后用水冲洗，置于晾片架上晾干。

染液配制和染色方法的改良很多，实验室可以根据各自的经验适当地灵活掌握，但染细胞膜、核膜、染色质结构清晰，红细胞完整、染色微杏红色。ICSH 推荐的染色要求：染色质为紫色，核仁染为浅蓝色，嗜碱性胞质为蓝色，中性颗粒为紫色，嗜酸颗粒为橘红色，嗜碱颗粒为紫黑色，血小板颗粒为紫色，红细胞为红色至橘黄色，中毒性颗粒为黑色，Auer 小体为紫色，Dohle 小体为浅蓝色，Howell-Jolly 小体为紫色。

三、检验方法

有核细胞数量检验和细胞形态观察是镜检的两个主要内容。先用低倍镜检查，确认微小骨髓小粒和油滴的有无、染色的满意性、有核细胞的多少、有无明显的骨髓稀释、有无明显的异常细胞、涂片尾部有无特征细胞和异常的大细胞。然后用油镜进一步观察、确定细胞类型和分类，并随时与临床表现和相关检查相联系，对异常细胞进行定性和解释。

（一）油滴和小粒检验

1. 操作

油滴为带有发亮感的大小不一的空泡结构，骨髓小粒为鱼肉样至油脂样，大小不一。当油滴和小粒细小，以及检查小粒内细胞时，需要镜检判断。

2. 结果判定

油滴"-"示涂片上几乎不见油滴；"+"示油滴稀少，在涂片上呈细沙状分布，尾端无油滴；"++"为油滴多而大，尾端有油滴；"+++"为油滴聚集成堆或布满涂片。小粒"-"示涂片上不见小粒；"+"示小粒稀小，眼观涂片尾部隐约可见，镜下有明显的小粒结构；"++"为小粒较密集，在尾端明显可见；"+++"为小粒很多，在尾部彼此相连。

3. 参考区间

正常骨髓涂片油滴为"+ ~ ++"；骨髓小粒为"+"。

4. 临床意义

油滴在造血功能减退时增加，白血病等有核细胞增多时减少。鱼肉样小粒增多是造血旺盛的表现；检查小粒内细胞可以评估一些血液病的病变，如再生障碍性贫血（AA）小粒内缺乏造血细胞而由条索状纤维搭成网架和基质细胞构成的空巢。骨髓小粒明显存在是穿刺成功的标记。

（二）有核细胞数量检验

1. 操作

检查骨髓涂片有核细胞的数量有无明显变化。我国多采用中国医学科学院血液学研究所五级分类法，在涂片厚薄均匀的区域根据有核细胞与红细胞的比，计算有核细胞的数量，即骨髓（细胞）增生程度。也可以取 $EDTA-K_2$ 抗凝骨髓液同白细胞计数法进行计数。

2. 参考区间

增生活跃（镜检五级分类法），（36 ~ 124）× 10^9/L（有核细胞直接计数法）。

3. 临床意义

增生极度活跃：红细胞：有核细胞为 1.8 : 1，多见于白血病。

增生明显活跃：红细胞：有核细胞为（5 ~ 9）: 1，多见于白血病和增生性贫血。

增生活跃：红细胞：有核细胞为 27 : 1，正常骨髓象及多种血液病。

增生减低：红细胞：有核细胞为 90 : 1，再生障碍性贫血及其他多种血液病。

增生重度减低：红细胞：有核细胞为 200 : 1，再生障碍性贫血及低增生的各种血液病。

（三）巨核细胞检验

1. 操作

（1）巨核细胞数量：通常用低倍镜计数适宜大小［参考区间（2 ~ 2.5）cm ×（3 ~ 3.5）cm］的全片巨核细胞或以片为单位，通过换算成一般认为的"标准"涂片面积（1.5 cm × 3 cm）中的巨核细胞数。

（2）分类计数：低倍镜下的巨核细胞转到油镜确认其成熟阶段，分类 25 个，不足时增加涂片累计分类，计算百分比；小于 10 个时可以不用百分比表示。

（3）形态观察：检查巨核细胞有无大小异常、核叶异常（多少和异型性）、胞质空泡和病态造血。

（4）涂片上血小板：观察涂片上散在和成簇的血小板是否容易检出。

2. 参考区间

（1）全片巨核细胞：为 10 ～ 120 个；"标准"涂片面积（1.5 cm×3 cm）巨核细胞数 7 ～ 35 个。

（2）巨核细胞阶段：原始巨核细胞 0，幼巨核细胞 < 5%，颗粒型 10% ～ 27%，产血小板型 44% ～ 60%，裸核 8% ～ 30%。

（四）细胞分类计数和粒红比值计算

骨髓细胞分类：分为有核细胞（ANC）分类、非红系细胞（NEC）分类和单系细胞分类等。

1. ANC 分类

ANC 分类为骨髓有核细胞（不包括巨核细胞）的分类方法。一般分类计数 200 个 ANC，必要时增加至 500 个，如需要确切判断是骨髓增生异常综合征（MDS）还是急性髓细胞白血病（AML）时。

ANC 分类后，以百分数为基数，计算总的粒系细胞和有核红细胞，求出粒红比值（G ∶ E），G ∶ E 与 M ∶ E 不同，2008 年 ICSH 在骨髓标本和报告标准化指南中，所指的 M ∶ E 为所有粒单系细胞（原始单核细胞除外）与有核红细胞的比值。

2. NEC 分类

NEC 分类为去除有核红细胞（E）、淋巴细胞（L）、巨噬细胞（M）、浆细胞（P）和肥大细胞（MC）（FAB），或去除有核红细胞、淋巴细胞和浆细胞（WHO）的分类方法。对 AML 的部分类型（如伴成熟和不伴成熟的 AML、急性红系细胞白血病）和 MDS 幼红细胞 > 50% 的患者，除了 ANC 分类外，还要进行 NEC 分类，以确认原始细胞是否 ≥ 20%（AML）或 < 20%（MDS）、≥ 90%（不伴成熟的 AML）或 < 90%（伴成熟的 AML）。

NEC 分类取决于原始细胞及其成熟状态、有核红细胞和淋巴细胞的百分数。ANC 分类后某一细胞（用 x 表示）百分数可通过公式换算成 NEC 分类中某一细胞的百分数。公式如下。

$$NEC = x ÷ [100-(E+L+P)] × 100\%（WHO 分类法）$$

3. 单系细胞分类

当前，尚需要单系细胞分类用于部分髓系肿瘤，需要对髓系 3 个系列中的单系细胞异常程度做进一步评价时。如 MDS、AML 和骨髓增生异常—骨髓增生性肿瘤（MDS–MPN）是否存在明显的病态造血，就需要用单系细胞分类。评判有无粒系病态造血为病态粒细胞占粒系细胞、红系病态造血为病态有核红细胞占有核红细胞、巨核系病态造血为分类 30 个巨核细胞计算病态巨核细胞占巨核细胞的百分比。参考区间为无病态造血细胞或一般疾病中所占比例都 < 10%，> 10% 指示明显的病态造血存在。

在急性单核细胞白血病细胞分类中，也需要单系细胞分类，以确定原始单核细胞是

否 > 80%（急性原始单核细胞白血病）与 < 80%（急性单核细胞白血病）；反之，幼单核细胞是否 > 20%。

4. 其他

髓系肿瘤与非髓系肿瘤并存时，如慢性中性粒细胞白血病（CNL）与 PCM 并存，细胞分类不能包括非髓系肿瘤细胞。即去除非髓系肿瘤细胞后，再进行 ANC 分类，以反映髓系细胞的增生情况。

（五）细胞形态检验

细胞形态检验有两层含义：其一是单指细胞的形态变化，如高尔基体发育、颗粒多少、细胞毒性变化、细胞大小变化和病态造血性异常等；其二包括增多的幼稚细胞或正常情况下不出现的异常细胞，如原始细胞增加及其成熟障碍和找到转移性肿瘤细胞。观察的涂片区域，应选取厚薄均匀、细胞展开并有一定立体感的区域。形态与涂片厚薄显著相关，涂片厚则细胞小，有颗粒者可以不见颗粒，不规则者可呈规则状。

（六）细胞化学染色检验

在细胞学检验的同时，根据细胞学异常和临床要求有选择地进行细胞化学染色。如贫血的铁染色，急性白血病的过氧化物酶（POX）、苏丹黑 B（SBB）、醋酸萘酯酶（NAE）、氯乙酸 ASD 萘酚酯酶（NASDCE 或 CE）和丁酸萘酯酶（NBE）、糖原染色。此外，中性粒细胞碱性磷酸酶（NAP）等方法也有助于某些疾病的鉴别诊断。

四、检验结果分析与报告

细胞形态学检验结果分析是形态学诊断中一个极其重要的过程。通过镜检有核细胞数量，细胞系列、比例及其形态变化等项目，判断骨髓病变的存在与否、病变的性质与程度或检查是否不足，同时结合临床，合理地评估并做出解释，最后按形态学诊断报告的要求给出恰当的诊断意见和（或）提出进一步检查的建议。

（一）骨髓细胞形态学（骨髓象）检验分析

通常在骨髓细胞形态学检验前，阅读患者的临床信息，从中找出需要检查的目的与解决诊断的要求，随后有重点、兼顾其他进行细胞形态学的检查和分析。

1. 有核细胞数量分析

有核细胞数量检验虽是一项不精确的项目，但在明显变化的标本中有重要的评判意义。如细胞的明显增多与减少（排除稀释），可以反映许多疾病骨髓的主要病变。

（1）急性白血病：白血病确认后，首先评判有核细胞量。WHO 和 FAB 分类与诊断要求中，都需要按细胞多少做出是高细胞性（增生性）和低细胞性（低增生性）急性白血病的评判。然后，按形态特点和细胞化学反应进一步鉴定类型。对于低增生性则要求骨髓切片提供证据。

（2）MDS：普遍的血液和骨髓异常为血细胞减少与骨髓细胞增多的矛盾，即相悖性造血异常，有评判意义。这一异常还常伴随细胞形态上的改变，即病态造血，又称增生异常或发育异常。

（3）骨髓增生性肿瘤和 MDS-MPN：MPN 中，经典类型的真性红细胞增多症（PV）、特发性血小板增多症（ET）和原发性骨髓纤维化（PMF）大多见于中老年人。骨髓为与年龄不相称的过度造血，即高细胞量（骨髓增殖异常），有评判意义。同时在外周血中有一系或多系细胞增多，这恰与 MDS 不同。MDS-MPN 骨髓造血细胞量不但增多，而且有明显的病态造血细胞。

（4）贫血和其他疾病：通过细胞量检查将贫血粗分为增生性与低增生性，典型的例子是 AA 和巨幼细胞贫血（MA）。脾功能亢进、继发性或反应性骨髓细胞增多等也都是通过对有核细胞量的检验结合临床作出诊断的。由于骨髓穿刺涂片受许多因素影响，评判有核细胞数量，尤其是减少者，有时会失去真实性。一般评判有核细胞数量骨髓活检最可靠，骨髓印片其次，骨髓涂片较差。

2. ANC 分类和 G：E 比值分析

有核细胞数量检查，又称增生程度评判。我国常用方法是根据涂片红细胞与有核细胞之比。由于这一方法精度很差，骨髓涂片上又多不能正确计数红细胞，故实际上大多是一个大体判断。ANC 中各阶段细胞和 C：E 的参考值，各家报告差异很大，国内外都缺乏统一的标准，实验室需要加强或建立健康人的参考范围。如 G：E 的参考区间为（2～4）：1，浙江大学医学院附属第二医院 16 例健康成人志愿者髂后上棘骨髓液涂片的参考区间为（1.5～3.5）：1。通常，当 G：E 达到 3.5：1 以上时常提示粒细胞增多或者有核红细胞减少；当达 4：1 以上时全是异常骨髓象。此外，分析 G：E 需要注意细胞增高、减低与相对性变化的关系。

（1）原始细胞百分比：分析原始细胞多少是评判有无血液病的重要指标。原始细胞是一个泛指的术语，一般在髓系肿瘤中被特指，参考区间 < 2%。

在髓系肿瘤中，原始细胞增多分几个层次，> 2%、> 5%、> 10% 与 > 20%。当 > 2% 时，结合细胞学的其他检查并排除其他原因所致者，需要疑似髓系肿瘤，如 MDS。当 > 5% 时，结合临床可以基本评判为原始细胞克隆性增生，如 MDS；在 MPN 和 MDS-MPN 中则指示疾病进展。当 > 10% 时，在 MDS 中可以评判为更高危的类型，在 MPN、MDS-MPN 中可以指示疾病加速。类白血病反应可见原始细胞增加，一般 < 5%。当 > 20% 时，不管原发还是继发，都可以诊断为 AML。婴幼儿患者，骨髓原始细胞比成人为多见，患病时又会相应增高。

（2）幼红细胞百分比：在急性白血病和 MDS 诊断中，除了原始细胞量界定外，幼红细胞（红系前体细胞）亦是一个重要的定量指标。

在贫血中，分析幼红细胞量的意义同样重要，如增生性与低增生性贫血的评判。一般，骨髓有核红细胞占 20%～35%，< 15% 可视为减少，< 10% 可考虑红系造血减低。红系为主的造血减低多见于慢性肾衰竭、某些病毒感染等疾病时。纯红细胞再生障碍

（PRCAA）幼红细胞显著减低，通常＜5%。红血病有核红细胞常在60%以上。MA、缺铁性贫血（IDA）、难治性贫血（RA）和铁粒幼细胞贫血（SA）有核红细胞增高，但＞60%少见。

（3）粒细胞百分比：粒系细胞所占有核细胞的比例，为50%～60%。通常当＜45%为减少，＞65%为增多。在各阶段中，原始粒细胞＞2%，早幼粒细胞＞5%，中幼粒细胞＞10%，晚幼粒细胞＞15%，杆状核粒细胞和分叶核粒细胞分别＞20%左右时，可以视为增多。同时注意细胞成熟是否正常，但具体意义还要参考细胞形态、临床和血常规。

粒细胞减少见于许多疾病，当粒系细胞总和＜15%时，应考虑特发性纯粒细胞再生障碍（PGA）或其他原因所致粒系造血严重受抑。

（4）细胞成熟性及其数量变化：在确定有核细胞量、原始细胞量、幼红细胞量、粒细胞量、有无病态造血细胞及其程度后，还需要评判细胞的成熟性。如伴成熟的AML需要早幼粒细胞及其后阶段粒细胞＞10%，不伴成熟的AML则为＜10%；FAB分类的M2和M5b等类型为原始细胞增多伴随细胞成熟，而M1、M5a、M7和ALL常不伴原始细胞的向下成熟；治疗相关白血病、MDS、MPN和MDS-MPN转化的AML，大多有明显的细胞成熟特性。

（5）病态造血细胞数量：病态造血是通过对有核细胞形态的观察进行评判，用于髓系肿瘤粒系、红系、巨核系细胞特定的异常形态（非造血物质铁、叶酸与维生素 B_{12} 缺乏和非继发性原因所致）的描述，是诊断髓系肿瘤及其分类诊断的重要指标。如诊断伴病态造血AML、原始细胞不增加的MDS和MDS-MPN，都需要明显病态造血的存在。AML中的明显病态造血是指单系细胞分类中，病态细胞占该系细胞的50%以上。MPN，尤其是PV、ET、CML、CNL，都是无病态造血的慢性髓系肿瘤，但在病情中出现则指示疾病加速。

（6）嗜酸性粒细胞和嗜碱性粒细胞增多与减少：嗜酸性粒细胞参考区间为＜5%。5%～10%为轻度增多，＞20%为明显增多。嗜酸性粒细胞增多的原因十分复杂，除了嗜酸性粒细胞白血病（CEL）和一部分特发性嗜酸性粒细胞增多症外，其原因常不能很好地反映在骨髓涂片上。但骨髓检查时仍需仔细检查其增多和成熟的程度，以及有无伴随原始细胞增多，并注意嗜酸性粒细胞增多的时间，以及伴随的相关症状。

骨髓嗜碱性粒细胞参考区间为偶见或不见。＞1%为增多，＞5%为明显增多。CML嗜碱性粒细胞多在3%～10%，＞20%时需要疑似急变趋向或急变。＞40%可以考虑嗜碱性粒细胞白血病。当遇到不能解释嗜碱性粒细胞持续增加的中老年患者时，需要考虑MPN等慢性髓系肿瘤，与不明原因的单核细胞增多一样，常是一个不良依据。

嗜酸性粒细胞和嗜碱性粒细胞减少的临床重要性相对较低，但对一些疾病有提示意义，如CNL为不见或少见嗜碱性粒细胞和嗜酸性粒细胞。

（7）淋系细胞百分比：原始淋巴细胞不见或偶见（婴幼儿可以稍增多），幼淋巴细胞偶见或不见，淋巴细胞12%～24%（婴幼儿可以更高），浆细胞0～2%。通常淋巴细胞增多意义大于减少，当外周血三系细胞减少、骨髓增生减低而淋巴细胞相对增多时便有造血减低的评价意义；较多病毒感染时淋巴细胞增多，还常伴有不典型形态和单核细胞增多；

当白细胞计数升高及外周血和骨髓淋巴细胞增多，且年龄在 35 岁以上又无其他原因解释时，需要考虑慢性淋巴细胞白血病（CLL）或其早期表现。

偶见原始淋巴细胞或易见（低百分比）幼淋巴细胞异常需要视其他条件。若为淋巴瘤，则可能为极早期浸润的信号，需要密切随访；有脾大的非恶性疾病可以易见幼稚淋巴细胞。一般对于淋巴细胞肿瘤，都需要分析淋系细胞的数量，对肿瘤负荷性或有无淋巴瘤侵犯或其侵犯的程度作出评判。

（8）单核巨噬细胞百分比：单核细胞 > 2% 为增多。单核（系）细胞 > 10% 为明显增多，巨噬细胞 ≥ 1.0% 时为增多。单核细胞增多需要结合临床信息，评估是肿瘤性增多还是继发性。形态学改变（如明显空泡和转化型巨噬细胞是继发性的特征）是评估的一个方面，但分析患者年龄、起病方式、三系血细胞的组成等通常更为重要。伴有血细胞增减而无明显感染，或不能用现病史解释的单核细胞持续增多，需要考虑（慢性）髓系肿瘤，尤其是中老年患者。如慢性粒单细胞白血病（CMML）定义的一个指标即是单核细胞增多。

（9）基质细胞和少见的其他细胞：网状细胞、纤维细胞、内皮细胞等骨髓支架细胞，又称基质细胞，骨髓象中少见。增多常见于两种情况：造血明显减退和造血明显亢进。肥大细胞一般为不见或偶见，部分再生障碍性贫血、类癌综合征等易见，较多出现时应考虑肥大细胞增多症或髓系肿瘤伴随的肥大细胞增多。对于不典型肥大细胞可用甲苯胺蓝染色鉴定。

（10）红细胞和血小板：可以反映红细胞数量的指标是红细胞在涂片上的密度分布。当涂片上红细胞密集分布时，结合临床和血常规，可以疑似真性增多还是继发性增多。涂片上血小板的多少，通常是观察血小板簇的易见性。如巨核细胞生成血小板不佳，包括免疫性（如特发性血小板减少症）和（或）继发性因素，涂片上簇状血小板减少；ET 等 MPN 常见簇状血小板显著增多。

3. 细胞形态分析

检查细胞数量改变和形态异常通常先后或同时进行，但需要注意疾病的特点，有的以量变为主，如原始细胞 > 20%、浆细胞 > 30%，不管形态如何，都可以诊断 AML 和浆细胞肿瘤。有的以质变为主，如显著畸形和幼稚的浆细胞虽只有 5%，不符合诊断要求，但仍可以提示诊断；唯有明显病态造血的存在才是诊断原始细胞不增多类型 MDS 的条件。但是，在多数情况下是细胞数量和形态都有改变。

形态观察有两个重要的要求：一是低倍与油镜之间的灵活运用，熟悉两镜下的细胞形态；二是发现问题细胞的异常和意义。因此，能否发现异常是极其重要的。低倍镜检常被用来发现问题细胞，油镜被是用来鉴定问题细胞的性质。

（1）原始细胞形态：髓系原始细胞形态，当前主要有 4 家协作组或机构（FAB、WHO、ELN 和 IWGM-MDS）的描述。

1）FAB 协作组修正的原始细胞：这一形态标准也适用于其他髓系肿瘤原始细胞。FAB 的 I 型和 II 型原始细胞不是全指原始粒细胞。I 型原始细胞多见于 AML 的 M1、M2。II 型原始细胞相当于过去认为的早期早幼粒细胞（颗粒在 20 颗左右），而不能认为是等于早幼粒细胞。

2）WHO 分类中描述的原始细胞：包括 APL 的颗粒过多早幼粒细胞（原始细胞等同意义细胞）。幼红细胞不包括在原始细胞中，但在纯红细胞白血病中与原始细胞意义等同；小的病态巨核细胞和微小巨核细胞不计入原始细胞；幼单核细胞在急性（原始）单核细胞白血病、急性粒单细胞白血病中的意义与原始单核细胞等同。原始细胞也分为有颗粒和无颗粒。原始（粒）细胞明显大小不一，比成熟淋巴细胞稍大到大如单核细胞。大原始（粒）细胞有丰富的灰蓝色胞质；细胞核圆形、卵圆形，染色质细颗粒状，常见几个核仁；胞质中可见少许嗜苯胺蓝颗粒，Auer 小体是髓系最特异的证据。

3）ELN 共识原始细胞：欧洲白血病网（ELN）在 FAB 和 WHO 的形态基础上，确认原始细胞分为无颗粒和有颗粒。有颗粒的比 FAB 的 Ⅱ 型原始细胞为多，但其他仍具有原始细胞特征者。对不能识别某一系列的原始细胞指定为"原始细胞，不另作分类"。

4）IWGM-MDS 共识原始细胞：MDS 形态学国际工作组（IWGM-MDS）介绍原始细胞的主要认识有 3 条。一是将有颗粒（100 颗左右）和无颗粒的原始细胞替代过去的 Ⅰ 型、Ⅱ 型和 Ⅲ 型原始细胞；二是从颗粒原始细胞和正常形态早幼粒细胞中区分出病态的早幼粒细胞；三是应有足够的细胞分类数来提高 MDS 中原始细胞增加的可靠性。

这 4 个描述的形态虽有差异，但最具特征的依然是 3 个：Auer 小体、胞质颗粒和胞质浅红色区域。因此，观察到这些形态是指证髓系肿瘤粒单系原始细胞（大多指原始粒细胞）的依据。

（2）病态造血细胞形态：确认病态造血细胞是检验其量变化的前提，但在形态把握上尚需要研究。一般来说，在分析中不能将轻度异常的病态造血细胞归类为病态造血细胞，因它见于许多良、恶性疾病和部分正常骨髓象。

（3）细胞变性形态：有中性粒细胞的毒性颗粒、Dohle 小体、空泡变性、淡染的嗜酸性变性胞质、细胞溶解和坏死等，检出这些形态需要结合临床作出正确的评判。如细胞空泡既见于感染，也见于多种原因所致的其他病理改变。乙醇中毒和服用氯霉素后，常见幼红细胞空泡。部分髓系肿瘤和淋系肿瘤细胞也多见空泡形态。

（4）细胞大小异常：观察细胞大小变化也是常见的观察指标。感染时，中性粒细胞可出现小型细胞；IDA 时出现不同阶段的红系小型细胞；MA 时出现多种细胞的显著巨变；急性造血停滞时可见巨大原始（粒）红细胞；低增生白血病和 MDS 时可见小型原始细胞；部分感染、粒细胞缺乏症和给予粒细胞集落因子时可见大型早、中幼粒细胞等。

（5）胞核（核象）异常：胞核的大小、形状、染色，染色质的粗细、紧松，核叶的多少，核仁的大小和染色，核小体和核的其他形状突起，核的分裂象等，有无异常，属于核象形态学。分析中也需要结合其他信息。如检出增多的核小体和（或）核的其他畸形性形态时，主要意义有二：一是造血和淋巴组织肿瘤，为细胞的肿瘤性改变；二是少数重症感染的感染性核异质和良性造血显著异常的造血紊乱。

（6）胞质成分和染色异常：评判光镜下可见的细胞器增加、减少和不正常性出现。例如，MDS 的粒细胞颗粒缺乏、胞质匀质性红染及其核质发育不平衡，感染时巨噬细胞胞质中的吞噬体或微生物。

（7）细胞异质性形态：分析细胞大小和异型性有无同时存在。例如，IDA 时低色素性为主的红细胞常伴有异型性，骨髓纤维化时红细胞除了泪滴形外几乎都伴其他红细胞的异型性，一部分重症感染患者也可见粒红细胞的显著异质性和畸形性。

（8）类似组织结构性形态：分析骨髓涂片上有无簇状细胞（≥ 3 个细胞围聚者）。原始细胞簇，如见于白血病和 MDS；浆细胞簇，见于浆细胞肿瘤和免疫反应亢进时；巨核细胞簇，见于巨核细胞异常增生时；有核红细胞岛，如见于红系造血旺盛和噬血细胞综合征；幼粒细胞簇，如见于重症感染和噬血细胞综合征。

（9）其他：骨髓象分析的形态很多，对每一份标本任一细胞不同程度的异常，都需要分析评估。检查血液寄生虫，除了认真、仔细外，结合临床或寻找病史中信息十分重要。在红细胞中检出疟原虫、贝巴虫，巨噬细胞中检出组织胞浆菌和单核巨噬细胞（或中性粒细胞）内查见利杜小体和马尔尼菲青霉，均可明确诊断。

4. 细胞化学染色分析

（1）ICSH 推荐的白血病细胞化学染色：ICSH 推荐用于急性白血病的细胞化学染色。髓过氧化物酶（MPO）是髓系成熟的特异性酶，原始粒细胞呈颗粒状阳性，且常聚集于高尔基体区域，原始单核细胞阴性或呈分散的颗粒状阳性，原始淋巴细胞和原始巨核细胞阴性。SBB 反应物较恒定，灵敏度高于 MPO。特异性方面则相反，故 SBB 和 MPO 应同步检验。MPO 和（或）SBB 阳性 > 3% 可以评判为 AML 的 M1 ～ M5，M0、M7、ALL 为阴性或 < 3% 阳性。酯酶中，CE、NBE 和 NAE 最为常用。

（2）其他常用细胞化学染色：NAP 被用于鉴别 CML 与类白血病反应，前者 NAP 积分降低，后者常增高；辅助白血病类型鉴别，淋系肿瘤 NAP 活性可以增高，AML 常不增高；辅助鉴别间变性大细胞淋巴瘤骨髓浸润与反应性组织细胞增多症，前者 NAP 降低，后者一般增高。

骨髓可染色铁染色是评判铁负荷和缺铁的指标，在 MDS 分类中则是类型诊断指标。伴环形铁粒幼细胞难治性贫血是铁负荷性贫血的典范，诊断时需要可染色铁增加，环形铁粒幼细胞 > 15%。AA、MA 也是铁增加性贫血。IDA 是典型的铁缺乏（细胞外铁阴性、细胞内铁减少）性贫血，在分析中，首要指标是贫血和缺铁的存在，其次才是其他条件（如缺铁的原因和其他铁代谢指标）。脾功能亢进和阵发性睡眠性血红蛋白尿也常有缺铁，但它们的缺铁常是形态学诊断中的次要条件。还有一种异常，为外铁增加（也可正常）而内铁减少的铁代谢反常，见于许多慢性病性贫血。

（二）骨髓细胞形态学检验报告

通过以上各个步骤的检验、分析与梳理，对骨髓细胞和形态的有无变化、意义如何有了基本的了解，结合临床特征和其他实验室信息对所给出的形态学诊断有了基本的意见或结论，最后通过图文报告单发出报告。

1. 报告单格式、内容与填写要求

（1）报告单的内容：包括患者的基本信息，检验骨髓小粒和油滴、巨核细胞计数与分类、有核细胞分类、粒红比值、细胞化学染色结果，细胞形态学特征描述和诊断意见等。

（2）报告单格式与填写要求：图文报告单基本上有竖式和横式两种，但不管式样如何，报告单格式和填写栏目应具有简明、使用方便和重点项有醒目标志的特质。

报告单内容的填写需要突出关键性文字信息，如报告单位，患者姓名、年龄、性别、科别、床号、住院号（病案号），接收和报告的日期，标本号的数字，诊断病名的文字，都需用大一些的粗体醒目字号并做适当的色彩点缀。对细胞图像应凸显代表性图像与报告单上的位置，并可以按需插入大小不一的多幅图像。

2. 细胞形态学特征描述

在描述中应重点突出、符合逻辑、简明扼要。突出有核细胞总量的变化、变化细胞的系列、阶段和形态，尤其注意有无病态造血，有无原始细胞增加，有无特征性形态学。对有改变而不能下结论的异常更应着重描述。描述的基本内容如下。

（1）骨髓小粒和油滴：表述骨髓小粒丰富、少见或不见，是油脂性小粒（非造血细胞为主）还是鱼肉样小粒（幼稚造血细胞或肿瘤细胞为主）；描述骨髓小粒内造血成分的多少。类似表述油滴增多、一般和少见。也可用"+/-"方式半定性表示。

（2）有核细胞量：表述有核细胞量增多、大致正常和减少的范围。有核细胞增生程度是一种比细胞量多少描述更为客观的指标，宜慎重表述。

（3）增减细胞的系列：表述增加或减少有核细胞的系列。如 AA 常为粒系、红系、巨核系造血细胞均减少，而脾功能亢进则相反。

（4）增减细胞系列的阶段：表述增加或减少有核细胞系列的阶段。如 CLL 为淋巴细胞增多为主，原始淋巴细胞和幼淋巴细胞少见或不见；急性白血病为原始细胞明显增多，而其后阶段及其正常的造血细胞均减少。

（5）增减细胞的形态：表述增加或减少有核细胞系列阶段的形态，如 IDA 为红细胞系中晚幼红细胞呈细胞小、核小深染、胞质少蓝染性改变。

（6）其他：对无明显变化的其他系列细胞简略表述，还有涂片标本与染色的质量，以及在特定情况下提及无转移性肿瘤细胞、血液寄生虫等。由于骨髓细胞学检验常需要与血片同步和参考，故在报告单中也需要描述血片有无幼稚细胞，有无异常形态，包括红细胞大小、异型性及染色性变化，散在性和簇状血小板的多少。

3. 诊断意见或结论

以证据为基础，必须客观、全面、慎重地评价。疾病临床期诊断意见按级报告，对非肯定性诊断需要提出进一步检查的建议。对不符合要求的标本而可能影响检验结果或诊断意见者，在报告单中予以说明。此外，应注意诊断性和检验性术语的恰当使用。

（1）肯定性结论：为细胞形态学所见有独特的诊断价值者。例如，找到典型转移性肿瘤细胞（骨髓转移性肿瘤）、增多的幼稚和异型浆细胞（PCM）或原始细胞（急性白血病），红细胞内找到形态典型疟原虫（疟疾感染）。

（2）符合性结论：为临床表现典型而细胞形态学所见和其他实验室检查基本符合者。例如，形态典型而数量众多的幼红细胞巨幼变（MA），中晚幼红细胞和红细胞均有明显的小细胞性改变和可染色铁缺乏（IDA），与临床特点和血常规检验异常相符者。

（3）提示性或疑似性结论：为临床表现典型而细胞形态学所见和其他实验室检查尚有不足，或细胞形态学所见较为典型但特异性尚有欠缺而临床表现和其他实验室所见尚有不符合者。

（4）描述性结论：以细胞形态学所见的结论提供临床参考。为临床缺乏明确的证据而细胞形态学有一定的特征性所见或倾向性异常者。如巨核细胞增多伴生成血小板功能减退，而临床为不典型的原发免疫性血小板减少症（ITP）或不能明确是否为继发性者（如 SLE、干燥综合征、肝硬化等）。

（5）其他或例外报告：如无临床特征又无细胞形态学改变，却有可染色铁减少或缺乏者（隐性缺铁）。造血细胞或有核细胞少见骨髓象也可作为特殊的例外报之，便于临床参考和解释。造血细胞或有核细胞少见骨髓象是指骨髓涂片造血细胞或有核细胞少见，而尚不能确认是否为骨髓稀释所致。

4. 报告时间

发出骨髓细胞形态学报告的时间各地长短不一。2008 年 ICSH 指南中介绍的报告时间（工作日时间）：骨髓涂片口头报告 3 小时，书面报告 24 ~ 48 小时；骨髓切片报告为 5 个工作日。考虑我国的情况，包括接收标本日在内，建议骨髓细胞形态学报告以 3 个工作日（至第 3 个工作日 16：00 前发出），骨髓切片（塑料包埋超薄切片）以 6 个工作日发出报告，急需时可以口头形式报告。

五、各系细胞形态

（一）正常形态学

1. 红细胞系

在光镜下可以识别的有核红细胞形态的基本特征是胞体、胞核的圆形和规则（形状大体一致、轮廓分明），而细胞大小和胞质染色性（细胞生化与结构的体现）有显著变化。

（1）原始红细胞：胞体（直径为 15 ~ 25μm）、胞核大（约占细胞的 3/4）而规则（圆形或卵圆形）；胞核多居中或稍偏位，核染色质均匀、粗粒状紫红色，常见核仁 2 ~ 3 个，有时见核旁小的淡染区；胞质丰富、深蓝色（因大量多聚核糖体的存在而显强嗜碱性着色）不透明（为形态学评判的一个典型特征），时有瘤状凸起，无颗粒。

（2）早幼红细胞：胞体（直径为 12 ~ 20μm）、胞核（约占细胞的 2/3）稍为收缩变小，染色质趋向浓集，核仁消失或偶见，胞质嗜碱性减弱，瘤状突起消失，细胞边缘常呈棉絮样。

（3）中幼红细胞：一般，在经历了二次分裂后，胞体（直径为 10 ~ 15 μm）和胞核（约占细胞的一半）进一步缩小，核染质呈块状（异染色质致密块状），块间显示空白点，胞质呈多色性（常见灰红色，由于血红蛋白量的增加所致）。

（4）晚幼红细胞：细胞进一步成熟，细胞直径为 8 ~ 12 μm，胞核固缩，胞质呈灰红色或红色调中兼有灰色（仍含有多聚核糖体）。胞质完全血红蛋白性着色（正色素性）少见。

2. 粒细胞系

粒细胞系成熟过程中最显著的特点是核形的变化和颗粒，前者是细胞阶段划分的主要依据，后者为区分颗粒属性，以及鉴别于其他细胞的主要证据。

（1）原始粒细胞：胞体直径为 12 ~ 22 μm，外形较为规则，可见小而不明显的突起。胞核圆形或椭圆形（占细胞的 3/4 ~ 4/5），在胞核偏位的一面略显平坦。核仁常见，多少不一，部分核染色质较为细致均匀，故有细沙状描述。胞质较少，有浊感，常呈浅灰（蓝）色或带点淡红色，高尔基体发育不良，有时可见 MPO 阳性的少许嗜苯胺蓝颗粒。

（2）早幼粒细胞：典型者胞体较原始粒细胞为大（直径为 14 ~ 25 μm），胞质丰富或较为丰富。胞核偏位，核仁消失或隐约可见，常在靠近细胞中间一边胞核收缩（未超过假设圆形胞核直径的 1/4），在核旁有发育良好的高尔基体（浅染区）和细少的特异性颗粒。胞质含有较多的嗜苯胺蓝颗粒和核旁浅染区是区分原始粒细胞的特征。

（3）中性中幼粒细胞：胞体为 11 ~ 18 μm，胞核占细胞的 1/2 左右，核形演变成馒头状，核仁消失或隐约可见；胞质位于一边，含许多不易辨认的中性颗粒，呈杏黄色或浅粉红色或浅紫红色，靠近细胞边缘有少量嗜苯胺蓝颗粒。胞核收缩和胞质出现较多特异性颗粒是区分早幼粒细胞的特征。

（4）中性晚幼粒细胞：为中幼粒细胞胞核收缩、内凹、呈肾形者。胞质中高尔基体变小，呈不活跃状态，但出现大量糖原颗粒和更多的特异性颗粒。

（5）中性杆状核和分叶核粒细胞：中性杆状核粒细胞为中性晚幼粒细胞成熟、胞核凹陷超过假设核圆径的 3/4，同时核的两端变细，细长胞核进一步收缩为细丝相连或呈分叶（大多为 3 ~ 4 叶）者，则划分为中性分叶核粒细胞。

（6）嗜酸性粒细胞和嗜碱性粒细胞：胞核形态与相应的中性粒细胞相似，区别在于颗粒的特性。在早幼粒细胞晚期和中幼粒细胞阶段可以区分特殊颗粒。通常，成熟嗜酸分叶核呈哑铃状，颗粒粗大，有中空感，常被染成黯褐色或棕黄色，在中、晚幼嗜酸性粒细胞中还易见双染性颗粒。嗜碱性粒细胞胞核结构常模糊，颗粒少而散在于胞核上，呈紫黑色至紫红色，也可见细小的嗜碱颗粒。

3. 巨核细胞系

（1）原始巨核细胞：细胞明显大小不一，直径在 10 ~ 35 μm，外形很不规则，常呈毛刺样和棉球样凸起或细丝状、花瓣样、分离状凸起；胞核大、轻度偏位，常见豆子状大小对称的双核或小叶状胞核，染色质凝集较为致密，着色常较暗，核仁小、多少不一；胞质量少，含有丰富的核糖核酸而呈不均性浑厚的嗜碱性着色，无颗粒，可有浓紫红色伪足突起。

（2）幼巨核细胞：直径在 25 ～ 50μm，外形不规则；胞核大或巨大，由多个分叶状核紧缩在一起，染色质致密粗糙，核仁不清晰或消失；胞质较多，嗜碱性仍较明显，但深浅浓淡不一；高尔基体发育良好，可在其附近（近核处）呈淡粉红色，或胞核附近（或在胞质的一端）出现少量颗粒，也可在明显蓝染的胞质区有少量血小板生成。

（3）颗粒型巨核细胞：胞体巨大至 100μm 以上，外形不规则，边缘不清晰；胞核多分叶状，胞质成熟为嗜酸性，含有丰富、细小的紫红色颗粒；胞质明显丰富，高尔基体合成若干细小颗粒，含有聚集 10 ～ 20 个为一组的细小嗜天青颗粒，由分界膜包裹，聚集产生血小板。

（4）产血小板型巨核细胞：颗粒型再成熟，胞质呈粉红色，紫红色颗粒充盈于其中，并在胞质周边颗粒凝聚生成血小板（≥ 3 个），形成产血小板型巨核细胞。

（5）裸核巨核细胞：胞质中血小板脱下或胞质脱完后成为裸核巨核细胞。

（6）血小板：胞体大小为 2 ～ 4μm，圆形或椭圆形凸盘状、不规则或多突状，常成群出现。胞质周围染淡蓝色，称为透明区；中央部分含有细小紫红色颗粒，类似胞核，为颗粒区，含有多种生物化学物质。

4. 单核细胞系

（1）原始单核细胞：细胞大小不一，大者可达 25μm，胞体、胞核不规则状明显，胞质丰富，灰蓝色、无颗粒；小者，可小至 12μm，胞体较规则，胞质比例高，易与原始粒细胞混淆。染色质纤细，淡紫红色，核仁大而清晰。

（2）幼单核细胞：胞体多不规则，直径为 15 ～ 25μm；胞核常呈扭折，核染色质浓集，核仁隐约可见或染色质纤细但无核仁，胞核常横向于细胞中，但常偏于一侧；有时胞核（包括原始单核细胞）虽为圆形，但不同于早期粒细胞的圆形胞核，其胞核为核膜圆度不完整；胞质丰富，呈灰蓝色，常见少许紫红色尘样颗粒。

（3）单核细胞：胞体圆形或不规则状，直径为 12 ～ 20μm；胞核呈扭、折、曲特征，染色质明显浓集和粗糙。胞质丰富，浅灰蓝色，有时因胞质薄而呈毛玻璃样，也可呈浅红色，含有尘样颗粒，常见伪足样凸起。

（4）巨噬细胞：胞体比单核细胞为大，由于处于不同的转化过程而明显大小不一，胞体直径为 15 ～ 40μm；胞核不规则状，明显偏位；胞质丰富，淡灰（蓝）色，细胞边缘不完整（明显伸突与细胞活跃有关），胞质常有空泡形成和被吞噬的细胞碎屑、凋亡细胞等。

5. 淋巴细胞系

包括淋巴干细胞和祖细胞（光镜下还不能识别）、原始淋巴细胞、幼淋巴细胞和淋巴细胞，并按免疫性质分为 T、B 和 NK 细胞几个系列。B 细胞在抗原刺激下转化和发育为浆细胞，T 细胞也可发生转化。

（1）原始淋巴细胞：胞体大小不一，直径为 10 ～ 20μm，较规则。胞膜、核膜较厚而清晰。核仁 0 ~ 3 个，染色质常呈粗粒状，染成紫红色。核质比例高，胞质少，浅（灰）蓝色，常无颗粒。

（2）幼淋巴细胞：胞体直径为 10 ~ 18μm，核仁消失或模糊，染色质有浓集倾向，胞质可见颗粒。

（3）淋巴细胞：大淋巴细胞直径 10 ~ 15μm，胞核圆形或肾形，常偏位，染色质明显浓集，可见核仁痕迹；胞质丰富，淡（灰）蓝色，可见少许颗粒；有颗粒者相当于 NK 细胞。小淋巴细胞直径为 6 ~ 10μm，胞核圆形，可轻度不规则，染色质紧密块状，深紫红色，胞质少，多位于细胞一侧，一般无颗粒。

（4）浆细胞：原幼浆细胞胞体较大，直接为 15 ~ 35μm，胞核圆形、偏位，可见核仁，染色质细致均匀，胞质丰富，嗜碱性较明显，并有浊感或泡沫状；浆细胞直径为 12 ~ 20μm，外形可不规则状，胞核圆形或椭圆形，约占细胞的 1/2，偏位明显，染色质粗而浓集，间有空隙，故部分为车轮状结构。胞质丰富，深蓝色、灰蓝色或呈多色性，常有泡沫感。

6. 其他细胞

（1）网状细胞：胞体大小不一，呈星形或多突状。胞核圆形，染色质细腻、疏松，呈网状。胞质丰富，浅灰（蓝）色，近核处常深，细胞周边淡染，常不易看清其边界，用 NAP 染色可显示其细长和枝权状胞质。

（2）内皮细胞：胞体呈梭形或长轴形，胞核圆形或椭圆形，染色质粗粒状，常排列成与胞核长轴一致的索状，无核仁。胞质一般，浅灰色或浅红色，位于胞核两边。在骨髓小粒或涂片中，有时血管尚未能完全破损，可见圆圈状或血管两边长条状。

（3）成纤维细胞：类似内皮细胞，但胞体大，长轴更长。胞核圆形或椭圆形，染色质粗网状，核仁隐约可见。胞质丰富，浅蓝色至浅红色不等。

（4）肥大细胞：胞体直径为 8 ~ 25μm，外形变化大，可呈圆形、蝌蚪状、菱形等形状。胞核小而居中或偏位，染色质常被颗粒掩盖而结构不清。胞质丰富，常充满大小不一的深（蓝）紫（黑）色或黯紫红色颗粒，排列紧密。

（5）组织嗜酸细胞：胞体较大，直径为 15 ~ 30μm，外形不规则，胞核圆形或椭圆形，染色质网状，常见核仁，胞质丰富，含有明显的嗜酸颗粒，有时细胞膜破损，颗粒呈散开状。

（6）成骨细胞：胞体较大，直径为 20 ~ 40μm，长椭圆形或不规则形，单个或多个簇状出现。胞核圆形，偏于一侧，可见 1 ~ 3 个核仁。胞质丰富，黯蓝色或蓝色，不均匀，离核较远处常有一淡染区。

（7）破骨细胞：胞体大，直径为 20 ~ 100μm，胞核数个至数十个，圆形或椭圆形，多有核仁，染色质均匀细致，胞质丰富，呈灰蓝色或浅蓝色，含有粗大的黯红色或紫红色溶酶体颗粒。

（二）异常形态学

1. 红细胞系

（1）巨幼红细胞：为叶酸或维生素 B_{12} 缺乏所致的具有特征的异型幼红细胞。胞体明显增大，胞核增大为主，染色质疏松，显示核幼质老的不同步现象。原早幼红细胞，染色质明显细疏，似烟头丝样，副染色质明显，胞质嗜碱性常增强，尤其是原始红细胞；中、晚幼红细胞染色质虽为块状，但非常松散。

（2）类巨变幼红细胞：与叶酸或维生素 B_{12} 缺乏无明显关系的不典型幼红细胞巨变，主要见于髓系肿瘤。多见于晚幼红和中幼红细胞，胞体增大常明显于胞核，核染色质松散不明显或致密状，胞质血红蛋白着色明显。

（3）侏儒幼红细胞和炭核幼红细胞：侏儒幼红细胞为胞体偏小、胞质发育不良、血红蛋白合成不足（量少和染色偏蓝），胞核相对固缩显老（"核老质幼"），主要见于 IDA 和珠蛋白生成障碍性贫血。炭核幼红细胞有类似形态，不过炭核幼红细胞重在胞核的高度致密，见于 AA、SA 和珠蛋白生成障碍性贫血等。

（4）双核、多核幼红细胞：大多见于原始细胞和早幼红细胞，见于许多疾病，也偶见于正常骨髓，但大小不一和畸形双核大多见于髓系肿瘤；多核幼红细胞，细胞大或巨大，胞核 2 个以上，可大小不一和畸形，多见于原早幼红细胞，并常为核质发育不平衡，见于造血和淋巴组织肿瘤，也见于特殊感染或重症感染（对骨髓的严重刺激所致）。

（5）核碎裂和核芽幼红细胞：多见于晚幼红和中幼红细胞，胞核呈分叶状、梅花样及花瓣状，胞体常增大。见于 MDS、MA、红血病和慢性（遗传性）HA 等疾病。

（6）Howell-Jolly 小体和嗜碱性点彩红细胞：Howell-Jolly 小体除了幼红细胞外，也见于红细胞，见于 MA、HA 或骨髓无效造血时，多颗出现时更有参考价值。也见于少数 IDA（$1 \sim 2$ 颗 Howell-Jolly 小体）和某些特殊感染等疾病（可见高比例和颗粒众多）。嗜碱性点彩为胞质出现多少不一的嗜碱性点彩颗粒。正常人嗜碱性点彩红细胞约占红细胞的 0.01%，除经常提及的铅中毒增多外，临床上常见的是慢性肾功能不全和 MDS。

（7）空泡变性幼红细胞：多见于原早幼红细胞，胞质和（或）胞核上出现空泡。见于服用某些药物后、乙醇和化合物中毒等。

（8）红细胞系病态造血细胞：包括前述的类巨变、多核和核碎裂幼红细胞，Howell-Jolly 小体、点彩、空泡、铁粒增多和其他畸形的幼红细胞。

（9）异常红细胞：有红细胞大小异常和形态异常。泪滴形等异型性红细胞，除了见于 PMF 外，少量出现还见于许多疾病病情严重（主要原因为血栓形成）时。

2. 粒细胞系

（1）白血病性原始（粒）细胞：髓系肿瘤时可见 4 种原始细胞，即正常细胞、胞核异常细胞、胞质异常（如 Auer 小体、多形性凸起）细胞及大小异常细胞。FAB、WHO、ELN 和 IWGM-MDS 描述的髓系肿瘤原始细胞见骨髓象分析。

APL 颗粒过多早幼粒细胞是与原始细胞等同意义的细胞，为胞质中含有或粗或粗细不一的密集颗粒。粗颗粒被染成紫红色，细小颗粒为颗粒细小或被染成浅（紫）红色均匀一片；有时因颗粒密集酷似胞核，有时由于颗粒排列有序而形成"内""外"胞质，"内"胞质为颗粒区，"外"胞质常无颗粒，呈瘤状或花瓣状凸起和蓝染；胞质中可见数量不等的柴棒状 Auer 小体。胞核多偏位，单核样或呈分叶状。另有一种胞膜不完整状和多颗粒网状样细胞，胞核幼稚，呈网状，常可在胞质中检出更多的柴棒状 Auer 小体。

（2）胞核胞质发育不同步早、中幼粒细胞：为胞核幼稚，可见核仁，胞质特异性颗粒常较明显，而表现为"核幼胞质老"现象，多见于髓系肿瘤，尤其是 MDS 和 MDS-MPN。

（3）胞体巨大和颗粒增多早、中幼粒细胞：胞体常较大，胞质非特异性颗粒增多，中性颗粒较少，主要见于脾功能亢进、粒细胞缺乏症、感染性疾病、MA。受继发性因素刺激时，早、中幼粒细胞还可出现胞核和胞质的形状变异（生长活跃），给予粒（单）细胞集落刺激因子者，还可见粒细胞空泡和核分叶过少。早、中幼粒细胞胞体大、规则、颗粒较多，胞质浊感，大多是反应性或刺激性粒细胞形态学的重要特征。

（4）中性颗粒缺乏粒细胞：见于不同阶段的粒细胞，为胞质内颗粒稀少或缺如，胞质染色固有的杏黄（红）色减退，胞质有清淡感。见于 MDS、MDS-MPN、AML 等。

（5）双核幼粒细胞：见于不同阶段，特点为双核，多为大小、形状对称，呈"八"字形或镜形；一部分为胞核大小不一和异型。见于反应性粒细胞增多症、粒细胞相对增多的 MDS 和 AML；对称性双核者多见于良性血液病，大小不一和异型双核且胞质非特异性颗粒常少者以血液肿瘤居多。

（6）多核幼粒细胞：为胞核出现 3 个或更多者，早、中幼粒细胞中比晚幼粒细胞多见。通常细胞较大，胞核可呈异型性，非特异性颗粒常多，可有变性空泡；此异常幼粒细胞对诊断某些感染，尤其是特殊感染或重症感染有帮助；白血病和 MDS 也可见多核幼粒细胞，但胞质非特异性颗粒常偏少。

（7）胞质红染幼粒细胞：多见于中、晚幼粒细胞，为胞质着色过度红染者，非特异性颗粒缺少或缺乏，胞质呈均匀一片的浓杏红色，细胞边缘可见少量无颗粒的蓝色"外"胞质。主要见于 MDS、AML 和 MDS-MPN，但须与 APL 的细颗粒早幼粒细胞相鉴别。

（8）巨变粒细胞：见于不同阶段，但晚幼和杆状核粒细胞巨变尤其醒目，胞核肥大伴畸特形状（如扭、折、叠、转、鼓）。巨变幼粒细胞众多出现见于 MA，少量出现也见于粒细胞生成增多的感染性疾病，不典型形态或偶见典型者也常见于粒细胞（相对）增多的 MDS、AML 等。

（9）中性多分叶核粒细胞：核分叶多至 6 叶者，多见于 MA，也见于其他许多疾病，如感染、MDS、AA、PMF。

（10）毒性变粒细胞：主要为中性分叶核和杆状核粒细胞的毒性颗粒和空泡，也可见胞质嗜酸性变和胞膜退化变，细胞常肿大，也可固缩变小，严重时还可见 Dohle 小体。Dohle 小体为中性粒细胞胞质内出现的淡蓝色囊状包涵体（蓝色斑状小体），1 个或多个，常分布于胞质边缘。

（11）Pelger-Huet 异常粒细胞：为中性粒细胞少分叶或不分叶。常为两叶、肿胀如眼镜状，单个核者呈花生形，也见棒状、哑铃形和夹鼻眼镜状。见于显性遗传的 Pelger-Huet 病，但临床上最常见于 MDS、AML 和 MDS-MPN。

（12）环形杆状中性粒细胞：胞体比同期杆状核粒细胞大，胞核凹陷，呈环状或锁状，中间为含颗粒的胞质。锁状为胞核一边变小出现成熟性收缩，形成胞核 3 面核径大致等宽而 1 面胞核收缩后留下 1 条常向外鼓起的相连核膜。最常见于 MA，其次为 MDS、AML、CML、重症乙醇中毒、PMF 等。

（13）核染色质松散菊花样中性粒细胞：又称粒细胞核染色质异常，为不同阶段中性粒细胞的胞核染色质呈现松散、不紧密的粗粒状、小块状，染色质均匀浅紫红色。典型者染色质酷似菊花样，但又非早期有丝分裂和核碎裂，菊花瓣与瓣之间间隙分明。见于 MDS、AML、aCML 等髓系肿瘤。

（14）其他：具体如下。①白细胞异常色素减退综合征，为细胞膜结构缺陷的异常导致粒细胞变形和运动功能异常和形态异常。形态学为中性粒细胞至早幼粒细胞胞质内出现嗜天青颗粒伴假性空泡，有时颗粒连缀在一起或融合一体的淡灰色块状物，MPO 阳性。患者多为小儿，中性粒细胞减少，反复感染，畏光，暴露部位皮肤灰色或色素过度沉着，肝、脾、淋巴结肿大。② May-Hegglin 畸形，为类似于 Dohle 小体的粒细胞异常浅蓝斑形成，也见于单核细胞和淋巴细胞，临床上有白细胞减少和血小板减少，可见颗粒稀少的巨大血小板。③ Alder-Reilly 畸形或异常，为黏多糖性白细胞异常，是由于白细胞内溶酶体不能分解黏多糖，使黏多糖沉聚于白细胞内形成许多大而粗糙类似非特异性的颗粒，也类似包涵体，亦像嗜酸性和嗜碱性异常颗粒，这一异常颗粒除了成熟中性粒细胞外，也见于嗜酸性粒细胞和嗜碱性粒细胞、淋巴细胞和单核细胞，患者常有骨和关节畸形。

（15）粒系病态造血细胞：包括前述的核质发育不同步幼粒细胞、颗粒缺乏中性粒细胞、Pelger-Huet 异常粒细胞、双核粒细胞、环形杆状核粒细胞、多分叶核粒细胞、核染色质松散菊花样中性粒细胞、红染幼粒细胞、不典型巨变粒细胞，以及不易归类的其他异常。

3. 巨核细胞系

（1）空泡变性巨核细胞：为巨核细胞胞质边缘出现空泡，见于 ITP、MDS 和感染等。

（2）白血病性原始巨核细胞：胞体大小悬殊，常为多形态与大小不一并存；胞核规则圆形，多偏位，染色质紫红色粗颗粒状；胞质常较丰富，嗜碱性无颗粒，呈空泡状、花瓣状、棉球样、龟甲状、分离状，并有云雾状、层状感和脱落状。

（3）病态巨核细胞：①微小巨核细胞（胞核圆形或椭圆形，一般无核仁；胞质少、浅红色或灰蓝色，常含有少量紫红色颗粒或血小板，可见不规则分离状或脱落感）；②小圆核巨核细胞（直径为 20 ~ 40μm，胞核小，1 ~ 2 个，圆形或椭圆形；胞质多少不一，含细小紫红色颗粒或血小板）；③多小圆核巨核细胞（直径为 40 ~ 100μm，核小，多个，圆形或类圆形，分散，核间无丝相连）；④低核叶巨核细胞（胞体偏小，胞核 1 ~ 3 个），检出较多的低核叶巨核细胞常具有提示意义，5q-MDS 巨核细胞具有这一形态特征。

（4）异常血小板：包括大小变化（巨大型和衰老小型血小板），染色变化（如蓝染的年轻血小板），聚集异常（如见于血小板无力症的单个散在血小板），颗粒多少及密度异常，形状改变。

4. 单核细胞和巨噬细胞

（1）白血病性原幼单核细胞：显著大小不一，多有明显的胞体和（或）核的异型性，胞质中可见尘样颗粒和吞噬的细胞。一部分原始单核细胞缺乏不规则性，与原始粒细胞鉴别需要细胞化学或免疫化学检查。WHO描述的原始单核细胞形态为胞体大、胞质丰富、浅灰色至深蓝色，有时有伪足凸起、胞质空泡和细小颗粒，胞核通常圆形，亦呈卵圆形和不规则形、染色质细致、有1个至多个明显的核仁；幼单核细胞胞核呈卷、折、凹状，染色质稀疏，核仁小或不明显，胞质有细小颗粒。

（2）刺激性异型和转化中单核细胞：常见胞质增多、嗜碱性明显增强和突起者为细胞受刺激的活跃形态；胞体增大、胞质空泡，可含有吞噬物者，意味着单核细胞向巨噬细胞转化。这些细胞多见于感染，也可见于应激反应显著时。

（3）印戒状巨噬细胞：为胞核呈类圆形、豆形或肾形，明显偏位，染色质较单核细胞疏松；胞质丰富，呈裙边样或泡状吹起，常有许多空泡环胞膜存在，靠近胞核的中央部分胞质常显厚实的内容物，如含有细小紫红色颗粒（内突外挤状）和吞噬的少量血小板及红细胞。常见于伤寒等感染性疾病。

（4）吞噬异常巨噬细胞：胞体大小明显不一（直径多为 $15 \sim 50 \mu m$），常呈不规则圆形，胞膜可呈裙边状，胞质丰富，染色反应不一，可同时或单独吞噬多量红细胞、血小板、粒细胞、有核红细胞、淋巴细胞和单核细胞等细胞。见于细菌和病毒感染所致的噬血细胞综合征和淋巴瘤与癌症等伴随的噬血细胞综合征。

（5）Gaucher 细胞：胞体直径为 $20 \sim 80 \mu m$，外观圆形或不规则圆形；胞核较小，偏位于一旁，偶见核仁；胞质丰富，多为浅红色，有条索状或葱皮样结构为其形态特征。见于 Gaucher 病，CML 等病可见不典型形态。

（6）Niemann-Pick 细胞：胞体直径为 $20 \sim 80 \mu m$；胞核较小，偏位，染色质呈网状；胞质极丰富，淡蓝色，充满大小不一的有透明感或泡沫感或蜂窝状磷脂颗粒。见于 Niemann-Pick 病，CML 等病可见不典型形态。

（7）海蓝组织细胞：胞体直径为 $20 \sim 50 \mu m$；胞核小，偏位，染色质粗网状，可见核仁；胞质丰富，嗜碱性，含有多少不一般的海蓝、蓝黑色或蓝紫色颗粒，呈石榴籽或桑葚样排列，可有泡沫感。见于特发性和继发性海蓝组织细胞增多症。

5. 淋巴细胞系

（1）白血病性原始淋巴细胞：原始淋巴细胞可见以下几种。①小原始淋巴细胞，直径 < $12 \mu m$，染色质均匀、细致，常无核仁，核质比例高；②大原始淋巴细胞，胞体直径 > $12 \mu m$，染色质均匀但粗细不一，核形可不规则状，部分凹陷、折叠和切迹，核仁明显，1个以上；胞质常丰富，嗜碱性，可见空泡，多者似蜂窝状（多见于 Burkitt 细胞白血病）；③核型明显不规则伴少量嗜碱性胞质者，多见于 T 原始细胞 ALL；④含颗粒原始淋巴细胞，多见于大原始淋巴细胞，颗粒较少（5 ~ 10 个颗粒居多），较清晰，有集积倾向，分布于细胞一侧；⑤手镜型原始淋巴细胞，为胞质位于一侧，呈阿米巴样、蝌蚪状或手镜状，此细胞对化疗有抵抗性。

（2）原、幼淋巴瘤细胞：侵犯骨髓和血液的淋巴瘤细胞形态变异很大，除部分同 ALL 形态外，还表现为胞体大小明显不一，胞核异型（如核长芽和凸起），胞质较丰富，周边胞质嗜碱性强，一般无颗粒。过去描述的恶性组织细胞，大多为异常的幼稚 T 淋巴瘤细胞，一部分为弥散性大 B 细胞淋巴瘤等细胞。

（3）肿瘤性成熟 T 细胞：成熟型 T 淋巴瘤 / 白血病细胞，共性特点常是高核质比例、不规则核形、轻至中度嗜碱性胞质和无颗粒，临床上多见于中老年，常有明显浸润性（肝脾和淋巴结肿大、骨损害等）。如成人 T 细胞白血病为中等至大的肿瘤细胞，常有显著的胞核多形性（可见盘、绕、曲或脑回形胞核的巨大细胞），核染色质明显粗糙块状，有时可见明显核仁，胞质嗜碱性。外周血中肿瘤细胞常为多核叶，故又称为花细胞。Sezary 综合征血液和骨髓中瘤细胞一部分为显著旋绕为特征的胞核（Sezar 细胞）。花细胞和 Sezar 细胞为特指的异常 T 细胞。

（4）肿瘤性成熟 B 细胞：多与 T 细胞相反，胞体核质比例低，胞体较大或小，核形规则而多偏位，胞质较丰富，常偏位和（或）凸起（如毛发样、绒毛状）。临床上 B 细胞肿瘤多有孤立性脾大。

多毛细胞被特指为多毛细胞白血病（HCL）的肿瘤细胞，细胞有成熟特征，胞质丰富或较丰富，周围有细长绒毛；有短绒毛的脾性淋巴瘤细胞浸润血液和骨髓时的形态学特点为胞核偏位，胞质位于一侧并有短小的绒毛。淋巴样浆细胞为胞质偏于一侧，典型者似鞋形。见于淋巴浆细胞淋巴瘤（LPL）/Waldenstrom 巨球蛋白血症外，也见于继发性体液免疫异常反应时。

（5）不典型淋巴细胞（异型淋巴细胞）：基本形态是胞体增大和胞质嗜碱性改变。此外，胞核增大和染色质细疏。按细胞形状可分为浆细胞型、幼稚细胞型和单核细胞型，有助于形态学上的认识，但一般不具有临床意义上的差异。出现少量不典型淋巴细胞，除了病毒感染外，也见于病情较重的许多疾病。

（6）变异淋巴细胞：与细胞因子刺激有关的活化细胞，形态变异大。主要为胞质嗜碱性，形变显著（如蝌蚪状、花生形、鱼尾样），部分胞质含嗜天青颗粒；胞质凸起和分离（或脱落）常见。多见于感染（成熟为主）和淋巴瘤（幼稚为主）。

（7）反应性浆细胞和骨髓瘤细胞：反应性浆细胞常见一般性异常，如双核、三核，但无明显异型。PCM 浆细胞为多形性和畸形性，有原始与成熟，有巨大与小型，有胞核规则与畸形。偶见胞质无色或紫红色的条状晶体和 Russell 小体（异常浆细胞胞质含有大量肉红色、浅蓝色的圆形小体）。幼稚性和异型性特点是肿瘤性浆细胞的可靠依据。

（张冬娜）

第二节　细胞分子生物学检验

细胞分子生物学检验（基因诊断），通过基因检测技术可发现染色体畸变所累及的基因位置及其表达产物，检出遗传学方法不能发现的异常，还能发现癌基因突变、抑癌基因失活、凋亡基因受抑与 DNA- 染色质空间构型改变。因此，在造血和淋巴组织肿瘤中，尤其是白血病的诊断、评估患者预后和指导治疗，都能提供较为精细的证据。

一、检测技术

常用技术有聚合酶链反应法（PCR）、荧光原位杂交（FISH）、基因表达谱分析、比较基因组杂交和光谱核型分析等。

二、临床意义

在诊断上，基因检验也已作为常规项目用于特定类型的诊断，并为临床提供更好的提示预后的信息。

（一）AML 和 ALL 重排（或融合）基因检查的意义

在 AML 和 ALL 细分的特定类型中，需要通过基因检查确认特定的融合基因（包括基因重排后癌基因异位高表达）。如 AML 的 RUNXI-RUNXltl（FAB 分类的 M2，少数为 M4、M1）、CBFB-M YH11（M4，少数为 M2 等）、PmL-RARa（M3）、mLLT3-mL/（M5，少数为 M4）、RBM15-MKL1（M7）、DEK-NUP214（M2、M4）、CML 和 ALL 的 BCR-ABL1、ALL 的 ML/ 重排、ETV6-RUNXI、超二倍体（特定的染色体异常类型）、低二倍体（特定的染色体异常类型）、IL3-IGH（癌基因异位高表达）、TCF3-PBX1 等。因此，评估中还需要考虑分子标记与一些疾病的交叉现象。

（二）慢性白血病中重排（或融合）基因检查的意义

慢性白血病中，最重要和最有价值的是 CML 的 BCR-ABL1 检查。其主要临床意义有用于诊断（检查阳性，对于形态学疑难病例有独特价值）、排除诊断（检查阴性）和作为治疗监测指标。

（三）突变基因检查的意义

一些急性白血病，遗传学检查核型正常，部分病例融合基因检查也为正常，却检出一些与细胞行为和患者预后有关的基因突变。如与 AML 相关的突变有 RUNX1、NPM1、FLT3、KIT、NPM1、CEBPA、RAS、DNMT3A、TET2 和 IDH1 与 IDH2 等。常见的弧 FLT3 基因突变，见于 1/3 核型正常的 AML 患者，可以预示不良预后；NPMI 突变见于 50% 正常核型 AML（核型异常者中只有 10% ~ 15%），FAB 类型的 M4（77%）、M5a（71%）、M5b（90%）都有高突变率，M3、M4E0 和 M7 则尚未检出此突变；AML1（runt 结构域）点突变见于 M0 和 M7 等。CEBPA 突变约见于 9% 的 AML 病例，但其中 70% 为正常核型，预后良好。

（四）扩增（高表达）基因检查的意义

在白血病中，基因产物高表达也是分子病理的一种形式，对于预后和诊断也有参考意义。常见的扩增基因有 MYC、BAALC、MN1、ERG、WT1、TAL、TTG、TAIV 等。APL、ALL（L3）和 CML 急变等，都可见 MYC 基因扩增，与细胞高周转相一致。ALL（T 系）的 TAL、TTC、TAN 等都是染色体易位基因并置时，原癌基因被激活而在异位的高表达，是白血病 / 淋巴瘤的促发因素。

（五）抑癌基因失活检查的意义

抑癌基因失活也是肿瘤普遍存在的一个特征，主要原因是抑癌基因的缺失、点突变、磷酸化及其产物被癌基因蛋白结合。急性白血病、CML 急变和 MDS 等可见 p53、P/6 和 RB 失活。最有意义的是用于 CML 急变及其演变类型的预测，急粒变往往与 p53、急淋变常与 P/6、巨核细胞变与 RB 的失活或缺失有关，而 INRAS 突变则是 aCML 急变的特点。AML 中，FAB 分类的 M5 和 M4 类型 RB 基因表达低而预后差。

（六）凋亡基因受抑检查的意义

凋亡基因主要有 BCL-2 家族、P53、MYC、WT-1、BAX、ICE、TRPM-2、FAS（APO-j）、REL 和某些融合基因（如 BCR-ABL1）。CLL 等 B 细胞肿瘤常见 BCL-2 蛋白高表达，以及 CML 的 BCR-ABL1 被认为是细胞蓄积性增加的一个因素；AML 的 M1 和 M2 患者 BCL-2 表达高于 M3、M4 和 M5，且生存期短，化疗效果差。

（七）细胞表观遗传学异常检查的意义

通过检查 DNA 甲基化，组蛋白共价修饰（包括乙酰化、甲基化和磷酸化），核（小）体重塑和 mi-croRNA，可以提供诊断和预后的新信息。如 AML、ALL 和 MDS 患者都有 P151nK4b 启动子区域 DNA（过度）甲基化（在 APL 中提示预后不良，在 MDS 中提示疾病进展）；参与造血的 TEL 经组蛋白脱乙酰化而抑制转录，融合基因 PML-RAR 通过阻遏物组蛋白脱乙酰化而抑制维 A 酸作用，AMLI-ETO 通过 ETO 组蛋白脱乙酰化而瓦解 AMLI 靶基因功能等，是组蛋白脱乙酰化参与了白血病发生或影响了药物治疗效果的例子。

（张冬娜）

第九章 案例精解

病例 1　班卡特损伤

一、病例摘要

患者男，22岁。

主诉：左肩反复疼痛、不稳2年余。

现病史：患者于2年前，因爬行训练伤致伤左肩，导致左肩疼痛、活动轻度受限，当时未致伤其他部位，伤后仅行保守治疗，疼痛轻度缓解，后续再次训练，致左肩疼痛复发，自诉伴左肩不稳感、弹响，但无明显脱位，继续予保守治疗，效果不佳，疼痛、不稳感反复，影响部分军事动作，遂至我院就诊。行MRI检查提示：左肩盂唇损伤，现为求进一步治疗予收住我科。患者入科时一般情况可，无发热、畏寒等，精神状况可，大小便正常。

既往史：既往体健，否认有肝炎、结核等传染病病史，否认药物、食物过敏史，按时预防接种。

二、查体

（一）体格检查

体温36.5℃，脉搏80次/分，呼吸19次/分，血压120/78 mmHg。意识清楚，发育正常，正常面容，自动体位，应答切题，检查配合。余体格检查未见异常。

（二）专科检查

脊柱、右上肢、双下肢无畸形，各关节活动正常。左肩轻度肿胀，左肩前侧轻度压痛。左肩锁关节、肩峰下无明显压痛，左肩关节主动外展、屈曲上举受限，余各关节活动正常，左肩前抽屉试验、外旋外展恐惧试验阳性，左肩Neer征、Kim征、凹陷征、吹号征、Jobe征、Obrien征、离背试验、搭肩试验阴性，各指末梢血运佳，桡动脉搏动正常。

（三）辅助检查

2023年8月MRI检查提示左肩前侧盂唇损伤影。

三、诊断

初步诊断：左肩班卡特损伤。

鉴别诊断：诊断明确，无须鉴别。

最终诊断：左肩班卡特损伤。

四、诊疗经过

术前讨论如下。

主治医师意见：患者因左肩反复疼痛、不稳 2 年余入院。查体：左肩轻度肿胀，左肩前侧轻度压痛，左肩锁关节、肩峰下无明显压痛，左肩关节主动外展、屈曲上举受限，余各关节活动正常，左肩前抽屉试验、外旋外展恐惧试验阳性，左肩 Neer 征、Kim 征、凹陷征、吹号征、Jobe 征、Obrien 征、离背试验、搭肩试验阴性，各指末梢血运佳，桡动脉搏动正常。我院 MRI 检查示左肩前侧盂唇损伤影。结合临床症状和影像学检查，考虑左肩关节不稳，并致疼痛感，有手术探查及治疗的指证，且患者本人要求手术，目前生命体征平稳，可耐受手术。手术宜行肩关节镜下盂唇修补术（关节镜下左肩探查、盂唇修复术）。

副主任医师意见：依据症状、体征及辅助检查，可明确诊断，患者手术指征明确，非手术不可治愈，手术宜行肩关节镜下盂唇修补术（关节镜下左肩探查、盂唇修复术）。做好术前谈话，告知手术相关风险性及并发症，包括术后各种感染，术后左肩关节僵直，术后左肩仍疼痛等。完善术前准备，择期手术。

主任意见：同意上述两名医师意见，患者诊断明确，手术指征明确，宜行肩关节镜下盂唇修补术（关节镜下左肩探查、盂唇修复术）。注意围手术期处理，术中注意彻底修复左肩盂唇，且依据患者要求，首选非金属（PEEK）材料锚钉，但不排除特殊情况，如骨质疏松等，改用金属锚钉。做好术前沟通，完善术前准备，择期手术。

主任小结意见：行肩关节镜下盂唇修补术（关节镜下左肩探查、盂唇固定术）。

患者入院后完善相关检查，于 2023-09-01 送手术室行肩关节镜下盂唇修补术（关节镜下左肩探查、盂唇修补术）。

手术记录：患者取右侧卧位，常规消毒、铺巾，取左肩后上、前上、前下关节镜入口（分别长约 1 cm），置入关节镜器械，探查见：左肩前侧盂唇自关节盂处撕裂，裂口从 6 点钟至 11 点钟方向，未累及肱二头肌长头止点处盂唇，断裂的盂唇漂浮于肩关节腔中，肩胛盂关节面前下方轻度撕脱性骨折，肱骨头、肩胛盂软骨面有磨损，关节内滑膜轻度增生，肱骨头后上方无明显骨缺损，关节内其他结构无明显损伤。

使用圈刀新鲜化肩胛盂前侧，用等离子刀清理关节内增生的滑膜组织，予以摘除肩胛盂前下方的撕脱骨块，使用铲刀松解盂唇—关节囊—盂肱韧带复合体，新鲜化附着处骨面，分别在关节盂 11 点钟、9 点钟、7 点半处定位、钻孔，并在相应平面的盂唇—关节囊—盂肱韧带复合体处，缝合单股高强线，收紧各高强线，在关节盂定位孔处置入 PEEK 锚钉，稳固卡压各线，探查见前侧盂唇修复稳固，活动左肩关节无异常。

使用等离子刀充分止血，冲洗关节腔，充分吸出关节腔内液体，逐层缝合伤口，包扎伤口，术毕。

手术过程顺利。术后予抗炎、补液、止血等治疗，辅以伤口换药等处理。

五、出院情况

患者一般情况可，诉左肩伤口轻度疼痛，无左上肢麻木感，无发热、畏寒等，精神、胃纳、睡眠可，大小便正常。查体：左肩支具固定在位，左肩伤口缝线已拆除，愈合佳，无红肿，轻度压痛，左肩关节因支具固定活动受限，左上肢余各关节活动正常，末梢血运佳，桡动脉搏动正常。

六、讨论

本病例诊断明确，手术方案准确，手术过程顺利，术后效果明显，病例治疗过程、方法得当、成熟。

（薛　剑）

病例 2　上盂唇自前向后损伤

一、病例摘要

患者男，21 岁。

主诉：左肩反复疼痛近 1 年。

现病史：患者于近 1 年前，因单杠训练受伤，致伤左肩，导致左肩疼痛，当时未致伤其他部位，伤后未行特殊治疗，疼痛反复，遂至当地医院就诊，MRI 检查示：左肩前上盂唇损伤，予规律口服药物治疗，效果欠佳，影响左肩活动，影响生活，现为求进一步治疗来我院就诊，予收住我科。患者入科时一般情况可，无发热、畏寒等，精神状况可，大小便正常。

既往史：既往体健，否认有肝炎、结核等传染病病史，否认药物、食物过敏史，按时预防接种。

二、查体

（一）体格检查

体温 36.3℃，脉搏 75 次 / 分，呼吸 18 次 / 分，血压 128/90 mmHg。意识清楚，发育正常，正常面容，自动体位，应答切题，检查配合。

（二）专科检查

脊柱、右上肢、双下肢无畸形，各关节活动正常。左肩轻度肿胀，左肩前侧有压痛，左肩锁关节、肩峰下无压痛，左肩关节主动外展、屈曲上举可，左肘关节、腕关节、各指活动正常，左肩 Obrien 试验阳性，左肩前抽屉试验、Neer 征、Kim 征、凹陷征、Jobe 征、离背试验、搭肩试验阴性，各指末梢血运佳，桡动脉搏动正常。

（三）辅助检查

2023-12-15 MRI 检查提示左肩前上盂唇损伤影。

三、诊断

初步诊断：左肩 SLAP 损伤。

鉴别诊断：诊断明确，无须鉴别。

最终诊断：左肩 SLAP 损伤。

四、诊疗经过

术前讨论如下。

主治医师意见：患者因左肩反复疼痛近 1 年入院。查体：左肩轻度肿胀，左肩前侧有压痛，左肩锁关节、肩峰下无压痛，左肩关节主动外展、屈曲上举可，左肘关节、腕关节、各指活动正常，左肩 Obrien 试验阳性，左肩前抽屉试验、Neer 征、Kim 征、凹陷征、Jobe征、离背试验、搭肩试验阴性，各指末梢血运佳，桡动脉搏动正常。我院 MRI 检查提示左肩前上盂唇损伤影。结合临床症状和影像学检查，左肩盂唇有损伤，左肩反复疼痛，经规律保守治疗无效，患者本人强烈要求手术，目前生命体征平稳，可耐受手术。手术宜行关节镜肩关节检查（关节镜下左肩探查、盂唇成形术）。

副主任医师意见：依据症状、体征及辅助检查，可明确诊断，患者手术指征明确，非手术不可治愈，手术宜行关节镜肩关节检查（关节镜下左肩探查、盂唇成形术）。做好术前谈话，告知手术相关风险性及并发症，包括术后各种感染，术后左肩关节僵直，术后左肩仍疼痛等。完善术前准备，择期手术。

主任意见：同意上述两名医师意见，患者诊断明确，手术指征明确，宜行关节镜肩关节检查（关节镜下左肩探查、盂唇成形术）。注意围手术期处理，术中注意彻底探查左肩盂唇，且依据术中情况，不排除行锚钉固定处理。做好术前沟通，完善术前准备，择期手术。

主任小结意见：行关节镜肩关节检查（关节镜下左肩探查、盂唇成形术）。

患者入院后完善相关检查，于 2023-12-20 送手术室行关节镜肩关节检查（关节镜下左肩探查、盂唇成形术）。

手术记录：患者取右侧卧位，常规消毒、铺巾，取左肩后上、前下关节镜入口（分别长约1 cm），置入关节镜器械，探查见：左肩前上盂唇轻度损伤，边缘毛糙，未累及肱二头肌长头止点，关节内其他结构未见明显损伤。

使用等离子刀将毛糙的前上盂唇成形处理，检查盂唇成形佳，被动活动左肩关节无异常。冲洗关节腔，充分吸出关节腔内液体，逐层缝合各伤口，包扎伤口，术毕。

手术过程顺利。术后予补液、止痛等治疗，辅以伤口换药等处理。

五、出院情况

患者一般情况可，诉左肩部伤口无明显疼痛，无左上肢麻木感，无发热、畏寒等，精神状况可，大小便正常。查体：左肩无肿胀，左肩手术伤口缝线已拆除，伤口愈合佳，无压痛，左肩关节活动可，左手各指活动正常，末梢血运佳，桡动脉搏动正常。

（薛　剑）

病例 3　肩周炎

一、病例摘要

患者男，50 岁。

主诉：右肩关节疼痛活动受限 1 月余。

现病史：患者诉右肩关节疼痛活动受限 1 月余，在门诊间断治疗后症状稍好转，现患者为求进一步治疗，遂来我院住院，门诊医师拟"右肩周炎"收治入院。

既往史：否认高血压、糖尿病、冠心病、肾脏疾病病史，否认肝炎、结核等传染病病史，否认外伤、手术、输血、中毒史，否认药物、食物过敏史。

二、查体

（一）体格检查

发育正常，营养中等，形体适中，正常面容，表情自如。自动体位，意识清楚，精神良好，语言清晰流畅，查体合作，心率 112 次 / 分，脊柱未见明显畸形。无棘突压痛及叩痛。余体格检查均未见异常。

（二）专科检查

步入病房，右肩关节压痛，活动可诱发关节疼痛，活动明显受限。双侧臂丛神经牵拉试验（－）。

（三）辅助检查

MRI 检查提示右肩周炎改变。

三、诊断

初步诊断：右肩周炎，右肩关节撞击综合征。

鉴别诊断如下。①中医鉴别诊断：本病应与痿证相鉴别。两者病位主要都在肢体、关节。痹证以筋骨、肌肉、关节的酸痛、重着、屈伸不利为主要临床特点，但无痿弱的表现；痿证则以肢体痿弱不用，肌肉瘦削为特点。痿证肢体关节一般不痛，痹证则均有疼痛，这是两者临床鉴别的要点。②西医鉴别诊断：本病应与急性化脓性关节炎相鉴别。前者 X 线检查可提示关节退行性变明显，后者有明显红、肿、热、痛等急性关节炎表现，X 线检查无关节退行性改变，与本病不符。

最终诊断：右肩周炎，右肩关节撞击综合征。

诊断依据：根据患者症状、体征及影像学检查结果即可明确诊断。

四、诊疗经过

根据患者病史、症状、体征及辅助检查结果，目前诊断明确。现患者症状影响正常生活。术前检查未见手术禁忌证，患者有手术意愿。

拟送手术室在静脉全身麻醉下行右肩关节液压扩张＋手法松解＋小针刀松解术。

手术步骤如下。

（1）患者取左侧卧位，消毒、铺巾，静脉麻醉满意。

（2）取右肩关节喙突外下 2 cm 为进针点，右肩关节腔内注入倍他米松注射液及玻璃酸钠；再在右肩峰下关节腔内注射约 100 mL 生理盐水。小针刀在右肩关节外展、内旋、内收过程中逐渐后伸，扪及肩关节喙肱韧带紧张粘连处松解，在右肩关节外展松解过程中闻及粘连撕裂声，直至肩关节外展、外旋、内收、内旋活动正常。再在麻醉下行肩关节各方向松解手法松解粘连，达到麻醉状态下肩关节的各方向活动度正常。

（3）术毕，伤口外贴敷贴。

五、出院情况

患者神清，精神可，右肩关节疼痛、活动受限较前好转，纳眠可，二便调。

六、讨论

肩周炎即肩关节周围炎，又称五十肩、凝肩。该病多见于 40～60 岁的体力劳动者，症状为肩部逐渐产生疼痛夜间尤其明显，病程中症状逐渐加重，肩关节活动功能受限且逐渐加重，若未接受系统治疗，可明显影响肩关节活动功能，致使肩关节附近三角肌萎缩，从而严重影响患者的日常生活活动及质量。一般常规使用臂丛麻醉下肩关节松解，但该麻醉方式下松解，肌群未得到充分松弛，易引起骨折可能。传统康复理疗治疗，治疗有效率较低，肩关节囊粘连未得到松开，故患者功能活动度仍未得到有效改善。静脉全身麻醉下肩关节松解术与传统康复理疗治疗相比，静脉全身麻醉优势：麻醉时间短，治疗术后恢复快，治疗过程中肩关节周围肌群得到充分松弛，无肌紧张，没有医源性脱位、骨折等发生，避免了医疗性损伤的可能。在该麻醉下对患者进行关节松解将患者肩关节周围粘连组织撕开，可明显缓解患者疼痛，降低肩关节肌群抵抗。除此之外，手法松解后，我们常规给予肩关节腔内注射得宝松、利多卡因和玻璃酸钠，一般做1次治疗，关节腔内注射的液体必须要量大、充满关节腔，这样有利于患者即刻充分止痛，关节腔炎症吸收，早期抗炎、防粘连，避免手法松解后出现局部疼痛及妨碍肩关节功能恢复。

（冯华龙）

病例 4　腕管综合征

一、病例摘要

患者女，50 岁。

主诉：双上肢麻木 10 年。

现病史：患者述 10 年前出现双上肢麻木，夜间麻醒，右手麻木严重，夜间麻醒，右拇指疼痛，门诊医师拟"双侧腕管综合征"收治入院。

既往史：糖尿病病史，口服药物控制，否认高血压、冠心病、肾脏疾病病史，否认肝炎、结核等传染病病史，否认外伤、手术、输血、中毒史，否认药物、食物过敏史。

二、查体

（一）体格检查

发育正常，营养中等，形体适中，正常面容，表情自如。自动体位，意识清楚，精神良好，语言清晰流畅，查体合作。对答切题，呼吸均匀，无异常气味闻及。舌质黯红、边有齿痕，苔薄白，脉弦细。余体格检查无异常。

（二）专科检查

双手压腕试验阳性，双手拇指、示指、中指掌侧感觉麻木。双上肢血运良好。

（三）辅助检查

2023-12-15 肌电图诊断意见：双侧正中神经远端受压电生理表现，腕管综合征可考虑，右侧为重度，左侧为中度。请结合临床。

三、诊断

初步诊断：双腕管综合征（右侧重度、左侧中度），2 型糖尿病。

鉴别诊断如下。①中医鉴别诊断：本病需与痿证相鉴别。前者有疼痛；后者一般无明显疼痛，且后者一肢体痿废无力不用为症状。结合影像学检查不难鉴别。②西医鉴别诊断：本病需与颈椎病相鉴别。前者主要表现为双手掌侧麻木，屈腕时明显；后者主要表现为颈肩部疼痛合并有双上肢麻木，麻木以手掌背侧为主。双上肢肌电图可协助诊断。

最终诊断：双腕管综合征（右侧重度、左侧中度），2型糖尿病。

四、诊疗经过

入院后完善相关检查。

EMG：所查左、右上肢肌放松时均未见自发电位出现，轻收缩时部分时限增宽伴电压偏高，重收缩时募集反应可。

SCV：右正中神经（拇指、中指—腕）SNAP波幅均未能引出。左正中神经SCV明显减慢，SNAP波幅正常。左、右尺神经SCV、SNAP波幅均在正常范围内。

MCV：右正中神经远端潜伏期明显延长，MCV减慢，CMAP波幅在正常低限。左正中神经MCV减慢，CMAP波幅在正常范围内。左、右尺神经MCV、CMAP波幅及远端潜伏期在正常范围内。

F波：左、右尺神经记录的F反应出现率正常，潜伏期正常。

肌电图提示双侧腕管综合征，右侧重度，左侧中度。

患者目前诊断明确，临床症状、体征和影像学检查相符。肌电图检查提示神经受压，患者临床症状严重，严重影响生活质量，既往行保守治疗效果不佳，本次住院后结合影像资料及临床症状体征，告知患者保守治疗效果不佳，有明确手术指征。已详细同患者及其家属充分沟通病情，已详细告知患者保守与手术治疗的各自利弊，患者及其家属经慎重考虑后选择右腕管综合征切开减压术＋右正中神经探查术，并同意目前手术方案。目前一般情况好，无明显手术禁忌。

手术名称：右腕管综合征切开减压术＋右正中神经探查术。

手术步骤：右手消毒，铺巾，右上肢驱血上止血带。右腕关节掌横纹处行1个1 cm左右切口，逐层分离至腕横韧带，薄剪剪断腕横韧带，探查正中神经松解满意，冲洗缝合，加压包扎。

五、出院情况

患者神清，精神可，右手麻木明显好转，术后切口无红、肿、热、痛，敷料干燥、清洁，纳眠可，二便调。

六、讨论

腕管综合征是临床常见的一种周围神经卡压性疾病，主要是因正中神经于腕管内受压所致，主要症状包括腕前部疼痛、手部麻木及无力等，影响患者日常生活及工作。目前腕管综合征患者首选保守治疗，而对于治疗无效者需采用手术治疗。传统切开手术、腕部小切口手术均为现阶段临床治疗腕管综合征的常用术式，两者均可通过上述机制降低患者腕管内压，发挥松解正中神经的作用。与传统切开手术相比，腕部小切口手术的操作时间更短，且更有助于促进腕管综合征患者术后恢复。原因：传统切开手术需于掌部作一条较长切口，虽可探查彻底，有效避免病变遗漏，但此切口容易损伤患者正中神经，增加术后并发症的发生风险，同时切口较大会延长术后恢复时间；而腕部小切口手术可通过长度更短及规避神经皮支损伤的切口完成手术，不但可减轻手术创伤，同时还可在避免对神经血管造成损伤的情况下完成腕管内病变的探查工作，降低术后并发症发生风险。另外，因切口较小，术后并发症较少，患者术后恢复更快，有助于尽早恢复腕部功能及工作状态。

（冯华龙）

病例5　尺骨冠状突粉碎性骨折

一、病例摘要

患者男，33岁。

主诉：跌倒致左肘肿痛，活动受限2日。

现病史：患者2日前上班时不慎跌倒致左肘肿痛，活动受限，伤后到当地医院就诊，完善X线检查提示左尺骨冠状突骨折，建议患者住院治疗，患者遂到我院急诊就诊，急诊医师遂以"左尺骨冠状突骨折"为诊断收入院。

二、查体

（一）专科检查

左肘未见明显畸形，稍肿胀，局部未见明显瘀斑，无皮肤破损，肘后三角关系正常，左肘内外侧压痛明显，局部可触及骨擦感，左肘主动屈伸及前臂旋转痛性活动受限，内外侧翻应力试验因患者疼痛无法配合检查，桡动脉可触及，左上肢肢端血运、感觉及活动正常。

（二）辅助检查

入院X线检查结果见图9-1。

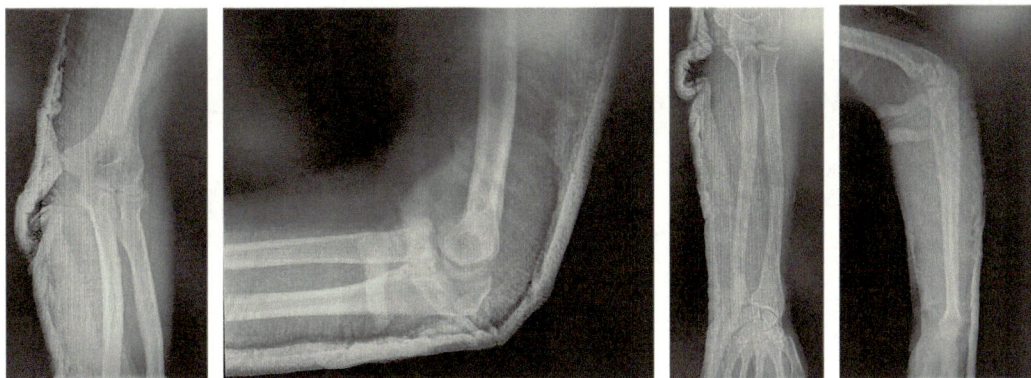

图9-1　入院X线检查结果

入院CT检查结果见图9-2。

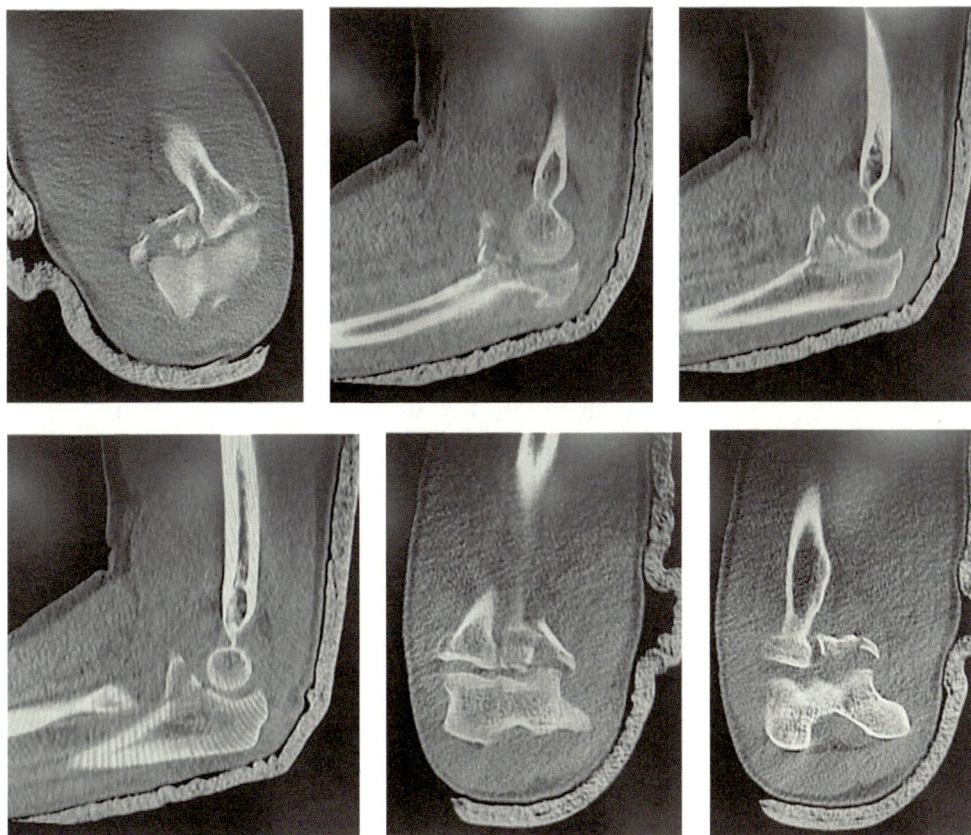

图9-2　入院CT检查结果

三、诊断

左侧尺骨冠状突骨折，左肘关节脱位。

四、诊疗经过

尺骨冠状突粉碎性骨折，给予 3D 打印了解骨折粉碎情况（图 9-3）。

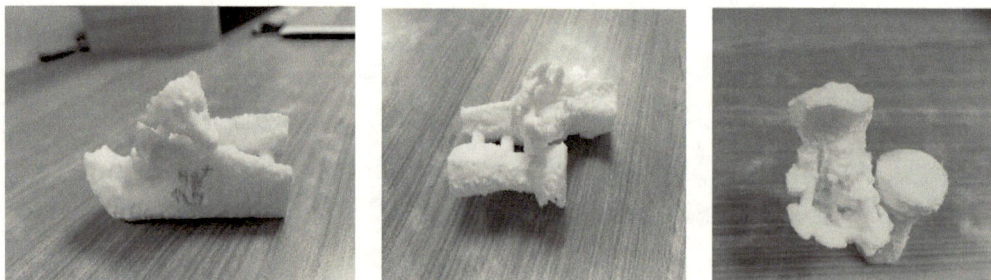

图 9-3　3D 打印骨折粉碎情况

尺骨冠状突粉碎性骨折，累及高耸结节，考虑为内翻后内侧损伤，手术指征明确，择期行手术治疗。

行肘关节内侧过顶入路，见尺骨冠突非常粉碎（图 9-4）。

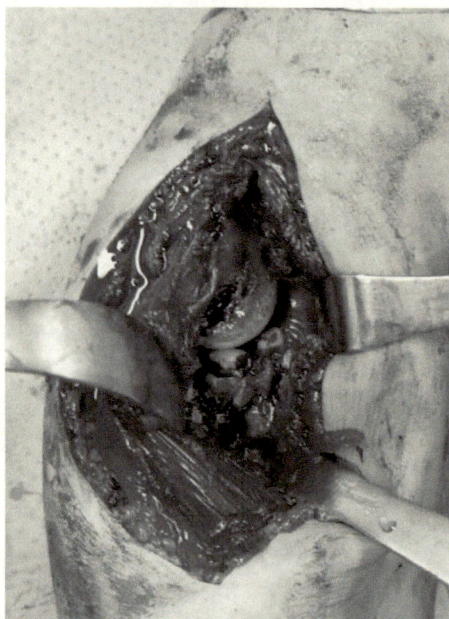

图 9-4　行肘关节内侧过顶入路

由于集采耗材中已没有肘关节可活动外固定架，只能进行内固定，先用 1 枚克氏针将肱尺关节固定维持在正常对位关系，然后复位冠突主要骨折块（上尺桡关节面、高耸结节，并恢复冠突高度），用多枚 1.0 克氏针固定，将针尾留在肘关节后方，再用钢板支撑固定（图 9-5）。

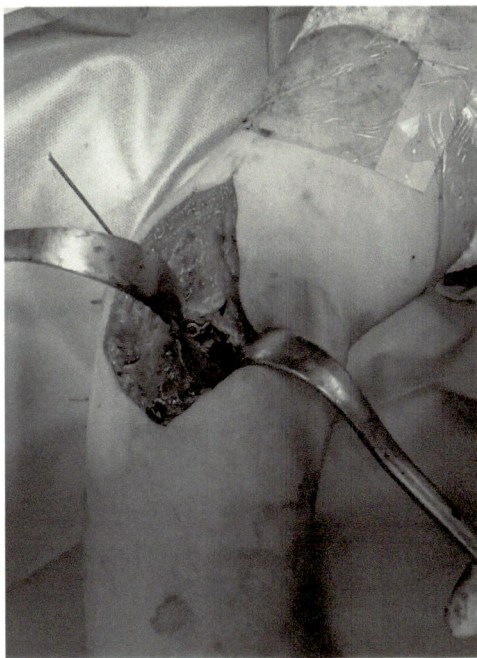

图 9-5 进行内固定

术后情况见图 9-6 ~ 图 9-8。

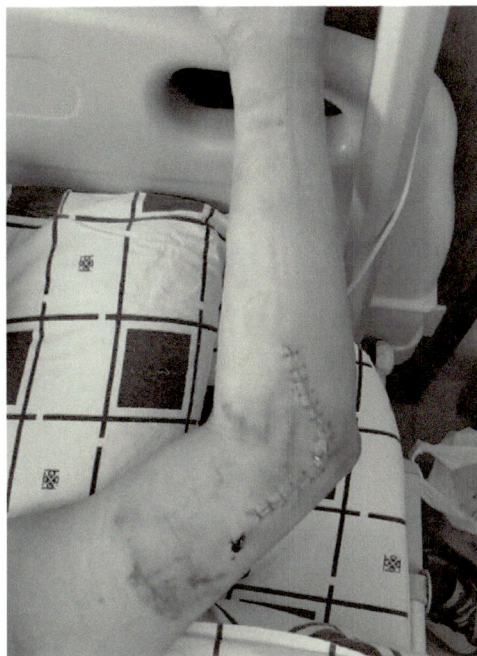

图 9-6 术后术区外观

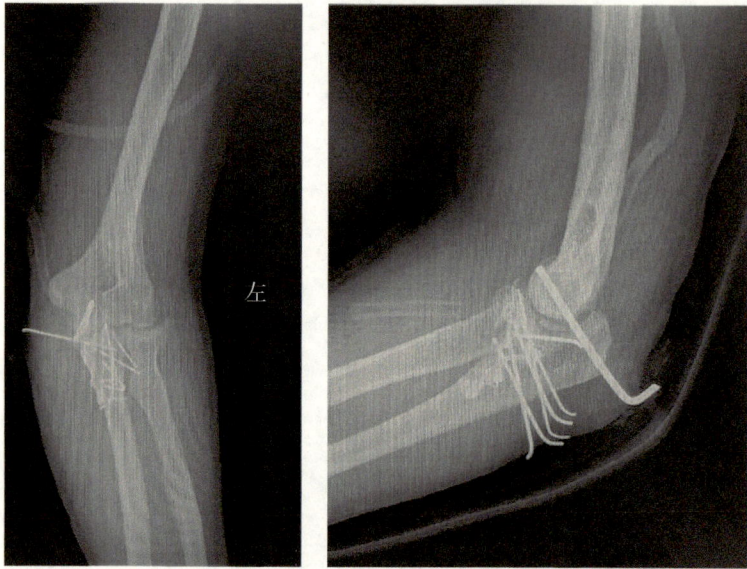

图 9-7 术后 X 线检查结果

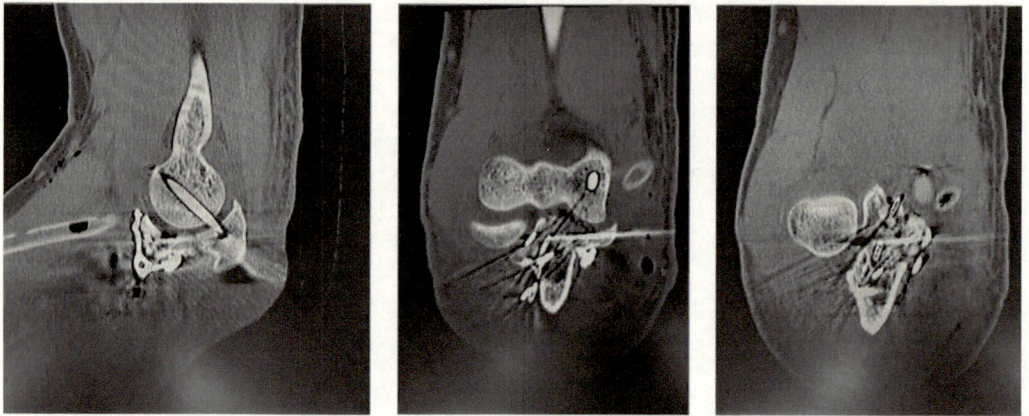

图 9-8 术后 CT 检查结果

五、出院情况

患者病情稳定后出院，术后 2 周手术切口拆线，并拆除石膏托，嘱患者前臂旋转功能锻炼；术后 1 个月拔出固定肱尺关节的克氏针，指导患者患肘屈伸活动锻炼。拔出肱尺关节克氏针后复查 X 线（图 9-9）。

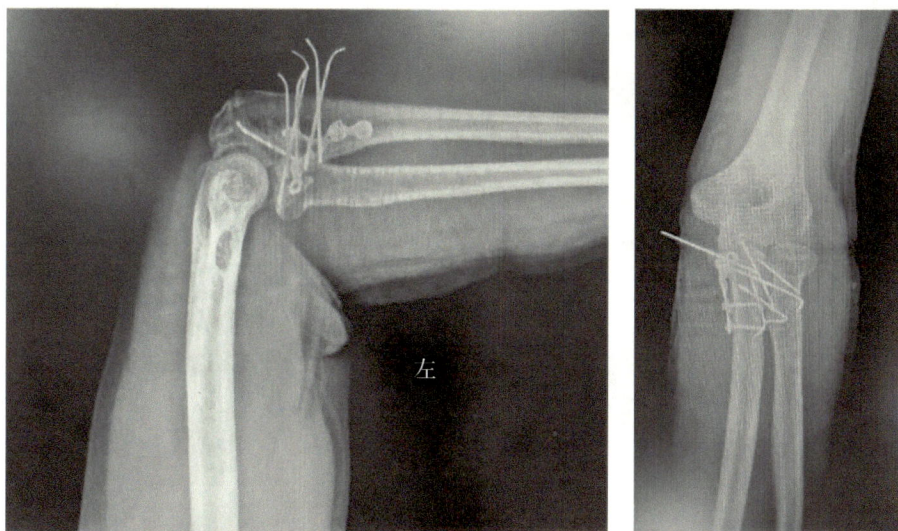

图 9-9　复查 X 线结果

（曾　啸）

病例 6　桡骨头置换

一、病例摘要

患者女，59 岁。

主诉：跌倒致左肘肿痛，活动受限 9 小时。

现病史：患者 9 小时前在斜坡上跌落，导致左肘肿痛、活动受限，当时无昏迷，无逆行性遗忘，无头晕、头痛，无恶心、呕吐等不适，遂被送到我院急诊就诊，X 线检查示左桡骨头骨折，遂收入院住院治疗。

二、查体

（一）专科检查

左腕及左前臂无压痛，未触及骨擦感及异常活动，左肘皮肤完整，左肘稍肿胀，肘后三角关系正常，肘关节外侧局部压痛（＋），左肘屈伸活动受限，左前臂旋转痛性受限，左上肢端血运、感觉及活动正常。

（二）辅助检查

入院 X 线检查结果见图 9-10。

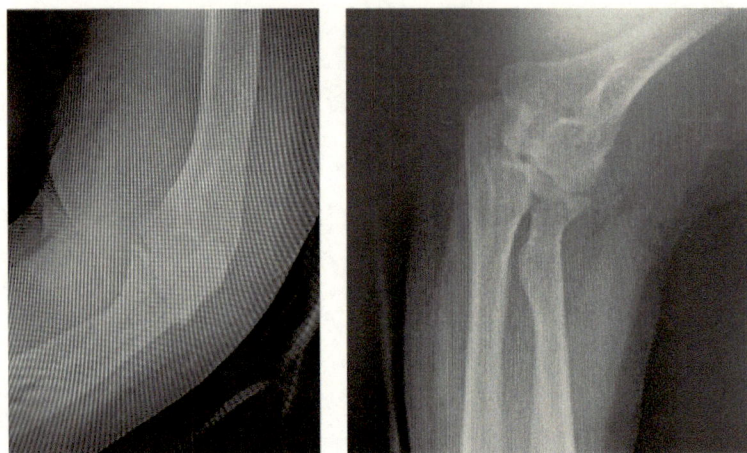

图 9-10　入院 X 线检查结果

入院 CT 可见大部分桡骨头游离，桡骨头粉碎性骨折（图 9-11）。

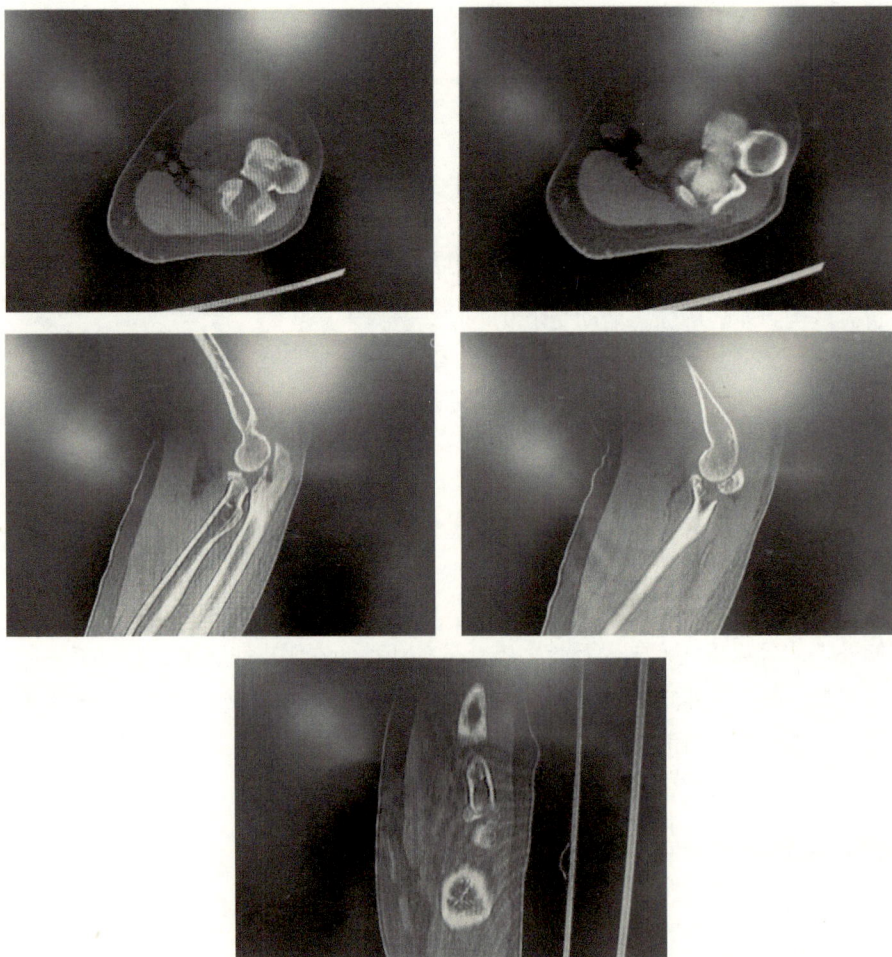

图 9-11　入院 CT 检查结果

三、诊断

左桡骨头骨折。

四、诊疗经过

因患者桡骨头骨折合并桡骨颈骨折、桡骨头粉碎，遂行桡骨头置换治疗。

术中所见桡骨头如图 9-12 所示。

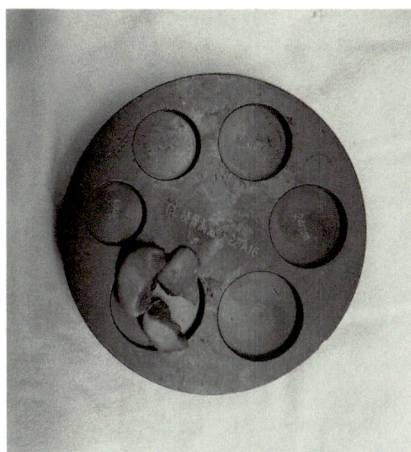

图 9-12　术中所见桡骨头

术后 X 线检查结果见图 9-13。

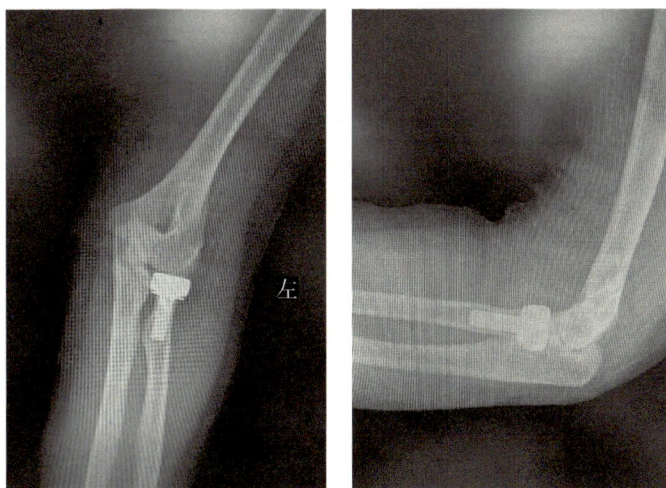

图 9-13　术后 X 线检查结果

五、出院情况

患者恢复良好出院。

六、讨论

对于桡骨头骨折同时合并桡骨颈骨折的患者，过去曾流行过"on table"技术，将所有骨碎块取出复位，然后使用钢板内固定骨折端，钢板需要放置在"安全区"，否则由于钢板阻挡导致前臂旋转受限。临床实践发现，使用钢板固定桡骨头骨折的病例中，即使钢板放置于"安全区"，但大多数患者术后仍存在不同程度的前臂旋转受限，效果并不能让人满意。有学者提出了"三脚架"固定技术，既减少了内固定阻挡，同时又提供了足够的稳定性，这项技术对于单纯桡骨颈骨折是可行的，术中应减少剥离，若剥离过多甚至桡骨头脱落分离，则骨折不愈合率显著增高，手术失败率高。目前对于桡骨头粉碎性骨折普遍接受行桡骨头置换治疗。我们认为，桡骨颈骨折是桡骨头置换的相对适应证。桡骨头置换手术操作简单，疗效良好。

（曾　啸）

病例 7　肘关节置换

一、病例摘要

患者女，67 岁。

主诉：车祸致左肘肿痛，活动受限 3 日。

现病史：患者 3 日前发生车祸致左肘肿痛，在外院完善 X 线检查提示左肱骨远端粉碎性骨折，外院考虑骨折粉碎，内固定效果欠佳，建议转院治疗，患者为进一步诊疗，遂来我院就诊。

二、查体

（一）专科检查

左肘肿痛，左肘可见散在皮肤擦伤，左肘环压痛，可触及明显骨擦感及异常活动，左上肢纵向叩击痛（+），左上肢肢端血运、感觉及活动正常；骨盆未见明显异常，左髋部疼痛，局部轻压痛，未触及骨擦感及异常活动；双下肢肢端血运、感觉及活动正常。

（二）辅助检查

入院 X 线检查结果见图 9-14。

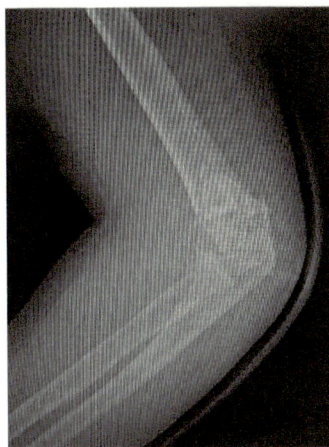

图 9-14　入院 X 线检查结果

入院 CT 检查结果见图 9-15。

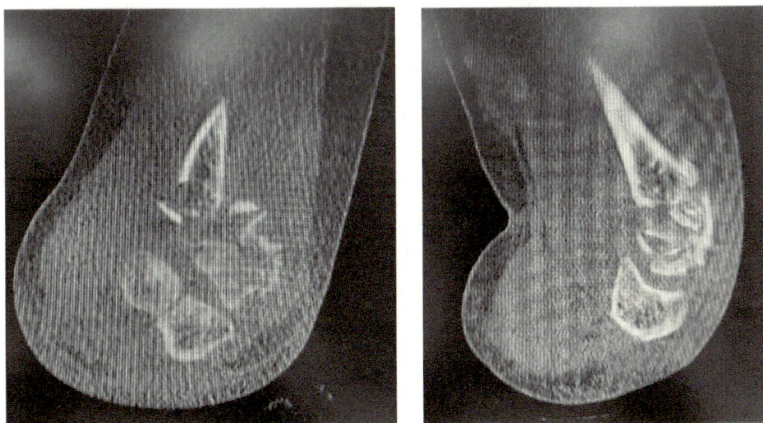

图 9-15　入院 CT 检查结果

CT 三维重建见图 9-16。

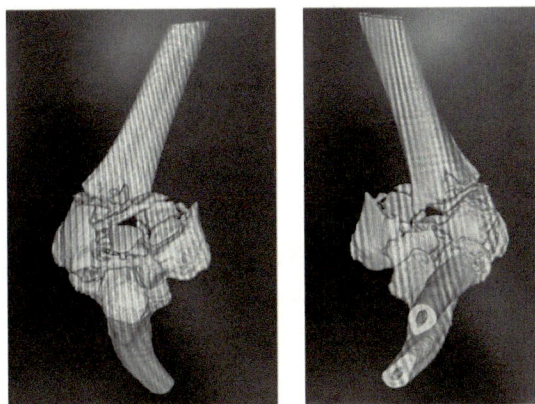

图 9-16　CT 三维重建

三、诊断

左肱骨远端粉碎性骨折。

四、诊疗经过

患者肱骨远端骨折粉碎严重，内固定失败率高，考虑患者平素已无须行重体力劳动，故决定给予行肘关节置换术。等待患者肘部皮损结痂脱落后，择期手术治疗。

术中清理骨折块后的情况见图9-17，放置假体后的情况见图9-18。

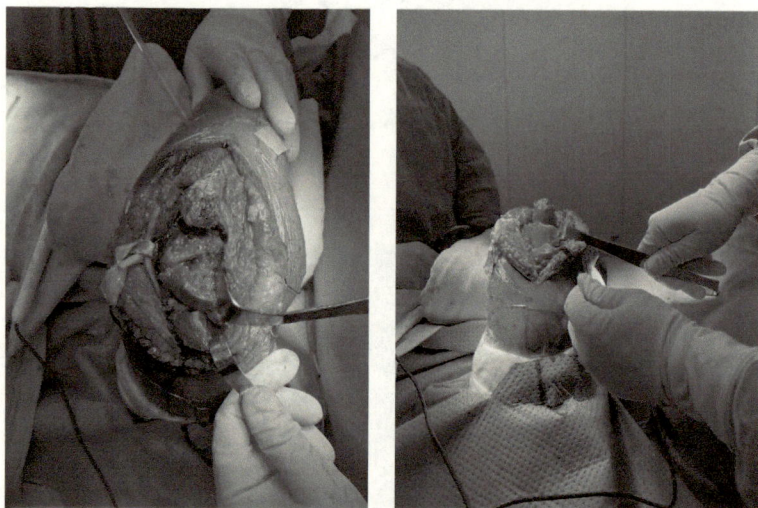

图 9-17　术中清理骨折块后的情况

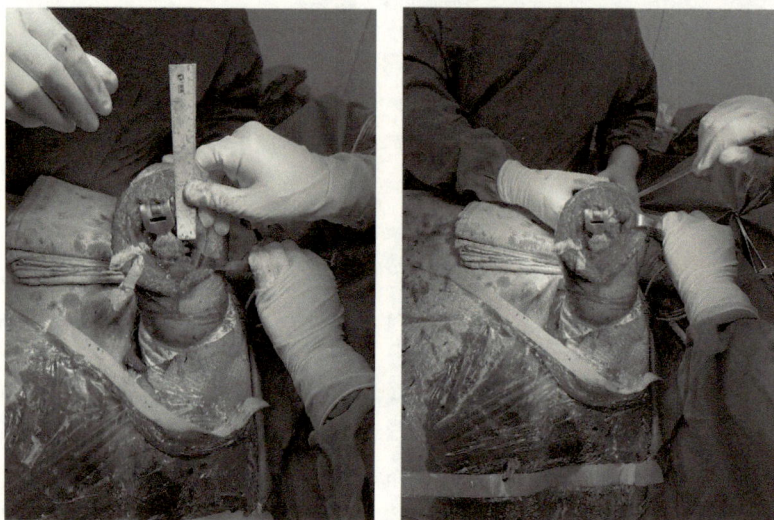

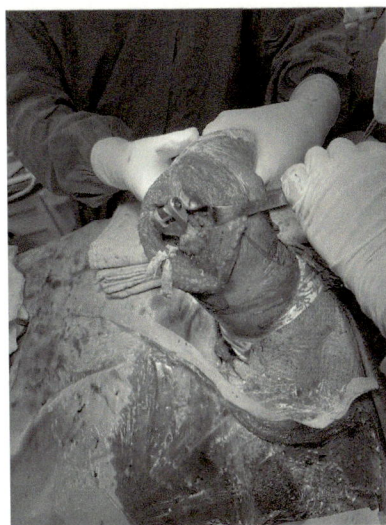

图 9-18 放置假体后的情况

术中患者肘关节被动屈伸活动良好（图 9-19）。

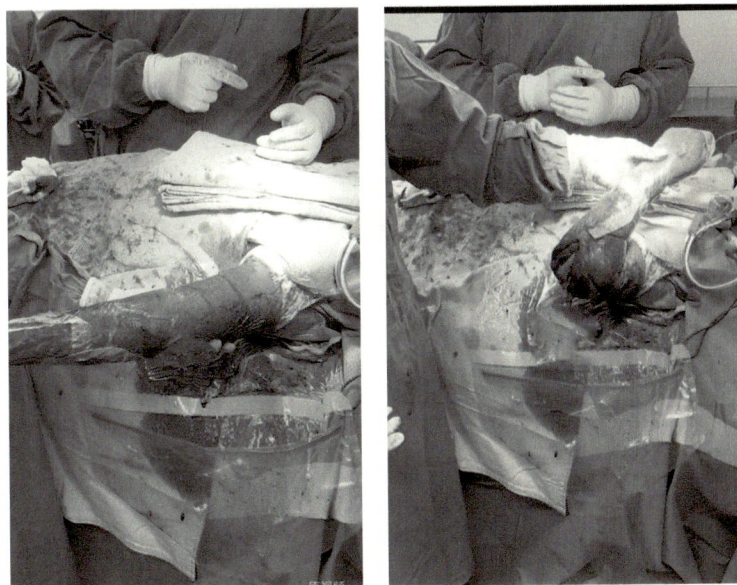

图 9-19 术中患者肘关节被动屈伸活动良好

术中患者前臂旋转活动良好（图 9-20）。

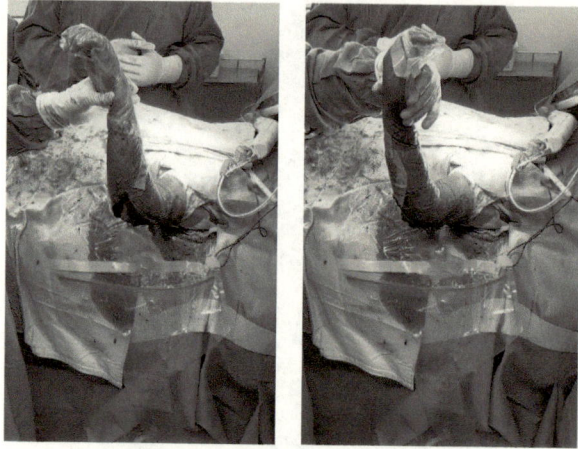

图 9-20　术中患者前臂旋转活动良好

术后情况见图 9-21、图 9-22。

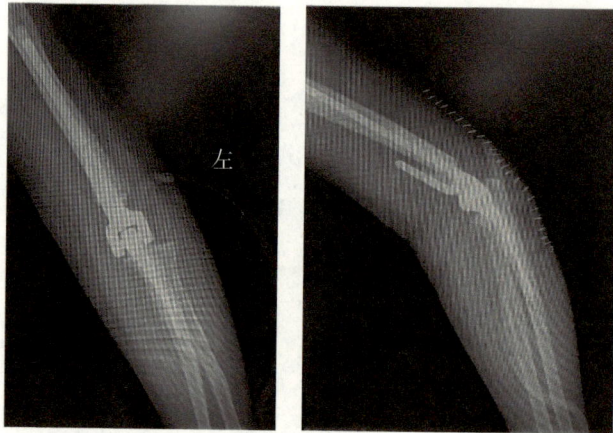

左

图 9-21　术后复查 X 线结果

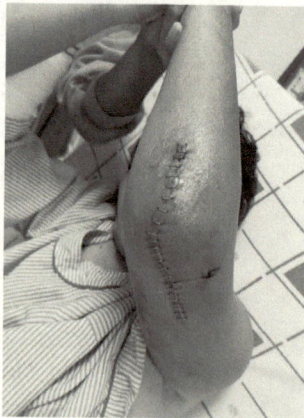

图 9-22　手术切口外观

五、出院情况

患者术后病情稳定出院，出院后 2 周顺利拆除手术切口缝线，指导患者积极进行功能锻炼。

术后 2 个月患者能主动屈伸活动患肘，功能良好。

六、讨论

肘关节置换术目前主要运用于肘关节骨病（如类风湿性关节炎、夏科关节）及肘关节严重损伤，无法有效内固定修复的病例中。目前国内肘关节置换手术开展得并不多，在北京、上海、广州、深圳等一线城市开展病例相对较多。肘关节置换术后肘关节屈伸活动功能恢复效果确切，但存在持物重量限制的缺点，所以多用于无须行体力劳动的老年患者。

（曾　啸）

病例 8　脊髓型颈椎病

一、病例摘要

患者男，37 岁。

主诉：右侧颈肩发紧感 3 周余。

现病史：患者 3 周前无明显诱因出现右颈肩部发紧，三角肌处明显，无明显肩颈部疼痛，无头晕头痛、恶心呕吐，曾行中医理疗治疗后，症状稍有好转。现患者为求进一步系统诊治，遂就诊于我院门诊，门诊医师拟"项痹，脊髓型颈椎病"收治我科。

既往史：1 年前颈部外伤史，外伤后全身麻木过电感。既往胆囊切除病史。否认高血压、糖尿病、冠心病、肾脏疾病病史，否认肝炎、结核等传染病病史，否认手术、输血、中毒史，否认药物、食物过敏史。

二、查体

（一）体格检查

发育正常，营养中等，形体适中，正常面容，表情自如。自动体位，意识清楚，精神良好，语言清晰流畅，查体合作。对答切题，呼吸均匀，无异常气味闻及。舌质黯淡、边有齿痕，苔白腻，脉弦细。心率 74 次 / 分。余体格检查未见异常。

（二）专科检查

颈椎生理弯曲存在，颈 4、颈 5、颈 6 棘突压痛（+）、叩压痛（+），棘突旁压痛（+），双上肢各皮节区针刺觉正常。肌力：耸肩肌力左 / 右 = Ⅴ / Ⅴ，肩外展肌力左 / 右= Ⅴ / Ⅴ，屈肘肌力左 / 右 = Ⅴ / Ⅳ，伸肘肌力左 / 右 = Ⅴ / Ⅳ，伸腕肌力左 /

右 = Ⅴ / Ⅳ，屈腕肌力左 / 右 = Ⅴ / Ⅳ，握力左 / 右 = Ⅴ / Ⅳ，双上肢肌张力正常，双上肢肌容积正常。特殊检查：左上肢 / 右上肢臂丛牵拉试验（－）/（＋），左 / 右侧椎间孔挤压试验（－）/（＋），叩顶试验（＋），颈椎载荷试验（＋）；深反射：左 / 左侧肱二头肌反射减弱 / 减弱，左 / 左侧肱三头肌反射正常 / 减弱，左 / 右侧桡骨骨膜反射正常 / 减弱。病理征：左 / 右侧霍夫曼征（＋＋）/（＋＋），左 / 右侧巴宾斯基征（－）/（－），左 / 右侧查多克征（－）/（－），左 / 右侧髌阵挛（－）/（－），左 / 右侧踝阵挛（－）/（－）。

（三）辅助检查

外院 MRI（2023-11-26）示：颈椎退行性变，颈椎轻度反弓，轻度骨质增生；颈 3/4 椎间盘向左后突出，颈 4/5、颈 5/6 椎间盘向后突出，颈 3/4 左侧、颈 4/5 双侧侧隐窝及神经根受压；颈 4/5 水平颈髓异常信号，考虑颈髓变性可能。肌电图示：右侧腋神经运动传导功能（三角肌）轻度受损，双侧三角肌、肱三头肌 EMG 提示轻度慢性神经源性损伤，考虑双侧颈 5 ~ 7 神经根轻度受损。

三、诊断

初步诊断：脊髓型颈椎病。

鉴别诊断如下。①中医鉴别诊断：本病需与痿证相鉴别。前者有疼痛；后者一般无明显疼痛，且后者一侧肢体痿废无力不用为症状。结合影像学检查不难鉴别。②西医鉴别诊断：需与落枕相鉴别。二者均可有头颈疼痛，但落枕发病为急性经过，为睡眠时姿势不良所致的静力性损伤，常在睡眠后出现颈部疼痛，活动欠利，结合 X 线检查不难鉴别。

最终诊断：脊髓型颈椎病。

四、诊疗经过

入院颈椎 X 线检查（图 9-23）提示颈 4/5 不稳。

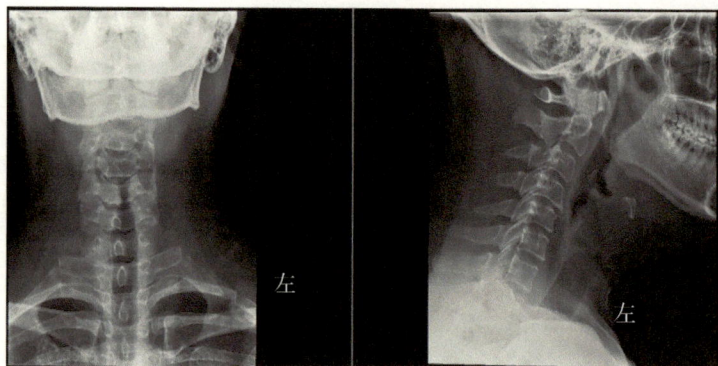

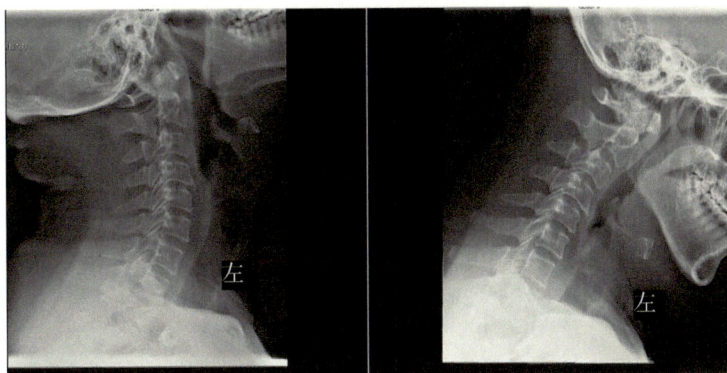

图 9-23 入院颈椎 X 线检查结果

颈椎 CT 检查（图 9-24）提示颈椎反弓，颈椎多节段退变，颈 4/5 椎间盘突出。

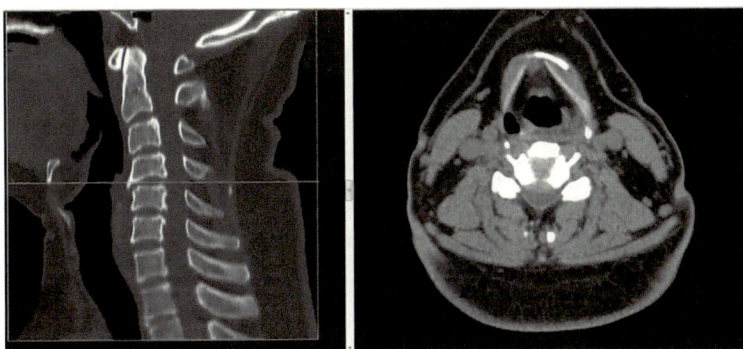

图 9-24 入院颈椎 CT 检查结果

颈椎 MRI 检查（图 9-25）提示颈 4/5 节段水平脊髓高信号影，考虑脊髓缺血性改变。

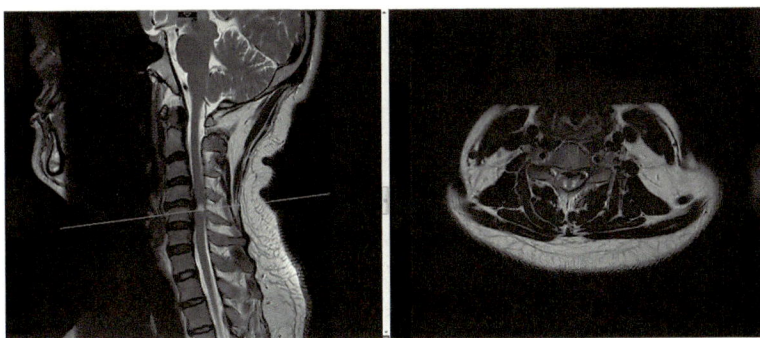

图 9-25 MRI 检查结果

患者诊断明确，临床症状、体征和影像学检查相符。影像学检查提示神经受压，患者临床症状严重，严重影响患者生活质量，既往行保守治疗效果不佳，本次住院后结合影像资料及临床症状体征，告知患者保守治疗效果不佳，有明确手术指征。已详细同患者及其家属充分沟通病情，已详细告知患者保守与手术治疗的各自利弊，患者及其家属要求手术治疗，告知患者微创手术和开放手术的利弊及风险问题，患者及其家属经慎重考虑后选择手术治疗，并同意目前手术方案。患者目前一般情况好，无明显手术禁忌。

手术名称：颈椎前路颈 4/5 脊髓硬膜外髓核摘除术 + 颈 4/5 椎管神经根管扩大减压术 + 颈 4/5 椎管神经根管扩大成形术 + 颈 4/5 神经根粘连松解术 + 颈 4/5 椎间零切迹融合器植骨融合内固定术 + 取髂骨植骨术。

手术步骤如下。

（1）麻醉成功后，使患者翻身仰卧于手术台，后颈部垫枕，颈后伸中立位，右臀部垫枕，消毒，铺巾。

（2）取右髂骨前棘最高点后 2 cm 斜行切口，切口长约 2 cm，依次切开皮肤、皮肤筋膜，显露骨膜，骨膜剥离器剥开髂棘骨膜，骨刀凿取适量髂骨 1 块，刮匙刮取适量松质骨，骨蜡覆盖骨缺损，填塞明胶海绵，依次缝合皮下筋膜及皮肤。无菌敷料包扎。

（3）取颈右前方横行切口，长约 4 cm，切开皮肤、皮下，切开颈阔肌筋膜，上、下潜行游离各 2 cm，从颈动脉鞘内侧向深部解剖分离直达椎前筋膜。用 Cloward 颈前路拉钩向内侧牵开食管、气管，向外侧牵开颈动脉血管鞘，切开前纵韧带，上下剥离，用 Cloward 螺钉、C 臂机确认颈 4/5 节椎间隙后，安置 Caspar 撑开器。用 15 号刀片切开颈 4/5 椎前方纤维环，用髓核钳及带角小刮匙切除椎间盘，刮除软骨终板软骨面，用 1 mm 超薄 Kerrison 咬骨钳小心清除骨化的后纵韧带，颈 4/5 上、下两侧神经根管扩大减压，松解神经根粘连。冲洗创口，咬除颈 4/5 椎体前缘增生性骨赘后，利用自体取髂骨颗粒填塞 Cage 椎间植骨融合，并植入颈 4/5 间隙，螺钉斜行固定在上下椎体上，C 臂机确认颈椎生理弧度及颈 4/5 椎间高度恢复正常，螺钉长度合适，内固定及聚醚醚酮（PEEK）合适在位。

（4）置负压引流，缝合颈阔肌筋膜、皮下及皮肤，加盖敷料，外用颈前后托外固定。

术后复查 X 线提示内植物稳定在位（图 9-26）。

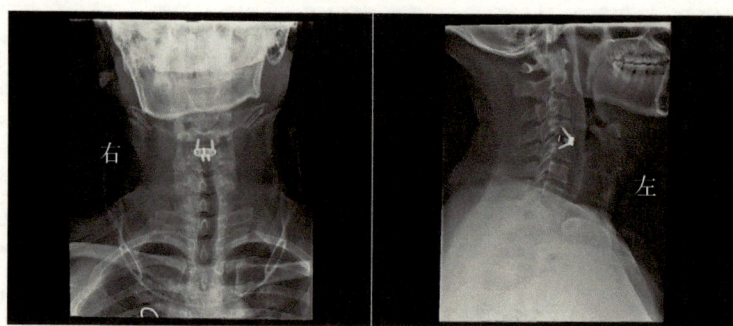

图 9-26　术后复查 X 线结果

术后复查 CT 提示颈 4/5 节段减压完全（图 9-27）。

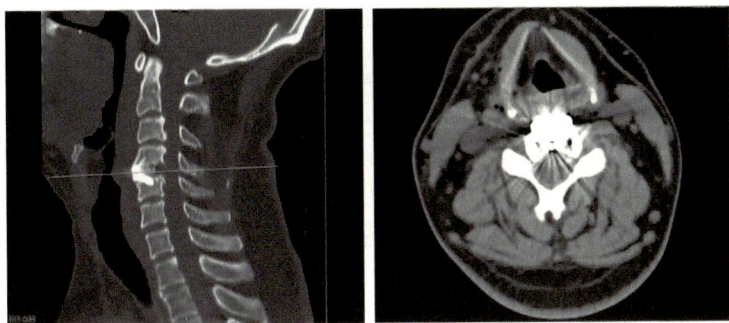

图 9-27　术后复查 CT 结果

五、出院情况

患者神清，精神可，右颈肩部发紧，左侧上肢外侧肌肉跳动等症状较前好转，手术切口无红、肿、热、痛，敷料干燥、清洁，纳可，眠可，二便调。

六、讨论

脊髓型颈椎病是颈椎病的严重类型，患者存在颈椎间盘突出、黄韧带和小关节囊内陷、椎管狭窄等退行性变，这些病变均可导致脊髓或硬膜囊受压，继而引起四肢无力、麻木等症状，甚至可引起大小便障碍、截瘫。手术是脊髓型颈椎病的首选治疗方式，其治疗目标是对脊髓进行减压，维持颈椎稳定性，阻止病情进展，保留患者神经功能。传统的颈前路减压植骨融合内固定（ACDF）手术可改善颈椎曲度，解除脊髓压迫，但该术式的手术入路毗邻前方重要结构，操作精细、烦琐，对手术者技能要求较高，术后并发症发生风险也较高。颈椎零切迹椎间融合器作为颈前路内固定系统，可经颈椎前路进行椎间融合，其利用生物力学原理，通过融合器、钢板支撑固定节段椎体，以实现颈椎部位的力学稳定性。零切迹椎间融合器可完全置入椎间隙中，能避免与颈椎椎体前软组织接触。零切迹椎间融合器由聚醚醚酮制成，其生物相容性好，长期稳定性好。笔者研究发现，采用颈椎零切迹椎间融合器较采用传统 ACDF 手术，手术时间更短，而出血量、住院时间均无差异。这是由于 ACDF 手术操作时毗邻前方重要结构，操作要求更加精细、烦琐，因此耗时更长。而颈椎零切迹椎间融合器完全置入椎间隙中，可避免对颈椎椎体前的软组织损伤，手术操作时间更短。笔者认为，颈椎零切迹椎间融合器与传统 ACDF 手术治疗颈椎病均能取得较好的临床效果，而颈椎零切迹椎间融合器治疗颈椎病的优势在于其可更好地促进患者恢复。

（冯华龙）

病例 9　神经根型颈椎病

一、病例摘要

患者男，52 岁。

主诉：右侧肩部伴上肢外侧胀痛 2 月余。

现病史：患者 2 个月前过度劳累后出现右侧肩部伴上肢外侧胀痛，无头晕、头痛，无恶心、呕吐，无晨起肩部僵硬等症，曾至我院门诊进行抗炎止痛、针灸推拿等治疗，症状缓解不明显。现患者症状严重，影响日常生活及睡眠，为求进一步系统诊治，门诊医师拟"神经根型颈椎病"收治我科。

既往史：否认高血压、糖尿病、冠心病、肾脏疾病病史，否认肝炎、结核等传染病病史，否认外伤、手术、输血、中毒史，否认药物、食物过敏史。

二、查体

（一）体格检查

发育正常，营养中等，形体适中，正常面容，表情自如。自动体位，意识清楚，精神一般，语言清晰流畅，查体合作。对答切题，呼吸均匀，无异常气味闻及。舌质黯红、边有齿痕，苔白腻，脉弦细。心率 81 次 / 分。余体格检查未见异常。

（二）专科检查

颈椎生理弯曲存在，颈 4、颈 5 棘突压痛（－）、叩压痛（－），棘突旁压痛（－），双上肢各皮节区针刺觉正常。肌力：耸肩肌力左 / 右 = Ⅴ / Ⅴ，肩外展肌力左 / 右 = Ⅴ / Ⅴ，屈肘肌力左 / 右 = Ⅴ / Ⅳ，伸肘肌力左 / 右 = Ⅴ / Ⅳ，伸腕肌力左 / 右 = Ⅴ / Ⅳ，屈腕肌力左 / 右 = Ⅴ / Ⅳ，握力左 / 右 = Ⅴ / Ⅳ，双上肢肌张力正常，双上肢肌容积正常。特殊检查：左上肢 / 右上肢臂丛牵拉试验（－）/（＋），左 / 右侧椎间孔挤压试验（－）/（＋），叩顶试验（＋），颈椎载荷试验（＋）。深反射：左 / 右侧肱二头肌反射正常 / 减弱，左 / 右侧肱三头肌反射正常 / 减弱，左 / 右侧桡骨骨膜反射正常 / 减弱。病理征：左 / 右侧霍夫曼征（－）/（＋），左 / 右侧巴宾斯基征（－）/（－），左 / 右侧查多克征（－）/（－），左 / 右侧髌阵挛（－）/（－），左 / 右侧踝阵挛（－）/（－）。余生理反射存在，病理反射未引出。右上肢痛 VAS=8 分，JOA=11 分，ODI=52%。

（三）辅助检查

2024-01-11 预约肌电图诊断意见：双上肢慢性神经源性损害电生理表现，累及右侧颈 6 至胸 1 神经根为主，左侧颈 8 至胸 1 神经支配肌也有轻度累及。请结合临床。

2024-01-11 磁共振平扫（1.5T）（新）（颈椎）诊断意见：颈 3/4 至颈 5/6 椎间盘突

出（左侧椎间孔型）；颈 6/7 椎间盘膨出；颈椎退行性变；颈 6/7 椎体相对缘 I 型终板炎。

2024-01-11 CT 平扫（新）（胸部）诊断意见：颈 3/4、颈 4/5、颈 5/6 椎间盘突出（中央型）；颈 6/7 椎间盘突出（中央偏右型），建议必要时 MRI 检查；颈椎退行性变；颈 5、颈 6 椎体终板炎。左肺少许纤维灶。胸膜局部增厚。左侧第 9 后肋陈旧性骨折。

2024-01-11 常规心电图检查（12 导联）诊断意见：窦性心律，正常心电图。

三、诊断

初步诊断：神经根型颈椎病。

鉴别诊断如下。①中医鉴别诊断：本病需与痿证相鉴别。前者有疼痛；后者一般无明显疼痛，且后者一侧肢体痿废无力不用为症状。结合影像学检查不难鉴别。②西医鉴别诊断：需与落枕相鉴别。二者均可有头颈疼痛，但落枕发病为急性经过，为睡眠时姿势不良，又外受风寒发生的静力性损伤，常在睡眠后出现颈部疼痛，活动欠利，结合 X 线检查不难鉴别。

最终诊断：神经根型颈椎病。

四、诊疗经过

入院 X 线检查提示颈椎变直（图 9-28）。

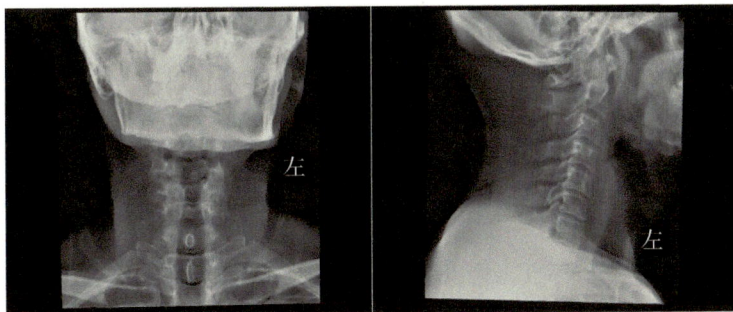

图 9-28　入院 X 线检查结果

颈椎 CT 检查（图 9-29）提示颈 5/6、颈 6/7 右侧神经根孔狭窄。

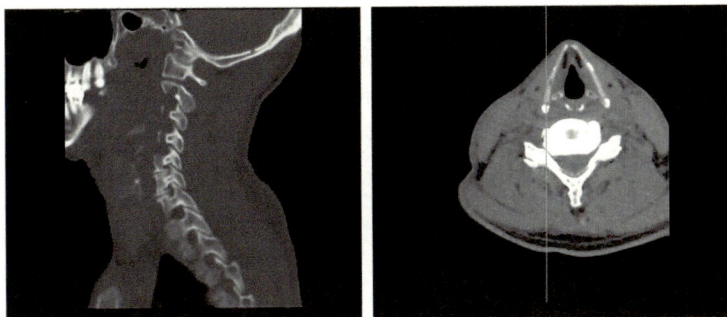

图 9-29　入院 CT 检查结果

颈椎 MRI 检查（图 9-30）提示颈 5/6、颈 6/7 右侧神经根孔狭窄，相应神经根受压。

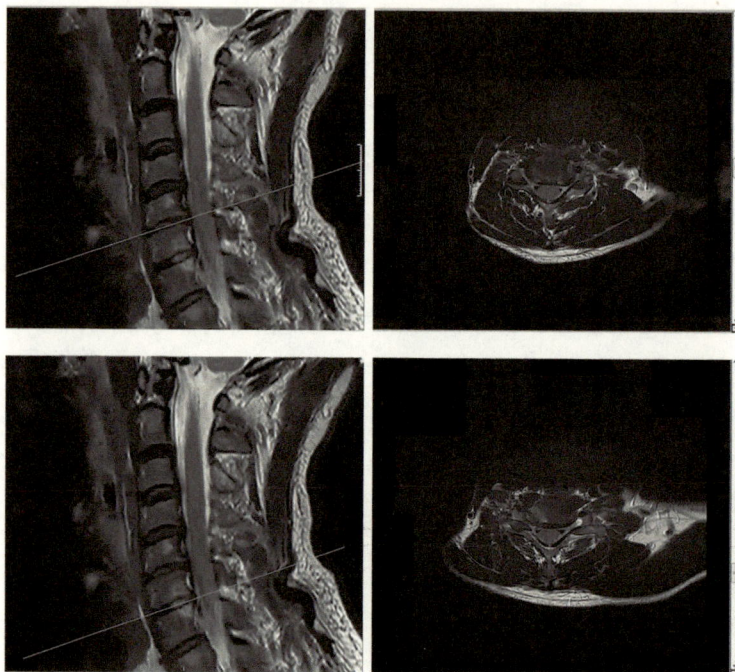

图 9-30　入院 MRI 检查结果

EMG：所查左、右上肢肌放松时均未见自发电位出现，轻收缩时部分时限增宽伴电压偏高，重收缩时募集反应可。

SCV：左、右正中神经，右尺神经 SCV 在正常范围内，尺神经 SNAP 波幅偏低。

MCV：左、右正中神经，右尺神经 MCV、CMAP 波幅及远端潜伏期在正常范围内。

F 波：左、右正中神经记录的 F 反应出现率正常，潜伏期正常。

意见：双上肢慢性神经源性损害电生理表现，累及右侧颈 6 至胸 1 神经根为主，左侧颈 8 至胸 1 神经支配肌也有轻度累及。请结合临床。

双上肢肌电图提示相应神经根受压。

患者目前诊断明确，临床症状、体征和影像学检查相符。影像学检查提示神经受压，患者临床症状严重，严重影响患者生活质量，既往行保守治疗效果不佳，本次住院后结合影像资料及临床症状体征，告知患者保守治疗效果不佳，有明确手术指征。已详细同患者及其家属充分沟通病情，已详细告知患者保守与手术治疗各自的利弊，患者及其家属要求手术治疗，告知患者微创手术和开放手术的利弊及风险问题，患者及其家属经慎重考虑后选择手术治疗，并同意目前手术方案。目前患者一般情况好，无明显手术禁忌。

手术方案：颈椎前路颈 5/6、颈 6/7 脊髓硬膜外髓核摘除术 + 颈 5/6、颈 6/7 椎管神经根管扩大减压术 + 颈 5/6、颈 6/7 椎管神经根管扩大成形术 + 颈 5/6、颈 6/7 神经根粘连松解术 + 颈 5/6、颈 6/7 椎间零切迹融合器植骨融合内固定术 + 取髂骨植骨术。

手术步骤如下。

（1）麻醉成功后，使患者翻身仰卧于手术台，后颈部垫枕，颈后伸中立位，右臀部垫枕，消毒，铺巾。

（2）取右髂骨前棘最高点后 2 cm 斜行切口，切口长约 2 cm，依次切开皮肤、皮肤筋膜，显露骨膜，骨膜剥离器剥开髂棘骨膜，骨刀凿取适量髂骨 1 块，刮匙刮取适量松质骨，骨蜡覆盖骨缺损，填塞明胶海绵，依次缝合皮下筋膜及皮肤。无菌敷料包扎。取颈右前方横行切口，长约 4 cm，切开皮肤、皮下，切开颈阔肌筋膜，上、下潜行游离各 2 cm，从颈动脉鞘内侧向深部解剖分离直达椎前筋膜。用 Cloward 颈前路拉钩向内侧牵开食管、气管，向外侧牵开颈动脉血管鞘，切开前纵韧带，上下剥离，用 Cloward 螺钉、C 臂机确认颈 4/5 节椎间隙后，安置 Caspar 撑开器。用 15 号刀片切开颈 4/5 椎前方纤维环，用髓核钳及带角小刮匙切除椎间盘，刮除软骨终板软骨面，用 1 mm 超薄 Kerrison 咬骨钳小心地清除骨化的后纵韧带，颈 4/5 上下两侧神经根管扩大减压，松解神经根粘连。冲洗创口，咬除颈 4/5 椎体前缘增生性骨赘后，利用自体取髂骨颗粒填塞 Cage 椎间植骨融合，并植入颈 4/5 间隙，螺钉斜行固定在上下椎体上，C 臂机确认颈椎生理弧度及颈 4/5 椎间高度恢复正常，螺钉长度合适，内固定及 PEEK 合适在位。

（3）置负压引流，缝合颈阔肌筋膜、皮下及皮肤，加盖敷料，外用颈前后托外固定。

术后 X 线检查提示内植物稳定在位（图 9-31）。

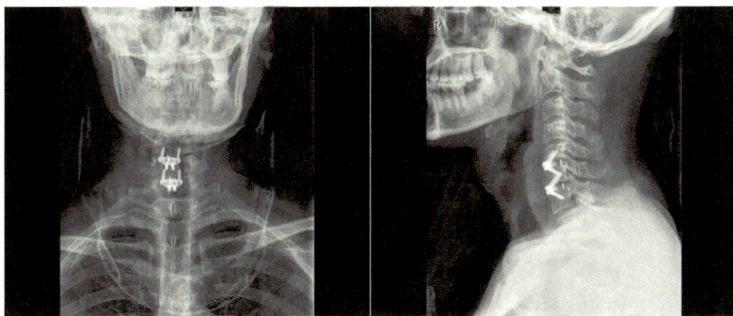

图 9-31 术后 X 线检查结果

术后 CT 检查提示颈 5/6、颈 6/7 减压彻底（图 9-32）。

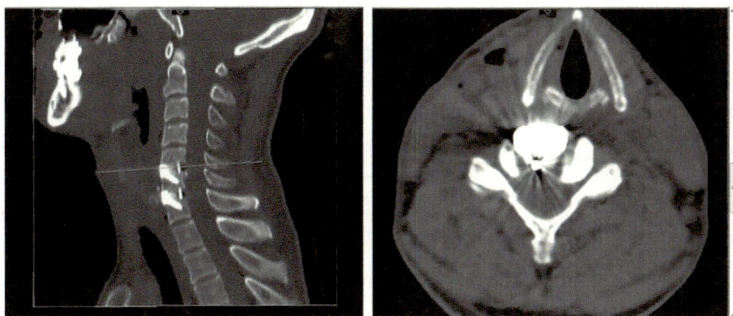

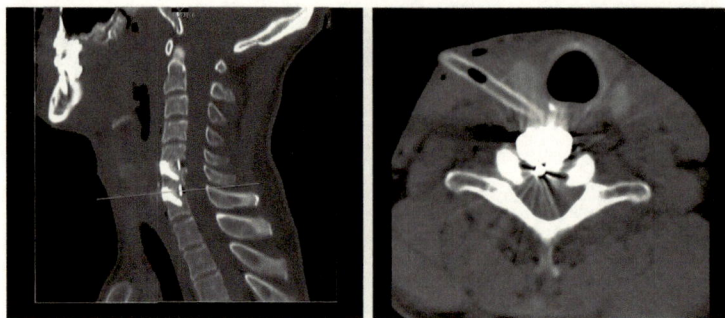

图 9-32　术后 CT 检查结果

五、出院情况

患者神清，精神一般，右侧肩部伴右上肢外侧胀痛明显好转，手术切口无红、肿、热、痛，敷料干燥、清洁，纳可，寐差，小便调，大便溏。

六、讨论

神经根型颈椎病（CSR）是一种因颈椎退变、颈椎神经根受椎间盘压迫等因素导致该神经根所分布区域的运动、感觉以及反射发生功能障碍的临床症状的总称。目前，治疗CSR 的经典术式为颈椎前路椎间盘切除融合术（ACDF），该术式安全、有效，得到广泛应用。传统颈椎前路手术因接骨板较厚，手术显露范围较大，创伤大，接骨板对食管等软组织的机械刺激等因素，导致吞咽困难、颈部不适、饮水呛咳等，甚至融合器下沉、接骨板移位脱落、食管瘘等严重并发症。Zero-P 零切迹颈椎前路椎间植骨融合系统避免了融合器下沉、脱出，改善椎间隙高度，减少组织剥离范围，缩短手术时间及出血量，对食管等软组织的刺激减少，能够有效降低邻椎退变的发生率及减少术后吞咽困难的发生率。本观察组应用的新型低切迹接骨板一体化融合器系统就属于低切迹接骨板，相对于传统手术接骨板，有着更低的切迹，更贴附于椎体前缘，与 Zero-P 零切迹颈椎前路椎间植骨融合系统一样，手术时间短，操作简便，能够明显降低上述并发症的发生率。

（冯华龙）

病例 10　腰椎滑脱症

一、病例摘要

患者女，63 岁。

主诉：腰痛伴双下肢麻痛加重 1 年。

现病史：患者述 1 年前劳累后出现腰痛伴双下肢麻痛，右下肢严重，保守治疗一直未见好转，症状加重，间歇性跛行（10 m），MRI 检查提示腰 4 椎体滑脱，2 个月前出现左肩关节疼痛活动受限，现患者症状严重，影响日常生活及睡眠，为求进一步系统治疗，遂来我院住院，门诊医师拟"腰椎间盘突出症，腰椎滑脱症"收治入院。

既往史：高血压20年，高胆固醇血症10余年，甲状腺功能亢进病史4个月，绝经后重度骨质疏松症病史，胆囊切除术后，扁桃体切除术后，膝关节镜术后。否认糖尿病、冠心病、肾脏疾病病史，否认肝炎、结核等传染病病史，否认输血、中毒史，否认药物、食物过敏史。

二、查体

（一）体格检查

发育正常，营养中等，形体适中，正常面容，表情自如。自动体位，意识清楚，精神良好，语言清晰流畅，查体合作。对答切题，呼吸均匀，无异常气味闻及。舌质黯红、边有齿痕，苔薄白，脉弦细。余体格检查未见异常。

（二）专科检查

腰椎生理曲度存在，双侧腰背肌紧张，腰部活动稍受限，腰3/4、腰4/5、腰5/骶1椎体棘突、棘突间压痛、叩击痛，挺腹加压试验（＋），双侧"4"字征（－）。肌力：屈髋肌力左/右＝Ⅴ/Ⅴ，伸膝肌力左/右＝Ⅴ/Ⅴ，胫骨前肌肌力左/右＝Ⅳ/Ⅳ，足踇趾背伸肌力左/右＝Ⅳ/Ⅳ，踝关节跖屈肌力左/右＝Ⅳ/Ⅳ，足外翻肌力左/右＝Ⅳ/Ⅳ。双下肢肌张力正常，双大腿、小腿肌容积正常。特殊检查：左下肢/右下肢直腿抬高试验40°（＋）/20°（＋）、加强试验（＋）/（＋）。左下肢/右下肢股神经牵拉试验正常/阳性。感觉：右小腿外侧、足底感觉减退。反射：左/右侧膝腱反射正常/正常，左/右侧跟腱反射减弱/减弱。病理征：左/右侧巴宾斯基征（－）/（－），左/右侧查多克征（－）/（－），左/右侧奥本海姆征（－）/（－），左/右侧戈登征（－）/（－），左/右侧髌阵挛（－）/（－），左/右侧踝阵挛（－）/（－）。余生理反射存在，病理反射未引出。右下肢麻痛VAS=8分，JOA=11分，ODI=52%。

（三）辅助检查

2023-12-18 CT平扫（新）（颅脑）诊断意见：脑实质未见明显异常，双侧颈内动脉虹吸段、双侧椎动脉粥样硬化。

2023-12-18 四肢血管彩色多普勒超声诊断意见：甲状腺无回声，TI-RADS 1级。甲状腺混合回声，TI-RADS 2级；双侧甲状旁腺区未见明显异常；双侧颈部未见明显肿大淋巴结；双下肢动脉粥样硬化伴斑块形成；双下肢动脉彩色多谱勒血流未见明显异常，双下肢深静脉未见明显异常声像；双侧下肢静脉内彩色血流充盈；心脏形态结构未见明显异常；左室舒张功能减退，收缩功能正常范围。

三、诊断

初步诊断：腰椎间盘突出症，腰椎管狭窄症，腰椎滑脱症，左肩周炎，高血压，甲状腺功能亢进，绝经后重度骨质疏松症，高胆固醇血症。

鉴别诊断如下。①中医鉴别诊断：本病应与痿证相鉴别。两者病位主要都在肢体、关节。痹证以筋骨、肌肉、关节的酸痛、重着、屈伸不利为主要临床特点，但无瘫痪的表现，痿证则以肢体痿弱不用，肌肉瘦削为特点，痿证肢体关节一般不痛，痹证则均有疼痛，这是两者临床鉴别的要点。②西医鉴别诊断：本病应与第3腰椎横突综合征相鉴别，后者症状可表现为腰部疼痛，活动时加重，但多见于有外伤史和长期工作姿势不良者，查体可在第3腰椎横突末端扪及硬结和条索状物，触压痛明显，直腿抬高试验阴性，无神经根刺激症状，影像学无特殊异常表现。

最终诊断：腰椎间盘突出症，腰椎管狭窄症，腰椎滑脱症，左肩周炎，高血压，甲状腺功能亢进，绝经后重度骨质疏松症，高胆固醇血症。

四、诊疗经过

入院后完善相关检查。

腰椎X线正、侧位动力位检查提示腰4椎体Ⅰ度滑脱，腰5/骶1椎间关系不稳（图9-33）。

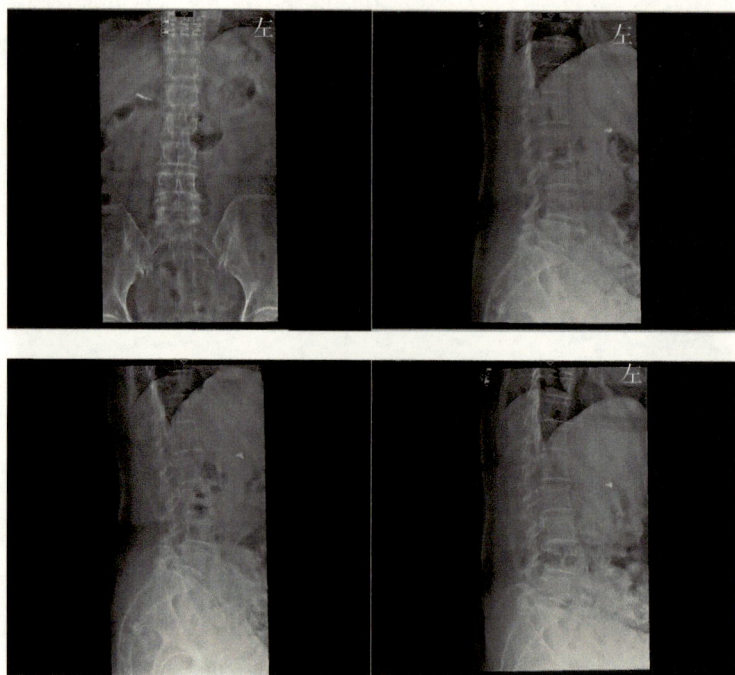

图9-33　入院腰椎X线检查结果

腰椎 CT 检查提示腰 4 椎体 I 度滑脱（图 9-34）。

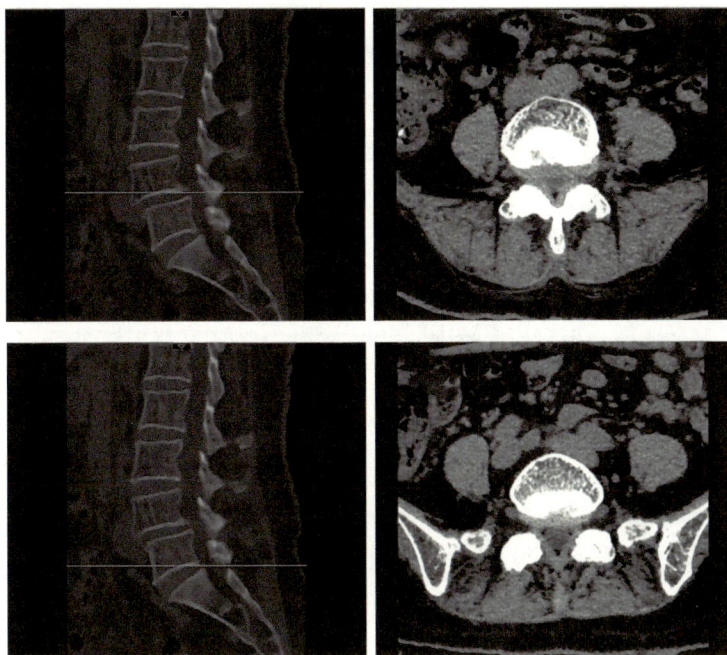

图 9-34　入院腰椎 CT 检查结果

腰椎 MRI 检查提示腰 4 椎体 I 度滑脱（图 9-35）。

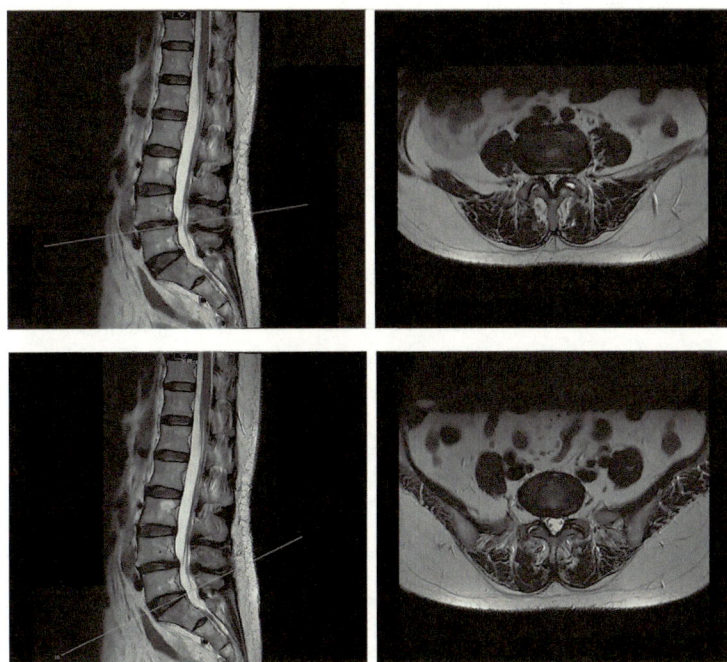

图 9-35　入院腰椎 MRI 检查结果

患者目前诊断明确，临床症状、体征和影像学检查相符。影像学检查提示神经受压，患者临床症状严重，影响患者生活质量，既往行保守治疗效果不佳，本次住院后结合影像资料及临床症状体征，告知患者保守治疗效果不佳，有明确手术指征。同患者及其家属充分沟通病情，并详细告知患者保守与手术治疗的各自利弊，患者及其家属要求手术治疗，告知患者微创手术和开放手术的利弊和风险问题，患者及其家属经慎重考虑后选择腰椎融合手术治疗，并同意目前手术方案。患者目前一般情况好，无明显手术禁忌。

手术名称：经皮机器人辅助下腰 4/5、腰 5/ 骶 1 脊髓硬膜外髓核摘除术 + 腰 4/5、腰 5/ 骶 1 椎管、神经根管减压术、椎管神经根管扩大成形术 + 腰 4、腰 5、骶 1 神经根粘连松解术 + 腰 4/5、腰 5/ 骶 1 椎弓根钉棒系统内固定术 + 腰 4/5、腰 5/ 骶 1 椎间 Cage 植骨融合术。

手术步骤如下。

（1）患者全身麻醉成功后俯卧于手术床上，予胸部及骨盆处加垫枕，调整腰桥致腰椎后前凸消失，消毒，铺巾。

（2）机器人辅助下经皮行腰 4、腰 5、骶 1 椎体双侧椎弓根钉植入各 1 枚，经皮置入双侧植入长度合适的预弯棒。

（3）取腰 4、腰 5、骶 1 棘突间隙为中心，正中右旁 1 cm 做长约 6 cm 切口，逐层切开皮肤、皮下，从椎板间隙进入，显露棘突，彻底电凝止血。保留棘上、棘间韧带，用电刀在正中右一旁切开背筋膜，使用 Cobb 骨膜剥离器在骨膜下剥离软组织，显露腰 4、腰 5、骶 1 右侧椎板间隙及关节突。使用骨刀行腰 4、腰 5、骶 1 上下关节突切除减压，发现黄韧带肥厚明显，仔细分离粘连的组织，显露硬膜，发现腰 4、腰 5、骶 1 椎间隙水平椎管内见突出椎间盘组织，神经根严重受压，周围粘连、卡压明显。潜行分离并运用脑棉片保护腰 4、腰 5、骶 1 神经根。运用髓核钳、铰刀、刮勺清除椎间组织及周围粘连及增生组织，进行试模确认大小合适 Cage；予清除取出之碎骨的软组织，处理好碎骨后予椎间打压植骨 Cage 植骨，放置好已经植骨的 Cage 于腰 4、腰 5、骶 1 椎间接近正中位置，经 C 臂机确认位置良好，各钉、棒位置、长短均良好，再次探查双侧腰 4、腰 5、骶 1 椎间隙及神经根情况良好。明胶海绵防粘连、填塞止血。

（4）切口留置负压引流球，逐层缝合，消毒手术切口，清洁包扎。

术后复查 X 线正、侧位片提示钉棒位置良好（图 9-36）。

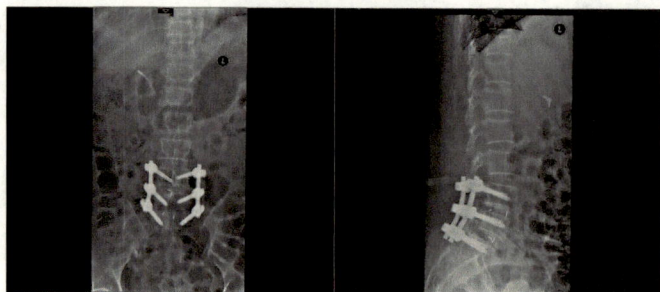

图 9-36　术后复查 X 线正、侧位片结果

术后复查 CT 提示腰 4 滑脱复位满意，植骨满意（图 9-37）。

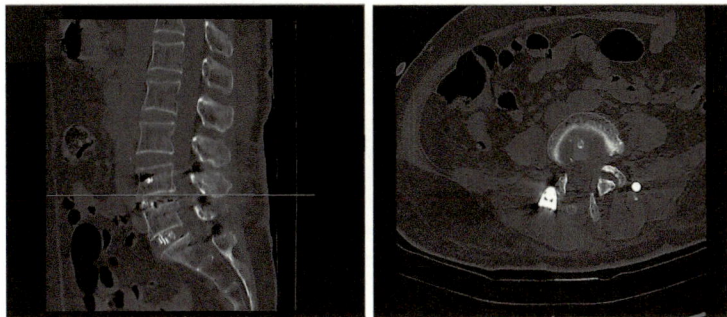

图 9-37 术后复查 CT 结果

五、出院情况

患者神清，精神可，腰痛、活动受限伴右下肢麻痛、左肩关节活动受限较前好转，手术切口无红、肿、热、痛，敷料干燥、清洁，纳可，眠差，二便调。

六、讨论

腰椎滑脱引起的顽固性腰痛常需手术治疗，滑脱椎体是否复位是影响手术疗效的关键。如何提高滑椎复位率，避免术中拔钉、椎体切割，避免术中、术后的相关并发症是目前脊柱外科腰椎方向关注的热点问题之一。为提高滑脱椎体复位率，提高手术疗效，华山医院骨科 2015 年提出采用简易提拉复位系统对滑脱椎体进行复位，效果满意。

技术要点如下。①滑椎全椎板减压时必须松解峡部增生、粘连的组织，必要时游离出上位神经根，避免损伤。②滑椎采用松质骨长尾螺钉，能够增加螺钉把持力。③椎间隙充分松解后用试模适当过撑，并向上撬拨，使滑椎部分复位。④提拉复位时先使用螺帽固定复位棒的尾端，棒的头端需要 1 个支点，若手术只做 1 个节段，可将支点放于体外头端，并在棒上放置滑块；若手术做 2 个节段，可在滑椎上节椎体置入长尾万向钉，将上节椎体钉尾作为复位棒的头端支点，利用扁担提吊原理提吊复位。注意头端支点是可移动的，一定不能固定死，不然会出现椎体切割甚至拔钉现象。

本技术优点如下。①手术操作相对简单，没有增加患者额外经济负担，简易提拉复位系统不需要体内植入，避免感染风险及排异反应。②相较于传统提拉复位法，本技术因头端有支点支撑且未固定，利用扁担提吊原理对滑脱椎体进行弹性复位，避免拔钉及滑椎椎体切割。③采用双侧 Cage 加椎前植骨融合，保证了融合率，更大的植骨面积对抗椎间剪切力，特别是在重度滑脱复位后，钉棒上的剪切力陡增，采用该植骨方法能很好地避免术后断钉断棒。

应特别注意：提拉复位要在椎间充分松解的基础上进行，且应先采用椎间撑开复位技术（注意术前评估上下终板），在撑开复位不满意的前提下采用提拉复位，不管是哪种提拉复位方法，对于真性滑脱患者，上位神经根的松解都至关重要。

综上所述，简易提拉复位系统在椎间撑开复位不满意时，能够为滑椎的解剖复位提供一种安全、有效的复位方法。椎间双 Cage 加椎前植骨融合既保证了椎间融合率，又降低了钉棒上的剪切应力，避免了术后断钉断棒，为手术的远期疗效提供了有力的保障。该复位方法值得在临床上推广应用。

（冯华龙）

病例 11 腰椎管狭窄症

一、病例摘要

患者女，46 岁。

主诉：腰痛间断发作 3 年，加重伴右下肢麻痛无力 1 周。

现病史：患者述 3 年前劳累后出现腰痛，活动受限，间断发作，间断治疗，1 周前无明显诱因下出现右下肢麻痛无力，间歇性跛行（小于 100 m），于我院门诊查 2023-12-26 磁共振平扫（1.5T）（新）（腰椎）诊断意见：考虑腰 5/ 骶 1 椎间盘向右后下方脱出，神经根受压，椎管狭窄；腰 4/5 椎间盘突出（中央型），椎管狭窄。腰椎退行性变；腰背部软组织筋膜炎。门诊医师拟"腰椎管狭窄症"收治入院。

既往史：既往有荨麻疹病史，口服盐酸奥洛他定片控制。否认高血压、糖尿病、冠心病、肾脏疾病病史，否认肝炎、结核等传染病病史，否认外伤、手术、输血、中毒史，否认药物、食物过敏史。

二、查体

（一）体格检查

体温 36.2℃，脉搏 110 次 / 分，呼吸 20 次 / 分，血压 115/71 mmHg。发育正常，营养中等，形体适中，正常面容，表情自如。自动体位，意识清楚，精神良好，语言清晰流畅，查体合作。对答切题，呼吸均匀，无异常气味闻及。舌质黯红、边有齿痕，苔薄白，脉弦细。余体格检查未见异常。

（二）专科检查

腰椎生理曲度存在，双侧腰背肌紧张，腰部活动稍受限，腰 3/4、腰 4/5、腰 5/ 骶 1 椎体棘突、棘突间压痛、叩击痛，挺腹加压试验（+），双侧 4 字征（−）。肌力：屈髋肌力左 / 右 = Ⅴ / Ⅴ，伸膝肌力左 / 右 = Ⅴ / Ⅴ，胫骨前肌肌力左 / 右 = Ⅳ / Ⅲ，足踇趾背伸肌力左 / 右 = Ⅳ / Ⅲ，踝关节跖屈肌力左 / 右 = Ⅳ / Ⅲ，足外翻肌力左 / 右 = Ⅳ / Ⅲ。双下肢肌张力正常，双大腿、小腿肌容积正常。特殊检查：左下肢 / 右下肢直腿抬高试验 40°（+）/10°（+）、加强试验（+）/（+）。左下肢 / 右下肢股神经牵拉试验正常 / 阳性。

感觉：右小腿外侧、足底感觉减退。反射：左/右侧膝腱反射正常/正常，左/右侧跟腱反射减弱/消失。病理征：左/右侧巴宾斯基征（－）/（－），左/右侧查多克征（－）/（－），左/右侧奥本海姆征（－）/（－），左/右侧戈登征（－）/（－），左/右侧髌阵挛（－）/（－），左/右侧踝阵挛（－）/（－）。余生理反射存在，病理反射未引出。右下肢痛VAS=8分，JOA=11分，ODI=52%。

（三）辅助检查

2023-12-26磁共振平扫（1.5T）（新）（腰椎）诊断意见：考虑腰5/骶1椎间盘向右后下方脱出，神经根受压，椎管狭窄；腰4/5椎间盘突出（中央型），椎管狭窄。腰椎退行性变，腰背部软组织筋膜炎。

常规心电图检查（12导联）诊断意见：窦性心律，正常心电图。

DR（全脊柱正、侧位片+腰椎动力位片（过伸过屈侧位片）+腰椎双斜位片）诊断意见：脊柱椎小关节紊乱，颈椎及腰椎退行性改变。颈、腰椎间盘病变可能，双侧骶髂关节炎待排查。建议必要时行CT或MRI进一步检查。

肌电图诊断意见：神经源性损害电生理表现，累及右侧腰5至骶1神经根，骶1见活动性损害。请结合临床。

三、诊断

（一）初步诊断

中医诊断：腰痛病，肝肾亏虚夹瘀。

西医诊断：腰椎管狭窄症，腰椎间盘突出症，荨麻疹。

中医辨病辨证依据：患者因"腰痛间断发作3年，加重伴右下肢麻痛无力1周"入院。四诊合参，本病属中医"腰痛病"范畴，证属"肝肾亏虚夹瘀"。缘患者年近五十，肝肾渐虚，久劳伤及肝肾，致肝肾渐亏，肝主筋，肾主骨，肝肾亏虚，不能荣养筋骨，"不荣则痛"；久虚兼瘀，经络运行不畅，"不通则痛"，故而局部疼痛。舌质黯红、边有齿痕，苔薄白，脉弦细。为肝肾亏虚夹瘀之征象。四诊合参，本病病位在肝肾及筋骨处，病情易反复，病程较长，若予积极治疗，预后尚可。

（二）鉴别诊断

中医鉴别诊断：本病应与痿证相鉴别。两者病位主要都在肢体、关节。痹证以筋骨、肌肉、关节的酸痛、重着、屈伸不利为主要临床特点，但无瘫痪的表现，痿证则以肢体痿弱不用，肌肉瘦削为特点，痿证肢体关节一般不痛，痹证则均有疼痛，这是两者临床鉴别的要点。

西医鉴别诊断：本病应与第3腰椎横突综合征相鉴别，后者症状可表现为腰部疼痛，活动时加重，但多见于有外伤史和长期工作姿势不良者，查体可在第3腰椎横突末端扪及硬结和条索状物，触压痛明显，直腿抬高试验阴性，无神经根刺激症状，影像学无特殊异常表现。

（三）最终诊断

中医诊断：腰痛病，肝肾亏虚夹瘀。

西医诊断：腰椎管狭窄症，腰椎间盘突出症，荨麻疹。

四、诊疗经过

入院后完善相关检查。

术前 MRI 检查提示腰 5/ 骶 1 椎间盘脱出，椎管狭窄（图 9-38）。

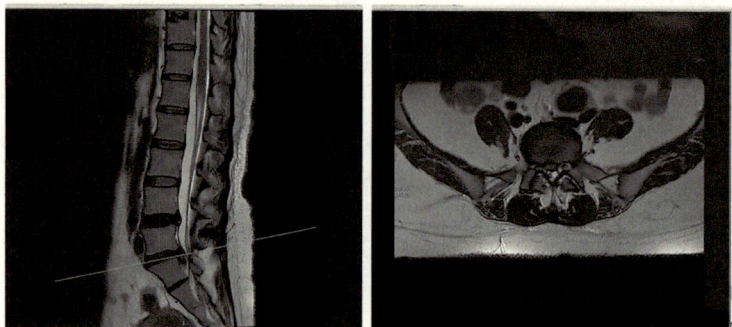

图 9-38　术前 MRI 检查结果

术前 CT 检查提示腰 5/ 骶 1 椎管狭窄（图 9-39）。

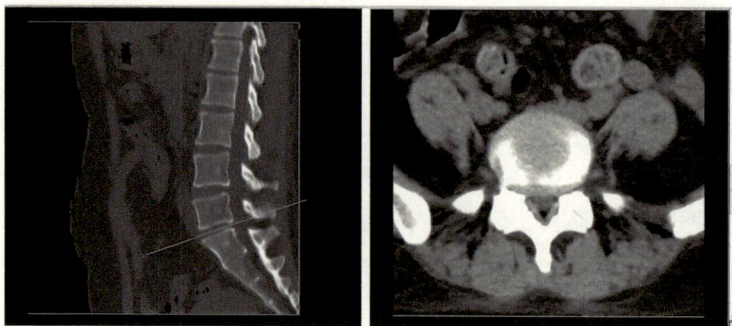

图 9-39　术前 CT 检查结果

术前 X 线正、侧位片提示腰 5/ 骶 1 高度丢失（图 9-40）。

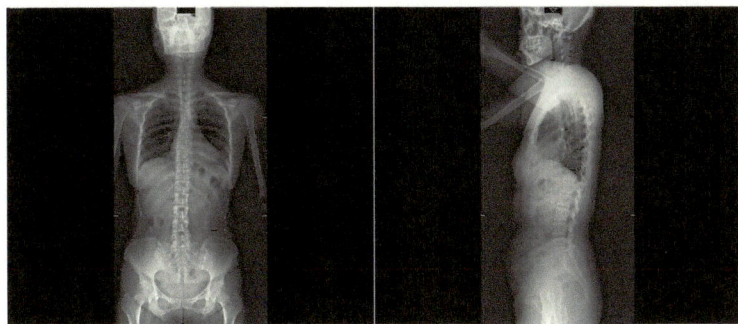

图 9-40　术前 X 线正、侧位片检查结果

术前 X 线动力位片提示腰 5/ 骶 1 未见明显不稳（图 9-41）。

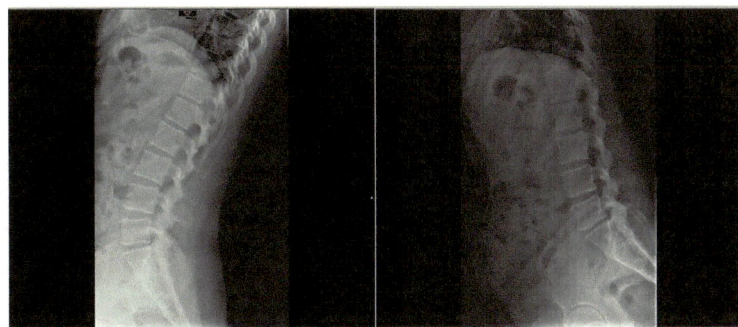

图 9-41　术前 X 线动力位片检查结果

EMG：双下肢被检肌放松时部分见自发电位出现，轻收缩时部分 MUP 时限增宽，电压偏高或正常，重收缩时募集减弱或可。

SCV：左、右腓浅神经 SCV、SNAP 波幅在正常范围内。

MCV：右腓总神经 CMAP 波幅较对侧明显偏低。MCV 及潜伏期均未见明显异常。左腓总神经，左、右胫神经 MCV、CMAP 波幅及潜伏期均未见明显异常。

F 波：左、右胫神经记录的 F 波潜伏期正常，右侧出现率偏低。

术前肌电图提示右侧腰 5 至骶 1 神经根损害。

根据患者症状、体征及影响学表现，建议患者手术治疗，患者同意，详细告知患者手术必要性及相关利弊后患者理解并表示接受手术。送至手术室在全身麻醉下行腰椎减压融合内固定术。

手术步骤如下。

（1）患者全身麻醉成功后俯卧于手术床上，予胸部及骨盆处加垫枕，调整腰桥致腰椎后前凸消失，消毒，铺巾。

（2）机器人辅助下经皮行腰 5、骶 1 椎体双侧椎弓根钉植入各 1 枚，经皮植入双侧植入长度合适的预弯棒。

（3）取腰 5 至骶 1 棘突间隙为中心，正中右旁 1 cm 做长约 4 cm 手术切口，逐层切开皮肤、皮下，从椎板间隙进入，显露棘突，彻底电凝止血。保留棘上、棘间韧带，用电刀在正中右旁切开背筋膜，使用 Cobb 骨膜剥离器在骨膜下剥离软组织，显露腰 5/ 骶 1 右侧椎板间隙及关节突。使用骨刀行腰 5/ 骶 1 上、下关节突切除减压，发现黄韧带肥厚明显，仔细分离粘连的组织，显露硬膜，发现腰 5/ 骶 1 椎间隙水平椎管内见突出的椎间盘组织，神经根严重受压，周围粘连、卡压明显。潜行分离并运用脑棉片保护腰 5/ 骶 1 神经根。右侧予椎间隙撑开。运用髓核钳、铰刀、刮勺清除椎间组织及周围粘连及增生组织，进行试模确认大小合适 Cage；予清除取出之碎骨的软组织，处理好碎骨后予椎间打压植骨 Cage 植骨，放置好已经植骨的 Cage 于腰 5/ 骶 1 椎间接近正中位置，经 C 臂机确认位置良好，各钉、棒位置、长短均良好，再次探查双侧腰 5/ 骶 1 椎间隙及神经根情况良好。明胶海绵防粘连，填塞止血。

（4）切口留置负压引流球，逐层缝合，消毒手术切口，清洁包扎。

术后复查 X 线提示腰 5/ 骶 1 各钉棒位置良好（图 9-42）。

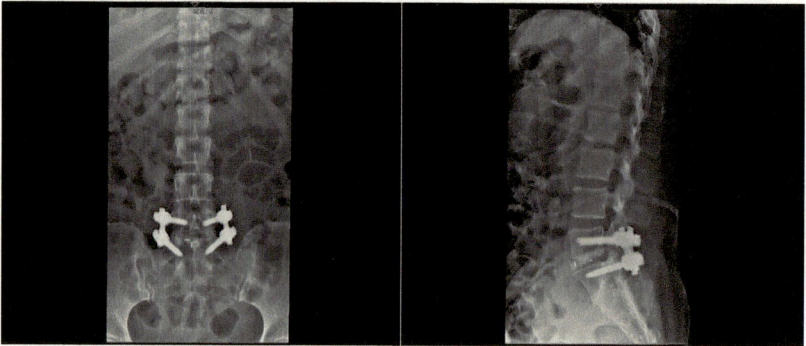

图 9-42　术后复查 X 线结果

术后复查 CT 提示腰 5/ 骶 1 右侧位置减压效果良好（图 9-43）。

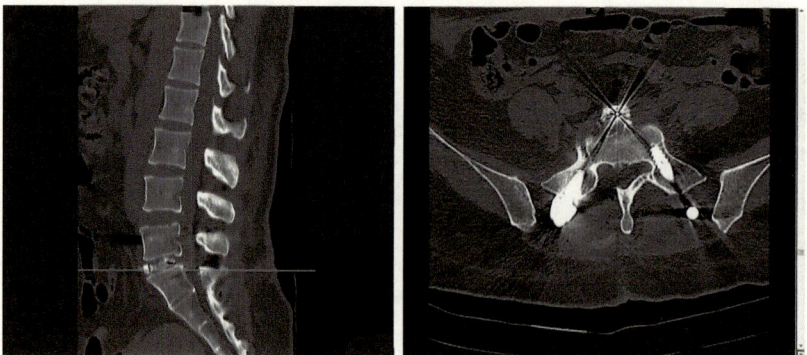

图 9-43　术后复查 CT 结果

五、出院情况

患者神清，精神可，腰痛、活动受限伴右下肢麻痛无力好转，手术切口无红、肿、热、痛，敷料干燥、清洁，纳可，眠差，二便调。

六、讨论

随着微创技术的发展，MIS-TLIF 已成为 LSS 最常用的手术方式，且较传统后路腰椎体间融合术手术创伤更小，出血量更少。近年来，机器人辅助技术不断发展完善与进步，其运行灵活稳定、动作灵敏准确。使用机器人辅助系统可提高椎弓根螺钉的准确率，增强其稳定性，在骨科领域中对于 LSS 患者，微创治疗时需精准定位、精准入路、精准减压，对植钉及操作准确率要求更高。研究表明，提高植钉准确率有利于减小由螺钉造成神经损伤的风险。机器人辅助 MIS-TLIF 进行治疗的植钉准确率相对较高，这是由于既往 MIS-TLIF 通过徒手植钉，可能会出现差错性，而机器人参与则可通过导入术中扫描图像，与其匹配，设计准确入钉通路，可精确定位，解决了徒手定位困难、辐射剂量大、视野局限等问题。行微创手术时，只能凭借医师的经验和 X 线透视进行定位，定位可能出现偏差，需重新透视后调整螺钉进位，而通过机器人辅助微创手术植钉可减少徒手植钉的误差，通过精确定位系统置入最理想的位置，术中辐射更少，操作更稳定，可减少术后内固定的相关并发症，疗效确切。退行性 LSS 的手术治疗对改善患者术后下肢疼痛具有显著作用，主要原因在于其通过椎板减压，解除神经根等压迫，使促疼痛因子水平降低。

（冯华龙）

病例 12　腰椎间盘突出症 1

一、病例摘要

患者女，52 岁。

主诉：腰部疼痛 3 年，加重伴左下肢麻痛 5 日。

现病史：患者自述 3 年前因劳累后出现腰部疼痛，痛有定处，曾口服及外用药物后症状缓解，但时有反复，5 日前因不慎扭伤腰部后上述症状加重伴左下肢麻痛，今患者为求系统诊治，遂来就诊。现症：腰部疼痛，伴左下肢麻痛，呈持续性麻痛，腰部活动不利，饮食可，二便调，睡眠可。

二、查体

（一）专科检查

腰椎生理曲度辨证，无侧弯畸形，腰 2/3、4/5、腰 5/骶 1 椎棘突压痛阳性，椎旁左侧

2.0 cm 处压痛阳性。腰椎活动度明显减退，腰椎活动范围：前屈 40°，后伸 10°，左右侧屈 10°，左右旋转 10°。双下肢直腿抬高试验阳性，双侧股神经牵拉试验阴性，双侧"4"字试验阴性，左下肢膝腱反射减弱，左下肢跟腱反射减弱，双下肢皮肤感觉正常，双下肢肌力 V 级，肌力正常。舌质淡红，苔薄白，脉沉涩。

（二）辅助检查

自带我院腰椎 MRI（2024-05-20）结果示：腰椎退行性改变。腰 2/3、3/4、4/5 间盘突出（腰 2/3 间盘纤维环撕裂）。

三、辨证分析

患者腰部疼痛，活动受限，故辨病为腰痛，病位在腰。患者病程较久，久病则体虚，腰为肾之府，故腰痛当以肾虚为先，复因腰部扭伤致局部脉络瘀滞，经络受阻（督脉，足太阳膀胱经），患者舌质淡红，苔薄白，脉沉涩，四诊合参可辨证为肾虚血瘀证。

四、诊断

初步诊断：腰椎间盘突出症。

中医诊断：腰痛，肾虚血瘀证。

西医诊断：腰椎间盘突出症。

五、诊疗经过

治则：补肾益精，活血通经。

处方：予以腰痛杜仲汤加减，具体方药如下。

杜仲 25 g，金毛狗脊 20 g，熟地黄 20 g，仙灵脾 20 g，骨碎补 20 g，鸡血藤 20 g，鹿角霜 20 g，丹参 15 g，川牛膝 15 g，伸筋草 15 g，嫩桂枝 15 g，独活 15 g，延胡索 15 g，广陈皮 15 g。

每日 1 剂，嘱服 1 周。

特色治疗：腰部针刺治疗，每日 1 次，以理筋通络，穴位有夹脊（3 对）、肾俞（双）、环跳（双）、委中（双）、腰眼（双）、腰阳关。

腰部中药塌渍以活血止痛，处方：大黄 4 g，黄柏 8 g，姜黄 8 g，炒苍术 4 g，续断 4 g，苦参 3 g，陈皮 4 g，透骨草 4 g，伸筋草 4 g，威灵仙 4 g，醋延胡索 8 g。上药焙干共沫，涂抹均匀，外用塌渍。

予以雷火灸腰双侧（每侧 30 分钟），每日 1 次以温经通络，缓解疼痛症状。

六、讨论

腰椎间盘突出症是一种较常见的顽固性腰腿痛病，是骨科常见病、多发病，其标志特征是腰痛伴坐骨神经放射性疼痛。就其临床表现看，属于中医学"痹证""腰腿痛"范畴，多因劳累过度，跌仆扭闪，外感风寒湿邪，致邪留经脉——督脉、足太阳膀胱经，两经气血运行失调所致。巢氏《诸病源候论》云："伤损于腰而致痛也，此由损血搏于背脊所为。"故此出现"背脊强直（活动受限），腰痛似折，下延腘（放射痛）"等症，腰为肾之府，肾虚则腰痛。本病例符合上述理论依据，故以刘柏龄国医大师经验方"腰痛杜仲汤"治之。

腰痛杜仲汤以补腰肾、益精髓、活血通经为组方原则。方中杜仲味甘、性温，归肝、肾经，是补肝、肾治腰痛之要药。肝充则筋健，肾充则骨强。合金毛狗脊、仙灵脾、鹿角霜以增强补肾强筋之力。熟地、骨碎补、鸡血藤不仅能补骨续筋，而且有和血养血之功，配丹参、牛膝、伸筋草以活血通经，加桂枝、独活以温经散寒宣痹，加延胡索以镇痛，加陈皮以调中和胃。共奏补肝肾、化瘀滞、通经络、健脾胃、止疼痛之功效。

（韩继成）

病例 13　腰椎间盘突出症 2

一、病例摘要

患者男，42 岁。

主诉：腰痛 3 周，伴左下肢麻痛 1 周。

现病史：患者 3 周前无明显诱因出现轻微腰痛，活动时明显。近 2 周腰部疼痛进行性加重，遂就诊于外院。CT 检查提示腰 4/5、腰 5/骶 1 椎间盘膨出并突出，腰椎轻度退行性改变，多个椎体上下缘施莫尔结节，建议患者保守治疗。1 周前患者于当地诊所行理疗后，出现明显左下肢麻痛，伴轻微足底麻痛。为求进一步系统治疗，遂于我院门诊就诊，由门诊拟"腰椎间盘突出症"收入院治疗。

二、查体

（一）体格检查

体温 36.4℃，脉搏 86 次 / 分，呼吸 20 次 / 分，血压 124/84 mmHg。发育正常，营养中等，形体适中，正常面容，表情自如。余体格检查无异常。

（二）专科检查

腰椎生理曲度存在，双侧腰背肌紧张，腰部活动稍受限，腰 3/4、腰 4/5、腰 5/骶 1 椎体棘突、棘突间压痛、叩击痛，挺腹加压试验（＋），双侧"4"字征（－）。肌力：屈髋肌力左 / 右 = Ⅴ / Ⅴ，伸膝肌力左 / 右 = Ⅴ / Ⅴ，胫骨前肌肌力左 / 右 = Ⅳ / Ⅴ，足踇趾背伸肌力左 / 右 = Ⅳ / Ⅳ，踝关节跖屈肌力左 / 右 = Ⅳ / Ⅳ，足外翻肌力左 / 右 = Ⅳ / Ⅴ。双下肢肌张力正常，双大腿、小腿肌容积正常。特殊检查：左下肢 / 右下肢直腿抬高试验 10°（＋）/50°（＋）、加强试验（＋）/（＋）。肛门反射减弱，左下肢 / 右下肢股神经牵拉试验

阳性 / 正常。感觉：会阴部、左小腿外侧、足背感觉减退。反射：左 / 右侧膝腱反射正常 / 正常，左 / 右侧跟腱反射减弱 / 减弱。病理征：左 / 右侧巴宾斯基征（–）/（–），左 / 右侧查多克征（–）/（–），左 / 右侧奥本海姆征（–）/（–），左 / 右侧戈登征（–）/（–），左 / 右侧髌阵挛（–）/（–），左 / 右侧踝阵挛（–）/（–）。余生理反射存在，病理反射未引出。左下肢痛 VAS=8 分，JOA=11 分，ODI=52%。

（三）辅助检查

2023-09-27 DR 腰椎动力位片（过伸过屈侧位片）+ 腰椎双斜位片 + 腰椎正、侧位片诊断意见：考虑舒尔曼病，请结合临床。腰椎退行性变，小关节紊乱，腰骶关系不稳。腰 4 至骶 1 椎间盘病变可能，必要时做 CT、MRI 检查。

2023-09-27 常规心电图检查（15 导联）诊断意见：窦性心律，正常心电图。

2023-09-27 CT 平扫（新）（胸部）诊断意见：右肺中叶纤维增殖灶。肝右叶钙化灶与肝内胆管结石鉴别。腰 4/5 椎间盘突出伴钙化（中央型）。腰 5/ 骶 1 椎间盘突出伴钙化（中央偏左型）。

2023-09-27 磁共振平扫（3.0T）（新）（腰椎）诊断意见：腰 1/2 椎间盘向右后突出，腰 4/5、腰 5/ 骶 1 椎间盘向左后突出。腰椎退行性变，椎体多发施莫尔结节。

三、诊断

（一）初步诊断

中医诊断：腰痛病，肾虚兼夹证。

西医诊断：腰椎间盘突出症，腰椎管狭窄症。

中医辨病辨证依据：患者因"腰痛 3 周，伴左下肢麻痛 1 周"入院。四诊合参，本病属于中医"腰痛"范畴，证属"肾虚兼夹证"。缘患者长期劳累、肝肾渐虚，久劳伤及肝肾，致肝肾渐亏，肝主筋，肾主骨，肝肾亏虚，不能荣养筋骨，"不荣则痛"；久虚兼瘀，经络运行不畅，"不通则痛"，故而局部疼痛。舌黯淡，苔薄白，脉弦细为肾虚兼夹之征象。四诊合参，本病病位在肝肾及筋骨处，病情易反复，病程较长，积极治疗，预后尚可。

（二）鉴别诊断

中医鉴别诊断：本病应与痿证相鉴别。两者病位主要都在肢体、关节。痹证以筋骨、肌肉、关节的酸痛、重着、屈伸不利为主要临床特点，但无瘫痪的表现，痿证则以肢体痿弱不用，肌肉瘦削为特点，痿证肢体关节一般不痛，痹证则均有疼痛，这是两者临床鉴别的要点。

西医鉴别诊断：本病应与第 3 腰椎横突综合征相鉴别。后者症状可表现为腰部疼痛，活动时加重，但多见于有外伤史和长期工作姿势不良者，查体可在第 3 腰椎横突末端扪及硬结和条索状物，触压痛明显，直腿抬高试验阴性，无神经根刺激症状，影像学无特殊异常表现。

（三）最终诊断

中医诊断：腰痛病，肾虚兼夹证。

西医诊断：腰椎间盘突出症，腰椎管狭窄症。

四、诊疗经过

入院后完善相关检查。治疗上予中药熏蒸、中药贴敷、中医定向透药疗法、子午流注开穴法、埋针、大中药封包等活血通络止痛，红外线消除局部炎症反应，腰椎牵引改善脊柱结构。予口服风湿祛痛胶囊活血化瘀，外用白脉软膏舒筋活络止痛。指导功能锻炼。根据患者症状、体征，结合患者舌、脉，四诊合参辨证为"肾虚兼夹"，中药以补肾活血、通络止痛为法，腰突颗粒加减，方中独活辛苦微温，长于除久痹，治伏风，祛下焦风寒湿邪以蠲痹止痛，为君药；桑寄生、牛膝、杜仲补肝肾而强筋骨，其中桑寄生兼能祛风湿，牛膝兼能活血利肢节共为臣药；茯苓、甘草补气健脾；当归、芍药、地黄、川芎（四物汤）养血活血，均为佐药；蜈蚣、全蝎搜风通络而止痹痛，地龙通行经络。综观全方，以祛风散寒除湿药为主，辅以补肝肾、养气血之品，邪正兼顾，能使风寒湿邪俱除，气血充足，肝肾强健，诸证自愈。具体方药：盐杜仲 15 g，甘草片 5 g，熟地黄 15 g，川芎 15 g，地龙 15 g，桑寄生 20 g，醋莪术 10 g，蜈蚣 2 条，醋延胡索 10 g，牛膝 15 g，当归 10 g，茯苓 15 g，白芍 10 g，独活 20 g，醋三棱 10 g，土鳖虫 10 g，黄芪 20 g。共 5 剂，每剂 150 mL，每日 1 剂，分两次服。

术前 MRI 检查提示腰 4/5 左侧椎间盘突出（图 9-44）。

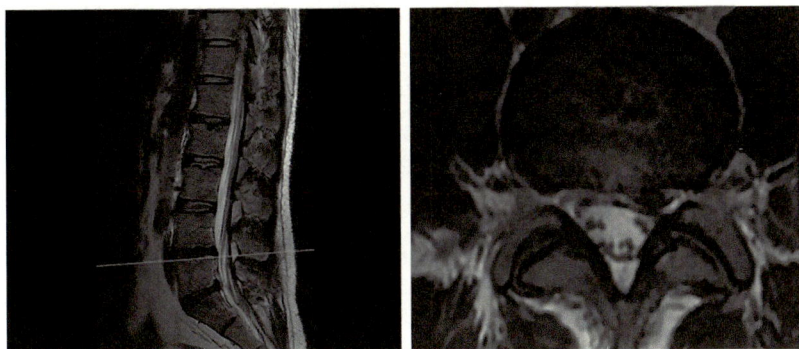

图 9-44 术前 MRI 检查结果

术前 CT 检查提示腰 4/5 左侧椎间盘突出（图 9-45）。

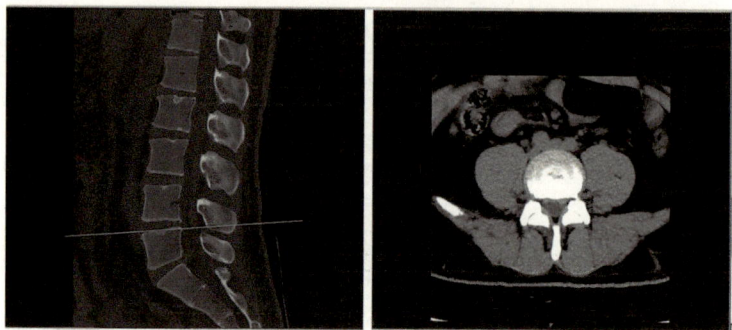

图 9-45　术前 CT 检查结果

术前 X 线检查提示腰 4/5 未见明显不稳（图 9-46）。

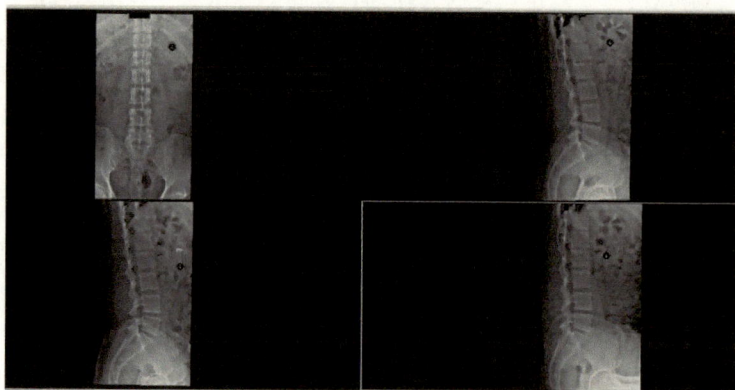

图 9-46　术前 X 线检查结果

　　入院后予以系统保守治疗无效。左下肢仍疼痛剧烈，严重影响日常生活及工作，根据患者症状、体征及影像学表现，建议患者手术治疗，患者同意，详细告知患者手术必要性及相关利弊后患者理解并表示接受手术。送至手术室在硬膜外麻醉下行侧入路腰 4/5 椎间孔镜下髓核摘除术。

　　手术步骤如下。

　　（1）硬膜外麻醉成功后，患者俯卧于手术台，腹部悬空，屈髋曲膝位消毒、铺巾。

　　（2）于腰 4/5 正中偏左 6 cm 经皮用 18 号穿刺针在 C 臂机确认引导下经椎板孔进入腰 4/5 椎间隙部位，于腰 4/5 椎间孔穿刺针处作皮切口，约 0.7 cm，多级套管扩张后，将椎间孔镜工作通道放置好后，将工作通道放置于部分在椎管内部分处于椎间隙内最佳位置后，在椎间孔镜下取出突出变性的椎间盘髓核组织，腰 4/5 椎管神经根管减压，椎管扩大成形，射频消融于纤维环消融成形，彻底减压后，神经根粘连松解，检查漂浮试验（+），经椎间孔镜腰 4/5 作通道注入倍他米松 1 支，选择性神经根阻滞，防止术后神经根水肿，促进神经功能恢复。

　　（3）缝合皮肤切口，加压包扎。手术结束。

术后 CT 检查提示腰 4/5 左侧椎间盘摘除干净（图 9-47）。

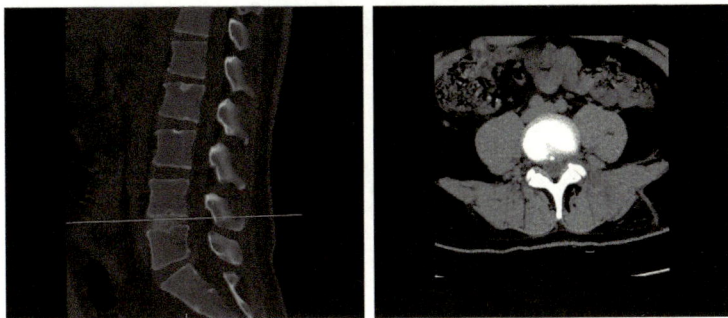

图 9-47 术后 CT 检查结果

术后安返病房。给予对症处理。现患者症状较前好转，请示上级医师后予以办理出院手续。

五、出院情况

患者神清，精神可。腰部疼痛，腰部活动受限，伴左下肢及左足麻痛好转，手术切口无红、肿、热、痛，敷料干燥、清洁。纳眠可，二便调。

六、讨论

腰 4/5 节段腰椎间盘突出症患者的腰 4/5 椎间盘向后突出，相应层面硬膜囊前缘受压，两侧侧隐窝、骨性椎管未见明显狭窄，黄韧带及后纵韧带未见增厚及钙化征象。椎旁软组织未见明显异常，严重降低人们生活质量。临床上，保守治疗包括卧床休息、持续牵引、理疗、推拿、按摩，针灸、针刀，以及银质针、内热针、硬膜外封闭、髓核化学溶解法椎板开窗髓核摘除术以减少对身体的摩擦，但临床效果尚不佳。因此，应找到有效的治疗方法。相关研究报道，经皮椎间孔镜髓核摘除术最大程度地保持了脊柱自然解剖结构，有利于观察椎间盘结构及周围组织，更好地钳除腰 4/5 节段腰椎间盘突出症患者病变的髓核组织，手术引起患者机体损伤较小。因此，对腰 4/5 节段腰椎间盘突出症患者采取经皮椎间孔镜髓核摘除术治疗，患者可及早下床进行腰背部功能锻炼，有利于术后患者腰部活动度的恢复，有利于腰 4/5 节段腰椎间盘突出症患者病症的改善。综上所述，采用经皮椎间孔镜髓核摘除术治疗腰 4/5 节段腰椎间盘突出症患者，有利于促进患者腰椎功能改善，改善前屈、后伸活动度，降低并发症发生率。

（冯华龙）

病例 14　腰椎间盘突出症 3

一、病例摘要

患者女，61 岁。

主诉：左下肢麻木疼痛 3 个月，加重 1 月余。

现病史：患者述 3 个月前出现左下肢麻痛，1 个月前症状加重，行走困难，严重影响日常生活及睡眠，在外院治疗后症状未见好转，现患者为求微创手术治疗，遂来我院住院，门诊医师拟"腰椎间盘突出症"收治入院。

既往史：否认高血压、糖尿病、冠心病、肾脏疾病病史，否认肝炎、结核等传染病病史，否认外伤、手术、输血、中毒史，否认药物、食物过敏史。

二、查体

（一）体格检查

发育正常，营养中等，形体适中，正常面容，表情自如。自动体位，意识清楚，精神良好，语言清晰流畅，查体合作。对答切题，呼吸均匀，无异常气味闻及。舌质黯红、边有齿痕，苔薄白，脉弦细。余体格检查无异常。

（二）专科检查

腰椎生理曲度存在，双侧腰背肌紧张，腰部活动稍受限，腰 3/4、腰 4/5、腰 5/ 骶 1 椎体棘突、棘突间压痛、叩击痛，挺腹加压试验（+），双侧"4"字征（－）。肌力：屈髋肌力左 / 右 = Ⅴ / Ⅴ，伸膝肌力左 / 右 = Ⅴ / Ⅴ，胫骨前肌肌力左 / 右 = Ⅳ / Ⅴ，足𧿹趾背伸肌力左 / 右 = Ⅳ / Ⅳ，踝关节跖屈肌力左 / 右 = Ⅳ / Ⅳ，足外翻肌力左 / 右 = Ⅳ / Ⅴ。双下肢肌张力正常，双大腿、小腿肌容积正常。特殊检查：左下肢 / 右下肢直腿抬高试验 10°（+）/50°（+）、加强试验（+）/（+）。左下肢 / 右下肢股神经牵拉试验阳性 / 正常。感觉：左小腿外侧、足底感觉减退。反射：左 / 右侧膝腱反射正常 / 正常，左 / 右侧跟腱反射消失 / 减弱。病理征：左 / 右侧巴宾斯基征（－）/（－），左 / 右侧查多克征（－）/（－），左 / 右侧奥本海姆征（－）/（－），左 / 右侧戈登征（－）/（－），左 / 右侧髌阵挛（－）/（－），左 / 右侧踝阵挛（－）/（－）。余生理反射存在，病理反射未引出。左下肢痛 VAS=8 分，JOA=11 分，ODI=52%。

（三）辅助检查

2023-11-05 常规心电图检查（12 导联）诊断意见：窦性心律，T 波改变（Ⅰ、aVL、Ⅱ、Ⅲ、aVF、$V_4 \sim V_6$ 导联）。

2023-11-05 DR［腰椎动力位片（过伸过屈侧位片）+ 腰椎双斜位片 + 腰椎正侧位片］

诊断意见：腰椎退变与骨质疏松改变，腰椎顺列欠稳，腰 1 至骶 1 椎间盘病变？请结合MRI 检查。

2023-11-05 磁共振平扫（3.0T）（新）（腰椎）诊断意见：腰 2/3、腰 3/4 椎间盘轻度膨出，腰 4/5 椎间盘膨出；腰 5/ 骶 1 椎间盘突出（中央偏左型）。腰椎退行性变。

2023-11-05 CT 平扫（新）（胸部）诊断意见：双肺下叶间质性炎症，右肺中叶、左肺上叶陈旧性病灶，冠状动脉粥样硬化，腰椎退行性变，腰 2/3、腰 3/4、腰 4/5 椎间盘膨出，腰 5/ 骶 1 椎间盘突出（左侧旁中央型）。建议随诊复查。

三、诊断

初步诊断：腰椎间盘突出症，腰椎管狭窄症。

鉴别诊断如下。①中医鉴别诊断：本病应与痿证相鉴别。两者病位主要都在肢体、关节。痹证以筋骨、肌肉、关节的酸痛、重着、屈伸不利为主要临床特点，但无瘫痪的表现，痿证则以肢体痿弱不用，肌肉瘦削为特点，痿证肢体关节一般不痛，痹证则均有疼痛，这是两者临床鉴别的要点。②西医鉴别诊断：本病应与第 3 腰椎横突综合征相鉴别。后者症状可表现为腰部疼痛，活动时加重，但多见于有外伤史和长期工作姿势不良者，体格检查可在第 3 腰椎横突末端扪及硬结和条索状物，触压痛明显，直腿抬高试验阴性，无神经根刺激症状，影像学无特殊异常表现。

最终诊断：腰椎间盘突出症，腰椎管狭窄症。

四、诊疗经过

入院后 X 线检查提示未见明显滑脱不稳（图 9-48）。

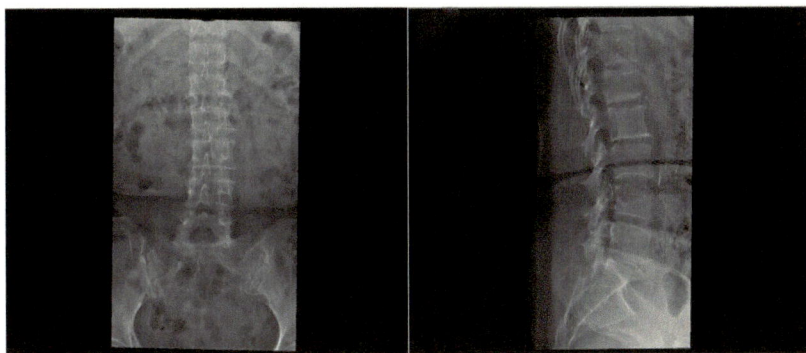

图 9-48 入院 X 线检查结果

入院后 CT 检查提示腰 5/ 骶 1 椎间盘左侧突出（图 9-49）。

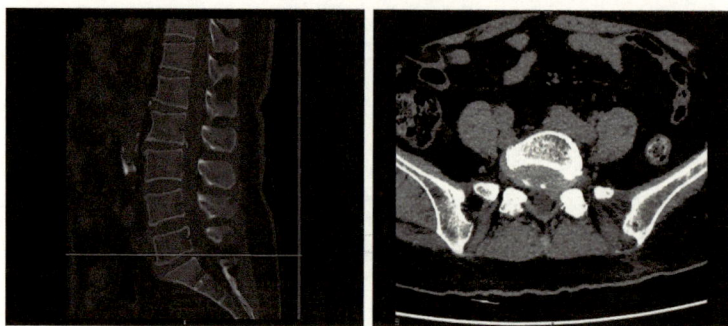

图 9-49　入院 CT 检查结果

入院后 MRI 检查提示腰 5/ 骶 1 椎间盘左侧突出，相应神经根受压（图 9-50）。

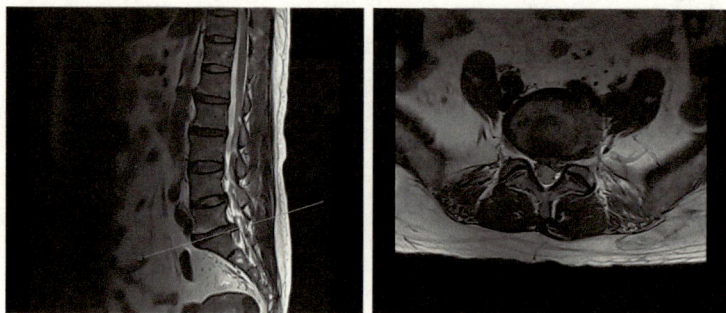

图 9-50　MRI 检查结果

EMG：双下肢被检肌放松时部分见自发电位出现，轻收缩时部分 MUP 时限增宽，电压偏高或正常，重收缩时募集减弱或可。腰椎旁肌见自发电位。

SCV：左、右腓浅神经 SCV、SNAP 波幅在正常范围内。

MCV：左、右腓总神经，胫神经 MCV、CMAP 波幅及潜伏期均未见明显异常。

F 波：左、右胫神经记录的 F 波潜伏期及出现率在正常范围内。

术前肌电图提示左侧骶 1 损害较重。

患者目前诊断明确，临床症状、体征和影像学检查相符。症状严重，严重影响患者生活质量，既往行保守治疗效果不佳，本次住院后结合患者影像学资料及临床症状、体征，告知保守治疗效果不佳，有明确手术指征。详细同患者及其家属充分沟通病情，详细告知患者保守与手术治疗的各自利弊，患者及其家属要求手术治疗，告知患者微创手术和开放手术的利弊和风险问题，患者及其家属经慎重考虑后选择微创手术治疗，并同意目前手术方案。告知患者如微创手术难以彻底切除突出椎间盘，术后症状仍无缓解情况下，必要时需行二次开放手术，患者对此表示理解并同意。目前一般情况好，无明显手术禁忌。

手术名称：经皮椎间孔镜下腰 5/ 骶 1 髓核摘除术 + 腰 5/ 骶 1 椎管神经根管扩大减压术 + 腰 5/ 骶 1 椎管神经根管扩大成形术 + 腰 5/ 骶 1 神经根粘连松解术 + 腰 5/ 骶 1 射频消融术 + 腰 5/ 骶 1 选择性神经根阻滞术。

手术步骤如下。

（1）麻醉成功后，患者俯卧于手术台，腹部悬空，屈髋曲膝位消毒、铺巾。

（2）于腰 5/ 骶 1 正中偏左经皮用 18 号穿刺针在 C 臂机确认引导下经椎板间进入腰 5/ 骶 1 椎间隙，于腰 5/ 骶 1 椎间隙穿刺针处作皮切口，约 0.7 cm，多级套管扩张后，将椎间孔镜工作通道放置好后，将工作通道放置于部分在椎管内部分处于椎间隙内最佳位置后，在椎间孔镜下取出突出变性的椎间盘髓核组织，腰 5/ 骶 1 椎管神经根管减压，椎管扩大成形，射频消融于纤维环消融成形，彻底减压后，神经根粘连松解，检查漂浮试验（+），经椎间孔镜腰 5/ 骶 1 作通道注入甲泼尼龙 1 支，选择性神经根阻滞，防止术后神经根水肿，促进神经功能恢复。

（3）缝合皮肤切口，加压包扎。手术结束。

术后复查腰椎 CT 提示腰 5/ 骶 1 突出摘除干净（图 9-51）。

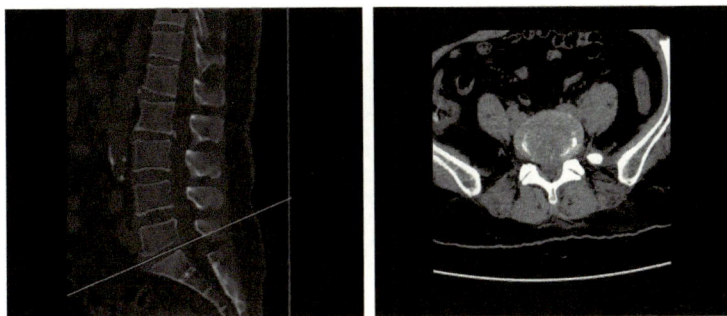

图 9-51　术后复查腰椎 CT 结果

五、出院情况

患者神清，精神可，腰痛伴左下肢麻痛好转，手术切口无红、肿、热、痛，敷料干燥、清洁，纳可，眠差，二便调。

六、讨论

腰 5/ 骶 1 突出患者行 PEID 手术的优良率达到 90% 以上，且术后 VAS 评分、JOA 评分均较之术前有显著改善，随访期内疗效平稳，提示手术疗效较满意。但术中应注意以下方面。①在腰 5/ 骶 1 节段，由于骶 1 神经根通常被压迫，且该神经根与硬膜囊的夹角极小，与椎间盘位置重叠，因此在工作套管从后方椎板间置入时，有损伤骶 1 神经根的潜在风险。因此，在工作通道置入前，宜用扩张器连续扩张至理想直径，从而扩大视野，避免发生骶 1 神经根损伤。②在手术前，应仔细研读 CT 或 MRI 资料，确定突出物处于腋下还是肩部，以免术中减压不彻底。③术中摘除突出髓核的操作较困难，对于操作经验缺乏的术者而言，甚至会粗暴动作，这无疑增加了意外损伤神经根或硬膜等重要组织的风险。轻缓、细致的减压操作，是获得成功、确保手术安全的重要保障。④在侧后路 PETD 手术中，常规行硬膜外或全身麻醉，让患者肌肉保持松弛，避免肌肉紧张导致的套管进入困难，从而减少了神经根受刺激或损伤的风险，避免重复穿刺和突破黄韧带等过程中所致的严重疼痛。为了避免全身麻醉下的神经根损伤风险，可采用肌电图监测预警，以弥补术中医患无法交流的不足。综上所述，PEID 技术治疗腰 5/ 骶 1 节段 ALDH 患者，总体上安全有效、疗效良好，术后疼痛和相关神经功能可获明显改善，有一定的实用价值。

（冯华龙）

病例 15　腰椎间盘突出症 4

一、病例摘要

患者女，48 岁。

主诉：腰痛伴双下肢乏力 1 个月。

现病史：患者 1 个月前无明显诱因出现腰痛伴双下肢乏力，弯腰、翻身、坐位起立时加重，休息后症状减轻，无下肢放射痛，无畏寒发热，无头晕头痛，无肢体麻木，无持物不稳，无大小便障碍，无间歇性跛行。曾在某中医院就诊，给予针灸、理疗等对症治疗后，患者感腰痛稍好转，次日患者感上述症状再次出现，为求进一步诊治，遂来我院就诊，门诊以"腰椎间盘突出"收入院。现患者在单人辅助下可完成床上翻身以及卧坐转移，不能独站。起病以来，患者精神、饮食、睡眠可，大小便正常，近期体重无明显下降。

既往史：平素身体良好，否认高血压、冠心病、糖尿病等慢性病病史，否认肝炎、结核等传染病病史，否认手术史、外伤史、输血史，预防接种史不详，否认过敏史。

家族史：父母、兄弟、姐妹、儿女体健，否认家族类似疾病史，否认家族中有高血压、冠心病等病史，否认家族中有肝炎、结核等传染病病史，否认家族中有遗传病、精神病病史。

二、查体

（一）体格检查

体温 36.7℃，脉搏 80 次 / 分，呼吸 18 次 / 分，血压 110/79 mmHg。发育正常，营养良好，自主体位，查体合作。余体格检查未见异常。

（二）专科检查

意识清楚，痛苦面容，脊柱居中，腰椎生理弯曲变直，腰椎前屈、后伸、侧屈及旋转均因疼痛轻度受限。双侧骶棘肌稍紧张，腰 3 至骶 1 各棘间及两侧椎旁有压痛（+），叩击痛（+），双下肢直腿抬高试验（－），双下肢无明显放射痛，双下肢肌张力大致正常，未见肌肉萎缩，双下肢屈髋、伸膝、踝背伸、踝跖屈肌群肌力 4+ 级，四肢皮肤感觉正常，左侧腹壁皮肤感觉稍减退，双侧膝反射、跟腱反射正常，病理反射未引出。翻身及坐站因疼痛受限制，需单人辅助完成，日常生活能力评分（Barthel 指数）为 65 分。ADL 大部分自理。

（三）辅助检查

2023-09-04 我院腰椎 MRI 检查提示腰椎退行性改变：骨质增生；椎间盘变性，腰 3/4 至腰 5/ 骶 1 椎间盘轻度膨、突出。

入院后完善相关检查：2023-09-12 肝肾功能、电解质、血糖未见明显异常。2023-09-12 血常规（五分类）：红细胞计数 3.69×10^{12}/L，血红蛋白 109.0 g/L，血细胞比容 34.5%；凝血功能未见明显异常。2023-09-12 心电图检查（15 导联心电图）：窦性心律，T 波改变。

2023-09-19 DR 腰椎正、侧位片 + 腰骶 + 骶髂关节示（图 9-52）：移形椎，以 6 个椎体计，腰 6 双侧椎小关节炎，余腰椎骨质未见明显异常。双侧骶髂关节未见明显异常。附见：右肾区及腰 6 椎体左侧可见少许高密度影。

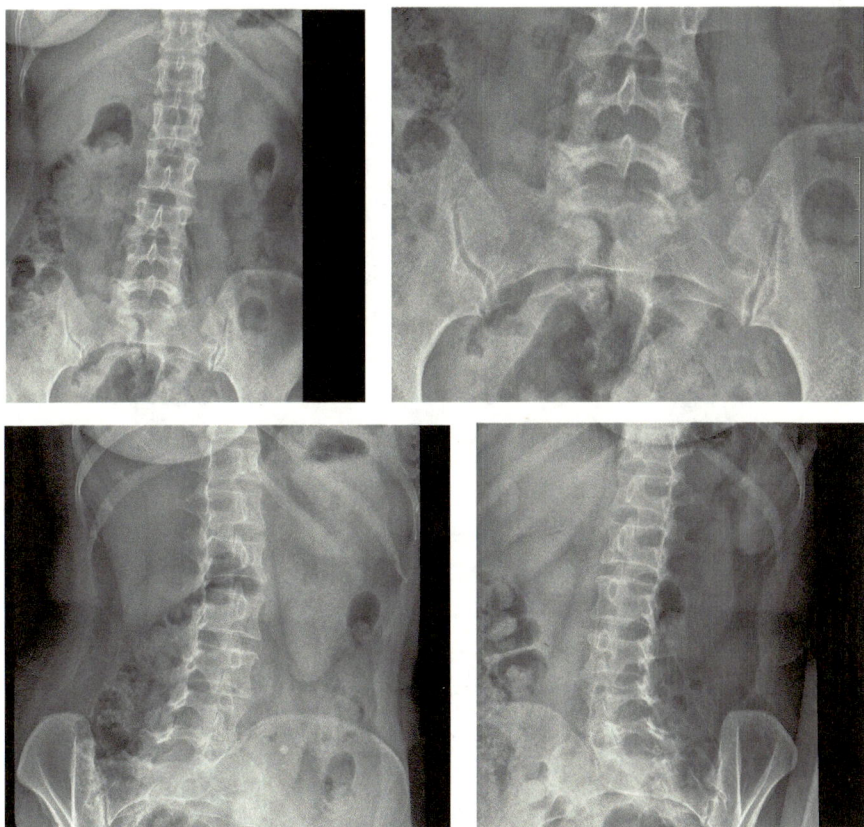

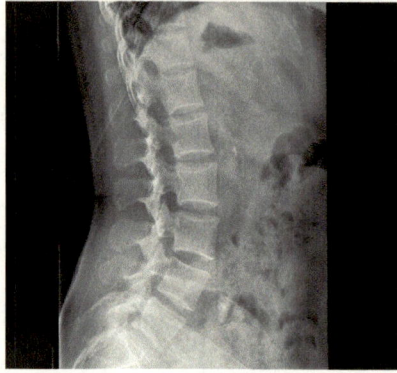

图 9-52　腰椎 DR 检查结果

2023-09-25 腰椎平扫 + 骶尾椎平扫 + 三维重建加收（图 9-53）：腰椎退行性变，腰 1/2 至腰 4/5 椎间盘不同程度膨、突出，腰 3/4 明显伴椎管狭窄；骨质增生。以上请结合 MRI 检查，如需手术，请参考 X 线摄片定位，除外移行椎变异。骶、尾椎未见明确异常。附见：右肾高密度灶，小结石？

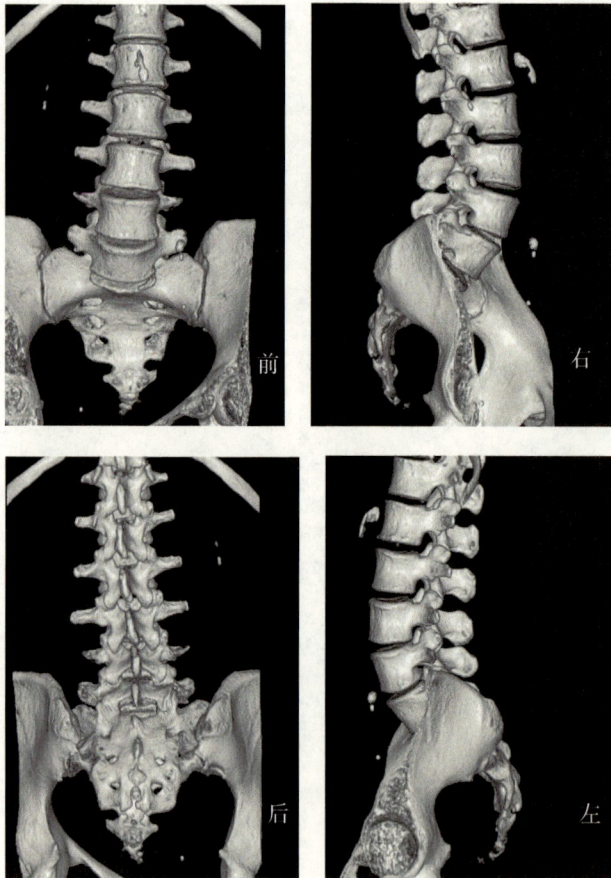

图 9-53　腰椎平扫 + 骶尾椎平扫 + 三维重建加收

三、诊断

疾病诊断：腰椎间盘突出症，腰椎小关节紊乱，骶椎腰化。

功能诊断：疼痛，腰椎活动受限，双下肢肌力下降，生活大部分自理。

四、康复计划

（一）目标

近期目标：缓解疼痛，独立完成卧坐、坐站转移，改善腰椎关节活动度。

远期目标：恢复双下肢肌力，独立坐站及步行；提升腰背肌肌力及腰椎稳定性；指导下蹲、弯腰注意事项，避免腰部不良姿势及诱发腰椎疾病进展。

（二）方案（暂无疾病层面治疗，主要针对功能恢复）

1. 镇痛

措施：物理因子治疗计划，包括腰部中频脉冲电治疗（镇痛、改善血液循环、促进静脉与淋巴回流）、腰部红外线治疗（镇痛、改善循环、抗炎）、腰部微波治疗（镇痛、抗炎、减轻水肿）、腰部超声波治疗（加强血液循环、松解粘连）、腰部偏振光治疗（镇痛、促进血液循环）等。

2. 活动受限

措施：推拿，牵引，手法治疗，关节松动，腰椎主动及被动关节活动度训练（恢复及增加关节活动范围）。

3. 双下肢及躯干肌力下降

措施：腰背部肌肉、双下肢肌肉低频脉冲电治疗及抗阻肌力训练。

4. 中医传统康复治疗

措施：推拿，腰椎牵引，针灸。针灸取穴：风池（双侧）、太阳（双侧）、印堂、合谷、大椎、天柱、风府、华佗夹脊（颈 3 ~ 6、双侧）、肩井（双侧）、肩外俞、曲恒、天宗、膏肓、内关、心俞、至阳等穴。

5. 生活自理程度

措施：个体化作业布置及教育、ADL 自理能力训练等作业治疗，综合提高患者整体自理能力。

五、出院情况

患者诉腰痛较前明显改善，无畏寒发热，无头晕头痛，无肢体麻木，无大小便障碍等。查体：意识清楚，痛苦面容，脊柱居中，腰椎生理弯曲变直，腰椎前屈、后伸、侧屈及旋转活动均明显改善，活动度大致正常，末端有轻微疼痛感。双侧骶棘肌紧张度缓解，腰 3 至骶 1 各棘间及两侧椎旁轻压痛，叩击痛（－），双下肢直腿抬高试验（－），双下肢无明显放射痛，双下肢肌张力大致正常，未见肌肉萎缩，双下肢屈髋、伸膝、踝背伸、踝跖屈肌群肌力 5- 级，四肢皮肤感觉正常，左侧腹壁皮肤感觉稍减退，双侧膝反射、跟腱反射正常，病理反射未引出。自主翻身，独立坐站及步行，独立完成卧坐、坐站转移，Barthel 指数为 90 分。ADL 基本自理。

六、讨论

本例患者患有腰椎间盘突出，本次发作考虑是在慢性基础上急性加重导致，具有疼痛、活动受限、下肢肌力下降等常见症状。同时患者存在骶椎腰化的移行现象，使腰椎间盘突出的问题更加棘手。

腰椎间盘突出是康复科门诊最常见的疾病，严重者需要住院治疗，病情易反复，处理此类患者需要围绕以下几个方面进行。①首先病史采集需明确患者的病程、疼痛性质及部位、诱发及缓解因素。下背痛的患者、病情反复、劳作特别是弯腰后容易诱发、休息后可换缓解等因素，考虑患者存在腰椎间盘突出的可能较大。②查体的重点有减痛姿势、腰部活动受限、疼痛（叩痛、压痛及骶棘肌痉挛、放射痛）、感觉异常、双下肢肌力及腱反射、直腿抬高试验、二便功能障碍及转移、坐站、步行等整体运动能力。③完成初步诊断后，需要完善腰椎 CT，明确病变发生的具体节段及病理分型（退变型、膨出型、突出型、脱出型、游离型），从而确定患者需要接受保守治疗或者需要手术处理。④进入保守治疗环节的患者，以缓解疼痛、恢复患者日常生活作为主要康复目标。因此，康复人员需综合运用非甾体抗炎药、牵引、手法、理疗、主动与被动活动训练、中医针灸推拿等措施，来达到减轻无菌性炎症、水肿，缓解椎间盘对于神经根压迫的效果，从而帮助患者度过急性发作时期。⑤进入慢性期的患者在出院回家后需要注意腰部的长期养护，并尽量避免急性发作。可通过佩戴腰托、加强日常腰背肌力量训练、避免重体力劳动、保暖等方式维持腰部的健康。

骶椎腰化：骶椎腰化是骶椎骨的先天发育异常，第 1 骶椎向腰椎易行形成腰椎样的形态，没能和其他 4 个骶椎融合到一起，而是形成了第 6 个腰椎。腰椎数量增加，使腰椎的总长度增加、下腰部的稳定性减弱。早期患者一般没有明显症状，随着年龄的增加，以上因素有可能导致周围软组织劳损、磨损及退变，从而导致下腰部酸痛，甚至坐骨神经放射痛。其中下腰部酸痛反复发作，可能在活动后加重，休息后缓解，位置局限。值得注意的是，下腰部不稳定及可能存在的先天椎间盘发育不全，可加重软组织损伤及炎症反应的进展，并进一步加重椎间盘的变性及突出，从而形成恶性循环。因此，这一类型的患者需要在日常生活中定期进行腰背肌锻炼，避免不良姿势，注意腰部保暖等，以免导致坐骨神经痛。

（郭珊珊）

病例 16　腰椎间盘突出术后 + 脊髓损伤

一、病例摘要

患者女，71 岁。

主诉：右下肢活动不利 1 个月。

现病史：患者于 10 年前在活动后出现腰部酸痛。无腰部活动受限，症状较轻，休息后腰部酸痛有明显缓解，2 个月前因受累后酸痛加重，并伴有左侧腰臀部、左下肢酸痛，至小腿外侧，同时无伴麻木，中度活动受限，不能久行，休息后症状减轻，1 个月前至当地某中医院就诊，2023-10-04 当地某医院 CT 提示：腰椎退行性变；腰 2/3、腰 3/4 椎间盘膨出，腰 4/5、腰 5/ 骶 1 椎间盘突出。附见：肝脏右叶多发囊肿。2023-10-09 当地某中医院 MRI 检查提示：腰椎退行性改变；腰 5、骶 1 椎体终板炎；腰 3/4 椎间盘膨出，腰 4/5、腰5/ 骶 1 椎间盘突出；骨盆骨质 MR 平扫未见明显异常；双髋关节囊少量积液。附见：左侧臀部皮下结节灶，提示良性病变，请结合临床。予抗炎、止痛、针灸等治疗，症状未缓解。后患者为进一步治疗于我院脊柱外科就诊，于 2023-11-27 行"后路腰椎管减压 + 椎间盘摘除 + 椎间 Cage 植骨融合 + 横突植骨 + 椎弓根螺钉内固定术（腰 4/5/ 骶 1）"，术后出现右下肢活动不利伴小腿外侧及足趾有疼痛及麻木感，行彩超下封闭治疗后疼痛症状无明显好转。遂于 2023-12-11 行"腰椎管探查 + 椎管扩大减压术"，术后予以激素、甘露醇、止痛、营养神经等对症处理后右下肢小腿外侧及足背疼痛及麻木感较前缓解。现因患者仍遗留右下肢活动不利伴小腿外侧及足背疼痛及麻木，于我科就诊，门诊拟"脊髓损伤"收入我科。患者自患病以来，偶有头痛，无恶心、呕吐，精神状态一般，食欲一般，睡眠良好，大便正常，小便正常，体力情况如常，体重无明显变化。脊柱外科住院过程中行肺部 CTA 提示肺栓塞可能，予利伐沙班 20 mg 口服治疗，每日 1 次。5 日前患者出现肛周疼痛，考虑存在肛周脓肿？未做特殊处理。

既往史：平素身体良好，否认高血压、冠心病、糖尿病等慢性病病史，否认肝炎、结核等传染病病史，10 年前确诊为红斑狼疮，后行 5 年激素治疗，具体治疗方案不详。否认手术、外伤、输血史，预防接种史不详，否认过敏史。

家族史：否认家族类似疾病史，否认家族中有高血压、冠心病等慢性病病史，否认家族中有肝炎、结核等传染病病史，否认家族中有遗传病、精神病病史。

二、查体

（一）体格检查

体温 36.6℃，脉搏 121 次 / 分，呼吸 21 次 / 分，血压 113/82 mmHg。发育正常，营养良好，被动体位，查体合作。双肺呼吸音粗。肛周皮肤发红。脊柱正常，活动度受限。

（二）专科检查

意识清楚，言语清晰，高级脑功能检查未见明显异常。查体配合。双侧瞳孔等大等圆，直径约 3.0 mm，对光反射灵敏。双肺呼吸音粗，未闻及干、湿啰音。心率 121 次 / 分，心律齐整，各瓣膜听诊区未闻及病理性杂音。腹部柔软，无压痛、反跳痛，未触及腹部包块，肝脏肋下未触及，肠鸣音正常。肛周截石位 6 点见一大小约 2 cm×1 cm 包块，隆起皮面，触及波动感，压痛。运动及感觉功能：双上肢肌力、肌张力未见明显异常。双下肢关键肌肌力：右侧屈髋肌群 3 级、伸膝肌群 3 级，踝背伸肌群 3 级、踇长伸肌群 4 级、踝跖屈肌群 4 级；左侧关键肌肌力未见明显异常；右侧骶 1 水平、骶 3 水平平面轻触觉及针刺觉减退。直肠指检可触及明显收缩，双侧肱二头肌、肱三头肌腱反射，桡骨膜反射，膝和踝反射对称存在；双下肢无水肿，双侧巴宾斯基征阳性。运动得分 89 分，感觉得分 110 分。左侧肢体感觉、运动未见明显异常。ASIA 评分 D 级。独立完成床上翻身，坐位平衡 1 级，扶持下站立；Barthel 指数为 25 分，生活重度依赖。

（三）辅助检查

2023-11-22 腰椎平扫：腰 5/ 骶 1 椎体上下缘终板炎可能，腰 4/5 施莫尔结节形成可能，请结合临床。脊柱腰段侧弯畸形。腰椎退行性改变：腰 2/3 至腰 5/ 骶 1 椎间盘不同程度膨、突出，腰 4/5 明显伴椎管狭窄；腰 5/ 骶 1 椎间盘变性；骨质增生。如需手术，请参考 X 线摄片定位，除外移行椎变异。

2023-11-23 DR 腰椎正、侧位片，右肺纹理稍增强，请结合临床。腰椎侧弯。腰 5/ 骶1 椎体上下缘终板炎可能，请结合临床。腰椎轻度退行性变。腰椎过伸活动稍受限。

2023-11-28 腰椎平扫 + 三维重建（图 9-54）：腰椎术后复查，腰 5/ 骶 1 椎见金属内固定留置，未见松脱、断裂，其后方附件部分骨质不连续、缺损，周围见多发小斑片状骨性密度区，腰 4/5 椎间盘呈术后改变，余椎体边缘及小关节突可见骨质增生，腰椎未见滑脱征。

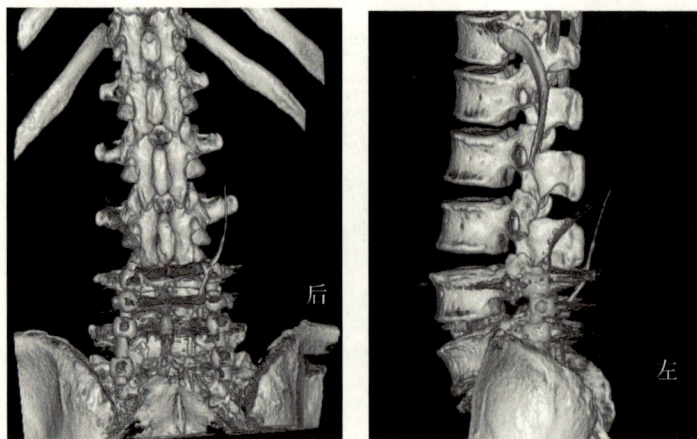

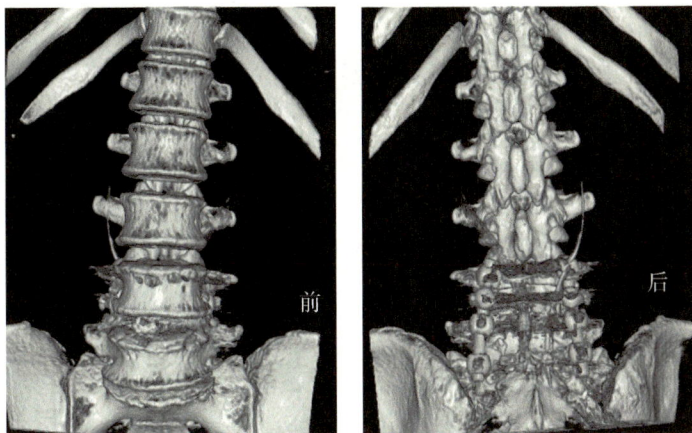

图 9-54　腰椎平扫 + 三维重建

2023-12-13 胸部血管平扫后增强：双肺动脉部分小分支充盈欠佳，右肺下叶肺动脉充盈缺损，考虑肺栓塞。附见：双肺炎性病变，双侧少许胸腔积液。肝内低密度灶。

2023-12-29 急诊感染两项：超敏 C 反应蛋白 80.49 mg/L，降钙素原 0.06 ng/mL。

2023-12-29 血常规（五分类）：白细胞计数 7.00×10^9/L，中性粒细胞计数 4.12×10^9/L，红细胞计数 3.70×10^{12}/L，血红蛋白 109.0 g/L，血细胞比容 34.5%。

2023-12-29 凝血功能全套：血浆纤维蛋白原 6.78 g/L，D- 二聚体 0.90 mg/L，纤维蛋白原降解产物 8.84 mg/L。

2023-12-29 血脂 + 肝功能 + 空腹血糖 + 血同型半胱氨酸测定 + 肾功能 + 电解质：总蛋白 60.4 g/L，白蛋白 36.7 g/L，丙氨酸氨基转移酶 50.2 U/L，γ- 谷氨酰转肽酶 98 U/L。

2023-12-29 25- 羟基维生素 D 19.04 ng/mL。

2023-12-31 粪便常规分析：隐血试验弱阳性。

2024-01-04 抗 β_2+AIH+ACA+ds-DNA 两项：抗 SS-A/Ro 52 kD 抗体阴性，抗可溶性肝抗原 / 肝胰抗原抗体（SLA/LP）阴性，抗 gp210 抗体阴性，抗 Sp100 抗体阴性，抗肝肾微粒体抗体 -1 阴性，抗肝细胞浆 I 型抗原抗体阴性，抗线粒体抗体 -2 阴性，抗心磷脂抗体 -IgG 2.09 GPLU/mL，抗心磷脂抗体 -IgM < 2.00 MPLU/mL，抗心磷脂抗体 -IgA < 2.50 APLU/mL，抗双链 DNA 抗体阴性，抗双链 DNA 抗体 < 2.00 U/mL，抗平滑肌抗体阴性，抗 β_2 糖蛋白 1 抗体（IgG）< 2.00 AU/mL，抗 β_2 糖蛋白 1 抗体（IgM）< 2.00 AU/mL，抗 β_2 糖蛋白 1 抗体（IgA）< 2.00 AU/mL。

2023-12-29 抗 CCP+ENA+ANA 滴度：抗核抗体阳性，核型致密细颗粒型 1 ∶ 100，抗 U1RNP 抗体阴性，抗 Sm 抗体阴性，抗 SS-A 抗体阳性，抗 Ro-52 抗体阴性，抗 Jo-1 抗体阴性，抗 PCNA 抗体阴性，抗 PM-Scl 抗体阴性，抗 SS-B 抗体阴性，抗 ScL-70 抗体阴性，抗核糖体 P 蛋白抗体阴性，抗核小体抗体阴性，抗双链 DNA 抗体 < 10.00 U/mL，抗线粒体抗体 M2 亚型阴性，抗着丝点 B 抗体阴性，抗组蛋白抗体阴性，抗环瓜氨酸多肽抗体

0.65 U/mL。

2024-01-04 免疫球蛋白及补体：免疫球蛋白 A 1.68 g/L，免疫球蛋白 G 7.87 g/L，免疫球蛋白 M 0.84 g/L，补体 C3 1.22 g/L，补体 C4 0.196 g/L，补体 C1q 20.20 mg/dL。

2024-01-04 甲肝抗体测定 + 丙肝抗体测定 + 戊型肝炎抗体两项：甲肝抗体 IgM 0.09，戊型肝炎抗体 IgM 0.02，戊型肝炎抗体 IgG 0.01，丙型肝炎病毒抗体 0.10S/CO。

2024-01-04 狼疮抗凝物初筛检测：狼疮抗凝物筛查时间 43.8 秒，狼疮抗凝物筛查比值 1.33，狼疮抗凝物确认时间 38.5 秒，狼疮抗凝物确认比值 1.24，狼疮抗凝物标准比值 1.07。

2024-01-01 脑卒中颈部动脉 + 锁骨下动脉筛查：双侧颈动脉内—中膜不均匀增厚伴斑块形成（单发）。双侧椎—基底动脉未见明显异常。

2024-01-01 双上肢 + 双下肢动静脉彩超：未见明显异常。

2024-01-01 心脏彩超：升主动脉弹性减退，左室舒张功能减退、收缩功能正常。右心功能测定：右心功能正常范围。

2024-01-04 腮腺：双侧腮腺未见明显异常。

2024-01-04 颌下腺及颌下淋巴结：双侧颌下腺未见明显异常。

2024-01-05 心电图：窦性心律，正常范围心电图。

三、诊断

疾病诊断：脊髓损伤（腰 2 平面，ASIA 评分 D 级），腰椎椎管狭窄术后，肺栓塞，肛周脓肿？

功能诊断：右下肢运动功能障碍，转移障碍，生活基本不能自理。

四、康复计划

（一）目标

1. 近期目标

疾病：监测血压、心率等指标，明确心脏、肺部功能状态；完善患者泌尿系检查，监测残余尿，明确有无排尿障碍；控制感染。

功能：完善康复评估，初步改善肌力，坐位平衡 1～2 级，初步减少转移的辅助程度，扶持下站立及迈步。

2. 远期目标

疾病：血压、心率等指标控制稳定；康复及日常生活中心脏风险评估明确，明确适宜的运动量；自解小便，无新发泌尿系感染。

功能：下肢关节活动度、骨质状况及肌肉总量维持良好，能独立熟练使用轮椅，坐位平衡 2 级，独立完成各项转移，少量扶持下或使用助行器进行站立及迈步。可独立操作轮椅，生活部分自理，回归家庭。

（二）方案

1. 疾病治疗（原发疾病、基础疾病、并发症、合并症）

（1）脊髓损伤：评估内固定情况，给予镇痛、营养神经等药物治疗。

（2）肺栓塞：规律抗凝，监测 D- 二聚体、肺部 CTA。

（3）排查双下肢静脉血栓形成：定期复查血管超声，双下肢抬高，忌按摩、热敷、挤压。

（4）排查泌尿系感染：完善泌尿系超声、尿培养、残余尿检查，必要时抗感染，制订合理的膀胱训练计划。

（5）肛周脓肿：按照肛肠外科会诊意见予静脉抗感染及外用高锰酸钾溶液坐浴。

（6）自身免疫系统疾病：风湿免疫科建议予羟氯喹 200 mg，每日 2 次调节免疫治疗，定期复查相关指标。

2. 康复治疗

（1）体能（心肺功能）康复：循序渐进开展主动运动，综合改善心肺耐力。

措施：①提升心肺综合能力，做肺功能训练、心肺耐力训练；②体外反搏，改善心脏循环能力。

（2）深静脉血栓防治：主动与被动运动结合，配合理疗、推拿等。

措施：双侧踝泵练习，电动起立床训练，扶持下站立训练，关节被动活动，气压治疗（患肢，排除血栓后），低频脉冲 + 中频脉冲（患肢关键肌），偏振光照射、推拿（双下肢）。

（3）运动功能康复治疗。

1）物理因子治疗 + 中医传统针灸措施：予右下肢关键肌群低频治疗（3 个部位：截瘫髋、膝、踝）以改善患肢关键肌群肌力及运动，微波或超短波治疗改善软组织脓肿，偏振光照射（2 个部位：患侧双下肢）+ 红外线照射以改善患肢血液循环及感觉输入，气压治疗以减少患肢静脉血栓形成风险，仪器平衡训练综合改善站立位平衡能力，针灸治疗以舒经活络，促进肢体功能恢复，取穴名称：后溪、风市、血海、阳陵泉、光明、悬钟、丰隆、足三里、上巨虚、下巨虚、三阴交、申脉、解溪、至阴、太冲等穴。

2）运动疗法措施：予以右下肢关键肌群主动抗阻训练；佩戴腰托开展坐位训练，减少卧床时间；下肢各关节开展主动活动维持关节活动度；步态训练 + 减重支持训练步行（患者可站立时）。

3）手法治疗措施：推拿治疗改善患侧肢体血液循环，关节被动活动维持患肢关节活动度、增加感觉输入。

（4）日常生活活动能力康复训练措施：①肢体肌电生物反馈治疗以综合改善上肢运动及精细运动能力；②感觉统合训练，个体化作业布置及教育、ADL 自理能力训练、轮椅功能训练等作业治疗，综合提高患者整体自理能力。

（5）软组织感染治疗措施：微波或是超短波治疗。

五、出院情况

精神、食欲、睡眠可，无发热，无咳嗽咳痰，肛周无明显疼痛。查体：生命体征平稳，双上肢肌力、肌张力未见明显异常；双肺呼吸音清，未闻及干、湿啰音。心律齐整，各瓣膜听诊区未闻及病理性杂音。腹部柔软，无压痛、反跳痛，未触及腹部包块，肝脏肋下未触及，肠鸣音正常。肛周包块 1.0 cm×0.5 cm 包块，隆起皮面，轻微压痛，直肠指检可触及明显收缩。双下肢关键肌肌力：右侧屈髋肌群 3+ 级、伸膝肌群 4 级，踝背伸肌群 3+ 级、踇长伸肌群 4+ 级、踝跖屈肌群 5 级；左侧关键肌肌力未见明显异常；右侧骶 1 水平、骶 3 水平平面轻触及针刺觉减退。左侧肢体感觉、运动未见明显异常。ASIA 评分：D 级。独立完成床上翻身，坐位平衡 3 级，站位平衡 2 级，佩戴腰托独立于平地缓慢步行；Barthel 指数为 75 分，生活大部分自理。

六、讨论

本例患者患有多年的腰部椎间盘疾病，近期急性加重是因摔伤导致疼痛加重，并放射至左侧腰臀部至小腿外侧，保守治疗无效后，行腰椎手术治疗，术后出现右下肢活动不利伴小腿外侧及足趾有疼痛及麻木感，后再次行椎管扩大减压术，术后遗留右下肢活动不利伴小腿外侧及足背疼痛及麻木。这是 1 例临床上常见的因慢性腰椎疾病急性加重后行手术治疗，并遗留有下肢感觉及运动障碍的病例。这类患者术后或合并存在不同程度的脊髓损伤，从而引起下肢肌力及感觉的异常。该类患者需要从功能、活动、参与水平 3 个方面进行评估和治疗。

脊髓损伤的功能评定如下。①目前通用的是 ISNCSCI 第 7 版进行脊髓损伤评定，并使用美国脊髓损伤协会（ASIA）残损分级，用以确定损伤、感觉及运动平面，并进行损伤程度分级，为下一步制订精准的康复治疗计划提供依据。本案例分别对感觉及运动进行平面的判定，并取双侧感觉及运动的最低正常平面确定为损伤平面；患者存在骶部保留，为不完全性损伤，根据受损平面下关键肌肉肌力的状况，判定其为 ASIA：D 级。②评估患者脊柱手术固定的稳定程度，避免在康复治疗中造成新的损伤。本案例采取内固定，复查 X 线固定稳定，可佩戴腰托进行负重站立及步行等康复训练。③可开展双下肢肌电图评估中枢感觉、运动传导通路情况及周围神经受损范围及程度。注意与马尾综合征等外周神经受损相鉴别。④需要评估排尿状况，脊髓损伤患者可能合并不同程度的膀胱功能障碍，可完善尿流动力学、泌尿系超声、尿常规，如果出现尿路感染，还需完善尿培养、感染相关指标，除了配合饮水并及时开展膀胱功能训练，必要时还需给予抗感染治疗，及时脱离对于尿管的依赖，减少进一步感染的机会。⑤老年患者、有肺栓塞史，同时既往有自身免疫性疾病，卧床后患者运动能力下降，可能导致短期心肺功能的快速下降，需在康复治疗前进行排查，明确运动开展的风险，并根据患者的状况制订心肺康复计划。

脊髓损伤的功能活动水平与参与水平：患者入院时评估 Barthel 指数为 25 分，生活重度依赖。初评患者的日常生活基本需要他人照护，评估患者的年龄及对自身生活自理的要求，需制订切实可行的 ADL 训练方案，帮助患者树立生活自理的信心。考虑患者的下肢运动功能障碍主要局限在单侧，左下肢运动功能大致正常，因此患者的远期预后是较理想的。初期康复时，在进行右下肢肌力康复的同时，加强腰背肌肉力量练习，充分发挥双上肢及左下肢的功能，进行坐起、站立、转移训练，同时开展有针对性的日常生活动作的训练，在中、后期康复中，要根据患者的恢复能力及时调整方案，本案例在充分结合患者能力及需求的基础上，循序渐进地推进 ADL 训练的难度，取得了满意的效果，患者出院时 Barthel 指数为 75 分，生活大部分自理。

病情复杂：患者除脊髓损伤外，还合并存在自身免疫系统疾病、肺栓塞及肛周脓肿。需要完善自身免疫系统抗体、D- 二聚体、凝血功能、血管超声等检查，排除自身免疫系统疾病是否在活动期、肺栓塞是否有进展、有无新发静脉血栓形成，排查康复风险的同时给予专科治疗，避免疾病进一步加重。针对肛周脓肿，除了抗感染治疗外，需关注患者的疼痛感及心理状态，必要时给予镇痛处理，减少患者的痛苦，增加患者康复的配合程度。

（郭珊珊）

病例 17　脑外伤 + 脊髓损伤

一、病例摘要

患者男，71 岁。

主诉：四肢活动不利 1 个月。

现病史：患者 2023-03-15 平地行走时不慎摔倒，连续摔倒 3 次，随即出现意识不清，呼之不应（具体情况家属不详）。他人呼"120"送至当地某医院，入住重症医学科予对症治疗（具体不详），完善颅脑 CT 提示左额叶、右颞顶叶可见出血，蛛网膜下隙出血、颅骨骨折，颈椎 MRI 检查提示颈脊髓损伤。经治疗后患者意识转清，遗留言语错乱，右侧肢体不能上抬，左侧肢体不能对抗阻力，不能完成各种转移。于 2023-03-19 转入另一医院神经外科重症医学科，予营养神经、抗感染、补液等对症治疗，完善相关检查，诊断为"颈脊髓损伤并四肢瘫"。家属为求进一步治疗，于 2023-04-13 转入我院脊椎外科，予抗感染（头孢呋辛）、激素（地塞米松）、护胃、脱水（甘露醇）等对症治疗；完善相关检查，于 2023-04-18 行颈椎体次全切除植骨融合术（颈 3 ~ 5，切 4）+ 颈椎钩椎关节切除术。经治疗后患者病情平稳，精神一般，言语清晰，交流无明显障碍，饮水有呛咳，遗留四肢不能对抗阻力，二便障碍，为求康复治疗，今日拟"脊髓损伤"收入我科。起病以来患者精神可，食欲可；睡眠时有颠倒，曾有胡言乱语、被迫害妄想，目前情绪尚稳定，无明显情绪激动、打人等症状，有咳嗽、咳痰，无发热、头晕、呕吐等；大便需开塞露辅助排出，留置尿管。体重变化不详。

既往史：平素身体良好，否认高血压、冠心病、糖尿病等慢性病病史，否认肝炎、结核等传染病病史，否认其他外伤史，否认输血史，预防接种史不详，否认过敏史。

家族史：否认家族中有肝炎、结核等传染病病史，否认家族中有遗传病、精神病病史。

二、查体

（一）体格检查

体温 36.9℃，脉搏 73 次／分，呼吸 18 次／分，血压 92/92 mmHg。发育正常，体型消瘦，被动体位，查体合作。伸舌不合作。颈前可见一纱布覆盖，未见分泌物。

（二）专科检查

意识清楚，精神一般，查体合作，留置尿管。自发语言流畅、清晰，听理解正常，能理解一步及二步指令，可理解康复训练指令并完成相关治疗，逻辑思维能力有所下降，其余认知功能检查未见明显异常。右肘关节屈曲畸形，右侧腕垂畸形。四肢无水肿。右侧肩关节及肘关节活动受限，ROM 右肩关节：左侧前屈主动 0°～140°、被动 0°～150°。右肘关节：主动屈伸范围 30°～60°、被动 25°～70°，旋前及旋后检查无法完成。右侧肘屈肌群张力改良 Ashworth：右上肢 4 级、双侧伸膝肌群张力升高，改良 Ashworth：3 级。四肢关键肌肌力检查：右侧屈肘肌群 3 级、腕背伸肌群 2 级、伸肘肌群 3 级、中指指屈肌群 2 级、小指外展肌群 2 级、屈髋肌群 2+ 级、伸膝肌群 3 级、踝背伸肌群 3 级、跚背伸肌群 2 级、跖屈肌群 3 级；左侧屈肘肌群 3+ 级、腕背伸肌群 3 级、伸肘肌群 3 级、中指指屈肌群 3 级、小指外展肌群 3 级、屈髋肌群 3 级、伸膝肌群 3 级、踝背伸肌群 3 级、跚背伸肌群 3 级、跖屈肌群 3 级。感觉平面：双侧颈 4 以下针刺觉及轻触觉减退。脊髓感觉功能评分：轻触觉 60 分，针刺觉 60 分；脊髓损伤运动功能评分 55 分。肛周感觉存在，直肠指检可触及括约肌收缩。ASIA 分级 C 级。右侧肱三头肌、肱二头肌及双侧膝反射活跃，余腱反射正常。双下肢病理征阴性。可自主完成床上翻身，其余转移不能完成。轮椅靠坐，不能独站。Barthel 指数为 5 分，生活完全依赖。

（三）辅助检查

2023-04-13 颅脑 + 胸部 CT+ 颈椎三维重建加收，双侧硬膜下积液；大脑镰局部密度增高，请随诊；双侧基底节区、放射冠散在腔隙性脑梗死可能，建议 MR 检查；颈椎退行性改变（颈 3/4 至颈 6/7 椎间盘不同程度膨、突出；骨质增生；后纵韧带钙化）。附见：鼻窦炎；中耳乳突炎。

2023-04-15 肘关节正侧位右肘提示未见明显骨、关节异常。

2023-04-19 四肢血管彩超提示双侧锁骨下动静脉、腋动静脉、肱动静脉、桡动静脉、尺动静脉、头静脉、贵要静脉未见明显异常，双侧下肢动脉多发斑块形成。

2023-04-23 颈椎 CT 平扫 + 三维重建提示颈椎术后改变（图 9-55）。

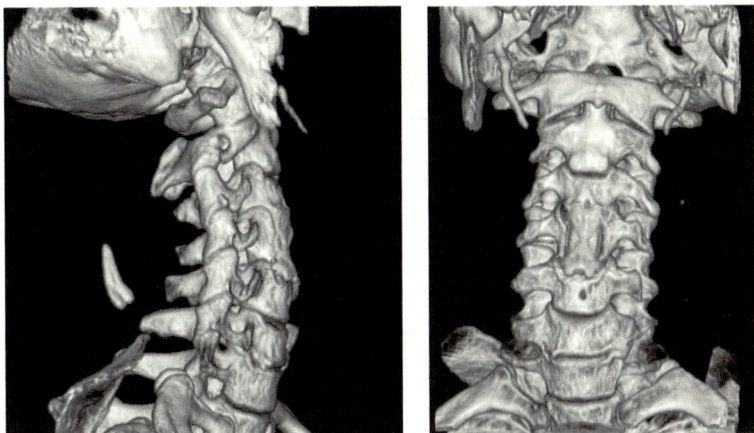

图 9-55 颈椎 CT 平扫 + 三维重建

2023-04-23 颈椎正、侧位片提示颈椎术后改变（图 9-56）。

入院后完善相关检查。2023-04-25 血浆 D- 二聚体测定 + 凝血四项：D- 二聚体 1.61 mg/L，余无异常。C 反应蛋白 + 血常规：淋巴细胞百分数 16.2%，红细胞计数 4.04×10^{12}/L，血红蛋白 128.0 g/L，血细胞比容 39.6%，中性粒细胞百分数 76.9%，余无异常。甲状腺功能：游离甲状腺素 34.71 pmol/L，余无异常。尿液综合分析：尿隐血（+），红细胞 21.30/μL，白细胞 91/μL，细菌 3 261.6/μL，尿白细胞酯酶（+）。血脂 + 肝功能+ 空腹血糖 + 血同型半胱氨酸测定 + 肾功能六项 + 电解质六项：总蛋白 53.6 g/L，白蛋白 33.6 g/L，血糖（空腹）3.86 mmol/L，低密度脂蛋白胆固醇 2.60 mmol/L，余无异常；25- 羟基维生素 D 25.26 ng/mL；心肌损伤四联检、粪便常规检查未见异常。

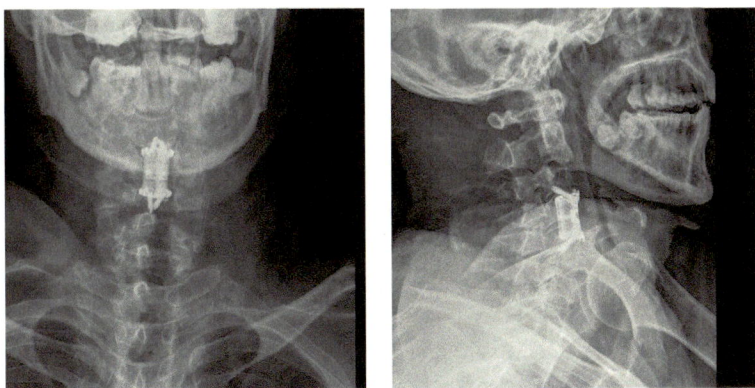

图 9-56 颈椎正、侧位片

2023-04-29 肝功能 + 电解质 + 空腹血糖 + 肾功能：总蛋白 57.8 g/L，白蛋白 35.3 g/L，余无异常。

2023-05-03 尿培养加菌落计数：屎肠球菌（D 群）生长。

2023-04-25 心电图 / 床旁（15 导联心电图）：窦性心律，肢体导联 QRS 波群低电压。

2023-04-26 动态心电图：窦性心律；偶发多源房性期前收缩，2 次成对出现，短阵房速 3 阵，个别伴室内差异性传导；偶发多源室性期前收缩；未见明显异常 ST-T 改变；心率变异性降低；监测时患者于 00：57 自行拆机，结果仅供参考。

2023-04-25 颅脑平扫：双侧额部硬膜下积液，双侧基底节区、放射冠散在腔梗灶，脑白质变性（图 9-57）。附见：右侧乳突炎。

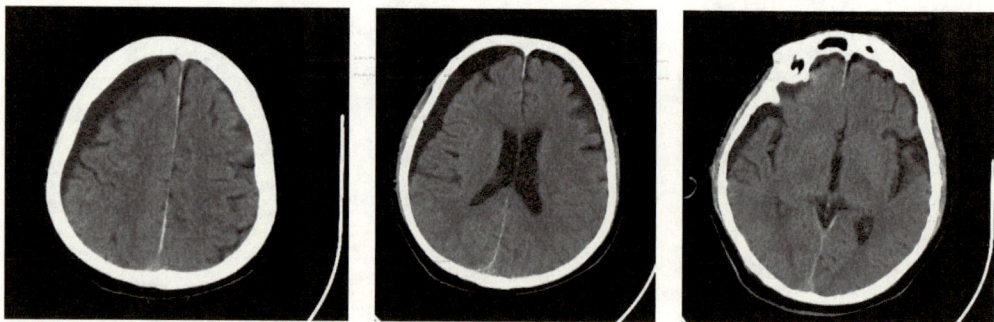

图 9-57　颅脑平扫

2023-05-03 心脏彩超：升主动脉弹性减退，左室舒张功能减退、收缩功能正常。泌尿系彩超：右肾囊肿，前列腺钙化灶，左肾、输尿管、膀胱未见明显异常。四肢血管彩超：双侧下肢动脉多发斑块形成，动静脉未见血栓形成。

三、诊断

疾病诊断：脊髓损伤（颈 4 平面，ASIA 分级 C 级），脑外伤后综合征，颈椎术后，颅骨骨折，颈椎退行性病变。

功能诊断：运动障碍，直肠膀胱障碍，生活完全依赖。

四、康复计划

（一）目标

1. 近期目标

疾病：监测生命体征，了解颅内情况、颈椎手术、心脏、肺部情况；预防尿路感染、肌肉萎缩、关节挛缩等并发症。

功能：降低异常肌张力，提高膀胱顺应性，自解小便；可完成床上转移，少量辅助下完成床椅转移；监护下独坐。

2. 远期目标

疾病：生命体征平稳，颅内情况及颈椎手术固定稳定，无新发肺部、尿路感染，心肺功能良好。

功能：右肘及右肩关节活动度改善，右肘及双膝关节肌张力下降至 MAS 2 级左右，左侧肢体关键肌群肌力 4 ～ 5 级，右下肢肌力 3 ～ 4 级，双下肢肌力脱离尿管自行排尿，独坐，监护下站立，在助行器辅助下可于室内缓慢步行。生活大部分自理。

（二）方案

1. 疾病治疗（原发疾病、基础疾病、并发症、合并症）

（1）脊髓损伤：评估脊髓损伤程度，给予镇痛、营养神经等药物治疗。

（2）脑外伤综合征：评估头颅 CT，明确脑出血转归。

（3）颈椎疾病术后：评估内固定情况。

（4）防治肺部感染：完善肺部 CT、痰培养等检查，必要时给予抗感染治疗。

（5）排查泌尿系感染：完善泌尿系超声、尿培养、残余尿，必要时抗感染，制订合理的膀胱训练计划。

（6）预防四肢静脉血栓：定期复查血管超声、D- 二聚体、凝血功能，必要时给予抗凝治疗。

2. 康复治疗

（1）体能（心肺功能）康复：循序渐进开展主动运动，综合改善心肺耐力。

措施：①提升心肺综合能力，做肺功能训练、心肺耐力训练；②体外反搏，改善心脏循环能力（排除静脉血栓后）。

（2）深静脉血栓防治：主动与被动运动相结合，配合理疗、推拿等。

措施：双侧踝泵练习，电动起立床训练，扶持下站立训练，关节被动活动，气压治疗（四肢，排除血栓后），低频脉冲（患肢关键肌），偏振光照射，推拿（双下肢）。

（3）膀胱功能治疗措施：配合饮水进行间歇导尿，膀胱功能训练，中频脉冲电治疗（膀胱区域，神经肌肉电刺激低级排尿中枢），监测膀胱残余尿量。

（4）运动功能康复治疗。

1）物理因子治疗 + 中医传统针灸措施：予四肢关键肌群低频治疗以改善患肢关键肌群肌力及运动，偏振光照射（四肢）+ 红外线照射以改善患肢血液循环及感觉输入，气压治疗以减少患肢静脉血栓形成风险，仪器平衡训练以综合改善站立位平衡能力，针灸治疗以舒经活络从而促进肢体功能恢复，取穴：肩三针、曲池、手三里、外关、内关、合谷、少泽、后溪、华佗夹脊、肾俞、八髎、伏兔、足三里、阳陵泉、绝骨、解溪、血海、三阴交穴。配穴：调理二便加气海、中极、秩边等穴。

2）运动疗法措施：予以四肢关键肌群主动抗阻训练，佩戴颈托开展坐位训练以减少卧床时间，下肢各关节开展主动活动维持关节活动度，步态训练 + 减重支持训练步行（患者可站立时）。

3）手法治疗措施：推拿治疗改善患侧肢体血液循环，关节被动活动维持患肢关节活动度、增加感觉输入。

（5）日常生活活动能力康复训练措施：①肢体肌电生物反馈治疗综合改善上肢运动及精细运动能力；②感觉统合训练，个体化作业布置及教育、转移能力训练、ADL自理能力训练、轮椅功能训练等作业治疗，综合提高患者整体自理能力。

五、出院情况

患者偶有头晕，诉无头痛、畏寒发热、胸闷胸痛、呼吸困难、尿频尿急尿痛等不适。饮食一般，饮水有呛咳，二便自解。查体：生命体征平稳。意识清楚，精神一般，查体合作。自发语言流畅、清晰，听理解正常，可完成相关指令。逻辑思维能力有所下降。双肺、心、腹（−）。右肘关节屈曲畸形，右侧腕垂畸形。四肢无水肿。右侧肩关节及肘关节活动受限，ROM右肩关节：左侧前屈主动0°～150°、被动0°～160°；右肘关节：主动屈伸范围20°～70°、被动15°～80°，旋前及旋后检查无法完成。右侧肘屈肌群张力，改良Ashworth：3级。四肢关键肌肌力检查：右侧屈肘肌群3级、腕背伸肌群3−级、伸肘肌群3级、中指指屈肌群3−级、小指外展肌群3−级、屈髋肌群4级、伸膝肌群4级、踝背伸肌群4级、跚背伸肌群4级、跖屈肌群4级；左侧屈肘肌群4级、腕背伸肌群4级、伸肘肌群4级、中指指屈肌群4级、小指外展肌群4级、屈髋肌群4级、伸膝肌群4级、踝背伸肌群4级、跚背伸肌群4级、跖屈肌群4级。双侧颈4以下针刺觉及轻触觉减退；肛周感觉存在，直肠指检可触及括约肌收缩。脊髓感觉功能评分：轻触觉60分，针刺觉60分；脊髓损伤运动功能评分72分。肛周感觉存在，直肠指检可触及括约肌收缩。ASIA分级：D级。右侧肱三头肌反射、肱二头肌反射活跃，其余腱反射正常。可独立完成床上翻身、卧坐、坐站及床椅转移。坐位平衡2级，立位平衡1级，单人少量扶持下可室内行走数百米，稳定性欠佳。Barthel指数为75分，生活大部分自理。

六、讨论

本例患者多次摔倒导致颅骨骨折、颈部受伤，从而导致颈髓损伤及颅脑外伤，患者发病后进行了颈椎的手术，以上情况共同导致其四肢运动及感觉障碍，与骨折后的颅脑及脊髓神经损伤有关，其特点有同时合并有脑外伤及脊髓损伤，脊髓损伤的节段高。

脊髓损伤的功能水平评定如下。①目前通用的是ISNCSCI第7版进行脊髓损伤评定，并使用美国脊髓损伤协会（ASIA）残损分级，用以确定损伤、感觉及运动平面，并进行损伤程度分级，为下一步制订精准的康复治疗计划提供依据。本案例分别对感觉及运动进行平面的判定，并取双侧感觉及运动的最低正常平面确定为损伤平面；患者为不完全性损伤，根据受损平面以下关键肌肉肌力的状况，判定其ASIA为C级。②康复治疗开始前需评估患者颈椎手术固定的稳定程度，避免在康复治疗中造成新的颈髓损伤，可佩戴颈托帮助维护颈椎的稳定性。本案例采取内固定，复查X线固定稳定，可佩戴颈托进行转移训练、负重站立及步行等康复训练。③开展双下肢肌电图评估中枢感觉、运动传导通路情况及周围神经受损范围及程度。评估排尿状况，完善尿流动力学、泌尿系超声、尿常规，如果出现尿路感染、完善尿培养、感染指标检查，配合饮水，及时开展膀胱功能训练，必要时给予抗感染治疗，及时脱离对于尿管的依赖，减少进一步感染的机会。④颈4平面的损伤需要关注患者是否存在呼吸肌肌力的下降，从而可能导致心肺耐力的下降，需要增加呼吸训练及有氧练习，维持心肺功能；同时呼吸肌的虚弱可能导致咳嗽能力的下降，引起痰液不能及时清除，因此此类患者在卧床阶段容易引起坠积性肺炎，加强肺部感染监测的同时可适当增加坐位训练、排痰、体位引流等。

活动及参与水平：患者入院时评估 Barthel 指数为 5 分，生活重度依赖，初评患者的日常生活完全需要他人照护。尽管损伤平面及节段较高，评估患者仍然存在以下优势：无明显认知障碍，能配合康复治疗，无明显基础疾病，四肢残存运动模式较好，主要是关节活动度及肌力的问题，因此患者通过康复训练及指导后的预后是比较理想的。患者的右侧肌力接近于 3 级、左侧基本 3 级，可通过循序渐进地抗阻肌力训练帮助其改善四肢肌力；通过手法及自我牵伸等训练改善关节活动度，从而综合提高四肢的运动能力。同时注重腰背肌肉力量练习，进行坐起、站立、转移训练，并根据患者运动能力匹配相应的日常生活动作的训练，逐渐增加 ADL 训练的难度，取得了满意的效果。患者出院时 Barthel 指数为 75分，生活大部分自理，基本达到了家庭环境内自理的程度，重建了患者回归家庭及生活的信心。

合并颅脑外伤：康复训练前评估颅内损伤的情况，明确出血的吸收状况。本案例右侧运动功能较差，并合并有明显的肌张力上升，考虑可能与脑出血相关，需要在脊髓损伤治疗的基础上增加脑外伤相关训练，强调肢体摆放、抗痉挛、偏瘫治疗、运动再学习、Bobath 及 Rood 等方法的应用。回顾病史，患者平地数次摔倒，需注意排查患者有无脑出血在前，引起摔倒后再出现脑外伤、脑出血的可能，因此需完善血压、血糖、血脂、血管条件等情况，从而排除自发性脑出血的情况。

外伤导致脑外伤合并脊柱损伤、脊髓损伤的情况并不多见，需将骨科康复及神经康复的诊疗思维整合起来，综合进行骨科、神经康复评定并制订计划。

（郭珊珊）

病例 18　骨盆等多发骨折

【第一次入院：初步手术后】

一、病例摘要

患者女，18 岁。

主诉：高处坠落致张口受限、不能行走 1 月余。

现病史：患者 2022-07-10 拍照时不慎从约 8 m 高处坠落，当时口鼻出血不止，意识不清。急送至外院，查 CT 提示颅骨多发骨折、上下颌骨骨折、骨盆骨折、腰 3 右侧横突骨折、肋骨骨折。予以清理口腔内血性液体、抗休克、止血、维持血压、抗感染、镇静、骨盆固定带固定等处理。于 2022-07-13 由当地某急救中心转送至外院重症医学科进一步治疗。转入后予以呼吸机辅助通气、阻断炎症因子风暴、升压、减轻脑水肿、抗感染、预防癫痫、促醒、护脑、预防血栓等对症治疗。并于 2022-07-29 行上颌骨骨折切开复位内固定术 + 上颌骨骨折探查术 + 下颌骨骨折切开复位内固定术 + 颌间牵引术 + 钛板钛钉植入术 + 骨盆骨折切开复位钢板内固定术 + 骨盆外固定术。术后继续予以呼吸循环支持、维持血容量、减少应激反应、脱水降颅压、预防脑血管疾病、控制体温、稳定血压及血糖、抗感染等治疗。经上述治疗后，患者病情逐渐平稳，无发热，意识清楚，张口受限，卧床状态。于 2022-08-16 从 ICU 出院返回本市，至我院急诊就诊。今为进一步康复治疗，由急诊收入我科。

既往史：平素身体良好，否认冠心病史等慢性病病史，否认肝炎、结核等传染病病史，否认其他手术史、外伤史、输血史，预防接种史不详，否认过敏史。

家族史：否认家族中有高血压、冠心病等慢性病病史，否认家族中有肝炎、结核等传染病病史，否认家族中有遗传病史、精神病病史。

二、查体

（一）体格检查

体温 36.5℃，脉搏 80 次 / 分，呼吸 18 次 / 分，血压 105/74 mmHg。发育正常，营养良好，半自主体位，查体合作。颜面部可见瘢痕，愈合良好。骨盆外固定架处皮肤干燥，未见渗血渗液，胸廓正常，右肺呼吸动度较左侧差。

（二）专科检查

意识清楚，言语大致清晰，理解能力、定向力、逻辑思维、计算、记忆能力大致正常。右眼闭合不全，鼓腮右侧嘴角漏气，张口受限，咬合力弱。骨盆外固定架固定，四肢关键肌群肌力、肌张力大致正常。关节活动度：左前臂旋前因左腕关节疼痛稍受限，四肢余关节主、被动活动度大致正常。可床上缓慢独立翻身，可独立完成卧坐转移，坐位平衡 1 级，不能完成坐站转移，不能独站及行走。Barthel 指数为 45 分，生活部分自理。

（三）辅助检查

2022-07-12 外院 CT：双侧上颌窦前壁、外侧壁、左侧下颌头、双侧翼突、蝶窦壁、右侧下颌窝、颅底、左侧额骨、右侧乳突、双侧外耳道前壁、双侧眼眶下壁、右侧眼眶外侧壁骨折。颅内未见确切出血；下颌体粉碎性骨折，上颌骨骨折。右侧第 7 肋骨骨折，双肺散在挫伤；腰 3 右侧横突骨折；右侧髂骨粉碎性骨折，右侧骶骨翼骨折，右侧耻骨联合部及左侧耻骨上下支骨折。

2022-07-13 外院头部 CT：脑肿胀明显，脑室、脑沟、脑回基本消失。

入院后完善相关检查：D-二聚体 1.84 mg/L；肝功能、血脂、空腹血糖、肾功能、电解质、凝血功能、心肌损伤四联检、血常规、尿常规大致正常。心电图：窦性心律，正常范围心电图。X线检查：骨盆骨折内固定术后。双侧耻骨局部密度不均、欠规整，耻骨联合增宽，请结合临床。右侧第6、第7肋骨骨折（修复期）改变；两肺、心膈未见明确异常。脊柱侧弯，腰椎骨质未见明显异常。左桡骨远端骨折（修复期）改变；近排腕骨背侧小游离体，必要时CT协诊；左腕关节骨质疏松。头颅CT平扫未见明确病变。左肺下叶炎症，右肺下叶少许纤维灶。左桡骨远端骨折，累及关节面；左尺骨茎突骨折；左腕舟骨骨折。骨盆多发骨折术后改变。附见：鼻窦炎；双侧上颌窦骨折，右侧明显；左侧额窦骨折。

三、诊断

疾病诊断：多发性骨折术后（颅骨、上下颌骨、骨盆）；肋骨骨折（右侧第6、第7肋骨）；腰3右侧横突骨折。

功能诊断：运动障碍，肺功能障碍，面神经功能障碍，生活基本不能自理。

四、康复计划

（一）目标

1. 近期目标

疾病：预防肺部感染，评估骨折愈合情况，拆除骨盆外固定架。

功能：完成康复评估，开展康复适应性训练，初步独坐，扶持下站立，预防血栓形成。

2. 远期目标

疾病：无新发肺部感染、伤口感染，骨折愈合良好，明确下一步专科治疗（包括手术）；条件允许时拆除外固定。

功能：改善张口活动度，改善咬合能力，独自站立，可短距离行走。

（二）方案

1. 原发疾病、基础疾病治疗

（1）多发性骨折术后（颅骨、上下颌骨、骨盆）：完善骨折处影像学检查，评估骨折状况，邀请骨科医师明确骨盆骨折诊疗措施；评估颅内状况，予营养神经、补钙等药物治疗。

（2）肋骨骨折（右侧第6、第7肋骨）：评估骨折状况，注意避免挤压胸廓，起坐、站立及体位变化时动作缓慢。

（3）腰3右侧横突骨折：评估骨折状况，坐起及站立负重时，关注患者疼痛感受，循序渐进开展负重强度及时间，无痛范围内进行。

2. 并发症治疗

（1）肺功能康复治疗：改善右侧呼吸动度，提高心肺耐力。措施：进行肺功能训练、有氧训练、耐力训练、低频脉冲（双侧膈肌）、坐位训练，减少卧床及坠积性肺炎发生的概率。

（2）深静脉血栓康复防治：双侧定时进行踝泵训练、双侧髋膝踝关节主动活动、肢体关键肌群低频脉冲、无血栓肢体推拿治疗及气压治疗、尽早下床治疗。

3. 功能康复

（1）运动功能康复治疗。

1）改善张口范围、咀嚼能力及口角漏气：局部关节松动训练，面神经功能训练，面部运动疗法，作业疗法，肌松弛治疗，冷疗，低频电治疗（颊车/下关穴，地仓/四白穴），针灸（颊车、下关、地仓、四白、太阳、迎香、鱼腰、攒竹穴）。

2）改善步行：平衡训练，步态训练，减重训练，运动训练（肌力训练）。

3）物理因子：中频脉冲电刺激镇痛，改善痉挛（双侧髋关节前后、骶部、左腕关节），四肢偏振光治疗，低频脉冲电刺激改善肌力（双侧屈肘伸腕、伸膝踝背屈肌群），气压治疗（2部位：双下肢），红外线照射（配合针灸使用）。

4）中医传统治疗：针灸双侧手五里、曲池、尺泽、手三里、外关、合谷、风市、血海、阳陵泉、光明、悬钟、丰隆、足三里、上巨墟、下巨虚、太冲穴。

（2）日常生活活动能力康复训练：日常生活活动训练，作业疗法。

五、出院情况

患者精神佳，左侧骨盆外固定处稍疼痛，自觉有支架与骨质摩擦感，有轻微咳嗽，痰少。查体：意识清楚，双肺呼吸音清，未闻及干、湿啰音。心率64次/分，律齐，未闻及病理性杂音。腹软，无压痛、反跳痛。张口幅度较前增加，右侧眼睑闭合较前改善。骨盆外固定架固定，四肢关键肌群肌力、肌张力大致正常。关节活动度：左前臂基本可完成全关节范围旋前，左腕关节疼痛减轻，四肢余关节主、被动活动度大致正常。独立翻身，可独立完成卧坐、坐站及床椅转移，坐位平衡2级，站位平衡1级，监护下床边短距离步行5 m左右。Barthel指数为65分，生活基本自理。

因患者存在骨盆外固定及左桡骨、舟骨骨折，请创伤骨科会诊，会诊意见：建议行左桡骨远端、左舟状骨陈旧性骨折、骨盆陈旧性骨折二次手术治疗。经沟通后办理出院，至骨科进一步诊治。

【第二次入院：二次术后康复期 2022-11-22】

一、病例摘要

主诉：高处坠落致张口受限、不能行走4月余。

现病史：接前次病史，患者存在骨盆外固定架固定，右眼不能完全闭合，张口受限。2022-09-04至我院创伤骨科继续治疗。2022-09-05予骨盆外固定架去除。2022-09-13在全身麻醉下行左桡骨骨折切开复位内固定术，术程顺利。2022-09-21 在联合麻醉下行陈旧性骨盆骨折钢板内固定术＋钢板内固定去除术，术程顺利，术后患者意识清醒，术毕当日患者全身皮肤出现斑丘疹，颜面水肿，在麻醉恢复后转入 ICU 重症监护室。转入 ICU 后行抗过敏、补液等相关治疗后患者颜面部水肿好转，再次转入骨科普通病房继续治疗，予预防感染、镇痛、促进骨折愈合、对症支持治疗及指导功能康复训练，患者切口愈合好，2022-10-08 办理出院并自行在家休养至今。因患者目前仍留有左侧肢体运动不利，可独坐，左下肢可床上平移，不能独立行走。为求进一步康复治疗，再次通过门诊进入康复科住院治疗。

二、查体

（一）体格检查

体温 36.6℃，脉搏 80 次 / 分，呼吸 20 次 / 分，血压 102/72 mmHg。发育正常，营养良好，自主体位，查体合作。

（二）专科检查

意识清楚，言语大致清晰，理解能力、定向力、逻辑思维、计算、记忆能力大致正常。右眼闭合不全，鼓腮右侧嘴角漏气，张口受限，咬合力弱。左腕部切口愈合好，无红肿，无渗液，各指感觉、活动、末梢血运良好。骨盆外固定架已拆除，骨盆挤压试验（-），皮肤伤口愈合良好。四肢关键肌群肌张力大致正常，四肢各关节主、被动关节活动度大致正常。四肢肌力查体（MMT）：左肩前举及外展肌群 4 级、伸屈肘肌群肌力 3 级、伸屈腕及伸屈指肌群 3 级，左侧屈髋、伸屈膝肌群肌力 3+ 级，左踝背伸、跖屈肌群肌力 4 级，右肩前举及外展肌群 4 级、伸屈肘肌群肌力 4 级、伸屈腕及伸屈指肌群 4 级，左侧屈髋、伸屈膝肌群肌力 4 级，左踝背伸、跖屈肌群肌力 4 级，左侧外踝处皮肤浅感觉较对侧稍减退。独立完成卧坐转移，少量辅助下完成坐站及床椅转移，坐位平衡 2 级，扶持下站立，辅助下拄拐平地行走数米。Barthel 指数为 55 分，生活部分自理。

（三）辅助检查

2022-08-19 于本院行 DR 骨盆侧位片；DR 胸部肋骨正位片＋双斜位片（外伤肋骨）；DR 骨盆正位片；DR 腰椎正、侧位片；左 DR 腕关节正、侧位片（图 9-58）：骨盆骨折内固定术后。双侧耻骨局部密度不均、欠规整，耻骨联合增宽，请结合临床。右侧第 6、第 7 肋骨骨折（修复期）改变；两肺、心膈未见明确异常。脊柱侧弯，腰椎骨质未见明显异常。左桡骨远端骨折（修复期）改变，近排腕骨背侧小游离体，必要时进行 CT 检查辅助诊断；左腕关节骨质疏松。

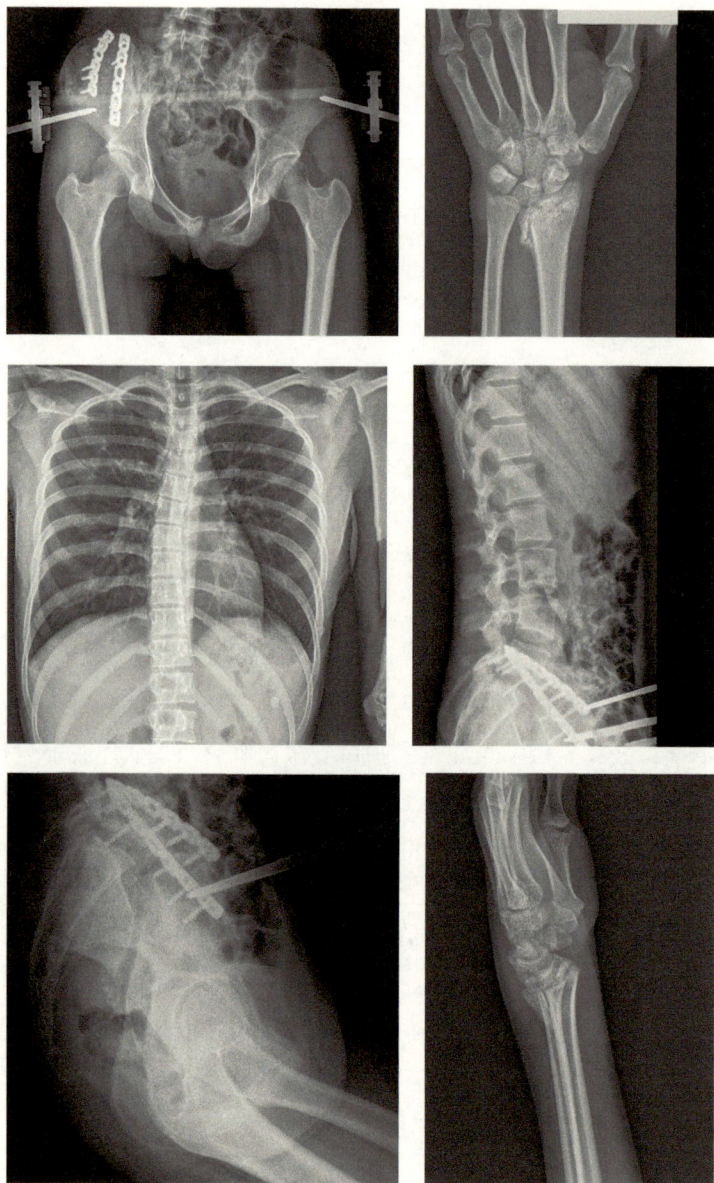

图 9-58　2022-08-19 DR 检查结果

2022-08-31 我院 CT 检查：头颅 CT 平扫未见明确病变；左肺下叶炎症，右肺下叶少许纤维灶；左桡骨远端骨折，累及关节面；左尺骨茎突骨折；左腕舟骨骨折。骨盆多发骨折术后改变，请临床医师阅片。附见：鼻窦炎；双侧上颌窦骨折，右侧明显；左侧额窦骨折。

2022-09-05 胸部正位片，左腕关节正、侧位片：胸椎侧弯，右侧第 7～8 肋骨欠光滑。左腕桡骨远端、尺骨茎突及舟骨骨折复查。

2022-09-13 在全身麻醉下行左桡骨骨折切开复位内固定术，术程顺利，术中出血约

50 mL，麻醉满意，术后安返病房。

2022-09-20 左腕关节正、侧位片：左腕桡骨远端、尺骨茎突及舟骨骨折复查，请临床医师阅片。

2022-09-29 骨盆正位片：骨盆骨折内固定术后复查。

2022-09-29 DR 骨盆侧位片，骨盆骨折内固定术后。

2022-11-23 血常规 + 有核红细胞：白细胞计数 3.39×10^9/L，单核细胞百分数 11.8%，淋巴细胞计数 1.05×10^9/L。凝血功能 +D- 二聚体：未见明显异常。尿液综合分析：尿白细胞酯酶（＋）。心电图：窦性心律，正常范围心电图。

2022-11-24 动态血压：部分时间达 1 级高血压标准，请结合临床。

2022-11-24 骨盆平扫 + 三维重建：见图 9-59。

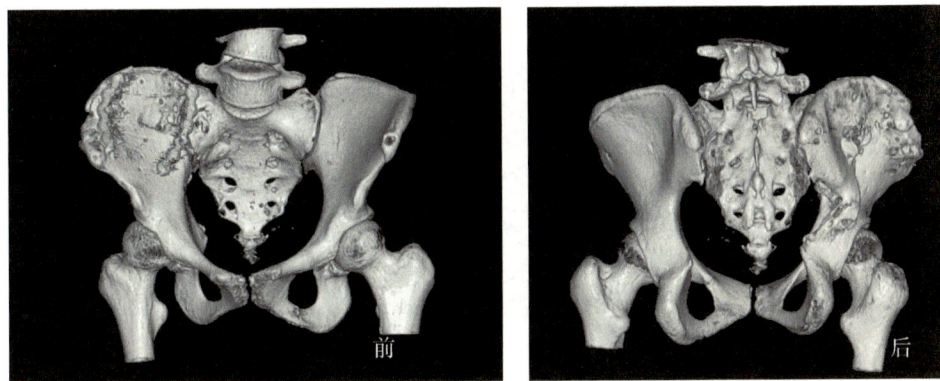

图 9-59　2022-11-24 骨盆平扫 + 三维重建

2022-11-25 粪便常规分析：未见明显异常；肌电图：右下肢骶丛神经损害肌电改变（累及腓总神经支配肌为主）。

2022-11-25 双下肢动、静脉超声：双侧股总动静脉、股深动静脉、股浅动静脉、腘动静脉、胫前动静脉、胫后动静脉、腓动静脉、足背动脉、大隐静脉未见明显异常。心脏彩超（二维）及左心功能测定成像：静息状态下，心内结构及血流未见明显异常；左室收缩、舒张功能正常范围。双肾、输尿管、膀胱超声（适当胀尿）：膀胱内密集点状回声，考虑膀胱内沉积物可能性大，建议动态观察；双肾、输尿管未见明显异常。肝、胆囊、脾、胰超声：未见明显异常。

2022-12-02 神经内科会诊建议：患者有多发骨折，骨盆手术后，现右下肢活动差，神经系统查体显示言语可，面部手术后，左手腕部手术后活动受限，右上肢活动正常，左下肢活动正常，右下肢大腿内收外展略差，足背屈差。肌电图提示右下肢骶丛神经损伤。

2022-12-27 左 DR 腕关节正、侧位片，DR 骨盆侧位片，DR 骨盆正位片：见图 9-60。

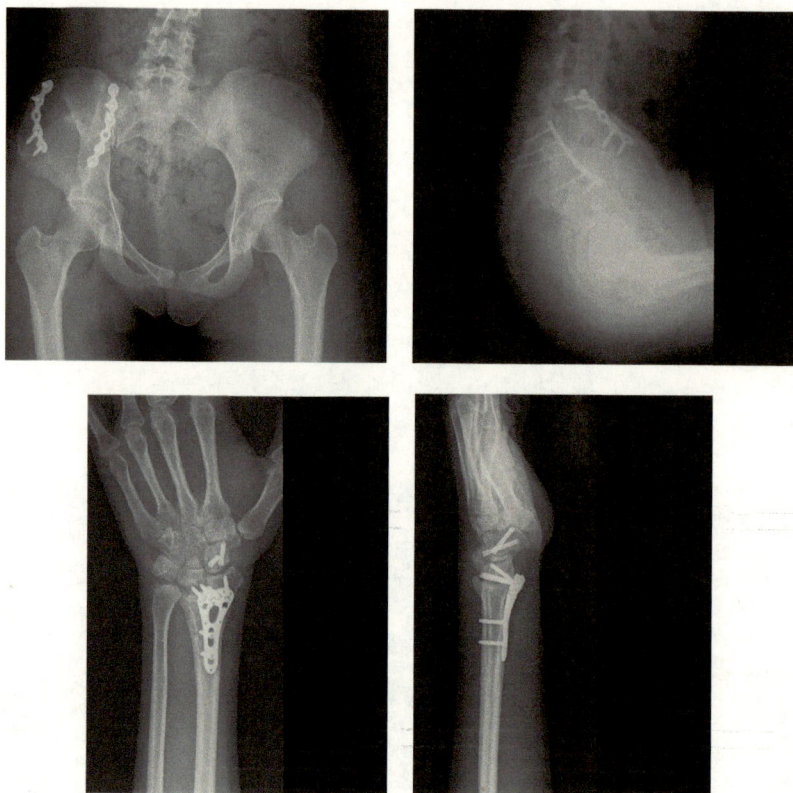

图 9-60　2022-12-27 DR 检查结果

三、诊断

疾病诊断：骨盆骨折恢复期，双侧多发性骨折术后（颅骨、上下颌骨、骨盆），左桡骨远端骨折术后，左尺骨茎突骨折术后，颅骨多发性骨折术后，左腕舟骨骨折术后。

功能诊断：运动障碍，生活部分自理。

四、康复计划

（一）目标

1. 近期目标

疾病：评估骨折恢复及固定情况。

功能：完成康复评估，开展床椅及坐站转移训练，独坐、独站，独立迈步。

2. 远期目标

疾病：骨折愈合良好，无脱落、移位。

功能：基本正常张口、咬合能力，双下肢关键肌群肌力 4～5 级，独自站立，平地行走，生活基本自理。

（二）方案

1. 原发疾病、基础疾病治疗

（1）多发性骨折术后（骨盆、颅骨、上下颌骨、左桡骨远端、左尺骨茎突）：完善骨折处影像学检查，评估骨折状况，邀请骨科医师明确骨盆骨折诊疗措施；评估颅内状况，予营养神经、补钙等药物治疗。

（2）肋骨骨折（右侧第6、第7肋骨）：评估骨折状况，注意避免挤压胸廓，起坐、站立及体位变化时动作宜缓慢。

（3）腰3右侧横突骨折：评估骨折状况，坐起及站立负重时，关注患者疼痛感受，循序渐进开展负重强度及时间，无痛范围内进行。

2. 并发症治疗

（1）肺功能康复治疗：改善右侧呼吸动度，提高心肺耐力。措施：进行肺功能训练、有氧训练、耐力训练、低频脉冲（双侧膈肌）、坐位训练，减少卧床及坠积性肺炎发生的概率。

（2）深静脉血栓康复防治：双侧定时进行踝泵训练，双侧髋、膝、踝关节主动活动，肢体关键肌群低频脉冲，无血栓肢体推拿治疗及气压治疗，尽早下床活动。

3. 功能康复

（1）运动功能康复治疗。

1）改善张口范围、咀嚼能力及口角漏气：局部关节松动训练，面神经功能训练，面部运动疗法，作业疗法，肌松弛治疗，冷疗，低频电治疗（颊车/下关穴、地仓/四白穴）、针灸（颊车、下关、地仓、四白、太阳、迎香、鱼腰、攒竹穴）。

2）改善步行：平衡训练，步态训练，减重训练，运动训练（肌力训练）。

3）物理因子治疗：中频脉冲电刺激镇痛，改善痉挛（双侧髋关节前后、骶部、左腕关节），四肢偏振光治疗，低频脉冲电刺激改善肌力（双侧屈肘伸腕、伸膝踝背屈肌群），气压治疗（2部位：双下肢），红外线照射（配合针灸使用）。

4）中医传统治疗：针灸双侧手五里、曲池、尺泽、手三里、外关、合谷、风市、血海、阳陵泉、光明、悬钟、丰隆、足三里、上巨墟、下巨虚、太冲穴。

（2）日常生活活动能力康复训练：日常生活活动训练，作业疗法。

五、出院情况

意识清楚，言语大致清晰，理解能力、定向力、逻辑思维、计算、记忆能力大致正常。右眼闭合不全，鼓腮右侧嘴角漏气，张口受限，咬合力弱。左腕部切口愈合好，无红肿，无渗液，各指感觉、活动、末梢血运良好。骨盆外固定架已拆除，骨盆挤压试验（－），皮肤伤口愈合良好。四肢关键肌群肌张力大致正常，四肢各关节主被动关节活动度大致正常。四肢肌力查体（MMT）：左肩前举及外展肌群4+级、伸屈肘肌群肌力4级、伸屈腕及伸屈指肌群4级，左侧屈髋、伸屈膝肌群肌力4级，左踝背伸、跖屈肌群肌力4+

级，右肩前举及外展肌群 4+ 级、伸屈肘肌群肌力 4+ 级、伸屈腕及伸屈指肌群 4+ 级，左侧屈髋、伸屈膝肌群肌力 4+ 级，左踝背伸、跖屈肌群肌力 4+ 级。独立完成卧坐、坐站、床椅转移，坐位平衡 3 级，站位平衡 3 级，独立平地步行 50 m 以上。Barthel 指数为 85 分，生活基本自理。

六、讨论

本例患者的临床康复过程体现了两个突出的特点：①外伤导致的多发骨折，可能需要多次手术，针对这类患者，康复需要穿插及时进行，以最大程度地改善患者的功能缺失，减少术后可能引起的多种骨关节并发症；②需要关注患者在多次手术之间可能存在的功能倒退，与手术创伤、卧床、局部制动、整体运动量下降有关，需要正确评估及调整康复措施，尽早帮助患者改善功能。

因外伤导致骨折的患者，特别是车祸幸存者可能面临多处骨折、多脏器损伤的情况，如多发肢体骨折、肋骨骨折、血气胸，甚至颅骨骨折。因此，这种类型的患者可能存在多个关节的运动障碍，同时可能伴有内环境紊乱、肺功能下降、神经功能受损等情况。因其复杂的病情常同时合并有内科及外科的综合问题，患者可能需要在跨度相对较长的时间里经过多次手术才能完成骨折处的解剖连接。因此，康复治疗也应该根据患者的具体情况"量体裁衣"穿插进行，与骨科科室开展 MDT 合作，在术前、术后开展床边治疗并尽快过渡至治疗区治疗。在康复过程中，综合并细化评估患者不同时间段、不同手术状况下的功能障碍，进行镇痛、促进手术切口愈合、减轻损伤组织周围的水肿、改善受限的关节活动度、提升肌肉力量、改善平衡能力、再学习各项转移技巧、纠正步态等来综合改善患者综合运动能力。

在多次手术之间，患者可能存在暂时的功能退步，这与手术创伤、应激、卧床时间的增加、局部制动、内环境改变、术后并发症均有密切的关系。本案例在第一次手术后经康复治疗，Barthel 指数已恢复至 65 分，二次手术再返回康复科的初评 Barthel 指数再次下降至 55 分，并且其四肢的关键肌肉力量（MMT）下降至 3 ~ 4 级。综合其临床评估及检验检查结果来看，可能有以下原因。一是患者在经历一场新的手术后，可能会有短暂的功能下降，特别是肌力及关节活动度容易受到影响，这种情况通过开展系统性、有针对性的康复治疗，大部分都能得到恢复，康复专业人员亦可通过评估治疗后效果来印证判断。二是需考虑患者是否合并神经功能的损伤，因此需进一步结合神经电生理的检查予以排查。回到本案例中，患者四肢肌电图提示右下肢骶丛神经损伤，或许是患者肌力下降的原因之一，也为康复措施的调整提供了依据。同时，损伤性质是一过性还是永久性以及损伤的原因尚不清楚，还需要在后续的治疗中进行复查及鉴别。三是该患者首次入院及二次入院的康复评估者并非由同一人完成，不同的评估者再使用 MMT 进行评估的时候容易因个体差异导致评估结果的不同，这也提示我们，在某些情况下，特别是要对病因进行鉴别诊断时需要更为客观的评估手段，如等速肌力测试、肌电图等。

综上，外伤带来的骨折通常是严重且多发的，因其损伤的范围广泛，可能合并有神经、内脏的损伤，需要多次手术才能完成治疗。康复治疗需根据患者的身体状况、手术进度、康复评估结果灵活调整方案。治疗过程中，如果发现患者存在功能下降的情况，需要及时多次的评估，必要时使用更为客观的手段进行评价，以明确功能下降的原因，并据此调整康复的措施以有效地帮助患者恢复运动功能。

（郭珊珊）

病例 19 股骨颈骨折

一、病例摘要

患者男，65 岁。

主诉：跌倒致左髋疼痛活动受限 16 日。

现病史：患者 16 日前在外骑车跌倒致左髋疼痛，活动受限，伤后到当地医院就诊，完善 X 线检查提示左股骨颈骨折。患者为进一步诊疗来我院就诊。

二、查体

（一）专科检查

左髋部稍肿胀、活动障碍，动则痛甚，左侧腹股沟中点压痛明显，局部未扪及骨擦感及异常活动，左下肢纵轴叩击痛阳性，左足背动脉搏动可扪及，患肢末端血运、感觉、运动未见明显异常。

（二）辅助检查

入院完善骨盆正位片 + 左髋关节斜位片（图 9-61）。

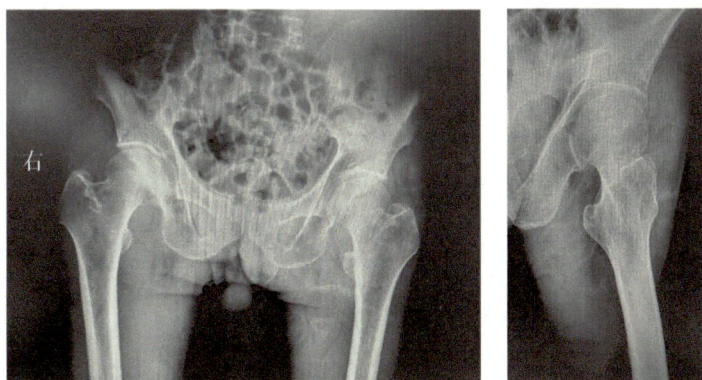

图 9-61 入院辅助检查结果

三、诊断

左侧股骨颈骨折。

四、诊疗经过

患者入院完善相关检查，明确股骨颈骨折诊断。目前主流观点认为尽早手术可尽早恢复股骨头血运恢复，以减少股骨头坏死概率，所以入院后第 2 日给予行闭合复位内固定术。本患者使用牵引床复位法（图 9-62）。

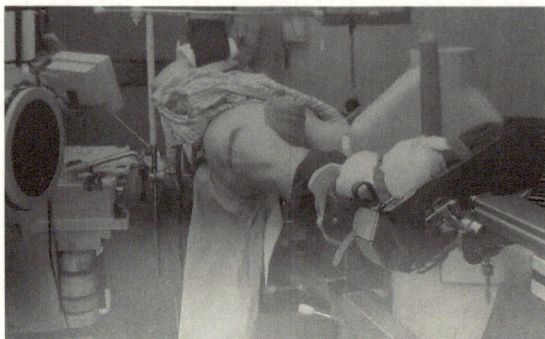

图 9-62　牵引床复位法

将患者置于牵引床上后先不急着复位，先行透视确定位置，再根据患者骨折位置情况逐步调整复位，从而避免盲目复位引起骨折移位加大而导致闭合复位失败。

以下为手术复位及内固定过程。

将患者置于牵引床上，未复位时透视见骨折移位（图 9-63）。

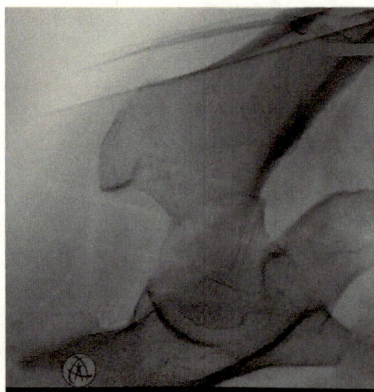

图 9-63　将患者置于牵引床上

给予患肢牵引后透视（图 9-64）。

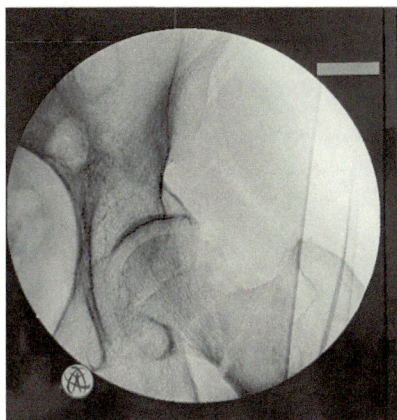

图 9-64　给予患肢牵引后透视

将患肢内收、内旋后透视（图 9-65）。

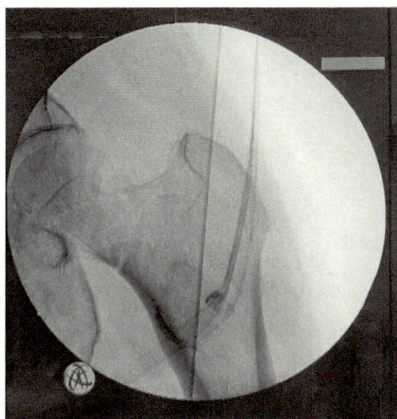

图 9-65　将患肢内收、内旋后透视

此时见骨折端稍分离，遂缓慢调整患肢牵引力度，透视见复位良好（图 9-66）。

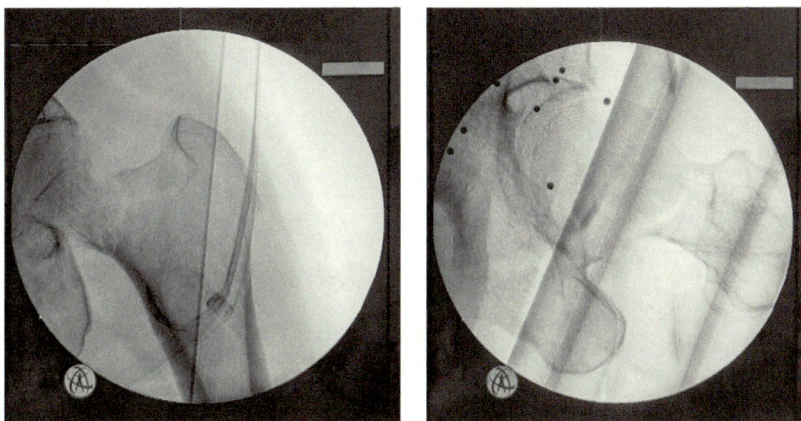

图 9-66　缓慢调整患肢牵引力度，透视见复位良好

最终固定效果见图 9-67。

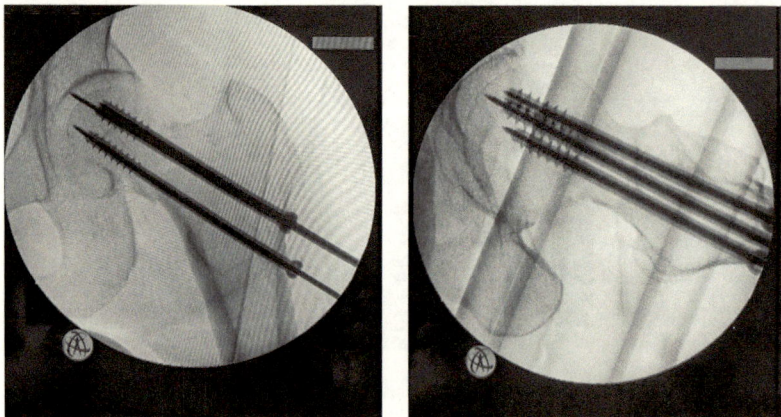

图 9-67　最终固定效果

五、出院情况

患者术后恢复良好出院。

六、讨论

对于股骨颈骨折的患者，目前主要存在以下几个争论点。

（1）65 岁以上患者，是否均需要行髋关节置换手术。笔者认为，对于老年股骨颈骨折并不能"一刀切"地都行髋关节置换手术治疗，随着人们生活水平的提升，预期寿命均有提高，现在很多 65 岁以上人群身体功能并没有严重的衰退，很多 65 岁以上人群仍外出旅游、运动。另外，笔者认为自身的组织要比假体要好，所以对于 65 岁以上的股骨颈骨折患者，若为稳定的 Garden Ⅰ型及Ⅱ型骨折，多为低能量损伤，无明显移位，股骨头血运破坏不大，建议行内固定治疗。

（2）Garden Ⅰ骨折是否需要复位。支持复位者认为：Garden Ⅰ型股骨颈骨折应按照骨折的不同特点进行亚型分型，并采取不同的复位方法进行复位内固定，尽可能将骨折达到解剖复位，从而增加骨折愈合率，减少骨折不愈合、股骨头坏死等并发症。反对复位着认为：复位可能导致原有稳定骨折变为不稳定骨折，甚至造成骨缺损影响愈合，而切开复位甚至可能导致股骨头血供受损，从而增加股骨头坏死风险。

笔者认为，老年 Garden Ⅰ型及Ⅱ型的股骨颈骨折患者不建议复位，因为复位会导致稳定骨折变成为不稳定骨折，增加股骨头缺血性坏死的风险；对于年轻的股骨颈骨折患者，因其多由高能量暴力损伤导致，受伤的那一刻，骨折移位情况就决定了股骨头坏死的愈后，且年轻人对于功能要求更高，所以给予复位后内固定。而其中复位质量是手术治疗的关键。

股骨颈骨折闭合复位方法的探讨：Leadbetter's 法，即患肢屈髋屈膝 90° 位，沿股骨纵轴方向向上牵引下，内旋、内收髋关节，逐渐伸直并外展伤肢于 20° 位。其膝部所运动的方向恰如对侧耳廓自耳轮脚、耳轮、耳轮尾向耳垂的途径。关于这个方法，在笔者的临床实践中，常常是在辅助护士贴会阴薄膜时不自觉地使用了，因为在辅助护士粘贴会阴薄膜时的动作正好需要将患肢屈髋屈膝，然后向上牵引，使臀部离开床面（图9-68）。

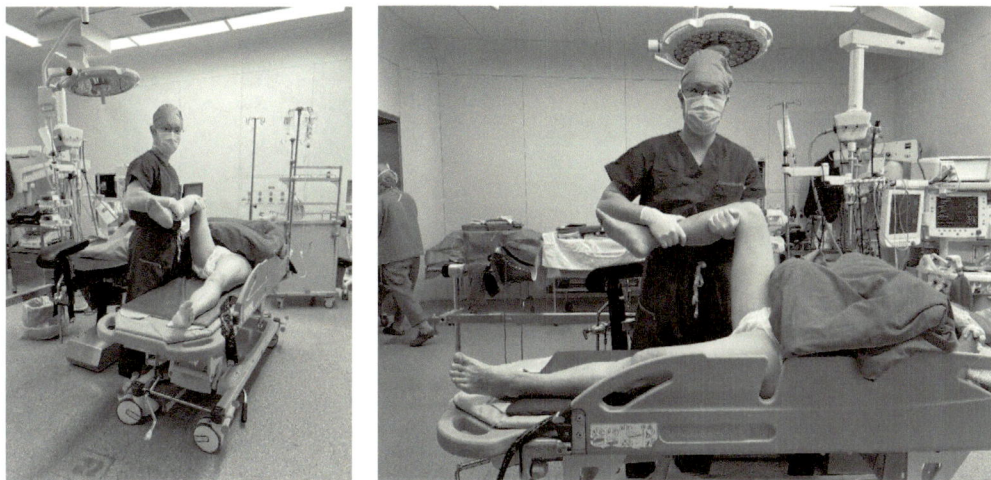

图9-68 股骨颈骨折闭合复位方法

笔者认为，屈髋屈膝，沿股骨轴向向上牵引，主要可纠正股骨头后倾移位。而目前普遍观点认为股骨头后倾大于20°内固定失败率增加，是不可接受的。

以下图病例为例：该患者27岁，股骨颈骨折，Garden I 型骨折，外展嵌插，伴有股骨头后倾，术前摄片见图9-69。

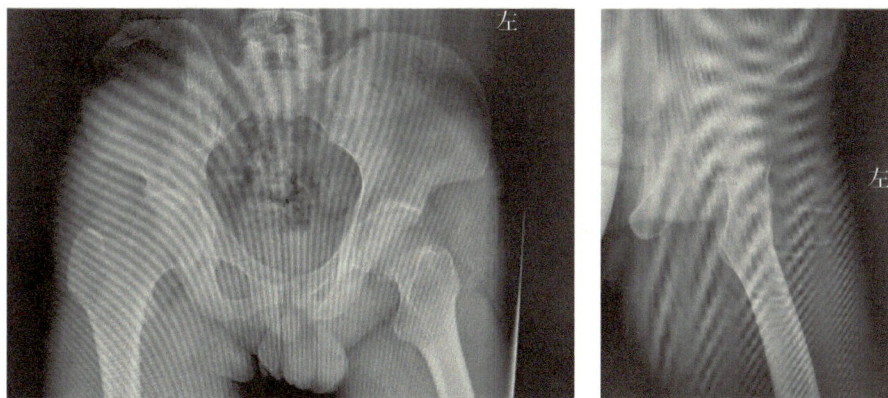

图9-69 术前X线检查结果

该病例术中使用屈髋屈膝法后复位良好，行空心钉内固定。术后X线检查结果见图9-70。

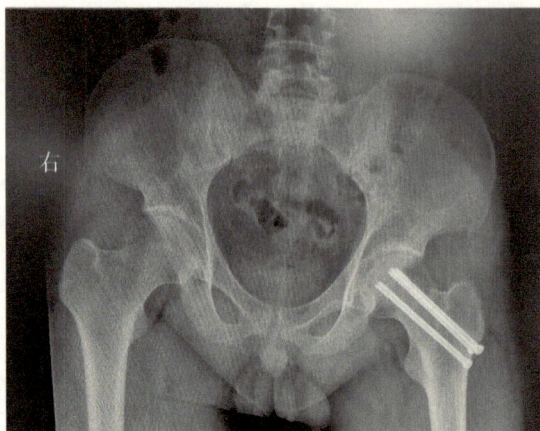

图 9-70　术后 X 线检查结果

随访半年后骨折愈合良好（图 9-71）。

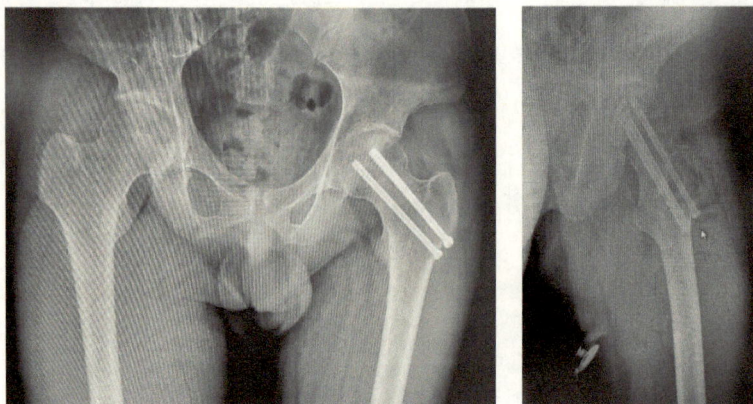

图 9-71　随访半年后 X 线检查结果

目前临床上最常使用的是用牵引床复位，查阅文献，Mc Elvenny's 法（1957 年），即过度复位法：仰卧于牵引床上，双下肢维持旋转中立位、外展 30°，适当牵引至双侧肢体等长，然后患肢同时内收、内旋，度数约 20°，一般将股骨颈前倾角旋转至与地面平行，最后可采取适当叩击股骨大转子促使骨折端相互嵌插。

有些病例通过牵引和旋转并不能很好的复位，考虑由于股骨头前倾或后倾没有纠正导致的，但患者已经处于牵引床上时，可使用 Wellmerling's 法纠正。

Wellmerling's 法：患者仰卧，医师站在患髋的侧面，一前臂放置在大腿前侧靠近腹股沟的部位，另一前臂放置在大腿下面靠近腘窝的部位，双手叩合在一起，用下面的前臂抬高膝关节而用上面的前臂于远骨折端的近侧部位施加复位压力。由于关节囊紧张及股骨头在髋臼内，这个外力需配合大腿的内旋，方能使骨折复位（图 9-72）。

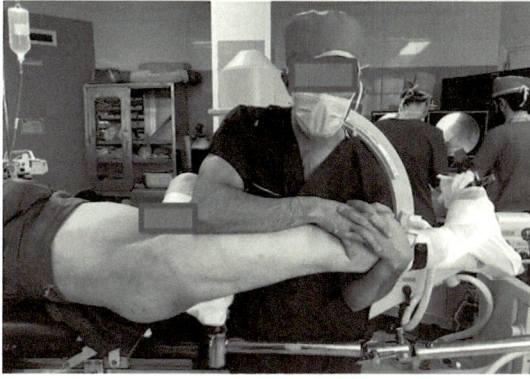

图 9-72 Wellmerling's 法

以下图病例为例，患者置于牵引床上透视正位对位良好，但侧位欠佳，透视图见图 9-73。

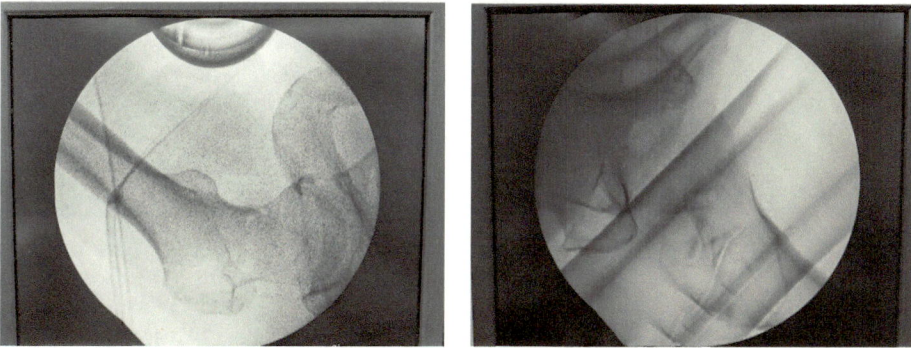

图 9-73 透视图

给予旋转患肢复位后透视见侧位对位良好，但正位欠佳（图 9-74）。

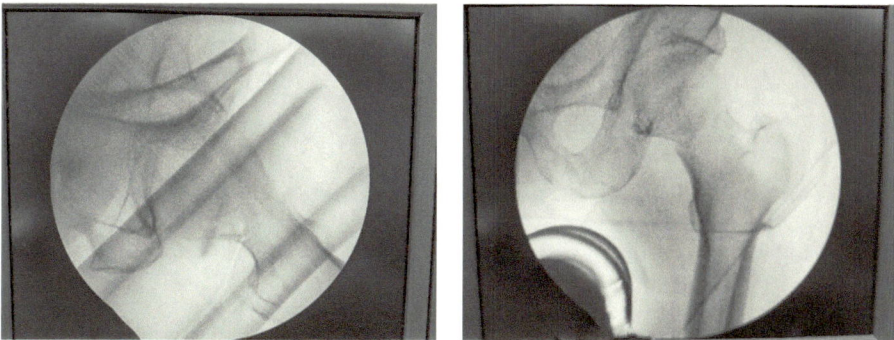

图 9-74 复位后透视图

此时尝试使用 Wellmerling's 法纠正（图 9-75）。

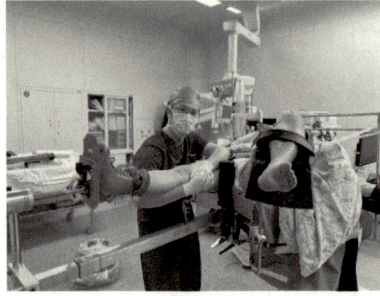

图 9-75　Wellmerling's 法纠正

再次透视正侧位对位良好（图 9-76）。

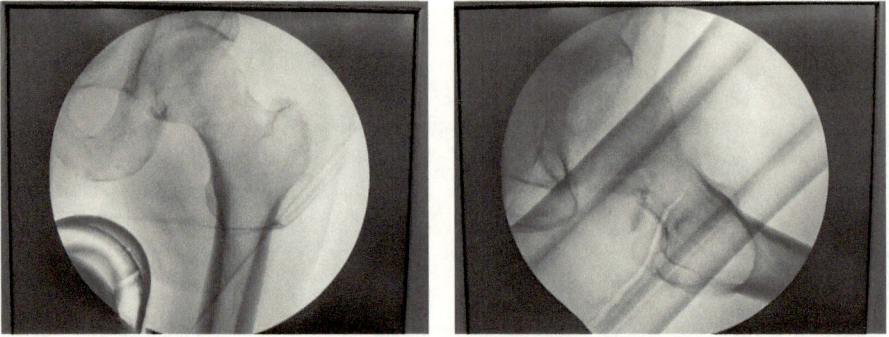

图 9-76　Wellmerling's 法纠正后透视

最终固定效果见图 9-77。

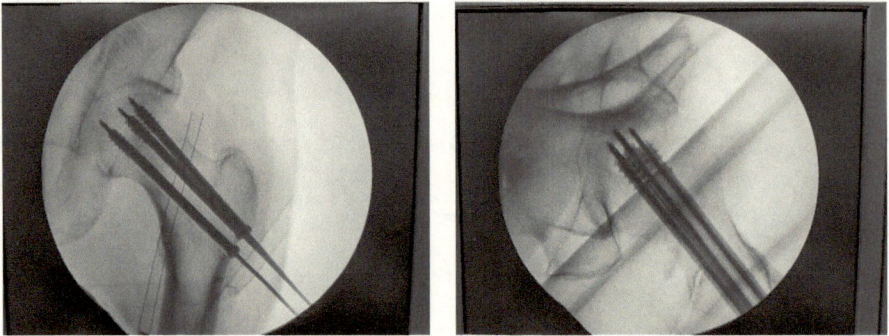

图 9-77　最终固定效果

（曾　啸）

病例 20　同侧股骨粗隆间骨折合并股骨颈骨折

一、病例摘要

患者男，32岁。

主诉：车祸伤致全身多处疼痛、活动受限7日。

现病史：患者于2021-09-30约16：30骑摩托车与小货车碰撞致全身多处损伤，当时出现昏迷，外院诊断多发骨折，脾脏破裂等，外院急诊送入手术室行剖腹探查术，术中行脾切除术＋右侧胫骨结节牵引术，术后转ICU监护治疗，经治疗后患者逐渐清醒，生命体征平稳后转我科治疗。

二、查体

（一）专科检查

患者神清，精神可，双侧瞳孔等大等圆，对光反射灵敏，颈软，无抵抗，胸前可见2处长约5 cm伤口，已结痂，无渗血，未见异常呼吸，双侧胸胁部压痛，深呼吸及咳嗽可诱发疼痛加重，胸廓挤压试验（＋）；腹平软，可见正中长约15 cm手术切口，已缝合，对合良好，无红肿，无渗出，右腹部可见2处引流口对合良好（已拔出引流管），腹部无压痛，肠鸣音正常，骨盆分离挤压试验（－）；右大腿肿胀，右侧髋关节压痛明显，患肢较对侧肢体短缩约2 cm，患髋外旋畸形，右侧大粗隆处压痛、叩痛阳性，右大腿局部可见瘀斑，右侧下肢肌力消失，右大腿上段可触及骨擦感及异常活动，右侧下肢纵轴叩击痛阳性，右小腿可见骨牵引装置固定在位，双下肢肢端感觉血运运动未见异常。生理反射正常（患侧下肢因疼痛未能配合检查），病理反射未引出。右前臂石膏托在位，手指感觉、活动、血运良好；背部疼痛，腰背部局部叩击痛阳性，无双下肢放射痛。

（二）辅助检查

床旁DR（外院带入胫骨结节牵引，维持牵引11日后，床旁复查拍片）见图9-78。

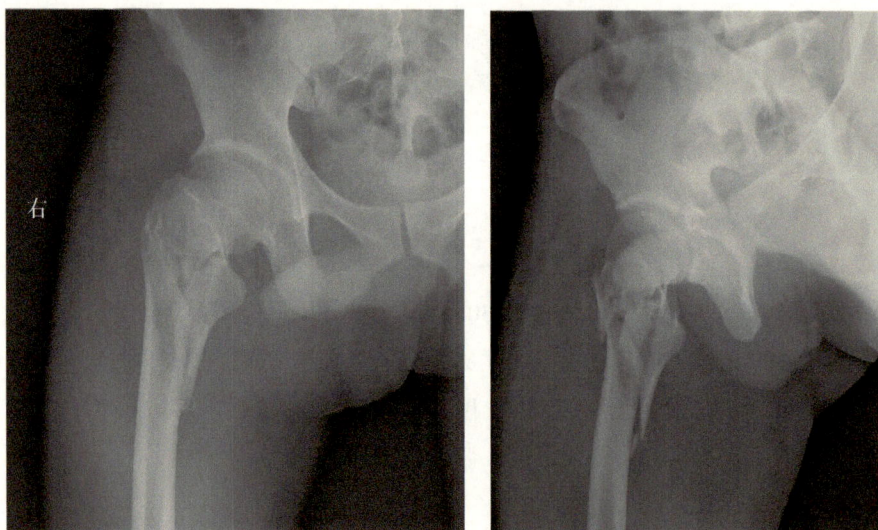

图 9-78　床旁 DR 检查结果

CT 三维重建见图 9-79。

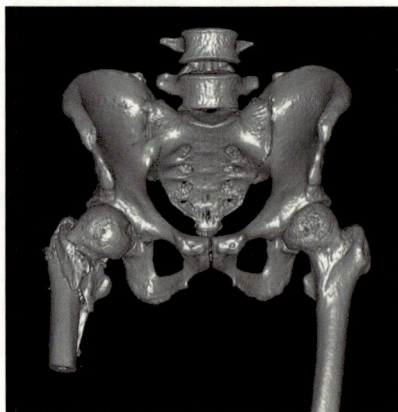

图 9-79　CT 三维重建

三、诊断

右股骨近端粉碎性骨折，右桡骨下端骨折，右尺骨茎突骨折，颅骨多发骨折（额骨、额窦壁、右眼眶顶壁、右蝶窦外侧壁），肋骨多处骨折，胸椎骨折（胸 9 ~ 胸 11 棘突骨折），气胸（双侧），肺挫伤，心包积液，甲状腺功能亢进症，医疗个人史（创伤性脾破裂切除术后，失血性休克史）。

四、诊疗经过

对于此病例，先在麻醉下尝试闭合复位，但复位效果欠佳，遂选择切开复位钢板螺钉内固定。使用 Watson-Jones 入路（图 9-80）。

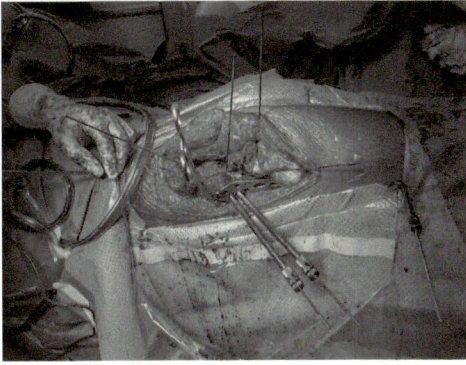

图 9-80　Watson-Jones 入路

术中见股骨头凹陷（图 9-81）。

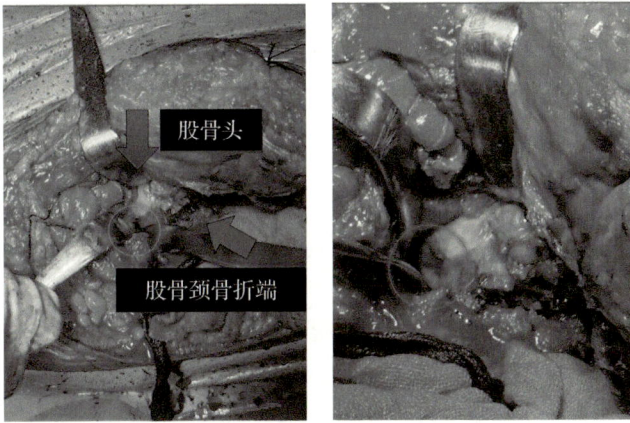

图 9-81　术中见股骨头凹陷

股骨头钻孔见有血流出，考虑血运良好，遂决定内固定（图 9-82）。

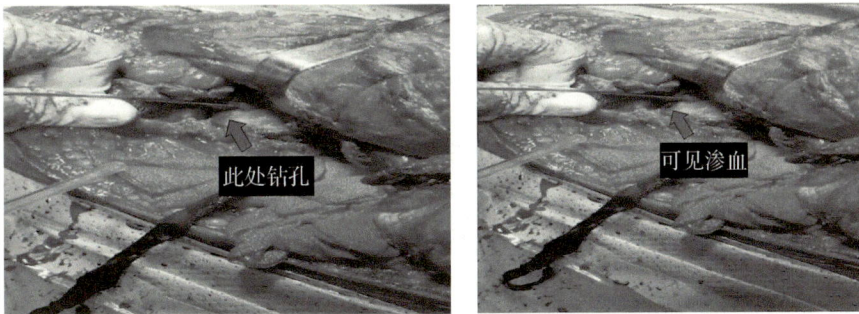

图 9-82　内固定

手术透视步骤：见图 9-83。

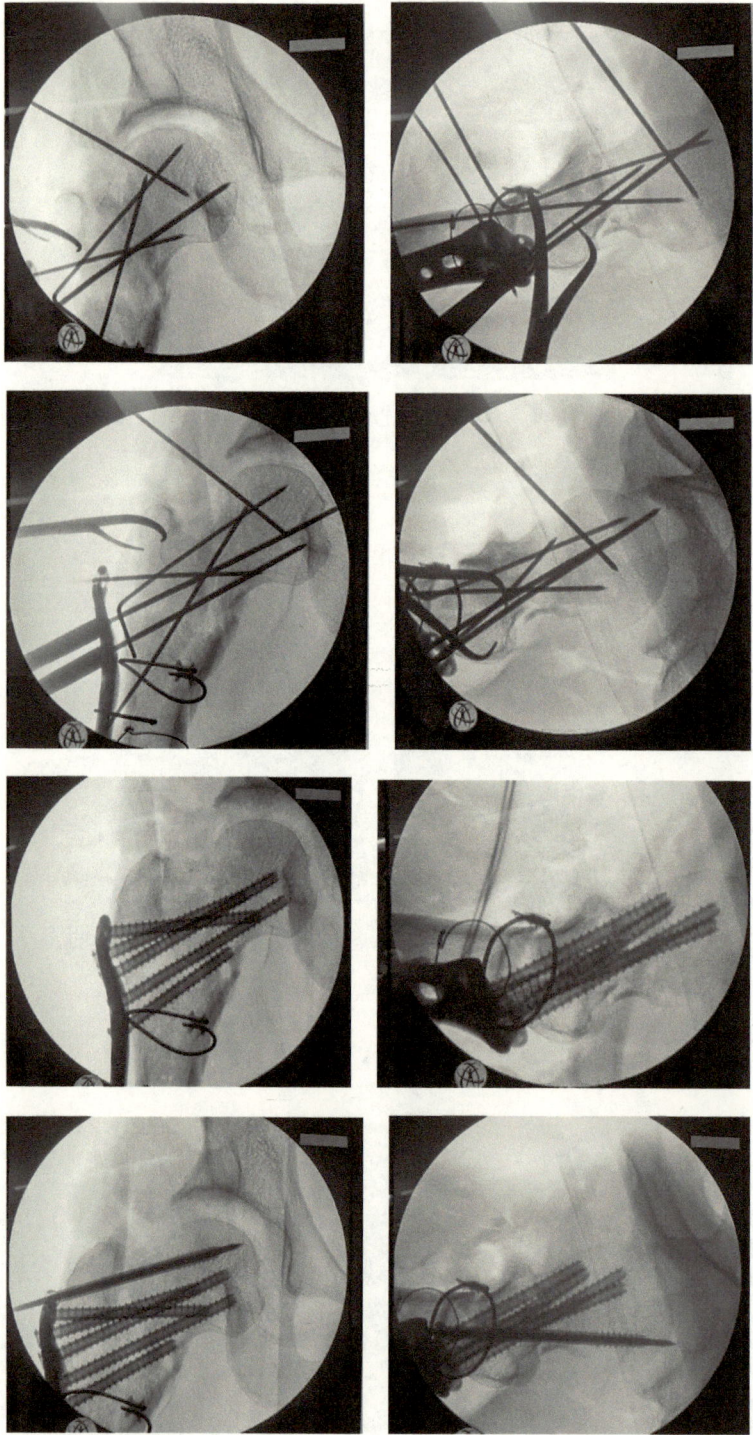

图 9-83 手术透视步骤

术后情况见图 9-84、图 9-85。

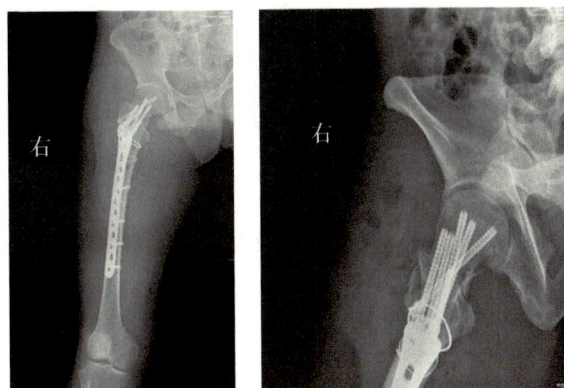

图 9-84 术后内固定情况

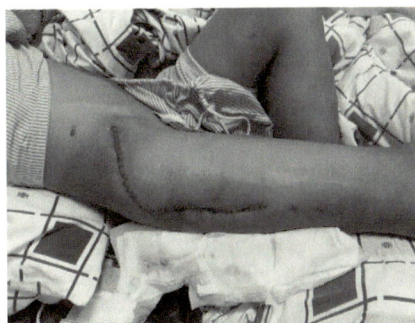

图 9-85 术口外观

五、出院情况

患者病情稳定后出院。术后 1 个月复查影像学结果见图 9-86。

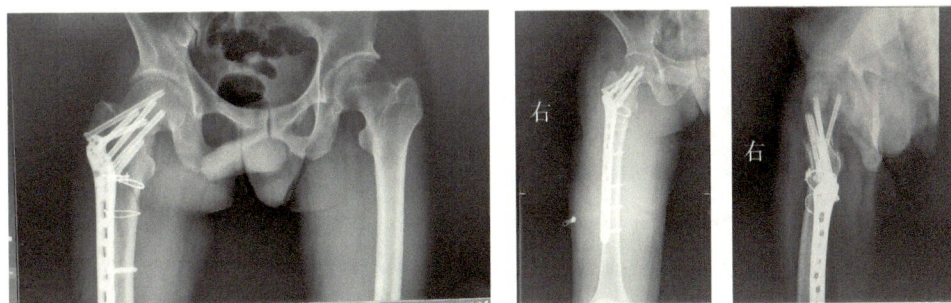

图 9-86 术后 1 个月复查影像学结果

术后 1 个月功能情况见图 9-87。

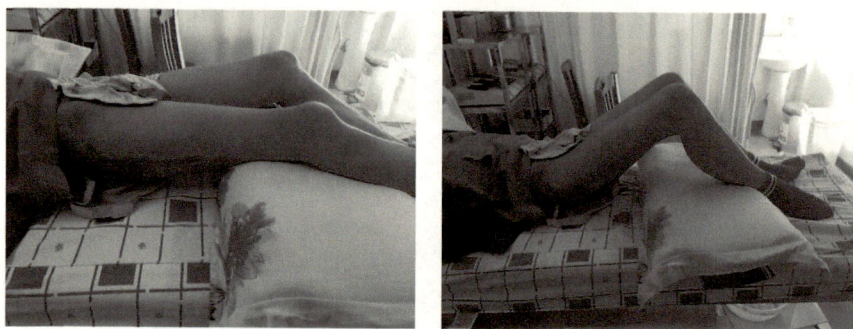

图 9-87　术后 1 个月功能情况

术后 8 个月，股骨粗隆部位已愈合，但股骨颈短缩，部分螺钉退出（图 9-88）。

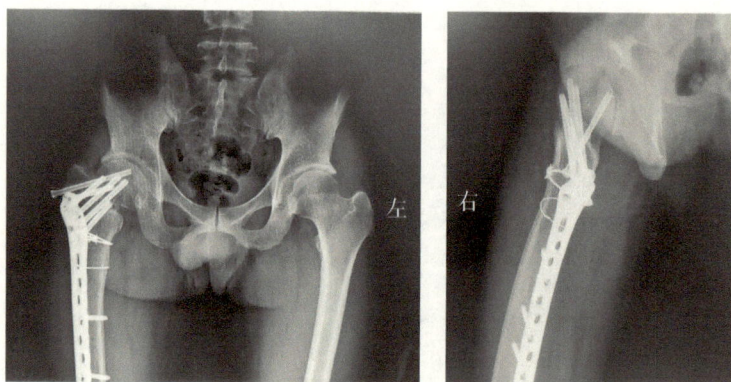

左　右

图 9-88　术后 8 个月恢复情况

遂给予拆除 1 枚退出的空心螺钉，期望股骨颈短缩加压以促进骨折愈合，拆除螺钉后复查 X 线片（图 9-89）。

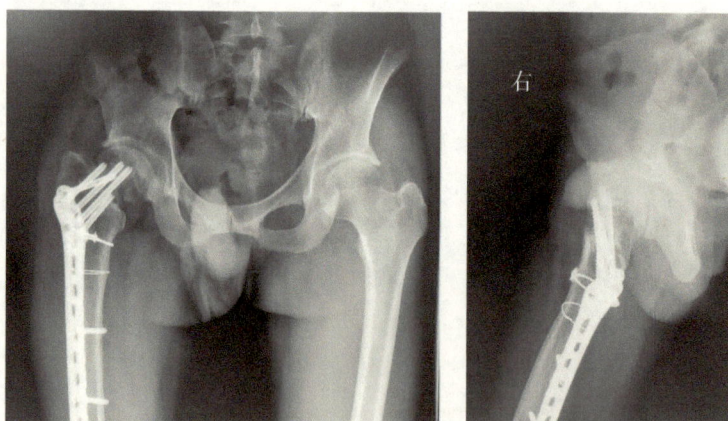

右

图 9-89　拆除螺钉后复查 X 线片

拆除螺钉后半年，患者诉负重行走时右髋疼痛，复查 CT 见股骨颈仍未愈合，股骨头有坏死趋势,但股骨头未塌陷(图9-90)。

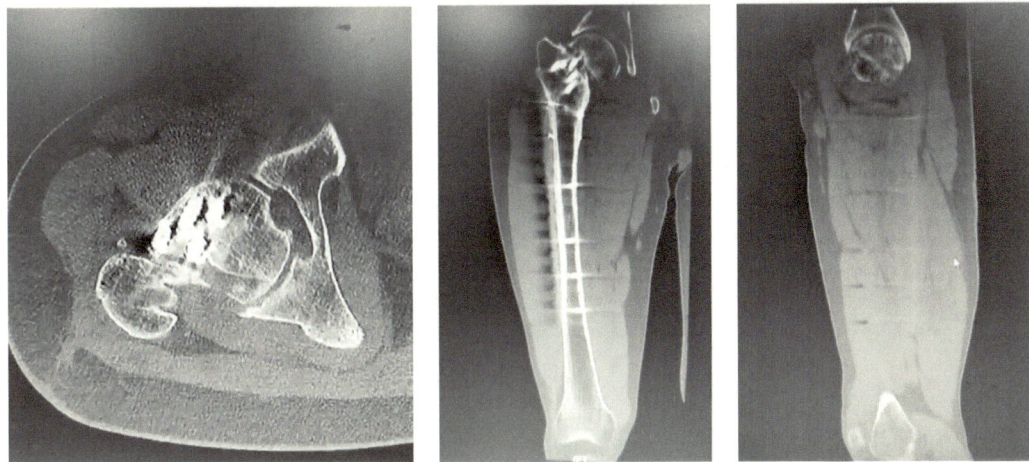

图9-90 拆除螺钉后半年复查CT结果

因为考虑患者年轻,股骨头未塌陷,此时决定行内固定拆除,术中根据情况决定是否行髋关节置换术。术中拆除内固定物后,探查股骨头形态尚好,再次股骨头转孔可见血液渗出,遂行切开复位,FNS内固定并行断端植骨术,术后复查X线结果见图9-91。

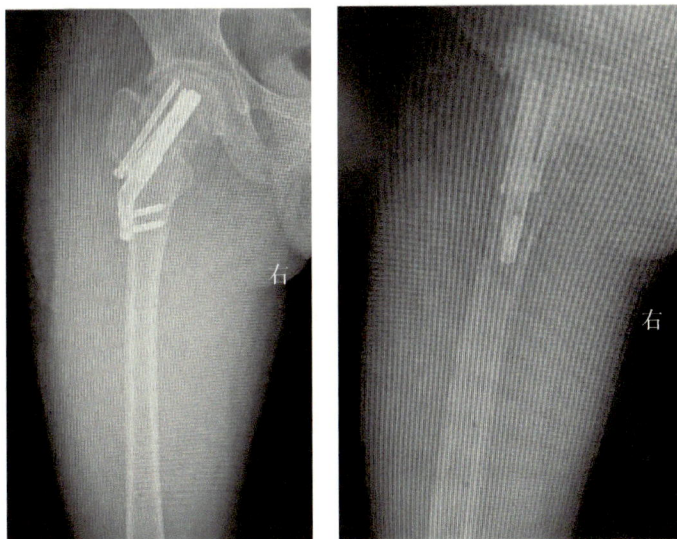

图9-91 FNS内固定并行断端植骨术后复查X线结果

术后1年复查DR(图9-92)见股骨颈短缩愈合,股骨头无塌陷,患者可负重行走,但患髋有关节炎样改变,患者进行跑、跳等剧烈活动时患髋少许疼痛不适。

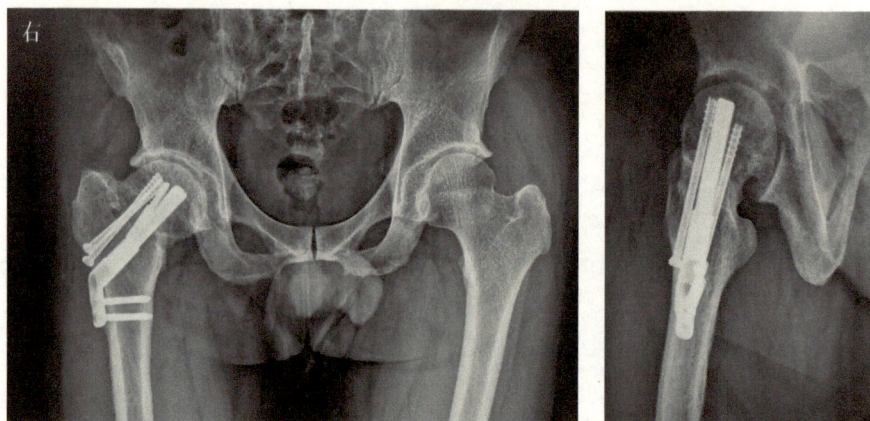

图 9-92　术后 1 年复查 DR 结果

六、讨论

同侧股骨粗隆间骨折合并股骨颈骨折临床上很少见，相对于年轻患者，老年患者发生率略高。这类损伤预后欠佳，对于老年患者行关节置换是一种选择，但对于年轻患者，是否一期行关节置换仍有争议。本例患者虽然行多次手术治疗，但最终患者骨折愈合良好，患肢无短缩，可正常行走，虽然 X 线摄片上可见髋关节炎改变，但患者症状未影响日常生活。同侧股骨粗隆间骨折合并股骨颈骨折在治疗上往往是棘手的，治疗方案需结合患者需求及骨折情况决定。

（曾　啸）

病例 21　股骨粗隆间骨折

一、病例摘要

患者女，83 岁。

主诉：跌倒致右髋疼痛，活动受限 9 小时。

现病史：患者 9 小时前在家行走时不慎滑倒，导致右髋疼痛，活动受限。被送至我院急诊，完善 DR 检查明确诊断后收入我科住院治疗。

既往史：既往心房颤动、慢性肾脏病、高血压病史。

二、查体

（一）专科检查

右侧髋关节局部压痛明显，患肢较对侧肢体短缩约 2 cm，患髋外旋畸形，右侧大粗隆处压痛、叩痛阳性，右侧下肢纵轴叩击痛阳性，右下肢肌力查体不能配合，双下肢肢端感觉血运未见异常，生理反射正常，病理反射未引出。

（二）辅助检查

术前影像学检查结果见图 9-93。

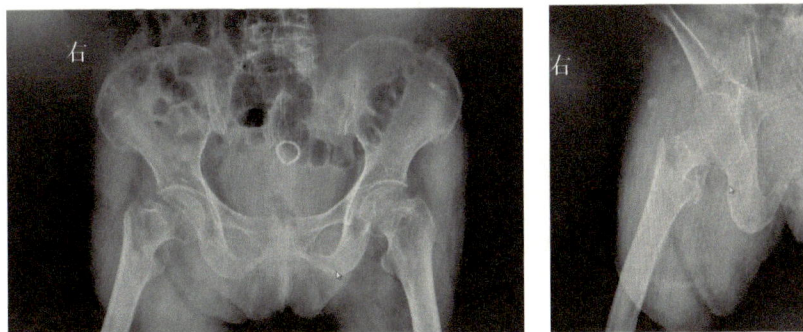

图 9-93 术前影像学检查结果

三、诊断

右侧股骨粗隆间骨折。

四、诊疗经过

患者就诊时正值 2024 年春节期间，入院后立即开通老年髋部绿色通道，入院后 16 小时完成相关检查评估，排除手术禁忌证后，行亚急诊手术（48 小时内）治疗。

术中复位（正、侧位片）：见图 9-94。

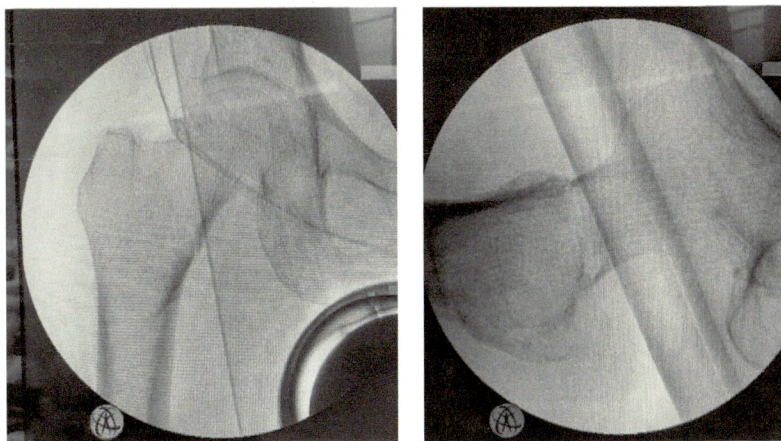

图 9-94 术中复位（正、侧位片）

术中第一进针点在大转子顶点（图 9-95）。

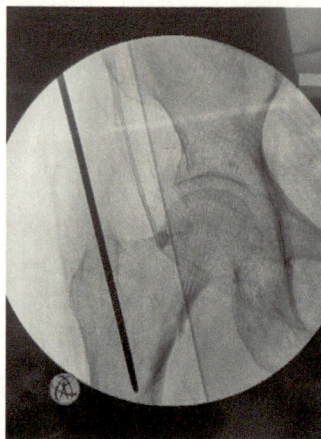

图 9-95　术中第一进针点

将进针点向内移调整，选择偏内侧进针点开髓（图 9-96）。

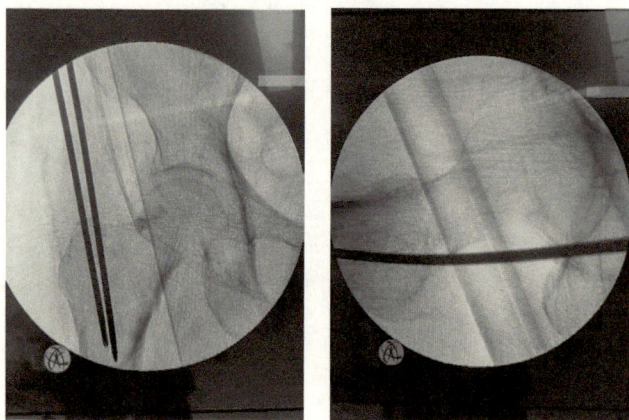

图 9-96　开髓

术毕常规拍摄六位片：正、侧位片的内旋、中立及外旋位（图 9-97）。

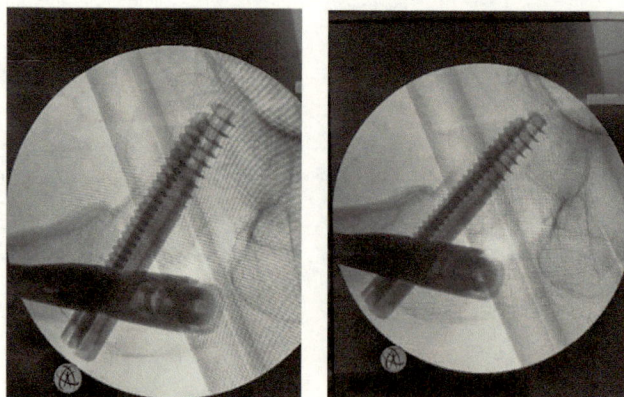

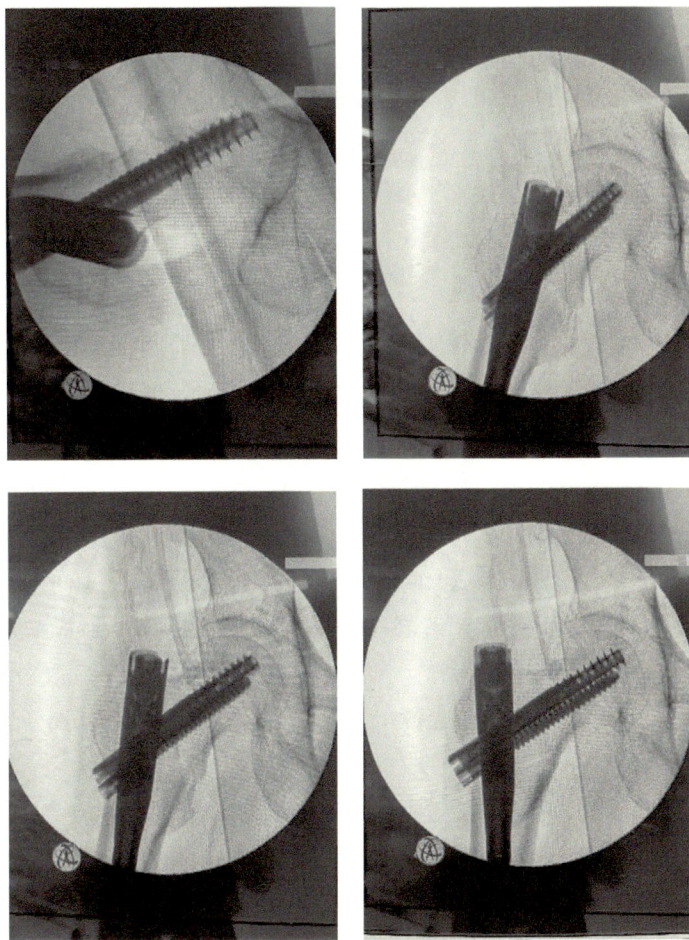

图 9-97　术毕常规拍摄六位片

手术外观见图 9-98。

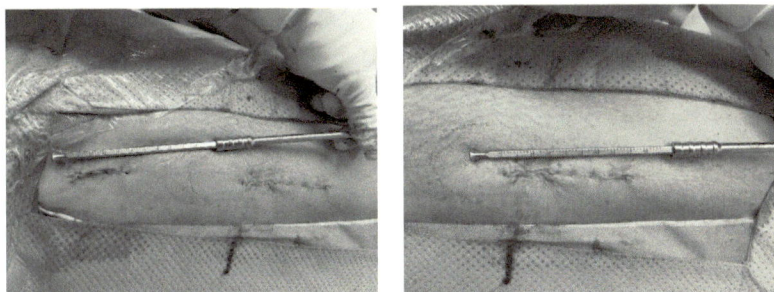

图 9-98　手术外观

五、出院情况

术后患者恢复良好，术后 3 日可坐轮椅活动，术后 1 周可扶助行器行走。

六、讨论

对于老年髋部骨折的患者，因患者多为虚弱患者，高龄且基础疾病多，既往被称为"人生最后一次骨折"。但随着现代医学及快速康复（ERAS）的发展，有效的内固定成为可能，目前对于这类疾病的共识是在患者条件允许的情况下，尽早手术治疗，让患者尽早摆脱卧床状态，从而降低病死率。

（一）判断哪些患者可以早期手术

根据国家卫生健康委员会组织撰写的《老年髋部骨折诊疗与管理指南（2022年版）》，推荐在完善术前准备的前提下力争入院48小时内完成手术。笔者所在科室2019年开通了老年髋部骨折绿色通道，对于老年股骨粗隆间骨折的患者，入院后48小时内手术率达到70%以上。

但是对于老年髋部骨折的患者，大多存在各种基础疾病（高血压，糖尿病，心脏及肾脏疾病等），传统的术前评估标准已不能适应力争入院48小时内完成手术的要求，我们认为对于存在慢性疾病的患者，短时间内改善相关指标是不现实的，所以对于哪些患者可以纳入绿色通道，需要一个新的评判标准。参照广东省中医院（总院）王海洲主任团队创建的"老年髋部骨折红线系统"评估是否可48小时内手术，对于患者指标处于红线系统以下的需择期手术。

但即便如此，老年股骨粗隆间骨折患者的1年内病死率仍有20%～30%，手术后1个月内病死率达12.5%，围手术期患者失血问题、尿潴留、谵妄等并发症发生率高；对于老年股骨粗隆间骨折的患者，其致残率与致死率仍偏高，对于国家及家庭造成的经济负担仍偏高，手术治疗仅是整个病程中的一部分，仍需多学科、多团队相互协作，对这类疾病患者形成一个规范的治疗管理。

（二）股骨髓内固定系统进针点的选择

目前我院对于股骨粗隆间骨折常规使用的是髓内钉固定系统，这类产品有5°的外偏角，说明书上均以大转子顶点为进针点，在既往治疗股骨粗隆间骨折手术时，笔者一直追求进针点正位在大转子顶点，侧位导针位于股骨干中心。但根据工作实践中的经验发现，以大转子顶点作为进针点会造成一些常见的临床问题，如楔形效应。

以下图病例为例，术前X线检查结果见图9-99。

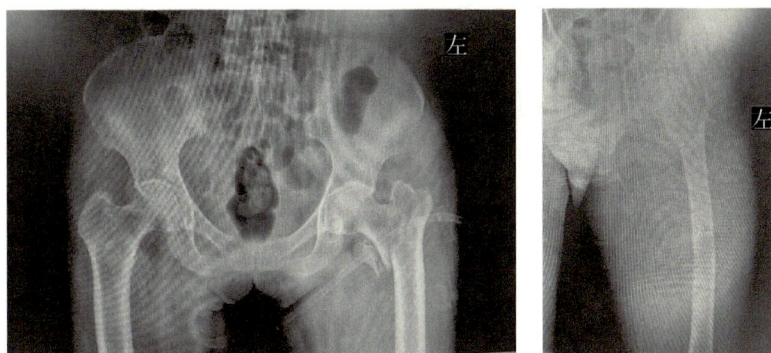

图 9-99 术前 X 线检查结果

该病例为 A2.1 型的转子间骨折病例，术中复位良好（图 9-100）。

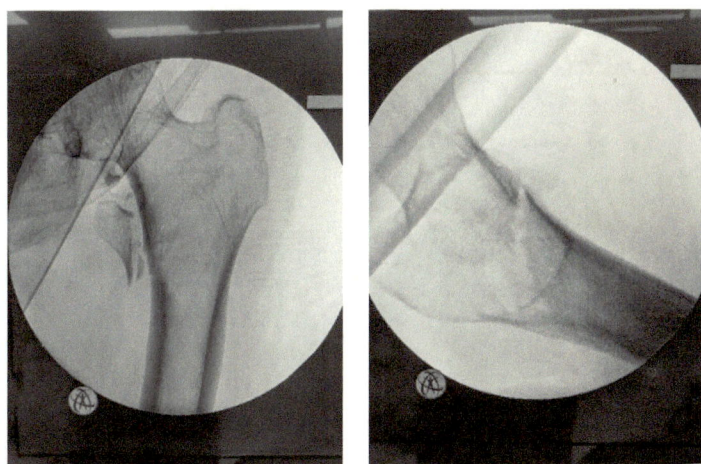

图 9-100 术中复位良好

进针点选择正位在大转子顶点，侧位导针位于股骨干中心（图 9-101）。

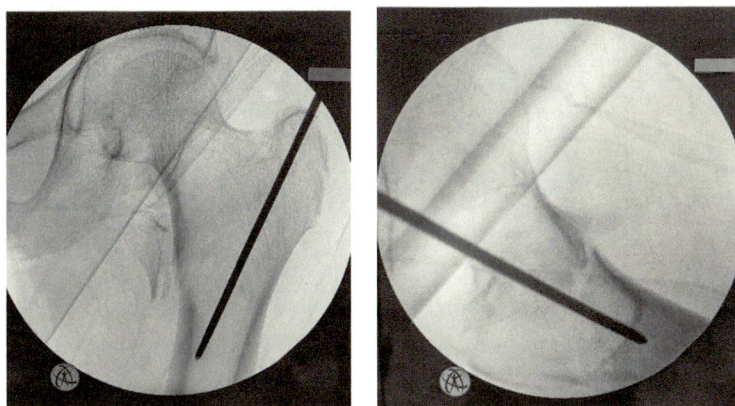

图 9-101 术中进针点

但在开髓钻入时出现复位丢失（图 9-102）。

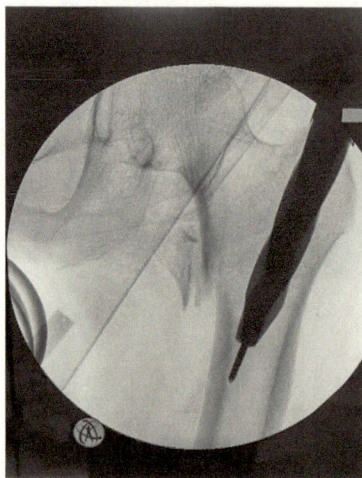

图 9-102　开髓钻入时出现复位丢失

术毕 X 线检查示未能达到解剖复位，而出现了阳性支撑（图 9-103）。

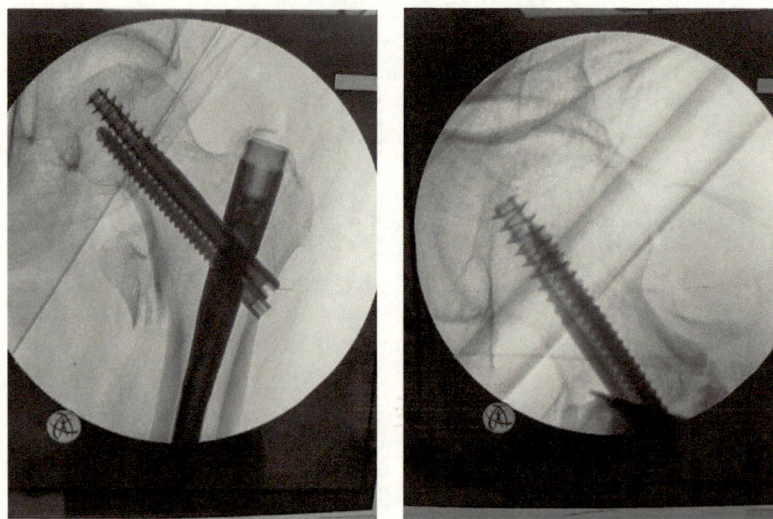

图 9-103　术毕 X 线检查结果

查阅文献发现，早在 2010 年，David 发现了扩髓钻头置入后的股骨头颈骨块内翻问题，但当时他并未进一步作出解释及命名这一效应。2013 年，我国张世民教授团队在粗隆间骨折患者的病例分析中发现，插入髓内钉尾时会出现骨折端分散，其称为"V 形效应"。直到 2015 年，国外学者 Malley 对行头髓钉系统固定的粗隆间骨折患者的分析发现，与健侧相比，术后患侧股骨干平均外移 7 mm，头颈骨块内翻平均增加 4°。Malley 将这种现象称为"楔形效应"。

目前对于复位良好的粗隆间骨折在开口插入主钉过程中，出现骨折间隙楔形增宽、移位，头颈骨块内翻，股骨干外移的现象，称为"楔形效应"，也称"V形效应"。

应对楔形效应目前主要的方法有过度牵引复位、固定大转子后扩髓、进针点内移、快钻慢进法。

以上方法各有利弊。过度牵引复位法不能提前预知需要过度牵引多少，以及不能预测过度牵引后扩髓植钉的复位情况，笔者也未使用过这一方法。

笔者认为，固定大转子后扩髓植钉是行之有效的一种方法，但这个操作需要增加切口将点状复位钳伸入骨折端固定，增加了软组织的创伤，另外点状复位钳存在阻挡头颈钉进钉的可能。

将进针点内移及快钻慢进法是可同时进行的操作，也是近年来笔者常用的方法。笔者认为，这种操作简单，可行可控，效果良好。

在 A2.1 型的转子间骨折病例中，如果进针点向内 5 mm，则不会发生"楔形效应"（图 9-104）。

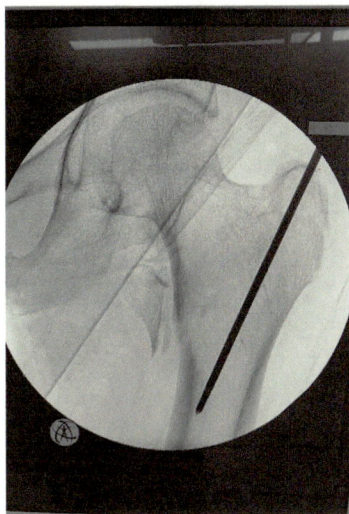

图 9-104 进针点调整

所以，笔者开始作出调整，将进针点向内移并开髓时快钻慢进，以下图病例为例，术前 X 线检查结果见图 9-105。

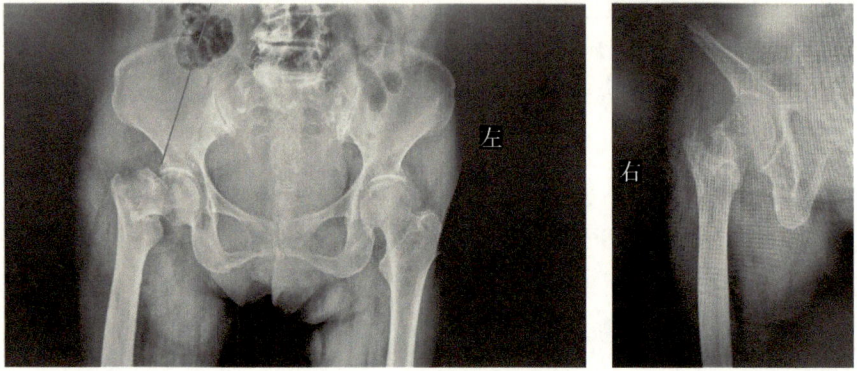

图 9-105　术前 X 线检查结果

术中复位良好，并将进针点内移（图 9-106）。

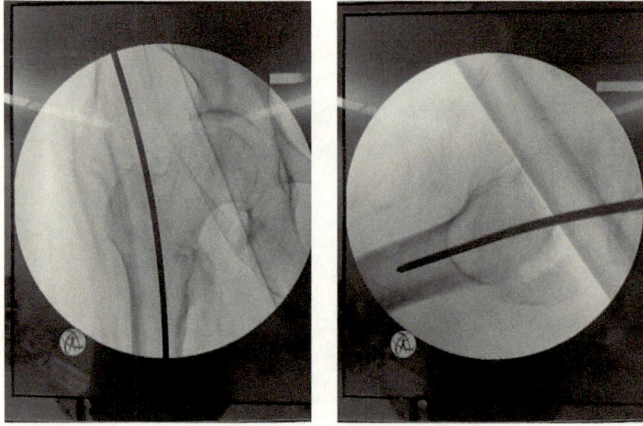

图 9-106　术中将进针点内移

在这个位置下开髓钻入，并未发生"楔形效应"（图 9-107）。

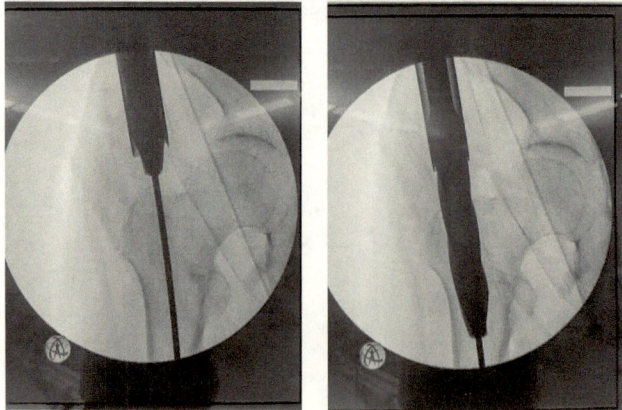

图 9-107　开髓

术后 X 线检查显示位置良好（图 9-108）。

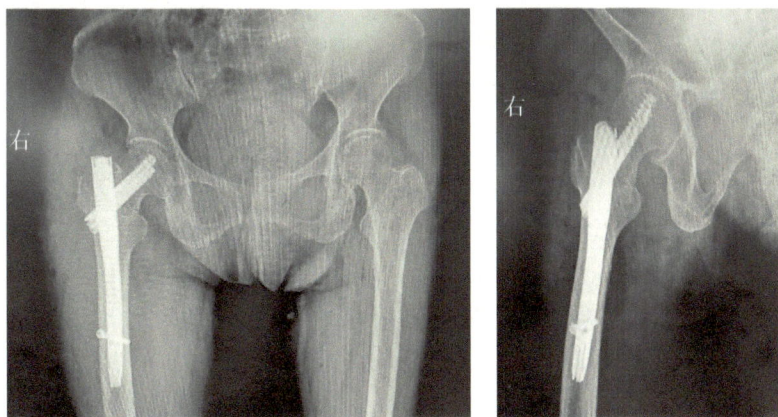

图 9-108 术后 X 线检查结果

张世民教授团队曾经发表文章表示进针点从"大粗隆顶点"转移至"大粗隆顶点内侧壁"（约 5 mm）更佳。他们认为，此处很少受到骨折线破坏，容易摸到及定位，而且扩髓的骨洞通道与髓内钉外偏角的适合性更好，外侧壁不受挤压。这也为进针点内移提供了理论依据。

（曾 啸）

病例 22　多发骨折

【第一次就诊 2022-10-09】

一、病例摘要

患者女，68 岁。

主诉：高处坠落致肢体多发骨折 19 日。

现病史：患者家属代诉于 19 日前（2022-09-20 约 17：50）不慎从 4 m 高处坠落，伴有多处疼痛、流血及呼吸困难，颌面部疼痛、流血，右前臂及胸部、臀部及右大腿疼痛。"120"紧急送至我院急诊科，上、下颌骨 CT 平扫提示下颌骨髁突、颏部、上颌骨右侧、双侧上颌窦各壁、鼻中隔、双侧颧骨、右眶外侧壁、蝶骨多发骨折，部分鼻窦积液（血）。骶尾椎 CT 平扫提示骶 4 椎体前缘凹陷。骨盆 CT 平扫提示右侧髂骨、左侧耻骨、坐骨、右侧股骨上段多发骨折，右髂骨前方软组织肿胀。附见：右桡尺骨远端骨折。骨盆骨折、右股骨粗隆间骨折予以骨盆带及下肢骨牵引固定，右尺桡骨远端骨折予以石膏临时固定，下唇及颏部挫裂伤予伤口消毒后纱布覆盖伤口。因存在大气道狭窄，予紧急气管插管、申请输血、补液扩容、升压等对症支持治疗。入住重症医学科继续治疗，2022-09-23 经皮气管切开术，2022-09-26 骨盆骨折切开复位钢板内固定术 + 右骶髂关节脱位切开复位内固定术 + 右尺桡骨骨折切开内固定 + 骨移植术 + 右髂骨取骨术 + 右股骨转子间骨折闭合复位内固定术，2022-09-29 行右侧髁状突骨折切开复位内固定术，左侧髁状突摘除术，右下颌骨骨折切开复位内固定术，右上颌骨骨折切开复位内固定术，右颧弓骨折复位术，4 处任意皮瓣形成术，5 颗复杂牙拔除术，术后予患者伤口换药、重症监护、补充白蛋白、肠内营养、灌肠通便、抗感染、纠正内环境紊乱、抗凝及各脏器功能的监测及支持等综合治疗。患者病情相对稳定后出院。出院诊断：多处损伤；上、下颌骨骨折，颌面部挫裂伤；大气道狭窄；骨盆骨折；尺桡骨远端骨折；右股骨粗隆间骨折；颌面骨多发骨折（双侧颧骨、右眶外侧壁、蝶骨多发骨折）；失血性休克；失血性贫血；肺部感染；肺不张；双侧胸腔积液；糖尿病；抑郁症；电解质紊乱（低钙血症、高磷血症、低钾血症）；双肾多发结石；低蛋白血症；失禁性皮炎。目前患者留置气管套管、鼻胃管、尿管，卧床状态，为进一步康复，拟"多处损伤"收入康复科住院行康复治疗。患者自发病以来，意识清楚，烦躁，留置有鼻饲管、气管套管、尿管，大便控制欠佳，每日 7 ~ 10 次，稀薄，体重无明显增减。

既往史：患糖尿病 10 年，规律服用吡格列酮（每晚 1 次 15 mg）、西格列汀（每日 1 次 100 mg）降糖药物治疗，血糖控制可；3 年前外院诊断抑郁症，服用马来酸氟伏沙明片（晨起 1 次 50 mg，每晚 1 次 100 mg）治疗，情绪控制可；摔伤住院后并发肺部感染，目前予哌拉西林他唑巴坦 4.5 g 每 8 小时 1 次抗感染治疗（2022-09-20 开始使用）。否认冠心病等慢性病病史，否认肝炎、结核等传染病病史，否认其他手术史，有输血史，预防接种史不详，海鲜过敏，黄连素、二甲双胍药物过敏。

家族史：父母均有肿瘤病史，否认家族中有高血压、糖尿病、冠心病等病史，否认家族中有肝炎、结核等传染病病史，否认家族中有遗传病、精神病病史。

二、查体

（一）体格检查

体温 36.8℃，脉搏 68 次 / 分，呼吸 21 次 / 分，血压 117/67 mmHg。发育正常，营养良好，被动体位，查体不合作。右侧面部肿胀，绷带外固定，下眼睑处可见一手术切口，伤口缝合良好，无渗血、渗液，右眼淤青，口腔内未见明显渗血，双侧下颌、面部敷料覆盖，少量陈旧性渗血，耻骨联合、右股部、右侧前臂及腕部敷料覆盖，未拆除缝线，未见渗血，右手肿胀明显，腕部及掌部可见淤血，右耳后、右侧颈部、右侧腰背部、会阴区、双下肢可见瘀斑。毛发分布正常。留置气管套管、鼻饲管。全身浅表淋巴结未扪及肿大，伸舌不合作，右锁骨下可见中心静脉置管，管周无红肿。

（二）专科检查

留置鼻饲管、气切套管、尿管，意识清楚，不能发音，以书写、唇语及肢体语言进行交流，听理解可，可完成一步及二步指令，人物、时间、空间定向能力、记忆、计算及逻辑思维能力不配合。瞳孔对光反射灵敏，双侧瞳孔等大等圆，直径为 3 mm，无眼球震颤。伸舌居中，右侧鼻唇沟因面部肿胀稍浅，咽反射迟钝，软腭上抬幅度差。双肺呼吸粗，可闻及痰鸣音，双下肺可闻及细湿啰音。四肢未见凹陷性水肿，四肢肌张力大致正常，双侧肩前举、外展肌群及伸屈肘、伸屈腕、伸屈指肌群肌力均为 4 级，右侧下肢屈髋、伸膝肌群肌力 2 级，右侧踝背伸、跖屈肌群 3+ 级，左屈髋、伸膝肌群肌力 3+ 级，右侧踝背伸、跖屈肌群 4+ 级。双侧肱二头肌与肱三头肌腱反射、桡骨膜反射、膝和踝反射大致对称，双侧髌阵挛和踝阵挛未引出，双侧病理征未引出，躯干及双侧肢体浅、深感觉大致正常。辅助下翻身，不能独坐。Barthel 指数为 10 分，生活基本不能自理。

（三）辅助检查

2022-10-04 我院床边超声：双侧胸腔积液。胸部 X 线检查：考虑双肺炎症。左侧胸腔少许积液待排。

2022-10-05 我院颅脑 + 上颌骨 + 胸部 + 下颌骨 + 颈部 + 眼眶 + 全腹 CT 平扫：头颅 CT 平扫未见明显病变，请随诊；颌面骨多发骨折并部分内固定术后改变，部分鼻窦积液（血）同前，请临床阅片；颈部 CT 平扫未见明显病变；双肺炎症并部分肺不张，双侧胸腔积液，较前明显进展，建议治疗后复查；上、下腹 CT 平扫未见明确病变；骨盆、右髋关节术后复查，请临床医师阅片。附见：左侧部分肋骨陈旧骨折可能，请结合病史。颈椎退行性变。

三、诊断

疾病诊断：多发损伤，上、下颌骨骨折，颌面部挫裂伤，颌面骨多发骨折（双侧颧骨、右眶外侧壁、蝶骨多发骨折），尺桡骨远端骨折，骨盆骨折，右股骨粗隆间骨折，大气道狭窄气管造口状态，肺部感染，肺不张，双侧胸腔积液，糖尿病，抑郁症，双肾多发结石，尿路感染，贫血，低蛋白血症，低钠血症。

功能诊断：构音障碍，吞咽障碍，呼吸障碍，四肢运动障碍，生活基本不能自理。

四、诊疗经过

2022-10-10 血常规 + 有核红细胞：红细胞计数 3.23×10^{12}/L，血红蛋白 98.0 g/L，中性粒细胞计数 4.41×10^{9}/L，血小板计数 378.0×10^{9}/L，血小板比积 0.380。

2022-10-10 急诊心肌损伤四联检：N- 末端脑钠肽前体 421 pg/mL。

2022-10-10 糖化血红蛋白测定：糖化血红蛋白 6.2%。

2022-10-10 尿液综合分析：白细胞 423/μL，尿白细胞 3+，亚硝酸盐阴性。

2022-10-10 血气电解质 + 乳酸：酸碱度 7.415，二氧化碳分压 43.5 mmHg，氧分压 94.2 mmHg，实际剩余碱 3.0 mmol/L，实际碳酸氢根 27.2 mmol/L，标准剩余碱 3.1 mmol/L，标准碳酸盐 27.0 mmol/L。

2022-10-10 凝血功能 +D- 二聚体：D- 二聚体 8.21 mg/L，血浆纤维蛋白原 4.26 g/L。

2022-10-10 肝功能＋血脂＋空腹血糖＋肾功能＋电解质：白蛋白 35.6 g/L，谷丙转氨酶 55.4 U/L。

2022-10-10 心电图/床旁（15 导联心电图），诊断意见：窦性心律，正常范围心电图。

2022-10-12 尿培养加菌落计数：真菌生长，菌落计数 1.0×10^5 CFU/mL。

2022-10-13 急诊尿常规加化学分析：镜检白细胞未见，尿白细胞酯酶阴性，亚硝酸盐阴性。

2022-10-12 DR 腕关节正、侧位片，右上颌骨、下颌骨、骨盆、右腕关节、右髋关节、右股骨术后 X 线摄片：右眼眶外侧壁骨折可能。左髋未见明显骨、关节异常。附见：双侧上颌窦黏膜增厚，右侧上颌窦伴积液。

2022-10-12 颈部、胸部 CT 平扫：颌面骨多发骨折并部分内固定术后改变，部分鼻窦积液（血）同前，请临床阅片。颈部 CT 平扫未见明显病变。双肺模糊影较前稍增多，炎症稍增多。两下肺压迫性不张较前有所好转；双侧胸腔积液较前稍增多，建议治疗后复查。附见：左侧部分肋骨陈旧骨折可能。颈椎退行性变。

2022-10-12 心脏彩超：二尖瓣少量反流。左室舒张功能减退，收缩功能正常。血管彩超：双侧下肢动脉微小斑块形成。双下肢静脉未见明显异常；双侧腋动静脉、肱动静脉、桡动静脉、尺动静脉、头静脉、贵要静脉超声检查未见明显异常。

予加强管道管理，心电监护，监测血压、血糖，营养支持、抗感染、抗凝、雾化等药物治疗，完善康复评定，提高呼吸能力，改善交流能力、吞咽能力，提高生活能力，调节内科疾病，预防并发症等综合治疗。

住院期间患者骨折部位内固定稳定；血糖控制欠佳，予加用胰岛素降糖治疗，请继续监测血糖；无急性肺部感染加重，无新发血栓、压疮；患者腹泻，予暂停营养液鼻饲，调整为家庭匀浆分次鼻饲膳食，大便逐渐好转；发现尿路感染，予拔出尿管，自行排尿训练，予复查尿培养，加用左氧氟沙星抗感染、大蒜素药物治疗，尿路感染好转；曾出现白细胞、粒细胞下降，予人粒细胞刺激因子治疗，血常规恢复正常；肝功能异常，不排除药物性因素所致，予慎用肝损害药物，加用护肝药物治疗，请定期复查。

五、康复计划

（一）目标

1. 近期目标

维持基础疾病稳定，提高体能、呼吸能力，建立与外界交流平台，脱离卧床，提高生活能力，预防肢体肌肉萎缩、血栓、压疮形成。

2. 远期目标

生活基本自理，回归家庭。

（二）方案

1. 并发症治疗

（1）肺功能障碍治疗计划：肺功能康复训练，机械辅助排痰，针灸（双侧肺腧、双侧大杼、双侧肾俞、太渊、章门、太白、丰隆穴）。

（2）预防肢体血栓形成：气压治疗，推拿治疗，特大中药封包治疗（患侧肢体，改善循环），中医定向透药疗法（患侧肩、肘、膝、踝，疏经活络），电动起立床，运动疗法。

2. 基础疾病治疗

（1）多处骨折术后：完善 X 线检查以了解骨折内固定牢固情况、愈合情况。

（2）糖尿病：予糖尿病膳食，饮食、运动、降糖药物治疗，推拿，有氧训练及足底反射治疗。

（3）抑郁症：防自杀、自残，延续专科抗抑郁药物治疗。

3. 功能康复

（1）言语康复：构音障碍训练（通过构音器官训练，改善患者言语功能），面神经功能训练（通过改善口面喉部运动力量、协调性，改善患者交流的能力），头针疗法。

（2）吞咽康复：吞咽功能障碍训练（通过咳嗽、呼吸、特殊吞咽方式，主动活动唇、舌喉等吞咽器官，防止失用性萎缩），面神经功能训练，冷疗。

（3）提高体能、生活能力，维持关节活动，防止肌肉萎缩，进行肌力训练：采用运动疗法，作业疗法，特殊工娱治疗，感觉统合治疗，红外线治疗，普通针刺＋电针治疗（取穴：环跳、承扶、风市、足三里、委中等穴），特大中药封包治疗，其他推拿治疗，中医定向透药疗法，平衡训练，中频电治疗（左下肢关键肌，防止肌肉萎缩）。

（4）排尿障碍：拔出尿管，予膀胱功能训练，间歇性导尿。

（5）排便障碍：调整营养液为家庭匀浆，给予调整肠道菌群药物治疗，进行大便控制训练。

六、出院情况

患者血糖相对平稳。经口进稠食。自测血氧饱和度 98%，血压 106/71 mmHg。留置鼻饲管、气管套管。意识清楚，佩戴说话瓣膜讲话，表达清晰，音量可。双肺呼吸音粗，无明显痰鸣音。四肢肌力均有提高，右下肢肌力、耐力提高。转移能力提高。坐位平衡好转。

【二次就诊：2022-12-02】

一、查体

（一）体格检查

体温 36.9℃，脉搏 74 次 / 分，呼吸 20 次 / 分，血压 116/80 mmHg。发育正常，营养良好，自主体位，查体合作。全身可见多处瘢痕，愈合良好。右上眼睑可见瘀斑，闭合稍差。张口受限，右侧牙齿缺如。

（二）专科检查

意识清楚，精神一般，情绪稳定，查体合作。言语清晰，听理解正常，可完成相关指令，认知功能检查未见明显异常。右侧额纹、鼻唇沟消失，口角无明显歪斜，伸舌稍右偏，咽反射稍减弱，软腭上抬幅度可。右侧前臂、臀部、下肢肌肉稍萎缩。右侧肩关节、肘关节、膝关节、踝关节主动关节活动度正常。右侧腕关节主动 ROM：掌屈 0°～ 10°、背伸 0°～ 45°、尺偏 0°～ 30°、桡偏 0°～ 5°。右侧髋关节主动 ROM：前屈 0°～ 70°、内收及外展各 0°～ 30°、内旋 0°～ 30°、外旋 0°～ 40°，后伸检查不配合。右侧上肢远端肌力 4 级，右侧下肢近端肌力 3 级，右侧远端肌力 4 级。右侧膝反射活跃，余腱反射正常。深浅感觉检查未见明显异常。右侧指鼻试验及跟膝胫试验欠稳准。病理征阴性。可完成床上翻身、起坐、站立，坐位平衡 3 级，立位平衡 1 级，扶持下可室内缓慢步行数十米。龙氏量表评定得分：家庭人 3 分，生活少部分自理。

（三）辅助检查

2022-10-05 我院颅脑 + 上颌骨 + 胸部 + 下颌骨 + 颈部 + 眼眶 + 全腹 CT 平扫：头颅 CT 平扫未见明显病变，请随诊；颌面骨多发骨折并部分内固定术后改变，部分鼻窦积液（血）同前，请临床阅片；颈部 CT 平扫未见明显病变；双肺炎症并部分肺不张，双侧胸腔积液，较前明显进展，建议治疗后复查；上、下腹 CT 平扫未见明确病变；骨盆、右髋关节术后复查，请临床医师阅片。附见：左侧部分肋骨陈旧骨折可能，请结合病史。颈椎退行性变。

2022-10-12 心脏彩超示二尖瓣少量反流，左室舒张功能减退、收缩功能正常。四肢血管彩超示双下肢动脉微小斑块形成，四肢血管未见血栓形成。

二、诊断

疾病诊断：骨盆骨折（内固定术后），右侧股骨粗隆间骨折（内固定术后），右侧桡尺骨远端骨折（内固定术后），上、下颌骨骨折（术后），颌面骨多发骨折（术后），右侧面神经麻痹，左侧肋骨陈旧性骨折，2 型糖尿病，抑郁症。

功能诊断：运动障碍，右腕关节活动受限，生活少部分自理。

三、诊疗经过

入院后完善相关检查。

2022-12-03 糖化血红蛋白测定 7.6%。凝血功能 +D- 二聚体：凝血酶原活动度 134%，D- 二聚体 2.33 mg/L，余未见异常。

2022-12-03 肝功能 + 血脂 + 空腹血糖 + 肾功能 + 电解质：总蛋白 54.6 g/L，白蛋白 35.2 g/L，血糖（空腹）7.51 mmol/L，余无异常。血常规、25- 羟基维生素 D、心功能损害四项、粪便常规未见异常。

2022-12-03 X 线检查：右侧股骨、右髋、右腕术后改变，请临床医师阅片。

2022-12-03 右股骨正侧位片、髋关节正侧位片、腕关节正侧位片：见图 9-109。

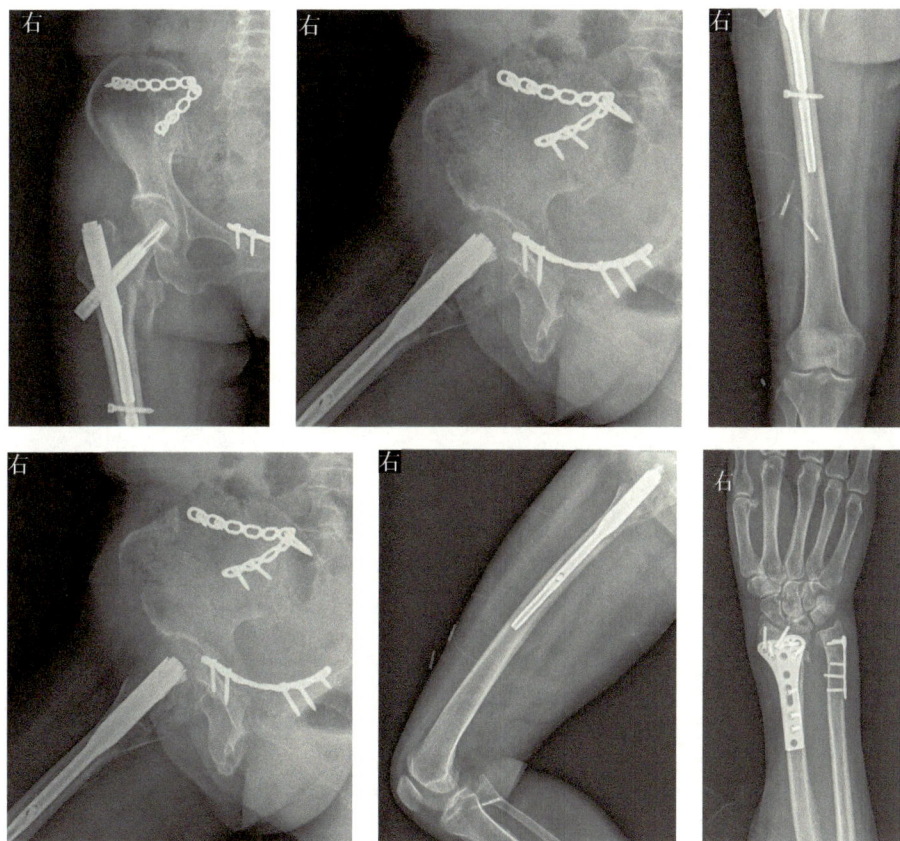

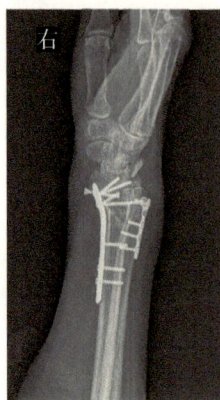

图 9-109　2022-12-03 辅助检查结果

2022-12-03 心电图检查：窦性心律，完全性右束支阻滞，肢体导联 QRS 波群低电压。

2022-12-04 餐后 2 小时血糖 8.62 mmol/L，尿常规未见异常。

2022-12-07 右侧肢体血管彩超示未见血栓形成。

2022-12-08 急诊电解质 + 肾功能：肌酐 35.8 μmol/L，钠 133 mmol/L，钾 4.11 mmol/L。急诊心肌损伤四联检：超敏肌钙蛋白 I 0.002 ng/mL，N- 末端脑钠肽前体 98 pg/mL，肌红蛋白 6.5 ng/mL。

DR 盆腔（膀胱）正、侧位片，DR 髋关节双正位片，DR 上颌骨大瓦氏位片，右腕关节正、侧位片，股骨正、侧位片，眼眶正位片，下颌骨正位片（图 9-110）：右上颌骨、下颌骨、骨盆、右腕关节、右髋关节、右股骨术后复查，请临床医师阅片；右眼眶外侧壁见透亮线；左髋关节构成骨骨质完整，骨皮质连续，未见明确骨质异常；左髋关节关系正常。附见：双侧上颌窦黏膜增厚，窦腔内密度增高。

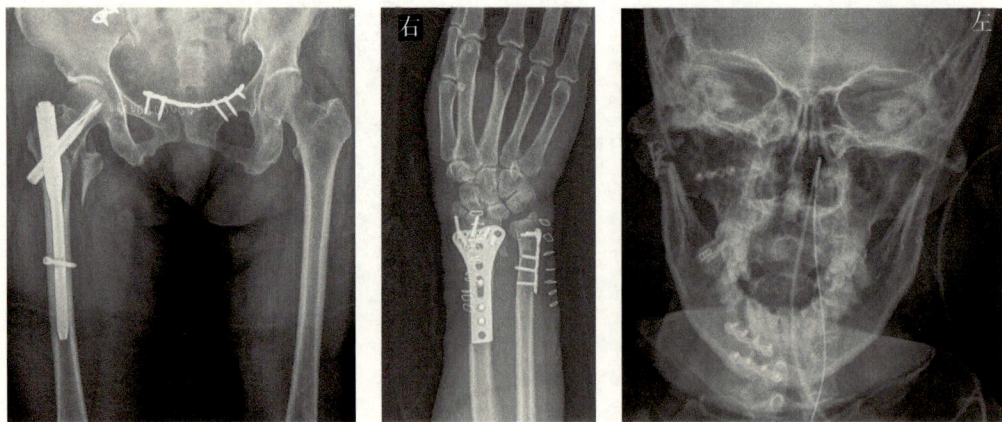

图 9-110　2022-12-08 DR 检查结果

患者入院后血糖升高，血糖控制差，嘱糖尿病饮食，调整为门冬胰岛素 + 甘精胰岛素降糖治疗后血糖尚平稳，予降糖、改善情绪、营养周围神经等药物治疗，完善康复评估后予关节被动活动训练、关节活动度训练、肌力训练、步态训练、平衡训练、物理因子、针灸等综合康复治疗。经治疗后患侧关节活动范围较前扩大，可室内独立缓慢步行。

四、康复计划

（一）目标

1. 近期目标

控制血糖平稳；稳定情绪，改善睡眠；预防深静脉血栓形成、肌肉萎缩、关节挛缩等并发症；改善右侧腕关节、髋关节关节活动范围；提高步行稳定性，监护下可于室内缓慢步行数十米。

2. 远期目标

控制血糖平稳；稳定情绪，改善睡眠；预防深静脉血栓形成、肌肉萎缩、关节挛缩等并发症；改善右侧腕关节、髋关节关节活动范围；可于室内缓慢独立步行，提高步行稳定性。

（二）方案

1. 并发症治疗

预防深静脉血栓。措施：关节被动活动训练，推拿（偏瘫侧，放松肌肉及筋膜，舒筋通络，理筋整复，行气活血，祛瘀），肢体气压治疗（偏瘫侧，改善偏瘫侧血液循环、预防水肿及静脉血栓形成，需排除 DVT），电动起立床训练。

2. 基础疾病治疗

（1）2型糖尿病：糖尿病饮食，监测血糖，推拿，西格列汀片降糖治疗。

（2）抑郁症：心理辅导，马来酸氟伏沙明、奥氮平改善情绪。

（3）睡眠障碍：氯硝西泮助睡眠。

3. 功能康复

（1）体能训练：耐力训练，步态训练。

（2）下肢功能障碍康复：运动疗法，大关节松动训练，足底反射治疗，中医定向透药疗法（患侧手膝，疏经活络），红外线治疗（膝，改善循环、抗炎），中频脉冲电治疗（患侧关键肌，神经肌肉电刺激），低频脉冲电治疗（偏瘫侧关键肌，改善伸腕功能），抗痉挛治疗，以及普通电针＋针刺治疗（普通针刺30穴、普通电针8穴）。取穴：头面部取右侧颞三针、百会、四神聪、印堂、迎香、太阳、下关、地仓、人中、舌下三针、翳风等穴，上肢取曲池、手三里、外关、内关、合谷、少泽、后溪、八风等穴，下肢取风市、梁丘、血海、阴陵泉、阳陵泉、足三里、丰隆等穴。

（3）手功能及日常生活能力训练：作业疗法，徒手手功能训练，关节被动活动训练，感觉统合训练，特殊工娱治疗，仪器平衡功能训练，电子生物反馈疗法。

（4）辅助治疗：四脚手杖。

五、出院情况

患者情绪稳定，未诉不适，睡眠一般。糖尿病饮食。查体：生命体征平稳。意识清楚，精神一般，情绪稳定，查体合作。言语清晰，听理解正常，可完成相关指令。右侧额纹、鼻唇沟消失。右上眼睑可见瘀斑，闭合稍差。双侧瞳孔等圆等大，对光反射灵敏。口角无明显歪斜，右侧牙齿缺如，伸舌稍右偏，咽反射可，软腭上抬幅度可。双肺、心、腹正常。右侧前臂、臀部、下肢肌肉稍萎缩。右侧腕关节主动 ROM：掌屈 0°～20°、背伸 0°～45°、尺偏 0°～30°、桡偏 0°～10°。右侧髋关节主动 ROM：前屈 0°～110°、内收及外展各 0°～40°、内旋 0°～40°、外旋 0°～40°，后伸 0°～15°。右侧上肢远端肌力 4+ 级，右侧下肢肌力 4+ 级。右侧膝反射活跃，余腱反射正常。右侧指鼻试验及跟膝胫试验欠稳准。可完成床上翻身、起坐、站立，坐位平衡 3 级，立位平衡 3 级，可于室内缓慢独立步行百米。

六、讨论

本例患者为胫腓骨开放性骨折术后发生的创伤后慢性骨髓炎，骨折端因慢性感染骨质吸收、坏死，二次手术处理需截除感染坏死胫骨，从而导致大段骨缺损，利用单边式骨搬运外固定支架固定，一期修复创面，术后按计划行骨搬运治疗，最终很好地解决了感染及骨缺损两大难题。

慢性骨髓炎的治疗较为棘手，当合并感染性骨缺损、软组织缺损时，治疗难度更大。Cierny-Mader Ⅳ 型慢性骨髓炎因感染弥散，治疗难度大，其治疗的关键在于清创是否彻底，但彻底清创势必造成骨缺损，使手术医师在清创过程中存有顾虑，进而导致清创无法彻底。以往我们采用胫骨开窗清创后植入万古霉素硫酸钙或万古霉素骨水泥，可有效治疗慢性胫骨骨髓炎，但仍有少部分患者因清创不彻底导致感染复发。如果术中彻底截骨清创，产生骨缺损，或者患者术前即存在骨缺损、软组织缺损，骨髓炎的治疗由单纯控制感染变成处理感染、骨缺损、软组织缺损，这使得如何同时处理成为难题。

目前 Ilizarov 骨搬运技术可以较好地解决这一难题。该技术主要由钢针及环形外固定支架组成，具有加压、延长、去成角、去旋转及去侧方移位等功能，并可促进骨的再生与塑形，已广泛应用于骨科临床。该技术主要依据 Ilizarov 张力—应力法则，通过牵拉成骨对活体组织持续、稳定的缓慢牵拉，可刺激或激活某些组织细胞的再生。研究表明，截骨断端在缓慢牵拉时延长区出现生长带，并逐渐形成骨小梁，最后骨化。牵拉成骨的因素包括：①截骨端的稳定性；②截骨方法；③截骨位置；④患者年龄及身体的某些潜在因素；⑤牵拉速度；⑥牵拉频率。

对于感染性创面的截骨，为防止交叉污染，按照"先清洁区、再污染区"的原则，但如先行截骨，可能导致外固定支架安装过程中出现力线异常，因此，我们清创后先标记截骨线，安装外固定支架，再按截骨线截骨，然后修复创面，缝合伤口。

骨搬运过程中，针道感染是较为常见的一种并发症，主要原因为骨搬运过程中，钉道随骨折迁移，持续切割皮肤软组织，从而导致皮肤刺激，但钉道感染一般通过处理都会逐渐消退。主要预防措施有：①每周应对针道进行消毒处理；②应以敷料包扎，确保针道干燥；③敷料应固定牢固；④如出现敷料渗透或针道感染，应积极更换敷料；⑤如需洗澡，针道周围皮肤予以润滑剂处理；⑥如针道持续红、肿、痛，应考虑感染，并谨慎对待。

（郭珊珊）

病例 23　前交叉韧带断裂伴半月板损伤

一、病例摘要

患者男，22 岁。

主诉：右膝疼痛 1 周余。

现病史：患者缘于 1 周多前，因训练伤致伤右膝，导致右膝肿痛、活动受限，影响行走，当时未致伤其他部位，伤后仅行保守休息治疗，效果不佳，仍疼痛，遂至当地医院诊治，MRI 检查提示右膝前交叉韧带损伤、右膝半月板损伤，现为求进一步治疗来我院就诊，予收住我科。患者入科时一般情况可，无发热、畏寒等，精神状况可，大小便正常。

既往史：既往体健，否认有肝炎、结核等传染病病史，否认药物、食物过敏史，按时预防接种。

二、查体

（一）体格检查

体温 36.3℃，脉搏 66 次 / 分，呼吸 19 次 / 分，血压 115/69 mmHg。意识清楚，发育正常，正常面容，自动体位，应答切题，检查配合。

（二）专科检查

脊柱、双上肢、左下肢无畸形，各关节活动正常。右膝无肿胀及明显压痛，右膝 Lachman 试验、前抽屉试验、麦氏试验阳性，浮髌试验、侧方应力试验阴性，右膝关节活动可，右踝关节、各趾活动正常，末梢血运佳，足背动脉搏动正常。

（三）辅助检查

2023-06-14 MRI 检查示右膝前交叉韧带断裂影、右膝半月板损伤。

三、诊断

初步诊断：累及膝关节前、后交叉韧带的扭伤（右侧）；半月板撕裂，近期的（右膝）。

鉴别诊断：诊断明确，无须鉴别。

最终诊断：累及膝关节前、后交叉韧带的扭伤（右侧）；半月板撕裂，近期的（右膝）。

四、诊疗经过

术前讨论如下。

主治医师意见：患者因右膝疼痛 1 周余入院。查体：右膝无肿胀及明显压痛，右膝 Lachman 试验、前抽屉试验、麦氏试验阳性，浮髌试验、侧方应力试验阴性，右膝关节活动可，右踝关节、各趾活动正常，末梢血运佳，足背动脉搏动正常。我院、外院 MRI 检查提示右膝前交叉韧带断裂影、右膝半月板损伤。患者为年轻男性，结合 MRI，考虑患者右膝前交叉韧带、半月板均损伤，影响右膝功能，影响部分军事动作，保守治疗无效，宜行手术，且患者生命体征平稳，无明显手术禁忌证，手术行关节镜膝关节前交叉韧带重建术（右侧）+ 膝关节镜下半月板缝合术（右侧）。

副主任医师意见：依据症状、体征及辅助检查，可明确诊断，患者手术指征明确，非手术不可治愈，手术宜行关节镜膝关节前交叉韧带重建术（右侧）+ 膝关节镜下半月板缝合术（右侧），做好术前谈话，告知患者手术风险及并发症，如术后各种感染；依据术中具体情况，决定半月板是否行缝合、次全切、全切等术式；术后右膝关节僵直；术后右膝残留疼痛等。完善术前准备，择期手术。

主任意见：同意上述两名医师意见，患者诊断明确，手术指征明确，宜行关节镜膝关节前交叉韧带重建术（右侧）+ 膝关节镜下半月板缝合术（右侧）。注意围手术期处理，应患者要求首选自体肌腱（右下肢腘绳肌腱），当肌腱编制后直径过细，患者要求加用异体肌腱混合编制成移植腱，告知患者术后需配合患肢制动及康复训练，以利于右膝功能恢复。完善术前准备，择期手术。

主任小结意见：行关节镜膝关节前交叉韧带重建术（右侧）+ 膝关节镜下半月板缝合术（右侧）。

患者入院后完善相关检查，于 2023-06-20 送手术室行关节镜下右膝探查、前交叉韧带重建、外侧半月板后角缝合术。

手术记录：患者取仰卧位，右大腿近端绑气囊止血带，常规消毒、铺巾，术前检查：右膝 Lachman 试验、前抽屉试验阳性。连接各关节镜器械，驱血带驱血，将气囊充气至 70 kPa。

屈膝，于右膝前、内、外侧入路，置入关节镜器械，依次探查髌上囊—上内侧、上外侧隐窝—髌骨软骨面—股骨滑车—内外侧间室—髁间窝—后内外侧间室。术中见：前交叉韧带于股骨止点处完全断裂，断端部分瘢痕粘连于后交叉韧带体部，外侧半月板后角呈纵裂，前角呈纵裂，体部及后根部未见异常，关节内余后交叉韧带、内侧半月板等组织未见异常。选择使用 360° 全内半月板缝合器缝合外侧半月板后角 3 针，使用外—内缝合法缝合外侧半月板前角 1 针处理，检查半月板，缝合稳固且位置佳。

取胫骨结节内下 2 cm 斜行切口，长约 3 cm，分离半腱肌、股薄肌，注意发现并分离肌腱附件，使用闭口式取腱器切取半腱肌、股薄肌肌腱，剔除肌肉组织，取最佳 27 cm，折叠两次肌腱，按要求毯式缝合肌腱两端各 2 cm，制备移植腱大小为 4.5 mm×200 mm，湿纱布包裹，备用。

将膝关节屈曲 120° 于手术台上，通过膝前内侧入路进定位器，外侧入路进镜观察监视。定位点正对股骨外髁前交叉韧带附着处，用 2.5 mm 克氏针钻过股骨皮质至皮肤，用 4.5 mm 钻头顺克氏针钻入，两侧突破感后，拔出钻头、克氏针，测得股骨隧道长 46 mm，再次使用 9.0 mm 钻头顺骨道钻入 20 mm，充分吸出隧道内骨渣，置入股骨端牵引线，镜下探查见股骨隧道佳。

将膝关节屈曲 90° 于手术台边，定位器定位胫骨隧道，先用克氏针沿定位器进针，检查胫骨平台出针点位置佳（纵线位于胫骨髁间嵴裸区，横线位于外侧半月板前角延长线处），再用 9.0 mm 胫骨钻钻骨道，清理胫骨隧道内骨渣及出口处软组织，将股骨隧道牵引线一端顺着胫骨隧道抓出。

将移植腱穿入可调节 Ender-Buttone 纽扣钢板环后对折，通过牵引线将编制好的移植腱，经胫骨隧道顺入股骨隧道，利用线翻转 Ender-Buttone 纽扣钢板环，而后锁于卡锁位置，在反张力作用下，屈伸膝关节 20 次，膝关节伸直位下置入挤压螺钉固定胫骨骨道，再次置入关节镜器械，反复确认移植腱与后交叉韧带、髁间窝顶、内外侧髁无撞击。

检查右膝 Lachman 试验、前抽屉试验阴性，冲洗关节腔，等离子刀冷凝术野，逐层缝合各伤口，包扎伤口，弹力绷带固定右下肢，松气囊止血带。术毕。

手术过程顺利。术后予抗炎、止血、止痛等治疗，辅以伤口换药等处理。

五、出院情况

患者一般情况可，诉右膝伤口无疼痛，无右下肢麻木感，无发热、畏寒等，精神状况可，大小便正常。查体：右膝支具固定在位，右膝伤口缝线已拆除，愈合佳，无压痛，右膝关节因支具固定活动度：60° -0° -0°，右下肢余各关节活动正常，末梢血运佳，足背动脉搏动正常。

（薛　剑）

病例 24　半月板损伤

一、病例摘要

患者男，28 岁。

主诉：左膝反复疼痛半年。

现病史：患者自诉缘于半年前，因跑障碍时扭伤左膝，导致疼痛、活动轻度受限，当时未致伤其他部位，伤后未行特殊处理，疼痛反复，影响久行、久跑，下蹲时疼痛明显加重，遂至外院就诊，MRI 检查提示左膝半月板损伤，现患者为求进一步治疗入住我科。患者入科时一般情况可，无发热、畏寒等，精神、胃纳、睡眠佳，大小便正常。

既往史：既往体健，否认有肝炎、结核等传染病病史，否认药物、食物过敏史，按时预防接种。

二、查体

（一）体格检查

体温：36.6℃，脉搏 83 次 / 分，呼吸 19 次 / 分，血压 134/79 mmHg。意识清楚，发育正常，正常面容，自动体位，应答切题，检查配合。余体格检查未见异常。

（二）专科检查

脊柱、双上肢、右下肢无畸形，各关节活动正常。左膝无肿胀，左膝外侧轻度压痛，左膝麦氏试验、过屈试验阳性，左膝 Lachman 试验、抽屉试验、浮髌试验、侧方应力试验阴性，左膝关节屈曲受限，左踝关节、各趾活动正常，末梢血运佳，足背动脉搏动正常。

（三）辅助检查

2023-12-01 MRI 检查示左膝半月板损伤影。

三、诊断

初步诊断：陈旧性膝半月板损伤（左膝）。
鉴别诊断：诊断明确，无须鉴别。
最终诊断：陈旧性膝半月板损伤（左膝）。

四、诊疗经过

术前讨论如下。

主治医师意见：患者因左膝反复疼痛半年入院。查体：左膝无肿胀，左膝外侧轻度压痛，左膝麦氏试验、过屈试验阳性，左膝 Lachman 试验、抽屉试验、髌试验、侧方应力试验阴性，左膝关节活动可，左踝关节、各趾活动正常，末梢血运佳，足背动脉搏动正常。我院 MRI 检查提示左膝半月板损伤。患者为年轻男性，结合 MRI，考虑患者左膝半月板损伤，左膝反复疼痛，影响军事训练，经保守治疗无效，故宜行手术，且患者生命体征平稳，无明显手术禁忌证。手术宜行膝关节镜下半月板缝合术（关节镜下左膝探查、半月板缝合术）。

副主任医师意见：依据症状、体征及辅助检查，可明确诊断，患者手术指征明确，非手术不可治愈，手术宜行膝关节镜下半月板缝合术（关节镜下左膝探查、半月板缝合术），做好术前谈话，告知患者手术风险及并发症，如术后各种感染；依据术中具体情况，决定半月板是否行缝合、次全切、全切等术式；术后左膝关节僵直；术后左膝残留疼痛等。完善术前准备，择期手术。

主任意见：同意上述两名医师意见，患者诊断明确，手术指征明确，宜行膝关节镜下半月板缝合术（关节镜下左膝探查、半月板缝合术）。注意围手术期处理，注意术中彻底探查半月板损伤情况，告知患者术后需配合患肢制动及康复训练，以利于左膝功能恢复。完善术前准备，择期手术。

主任小结意见：行膝关节镜下半月板缝合术（关节镜下左膝探查、半月板缝合术）。

患者入院后完善相关检查，于2023-12-03送手术室行膝关节镜下半月板缝合术（关节镜下左膝探查、半月板修整缝合术）。

手术记录：患者取仰卧位，左大腿近端绑气囊止血带，常规消毒、铺巾。连接各关节镜器械，驱血带驱血，将气囊充气至70 kPa。

屈膝，于左膝前，内、外侧入路（切口分别长约1 cm）置入关节镜器械，依次探查髌上囊—上内侧、上外侧隐窝—髌骨软骨面—股骨滑车—内外侧间室—髁间窝—后内外侧间室。

术中见：左膝外侧半月板腘肌腱裂口区前缘红区呈纵裂，裂口长约0.5 cm，外侧半月板后角不稳，易向前卡入关节内，半月板后角白区边缘毛糙，部分半月板组织呈不规律裂，裂口未累及红—白区，前角及后根部未见明显异常，关节内余前后交叉韧带、内侧半月板等组织未见异常。使用等离子刀、篮钳修整半月板白区，选择使用360°全内半月板缝合器缝合外侧半月板腘肌腱前缘红区裂口1针，检查外侧半月板修整佳，缝合稳固且位置佳。

冲洗关节腔，等离子刀冷凝术野，充分吸出关节腔内液体，逐层缝合各伤口，包扎伤口，弹力绷带固定左下肢，松气囊止血带。术毕。

手术过程顺利。术后予补液、止痛等治疗，辅以伤口换药等处理。

五、出院情况

患者一般情况可，诉左膝伤口无疼痛，无左下肢麻木感，无发热、畏寒等，精神状况可，大小便正常。查体：左膝支具固定在位，左膝伤口缝线已拆除，愈合佳，无红肿，无压痛，支具固定下左膝关节屈伸度：60°－0°－0°，左踝关节、各趾活动正常，末梢血运佳，足部动脉搏动正常。

（薛　剑）

病例 25　膝关节前交叉韧带完全断裂合并半月板损伤

一、病例摘要

患者男，36 岁。

主诉：左膝关节疼痛、肿胀、活动受限 10 日。

现病史：患者自述 10 日前运动时不慎摔倒后造成左膝关节疼痛、肿胀、活动受限，于一汽总医院就诊，拍摄左膝关节 MRI 回报左膝关节前交叉韧带完全断裂，自行支具固定，今患者为求进一步诊治来院。

既往史：平素健康状况良好，否认高血压、糖尿病、冠心病、脑梗死、脑出血病史，否认肝炎、结核、伤寒等传染病病史，否认手术史、外伤史，否认输血史。

二、查体

（一）体格检查

体温 36.4℃，脉搏 102 次 / 分，呼吸 20 次 / 分，血压 123/87 mmHg。意识清楚，发育正常，体型适中，营养良好，步入病房，正常面容，表情自然，对答切题，查体合作，精神尚可，呼吸平稳，言语流利，语声正常。脊柱正常，脊柱活动正常，无压痛及叩击痛，四肢无水肿，双侧足背动脉搏动正常。

（二）专科检查

左侧膝关节肿胀，皮色正常，皮温正常，左侧膝关节周围压痛阳性，活动度减退，屈曲 100°，伸直 0°。左膝浮髌试验阳性，麦氏征阳性，左膝前抽屉试验阳性，Lachman 试验阳性，左膝挤压研磨试验阴性，内、外侧方应力试验阴性，左下肢肌力 V 级，肌张力正常，左下肢皮肤浅感觉、皮肤温度及末梢血运良好，足背动脉搏动尚可。

（三）辅助检查

左膝关节 MRI 检查（外院，2024-05-16）：左膝关节前交叉韧带完全断裂，左膝关节半月板损伤表现（图 9-111）。

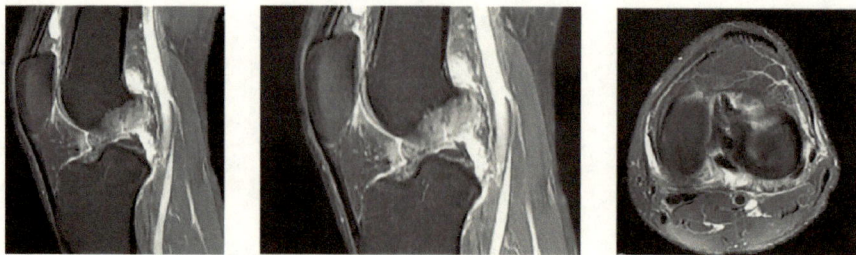

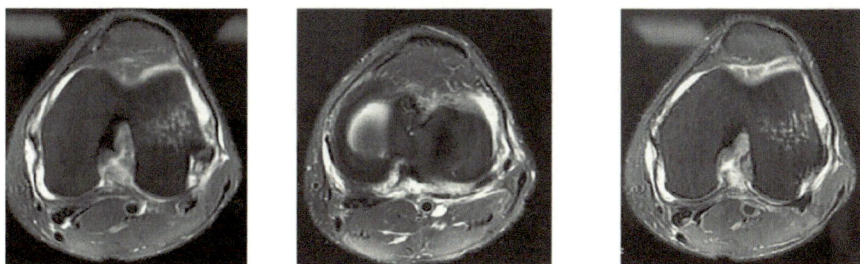

图 9-111　术前左膝关节 MRI 检查结果

三、诊断

初步诊断：左膝关节前交叉韧带完全断裂，左膝关节半月板损伤。

鉴别诊断：左膝关节扭伤，左膝关节骨性关节炎。

最终诊断：左膝关节前交叉韧带完全断裂，左膝关节半月板损伤。

四、诊疗经过

入院完善相关检查，请上级医师查房，明确临床诊断为左膝关节前交叉韧带完全断裂、左膝关节半月板损伤。根据患者病情，经术前讨论，认为患者诊断明确，症状明显，对日常活动功能影响大，拟行膝关节镜手术治疗。完善术前准备后，予以患者全身麻醉下膝关节镜左膝关节清理、探查、前交叉韧带重建术、半月板缝合术。

手术经过：麻醉生效后，患者取仰卧位，标记手术入路，查体左膝前抽屉试验阳性，Lachman 试验阳性，轴移试验阳性；后抽屉试验阴性，膝内外翻活动无明显异常，术野常规消毒，依次铺无菌单。取左膝外下、内下关节镜入路，置入关节镜后观察髌上囊、内外侧沟及内外间室，见膝关节髌上囊内滑膜增生，皱襞形成，刨削刀配合射频适当清理增生滑膜皱襞；探查前交叉韧带自股骨端完全断裂，后交叉韧带位置及弹性良好；髌骨软骨、股骨髁软骨及胫骨平台软骨光滑、完整，探钩探查内侧半月板体部局部撕裂，稳定性尚可，给予适当成形。探查外侧半月板见体部大部分撕裂，给予半月板成形，并缝合撕裂外侧半月板，再次探查外侧半月板，可见整体形态良好，稳定性良好（图 9-112）。于左胫骨结节下方 2 cm，胫骨嵴向内旁开 2 cm，纵行切开长约 3 cm 切口，切开皮肤、皮下组织，显露"鹅足"，暴露股薄肌和半腱肌止点，止点处切断股薄肌和半腱肌肌腱，取腱器分别取股薄肌、半腱肌各 1 条肌腱，修剪后编织缝合，万古霉素盐水浸泡备用。在股骨导向器下做股骨隧道，空心钻扩孔，测量深度，引线备用。编织缝合前交叉韧带残端，尾线引入股骨隧道；准备胫骨侧隧道，用胫骨隧道定位器确定胫骨隧道位点，从胫骨内侧面向定位点钻入克氏针，见位置良好，选用空心钻扩大骨隧道，见骨隧道位置良好，选用可调节袢长的带袢钢板牵引肌腱，由胫骨隧道进入关节内，连同原前交叉韧带残端进入股骨隧道，当腱通过股骨皮质后，拉线翻袢，回拉后固定确实，收紧袢。保持膝关节屈曲 30° 位，拉紧重建的韧带，在保持拉力的情况下，向胫骨骨隧道打入聚乳酸羟基磷灰石螺钉 1 枚。韧带尾线缝合半腱肌及股薄肌腱膜，关节镜下见重建前交叉韧带完整，固定牢固，张力适度，与后交叉韧带无撞击，与股骨髁无撞击，前、后抽屉试验阴性。射频全关节内彻底止血。清点纱布、器械无误，逐层缝合切口，关节腔内注射稀释后的罗哌卡因以术后镇痛，无菌敷料覆盖，弹力绷带包扎，术毕。术后予以患者常规处置，切口隔日换药，左下肢使用支具持续外固定。

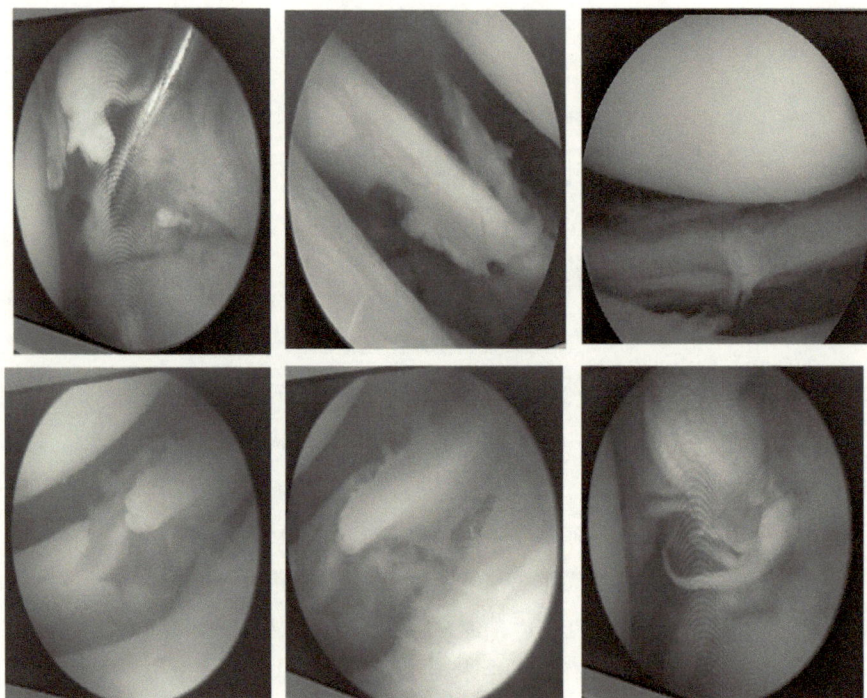

图 9-112　术中关节镜下所见

五、出院情况

经治疗，患者一般情况良好，自述左膝关节疼痛明显好转，左膝关节支具 0° 持续固定中，切口已拆线，影像学检查（图 9-113）提示重建韧带走行及位置良好，袢钢板位置良好，无松动及移位。

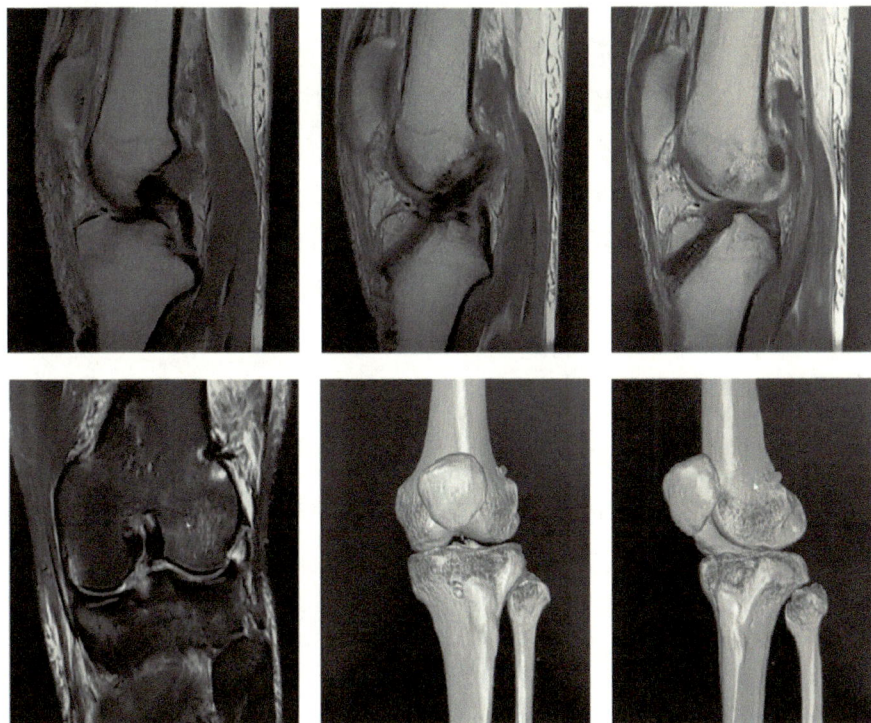

图 9-113 术后影像学检查结果

六、讨论

膝关节由股骨下端、胫骨上端、髌骨构成骨性支架，同时由四大韧带（前、后交叉韧带，内、外侧副韧带）及其他韧带、内外侧半月板、关节囊及膝关节周围肌肉肌腱组成软组织稳定结构。其中膝关节的静力稳定作用主要由四大韧带承担，即前、后交叉韧带及内、外侧副韧带。主要的动力稳定结构由前方的股四头肌和后方的股二头肌、半腱肌、半膜肌、股薄肌及腓肠肌等组成。

半月板是膝关节内的新月状纤维软骨结构，内、外侧各一。在横断面上看，内侧半月板较大，呈"C"形；外侧半月板较小，近似"O"形，在冠状及矢状切面上看像三角形。绝大多数半月板损伤都应采用关节镜下手术治疗。目前半月板损伤的手术治疗可采用半月板撕裂部分切除术或者半月板缝合修复术。术中应使用探钩仔细检查半月板，以便发现隐匿的损伤，避免漏诊。半月板内侧 2/3 没有血运，损伤后通常采用部分切除术修整及成形术，即切除半月板的撕裂部分，取出切除的碎片，剩余部分修整为光滑的弧形，避免在锯齿状边缘出现进一步的撕裂。半月板外 1/3 区域有血供，这个部位小的损伤常能自然愈合，大于 15 mm 的损伤则需手术治疗，通常选择半月板缝合修复术。半月板缝合修复的方法有由内向外、由外向内和全内缝合 3 种。

前交叉韧带和半月板对维持膝关节稳定性以及股骨—胫骨相对位置关系有重要作用。

一旦发生前交叉韧带损伤合并半月板损伤，可引起膝关节前、后运动及旋转不稳定，造成严重膝关节功能障碍。临床统计显示，55% ~ 65% 的前交叉韧带损伤合并半月板损伤，但临床容易发生漏诊，导致以半月板损伤为诊断而行半月板切除术，结果进一步损伤膝关节稳定性，加重临床症状，或诊断为前交叉韧带损伤行单纯前交叉韧带重建，遗漏对损伤半月板的修复，导致临床症状持续存在，影响疗效。因此，早期明确诊断、正确处理前交叉韧带合并半月板损伤，才是挽救膝关节功能的关键。关节镜下同时进行前交叉韧带重建手术和半月板修复手术能够有效修复损伤，为术后恢复创造良好条件，有助于膝关节功能的恢复。

（韩继成）

病例 26　"漂浮膝"损伤继发脂肪栓塞

一、病例摘要

患者男，28 岁。

主诉：车祸致全身多处疼痛、活动受限约 11 小时。

现病史：患者于 11 小时前（2020-06-26 约 07：00）在外骑摩托车时被小汽车撞伤，致头部、右肘部、右大腿、右小腿、右足、左跟部等全身多处疼痛流血、活动受限，当时昏迷约 20 分钟，无头晕、头痛，无恶寒、发热，无恶心、呕吐，无腹痛、腹泻。遂呼叫"120"送至我院急诊，测血压为 122/78 mmHg，心率 78 次 / 分。双大腿正、侧位片 + 右踝关节正、侧位片 + 双小腿全长正、侧位片 + 双足正、斜位片 + 右膝关节正、侧位片：右股骨粉碎性骨折；右胫骨粉碎性骨折；右腓骨上段骨折；右内踝可疑线状透亮线，建议必要时进一步检查；右足组成骨未见明显异常。头部 CT：脑 CT 平扫未见明确异常。胸部 CT：双下肺坠积效应与少许炎性病灶鉴别。右肺下叶背段实性微小结节，随访。全腹 CT：前列腺钙化。骨盆 CT：双侧骶髂关节所示，考虑强直性脊柱炎（Ⅱ级）可能？请结合临床及实验室检查；前列腺钙化。右足 CT：右内踝、右距骨、右骰骨、右足第 3 及第 4 跖骨远端多发骨折；右足背侧软组织缺损并积气。右踝关节 CT：右内踝骨折，右距骨骨折，右足骰骨骨折。双侧下肢动脉彩超：双下肢动脉未见明显异常。双侧下肢静脉彩超：双下肢静脉血流稍缓慢，余未见明显异常。急诊医师请骨科医师会诊后给予右足背部、右大腿创面清创缝合，行右侧跟骨牵引术 + 右下肢石膏托固定。急诊拟"右股骨干骨折、右胫腓骨骨折"收入我院，入院症见：神清，精神可，头面部及右肘皮肤擦伤，全身多处皮肤裂伤（右大腿、右足背及左足跟），右大腿及右足背创口已缝合，渗血，右下肢维持跟骨牵引，双上肢活动无异常，右大腿、右小腿肿痛明显，活动受限，右小腿张力高，无头晕、头痛，无恶寒、发热，无咳嗽、咳痰，无恶心、呕吐，纳眠可，二便调。

二、查体

（一）体格检查

患者神清，精神疲惫，头面部多处皮肤擦伤，左耳后创口少许渗血，双侧瞳孔等大等圆，对光反射灵敏；颈软，无抵抗，颈部无压痛，可主动转头；胸廓未见异常，无异常呼吸，胸部无压痛，胸廓挤压试验（－）；腹平软，腹部无压痛，无反跳痛，骨盆分离挤压试验（－）；右肘鹰嘴处皮肤擦伤，范围约 5 cm×5 cm，局部皮肤缺损，深达皮下，少许渗血，右肘主动屈伸活动良好，右上肢指端血运、感觉及活动可；右大腿肿胀明显，右大腿中上段外侧皮肤挫裂伤创口，长约 4 cm，已缝合，对合良好，无红肿，少许渗血，右大腿中段环压痛，可触及异常活动及骨擦感，杠杆力消失；右小腿肿胀明显，张力高，右小腿中上段环压痛，可触及骨擦感，右下肢纵向叩击痛（＋），右下肢短缩约 5 cm，右足背可见长约 6 cm 不规则创口，已缝合，创口对合良好，无红肿，少许渗血，右足跟腱处内侧可见长约 3 cm 斜形创口，深达皮下，渗血，右下肢肢端血运、感觉及活动可，足背动脉可触及，无被动牵扯痛，右足跟维持跟骨牵引，钉道口少许渗血；左足跟内侧缘见长约 5 cm 创口，深达皮下，少许渗血，左足活动良好，无叩击痛，余左上肢及左下肢无异常。

（二）辅助检查

入院 X 线检查结果见图 9-114。

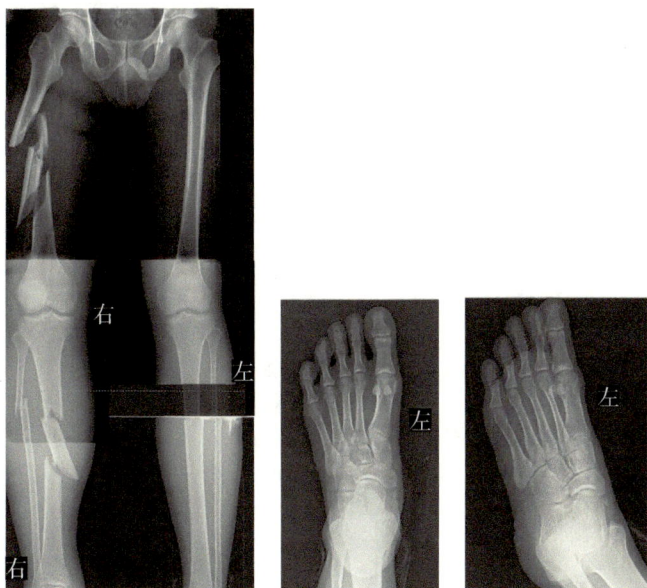

图 9-114　入院 X 线检查结果

足踝 CT 检查结果见图 9-115。

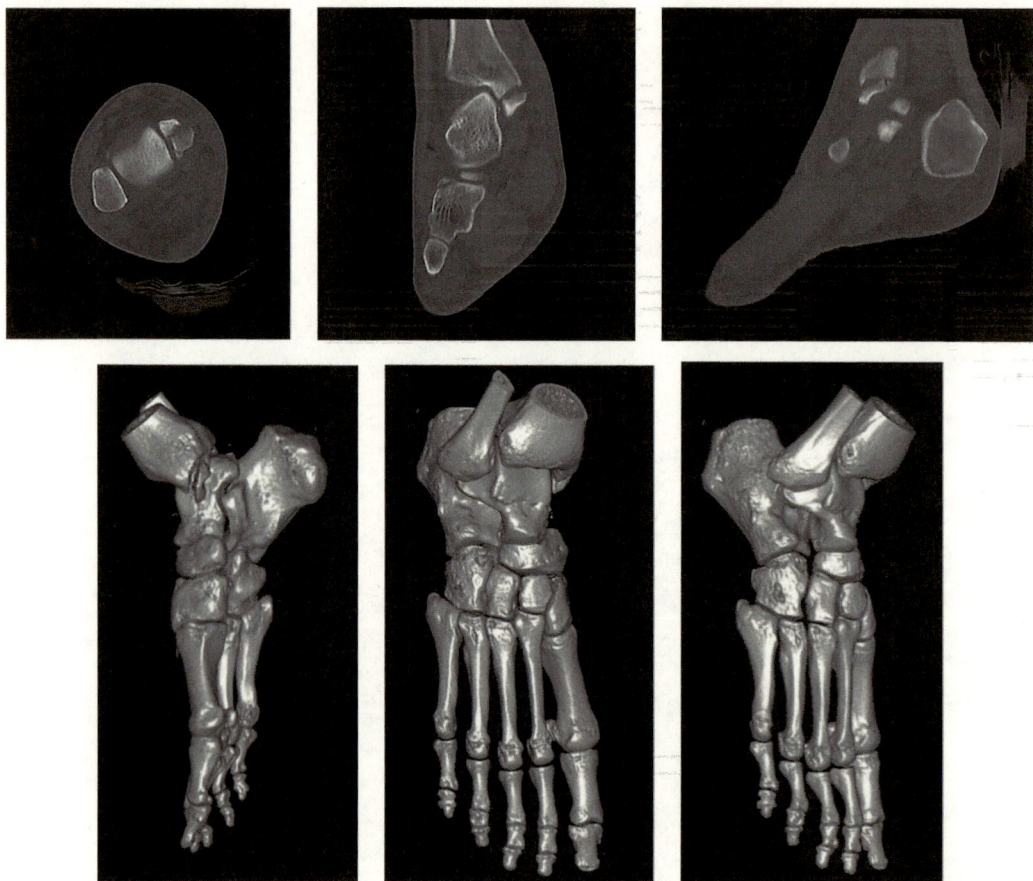

图 9-115　足踝 CT 检查结果

开放伤口外观见图 9-116。

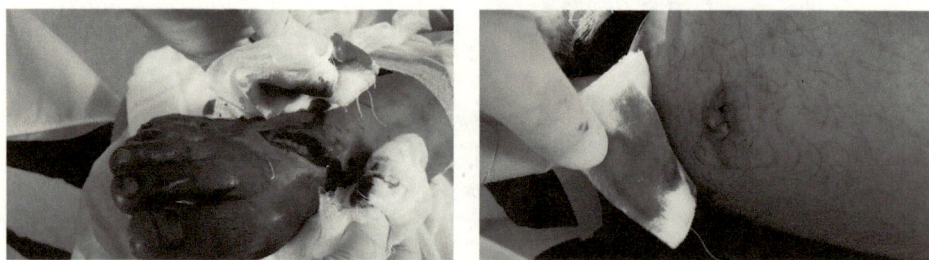

图 9-116　开放伤口外观

三、诊断

股骨干骨折（右侧，粉碎性），右胫骨骨折，右腓骨近端骨折（右侧），右内踝骨折，右距骨骨折，右骰骨骨折，右足第 3 及第 4 跖骨远端多发骨折，皮肤裂伤（头面、右肘、右跟部、右足背、左足跟），右小腿骨筋膜室高压。

四、诊疗经过

急诊给予心电监护，给予创口清创缝合，右侧跟骨牵引。抗生素预防感染，右大腿、小腿冷疗等。入科后继续给予心电监护，维持右下肢跟骨牵引，治疗上予以头孢唑林静脉滴注以预防感染，对症止痛、护胃，那屈肝素钙注射液（0.4 mL 皮下注射，每日 1 次）预防深静脉血栓。

但患者入院后第 2 日上午即出现发热，体温 38.2℃，第 2 日下午出现烦躁不安，气促，测血压 134/78 mmHg，心律 144 次 / 分，呼吸 30 次 / 分，外周血氧分压 95%，体温 39.0℃。立即给予心电监护，低流量吸氧，给予完善血培养、血常规、CRP、PCT、血气分析等检查。

纤维蛋白（原）降解产物 20.0 μg/mL，组织纤溶酶原激活物 / 抑制剂 –1 复合物 16.40 ng/mL，凝血酶抗凝血酶复合物 28.80 ng/mL，血栓调节蛋白 14.50 TU/mL，纤溶酶 – α_2 纤溶酶抑制物复合物 0.76 μg/mL，D– 二聚体定量 7.58 mg/L。

因患者呼吸急促，血氧降低，考虑病情重，给予转 ICU 监护治疗。结合患者呼吸急促、低氧血症、发热、意识改变，怀疑肺栓塞，完善肺部 CTA 检查，明确脂肪栓塞诊断。

但患者血氧持续降低，且出现了顽固性低血压，所以在 ICU 进行了气管插管辅助通气、积极抗凝、预防感染等支持治疗，经治疗后患者生命体征逐渐稳定。患者生命体征平稳并清醒后，在患者伤后第 11 日，进行了手术治疗，方案为股骨给予逆行髓内钉固定，胫骨给予顺行髓内钉固定，内踝给予空心螺钉内固定。

术后 X 线检查结果见图 9–117，术后外观见图 9–118。

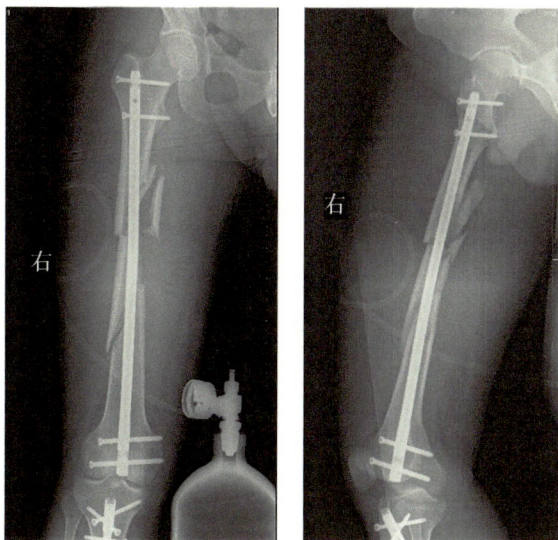

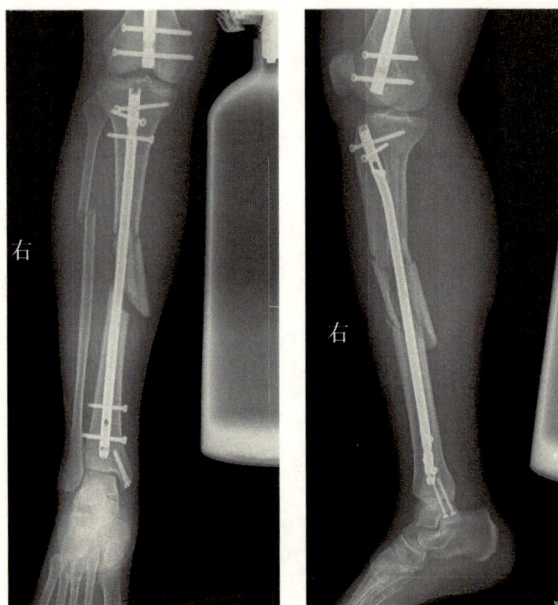

图 9-117　术后 X 线检查结果

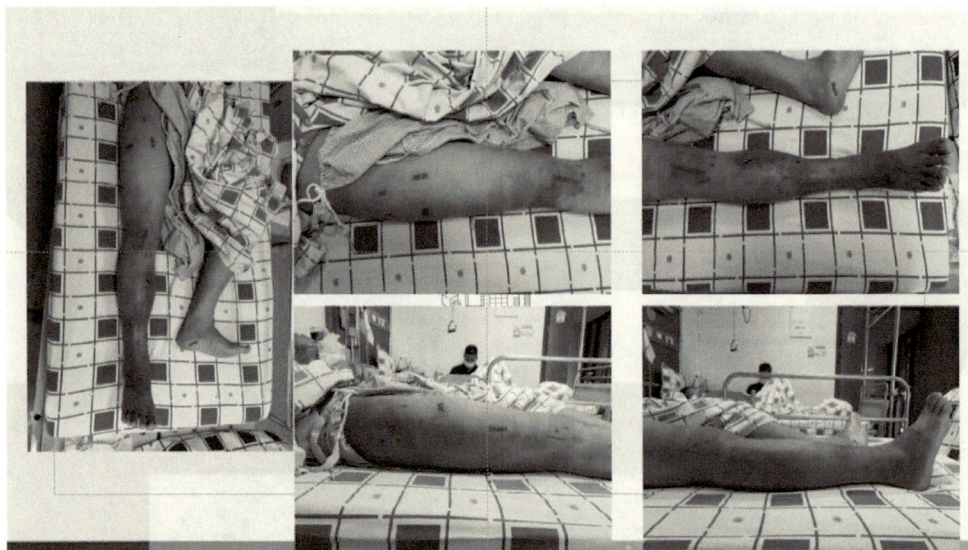

图 9-118　术后外观

五、出院情况

术后患者病情稳定，术口拆线出院。

术后随访：术后 4 个月，股骨已见大量骨痂生长（图 9-119）。

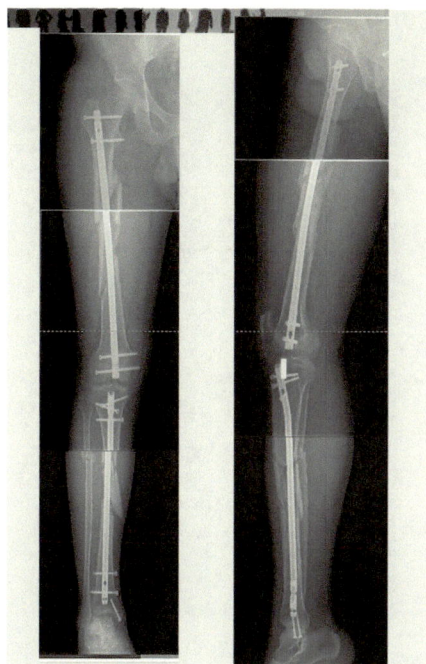

图 9-119 术后 4 个月 X 线检查结果

术后 3 年患者股骨及胫骨均已愈合（图 9-120）。

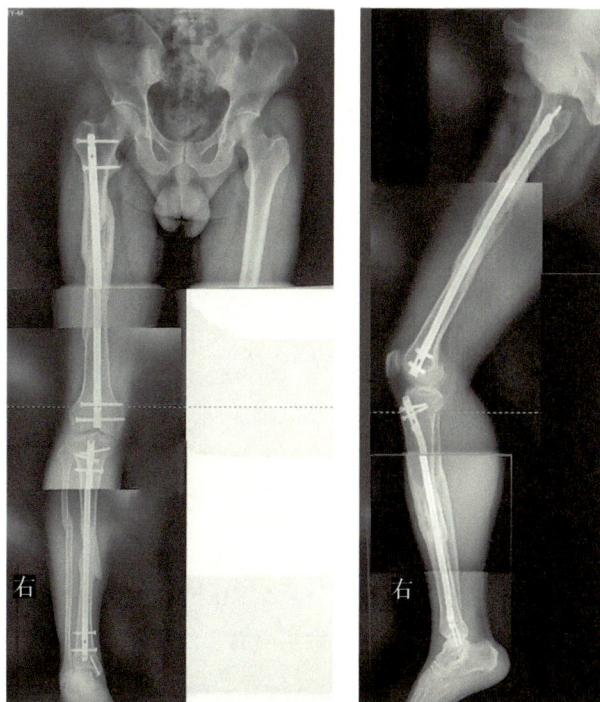

图 9-120 术后 3 年 X 线检查结果

拆除股骨内固定物（图 9-121）。

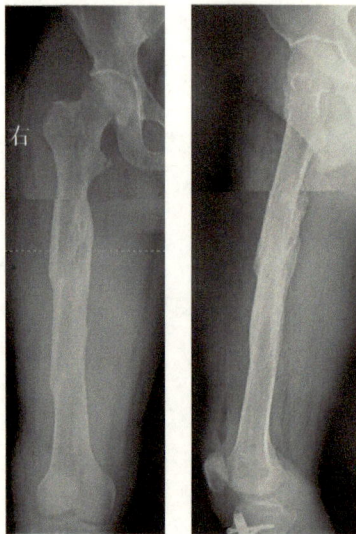

图 9-121　拆除股骨内固定物

六、讨论

"漂浮膝"损伤是高能量的损伤，对于下肢多发伤的患者，要警惕脂肪栓塞综合征（FES）的发生，FES 是指直径为 10 ~ 40 μm 的血管内脂肪颗粒阻塞血管腔而引起的一系列病理生理改变的临床综合征。由于脂肪栓子归属不同，其临床表现各异。

（1）FES 病例特点是在脂肪入侵血流后的 12 ~ 72 小时出现多个系统功能障碍。

（2）FES 的典型三联征为低氧血症、意识障碍和瘀点。

（3）最初的临床表现一般为肺部症状，包括呼吸困难、呼吸急促、低氧血症和呼吸衰竭，其中 96% 的患者可能出现低氧血症。呼吸发生变化后，神经功能一般也开始出现障碍。

（4）神经功能异常症状包括神智涣散、意识混乱、烦躁、嗜睡和昏迷。

（5）瘀点一般出现在不负重的区域，包括眼结膜、头面部、颈部、前胸部和腋窝等部位。

（6）其他非特异性的症状包括发热和视网膜病变。

（7）血液系统最常见的表现是血小板减少和不明原因贫血。严重的 FES 还可能并发弥漫性血管内凝血（DIC），这主要是由于创伤后组织因子的过度表达所致。暴发型 FES 还可能出现右心室功能失调、双心室衰竭、急性呼吸窘迫综合征、休克甚至死亡。

脂肪栓塞综合征的诊断：目前还没有 FES 的有效诊断标准，只能从临床表现、影像学资料和易感因素入手。因此，很多学者提出了 FES 的临床诊断标准，最常用的是 Gurd 诊断标准。

主要诊断标准：①皮肤瘀斑；②呼吸系统症状和胸部 X 线检查等影像学改变；③中枢神经系统障碍，并排除外伤等原因。

次要诊断标准：①心动过速；②发热；③视网膜病变；④肾功能改变（少尿、无尿或脂肪尿）；⑤急性血小板减少症；⑥血色素急性减少；⑦红细胞沉降率（ESR）加快；⑧痰中带脂肪球。

一般而言，需满足 1 个主要诊断标准和 4 个次要诊断标准才能诊断 FES。目前仍没有 FES 特异性的治疗方案。肝素和皮质类固醇激素在临床上较常用，但并没有证据表明其可改善发病率或者病死率。目前比较通用的治疗方式是系统性抗凝。肝素可有效刺激脂质活性，从而加速循环中脂质的清除。对于暴发型 FES，可以考虑使用皮质类固醇激素。然而，对此也没有有效的证据支持。

本病例中，患者有严重的 FES，导致顽固性低血压和休克，但通过机械性生命支持设备和体外膜氧合器，成功地抢救了患者。

脂肪栓塞综合征的最佳治疗措施是预防，本例患者若入院后急诊行骨折固定（外固定，有条件的内固定）可起到控制损伤的目的，可能就可以避免脂肪栓塞的发生。有证据显示，对于长骨骨折的患者，及时的手术和相应的手术技术对抢救 FES 患者也很重要。早期手术固定（骨伤后 24 小时之内）发生 FES 的概率低于延迟固定。在暂时无法实现手术固定的情况下，也可以考虑采取外固定的方法。另外，有治疗显示，预防性地使用皮质类固醇激素可以降低 FES 的发病率。

FES 患者的预后一般都比较理想，随着生命支持技术的进步，目前病死率已经 < 10%。肺部症状、神经症状和皮肤症状也慢慢地完全消退。

（曾 啸）

病例 27 距腓前韧带损伤

一、病例摘要

患者男，21 岁。

主诉：右踝反复不稳 3 周余。

现病史：患者于 3 周前，因训练伤致伤右踝，导致右踝疼痛、活动受限，伤后行保守制动处理，未行特殊治疗，疼痛逐渐缓解，再次参加训练后，导致右踝再次疼痛，并致右踝不稳感，自觉易崴脚，影响生活，现为求进一步治疗来我院就诊，予收住我科。患者入科时一般情况可，无发热、畏寒等，精神状况可，大小便正常。

既往史：既往体健，否认有肝炎、结核等传染病病史，否认药物、食物过敏史，按时预防接种。

二、查体

（一）体格检查

体温 36.30℃，脉搏 65 次 / 分，呼吸 19 次 / 分，血压 113/70 mmHg。意识清楚，发育正常，正常面容，自动体位，应答切题，检查配合。

（二）专科检查

脊柱、双上肢、左下肢无畸形，各关节活动正常。右踝轻度肿胀，右外踝前侧轻度压痛，右踝关节前抽屉试验、改良前抽屉试验阳性，距骨倾斜试验阴性，右下肢余各关节活动正常，末梢血运佳，足背动脉搏动正常。

（三）辅助检查

2023-09-17 MRI 检查示右踝距腓前韧带撕裂损伤影。

三、诊断

初步诊断：右侧距腓前韧带损伤。
鉴别诊断：诊断明确，无须鉴别。
最终诊断：右侧距腓前韧带损伤。

四、诊疗经过

术前讨论如下。

主治医师意见：患者因右踝反复不稳 3 周余入院。查体：右踝轻度肿胀，右外踝前侧轻度压痛，右踝关节前抽屉试验、改良前抽屉试验阳性，距骨倾斜试验阴性，右下肢余各关节活动正常，末梢血运佳，足背动脉搏动正常。我院 MRI 检查提示右距腓前韧带损伤。结合 MRI，考虑患者右踝不稳，影响右踝功能，影响部分军事动作，保守治疗无效，宜行手术，且患者生命体征平稳，无明显手术禁忌证，手术行踝关节镜下韧带修补术（关节镜下右踝探查、距腓前韧带修复术）。

副主任医师意见：依据症状、体征及辅助检查，可明确诊断，患者手术指征明确，非手术不可治愈，手术宜行踝关节镜下韧带修补术（关节镜下右踝探查、距腓前韧带修复术），做好术前谈话，告知患者手术风险及并发症，如术后各种感染；术后右踝关节僵直；术后右踝关节仍不稳等。完善术前准备，择期手术。

主任意见：同意上述两名医师意见，患者诊断明确，手术指征明确，宜行踝关节镜下韧带修补术（关节镜下右踝探查、距腓前韧带修复术）。注意围手术期处理，注意术中彻底探查右踝距腓前韧带，若止点撕脱损伤，选择使用非金属（PEEK）锚钉，以利于复查，避免影像学干扰。完善术前准备，择期手术。

主任小结意见：行踝关节镜下韧带修补术（关节镜下右踝探查、距腓前韧带修复术）。

患者入院后完善相关检查，排除手术禁忌证，于 2023-10-10 送手术室行踝关节镜下韧带修补术（关节镜下右踝探查、距腓前韧带止点重建术）+ 石膏托固定术。

手术记录：患者取仰卧位，少许垫高右臀部，右大腿近端绑气囊止血带，常规消毒、铺巾，抬高患肢，将气囊充气至 70 kPa，于右踝前侧、外侧分别做长约 0.5 cm 切口，置入关节镜器械，连接器械，探查见：右踝距腓前韧带于腓骨止点处撕脱 1/3，距腓前韧带张力减弱、松弛，部分止点粘连于后外侧关节囊上，右外踝、前踝、内踝软骨面尚平整，骨质未见明显增生。

予以将踝关节滑膜适当清除后，松解距腓前韧带瘢痕粘连处，使用非金属（PEEK）锚钉 1 枚将距腓前韧带撕脱的止点重建于外踝无名结节处，检查韧带修复佳，锚钉位置佳，距腓前韧带张力好，被动活动右踝关节无异常。

冷凝止血，冲洗术野，充分吸出关节腔内液体，逐层缝合伤口，包扎伤口，松气囊止血带，使用石膏将右踝固定于中立位。术毕。

手术过程顺利。术后予以抗炎、止痛、止血等治疗，辅以伤口处定期换药等处理。

五、出院情况

患者一般情况可，诉右踝术口无明显疼痛，无右下肢麻木感，无发热、畏寒等，精神状况可，大小便正常。查体：右踝前内、前外侧手术伤口缝线已拆除，愈合佳，无红肿，无压痛，支具固定下右踝关节活动受限，右下肢余关节活动正常，末梢血运佳，足背动脉搏动正常。

（薛 剑）

病例 28　骨质疏松骨折 1

一、病例摘要

患者男，69 岁。

主诉：摔伤致腰背部疼痛活动受限 3 日。

现病史：患者述 2023-12-19 在家不慎摔伤致腰背部疼痛活动受限，在外院门诊查腰骶尾部 CT 提示腰 3 椎体骨折，患者为求进一步治疗，遂来我院住院，门诊医师拟"脊柱骨折"收治入院。

既往史：既往癫痫病史，10 年前手术史，自述及家属代述未植入内固定物。否认高血压、糖尿病、冠心病、肾脏疾病病史。否认肝炎、结核等传染病病史。

二、查体

（一）体格检查

体温 36.5℃，脉搏 102 次 / 分，呼吸 18 次 / 分，血压 145/80 mmHg。发育正常，营养中等，形体适中，正常面容，表情自如，余体格检查无异常。

（二）专科检查

胸腰段生理曲度存在，活动度下降。腰 3 椎棘突叩击痛明显。双侧背肌紧张，活动受限，双下肢肌张力正常。双下肢肌力、皮肤感觉未见明显异常。双下肢末端血运尚可。

（三）辅助检查

2023-12-22 DR（全脊柱正侧位）诊断意见：胸 6 ~ 胸 10 椎体、腰 3 椎体骨折改变，鉴别新鲜骨折与陈旧性骨折，请结合临床与 MRI 检查；上述右侧肋骨及胸 6 椎以上椎体征象，请结合临床；脊柱小关节紊乱，脊柱骨盆退变与骨质疏松改变；主动脉型心脏大血管影改变，主动脉增宽。

2023-12-22 常规心电图检查（12 导联）诊断意见：窦性心动过速；轻度 T 波改变。

2023-12-22 磁共振平扫（1.5T）（新）（胸椎 + 腰椎）诊断意见：腰 3 椎体新鲜压缩性骨折，碎骨块向后突入椎管内致其狭窄，马尾神经受压；胸 7 ~ 胸 10 椎体不同程度压缩改变；胸、腰椎轻度退行性变；多个胸椎Ⅱ型终板炎。腰背部皮下筋膜炎。附见：左侧腰大肌水肿，左肾多发囊肿可能。

三、诊断

（一）初步诊断

中医诊断：骨折病，气滞血瘀。

西医诊断：腰 3 椎体新鲜压缩性骨折，癫痫病术后，重度骨质疏松症。

中医辨病辨证依据：患者因"摔伤致腰背部疼痛活动受限 3 日"入院。四诊合参，本病属中医"骨折病"范畴，证属"气滞血瘀"。本病缘于患者跌伤，暴力作用于局部，致骨折筋离，经脉断裂，骨骼完整性、连续性受到破坏，骨折失去杠力，故局部畸形，活动受限。经脉断裂，气血运行不畅，瘀于局部，故局部肿胀，舌质黯淡，苔薄白，脉弦滑，舌、脉亦为本证所具。综上所述，本病属中医"骨折病"范畴，病机为气滞血瘀，病位在筋骨，病性属实。积极治疗，愈后一般。

中医鉴别诊断：本病当与局部伤筋相鉴别。两者均可有局部肿痛，借助 X 线检查可明确诊断。

（二）最终诊断

中医诊断：骨折病，气滞血瘀。

西医诊断：腰 3 椎体新鲜压缩性骨折，癫痫病术后，重度骨质疏松症。

四、诊疗经过

入院后完善相关检查，根据患者症状、体征及影像学表现，建议患者手术治疗，患者同意，详细告知患者手术必要性及相关利弊后患者理解并表示接受手术。送手术室在局部麻醉强化下行经皮机器人辅助下腰 3 椎体成形术。

术前 MRI 检查（图 9–122）检查提示腰 3 椎体新鲜压缩性骨折。

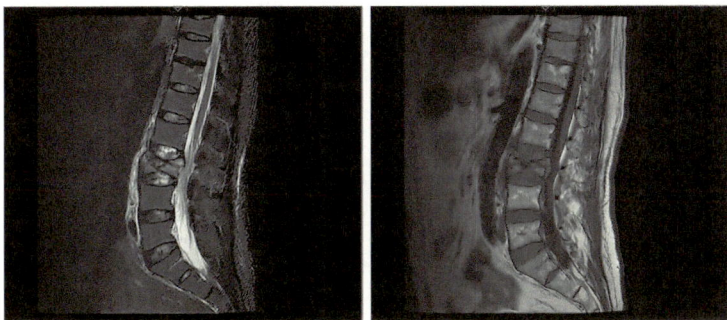

图 9–122　术前 MRI 检查结果

术前 X 线检查（图 9–123）提示腰 3 椎体压缩性改变。

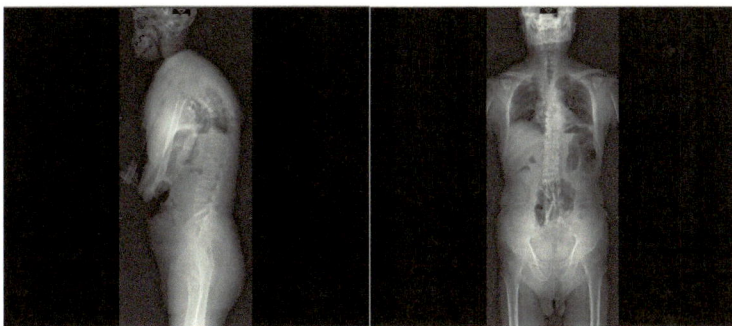

图 9–123　术前 X 线检查结果

手术步骤如下。

（1）患者俯卧于手术床上，胸部及髂骨部垫软枕，过伸位弹性按压手法复位，消毒、铺巾。

（2）经皮机器人辅助下于腰 3 椎体棘突双侧 3 cm 左右，分别逐层于皮下、肌层、关节突注射 0.5% 利多卡因 10 mL 行局部浸润麻醉，用椎体成形穿刺针经腰 3 棘突双侧经椎弓根进入至腰 3 椎体中后 1/3 部位，分别运用环形空心钻取骨质标本，取到骨质。分别运用骨水泥注入系统于椎体中前 2/3 处注入拉丝期骨水泥 1.5 mL，C 臂机显示：腰 3 椎体复位情况良好，骨水泥弥散良好，无渗漏，完全固化后，取出穿刺针，创口消毒，敷料覆盖包扎。

术后安返病房。

术后 CT 检查提示腰 3 椎体骨水泥填充改变（图 9-124）。

经积极治疗后，患者症状明显好转，疗效确切。经上级医师同意后予带药出院。

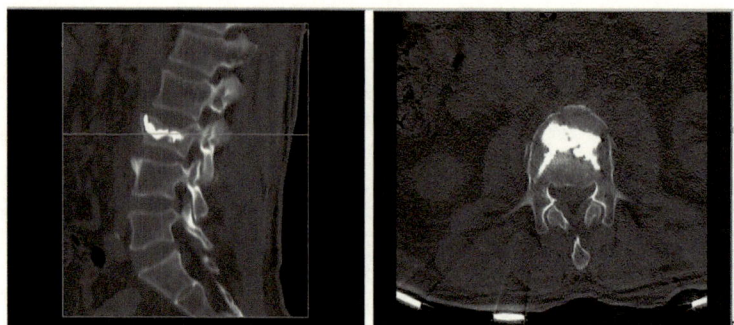

图 9-124　术后 CT 检查结果

五、出院情况

患者神清，精神可，腰背部疼痛活动受限好转，手术切口无红、肿、热、痛，敷料干燥、清洁，纳可，眠差，二便可。

六、讨论

骨质疏松引起的椎体压缩性骨折多见于老年人。老年人出现椎体部位钙质异常流失后，很容易导致椎体部位的骨质出现异常的骨量流失，引起骨质疏松，椎体的牢固性减弱，特别是椎体部位的承重力会明显地遭受破坏，以致在椎体部位遭受轻度的外伤以后，就会引起椎体压缩性骨折。如果骨质疏松椎体压缩性骨折后椎体的高度压缩不超过 1/4 且 VAS 评分小于 4 分，这种情况采用保守的卧床休息治疗即可，治疗期间一定要注意钙质的补充，以避免出现骨质疏松椎体压缩加重。如果骨质疏松导致的椎体压缩性骨折后椎体高度压缩超过 1/4 且 VAS 评分大于 4 分，特别是伴有多发的椎体压缩，这种情况最好采用微创的骨水泥填充灌注、椎体成形手术治疗来恢复脊椎的稳定性，从而缓解脊椎部位疼痛症状，避免进一步影响脊柱力线的稳定性，压迫重要的脊髓以及神经。

目前临床上常用的手术方式为 PVP，具有可靠的止痛作用，疼痛的缓解率为70% ~ 95%。骨水泥在骨折椎体内起到锚定作用，使骨质疏松椎体内微骨折得到固定，增加了椎体的稳定性。骨水泥聚合反应破坏了椎体内的神经末梢及炎性致痛因子，降低了疼痛敏感性，从而达到止痛效果。同时临床经验也证实 PVP 手术具有相当惊人的早期止痛作用，目前任何一种药物治疗都不能获得如此有效的止痛效果。但在手术中关于骨水泥的注入量仍是研究的热点课题之一，对于注射剂量，不同的学者持有的意见也不相同，部分学者支持注入量 3.0 ~ 4.5 mL 可以有效改善患者的疼痛且可有效避免发生骨水泥渗漏的情况，而另一部分学者认为，注射量只有在 3 ~ 6 mL 才可以改善患者的疼痛感及椎体功能。我们经过长期临床随访研究发现，相较于应用骨水泥 4.5 ~ 6.0 mL 注入量，应用骨水泥 3.0 ~ 4.5 mL 注入量可以更有效地改善腰椎骨质疏松性压缩骨折患者骨水泥弥散情况，缩短手术时间及患者受放射辐射时间，减少透视次数，提高治疗满意度，而两种注入量均可以有效减轻患者的疼痛感和改善患者的椎体功能。

（冯华龙）

病例 29　骨质疏松骨折 2

一、病例摘要

患者女，70 岁。

主诉：摔伤致腰背部疼痛活动受限半天。

现病史：患者述今日上午 8:00 左右在家不慎摔伤致腰背部疼痛，活动受限，2023-12-11 CT 平扫（新）［腰椎（椎间盘）］诊断意见：腰 2 椎体压缩性骨折；腰椎轻度骨质增生，骨质疏松；腰 1 胸化；腰 1/2 椎间盘左后突出（边缘型）；腰 2/3、腰 3/4、腰 4/5 椎间盘膨出；腰 5/ 骶 1 椎间盘后突出（中央型），相应椎管狭窄。请结合临床或 MRI 检查。门诊医师拟"脊柱骨折"收治入院。

二、查体

（一）专科检查

胸腰段生理曲度存在，活动度下降。腰 2 棘突叩击痛明显。双侧背肌紧张，活动受限，双下肢肌张力正常。双下肢肌力、皮肤感觉未见明显异常。双下肢末端血运尚可。

（二）辅助检查

2023-12-11 CT 平扫（新）［腰椎（椎间盘）］诊断意见：腰 2 椎体压缩性骨折；腰椎轻度骨质增生，骨质疏松；腰 1 胸化；腰 1/2 椎间盘左后突出（边缘型）；腰 2/3、3/4、4/5 椎间盘膨出；腰 5/ 骶 1 椎间盘后突出（中央型），相应椎管狭窄。请结合临床或 MRI 检查。胸、腰椎 MRI 检查示腰 2 椎体新鲜压缩性骨折。腰 1/2 椎间盘突出（中叶偏左型），腰 2/3 椎间盘突出（中央偏右型），腰 4/5、腰 5/ 骶 1 椎间盘突出（中央型）。腰 3/4 椎间盘膨出。胸椎 MR 平扫未见明显异常。

三、诊断

初步诊断：腰 2 椎体骨折，绝经后重度骨质疏松症。

鉴别诊断如下。①中医鉴别诊断：本病当与局部伤筋相鉴别。两者均可有局部肿痛，借助 X 线检查、CT、MRI 可明确诊断。②西医鉴别诊断：本病当与局部软组织损伤相鉴别。两者均可有局部肿痛，借助 X 线检查、CT、MRI 可明确诊断。

最终诊断：腰 2 椎体新鲜压缩性骨折，绝经后重度骨质疏松症。

诊断依据：胸、腰椎 MRI 检查示腰 2 椎体新鲜压缩性骨折，腰 1/2 椎间盘突出（中叶偏左型），腰 2/3 椎间盘突出（中央偏右型），腰 4/5、腰 5/ 骶 1 椎间盘突出（中央型），腰 3/4 椎间盘膨出。

四、诊疗经过

入院后完善相关检查。

术前 X 线检查示腰 2 椎体压缩性改变（图 9-125）。

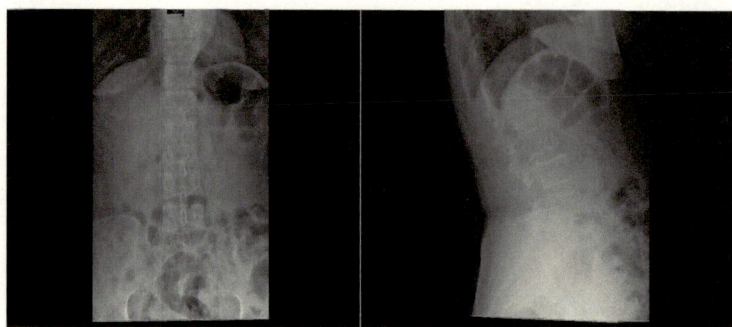

图 9-125　术前 X 线检查结果

术前 CT 检查提示腰 2 椎体压缩性改变，椎体前缘压缩变扁（图 9-126）。

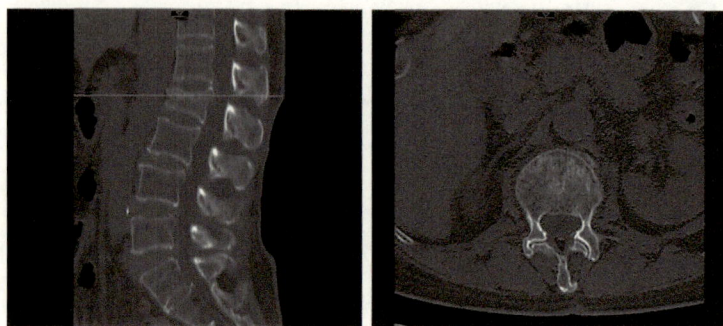

图 9-126　术前 CT 检查结果

胸、腰椎 MRI 检查提示腰 2 椎体新鲜压缩性骨折，胸椎未见异常（图 9-127）。

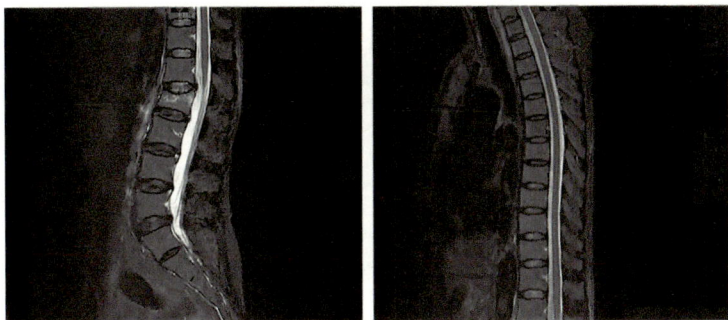

图 9-127　胸、腰椎 MRI 检查结果

　　患者目前诊断明确，临床症状、体征和影像学检查相符。影像学检查提示椎体新鲜压缩性骨折，患者临床症状严重，严重影响患者生活质量，有明确手术指征。已详细同患者本人及家属充分沟通病情，已详细告知患者保守与手术治疗的各自利弊，患者及其家属要求手术治疗。目前一般情况好，无明显手术禁忌。

　　手术名称：经皮机器人辅助下腰 2 椎体成形术 + 手法复位术 + 穿刺活检术 + 双侧选择性神经根阻滞术。

　　手术步骤如下。

　　（1）患者俯卧于手术床上，胸部及髂骨部垫软枕，过伸位弹性按压手法复位，消毒、铺巾。

　　（2）经皮机器人辅助下于腰 2 椎体棘突双侧 2 cm 左右，分别逐层于皮下、肌层、关节突注射 0.5% 利多卡因 10 mL 行局部浸润麻醉，用椎体成形穿刺针经腰 2 棘突双侧经椎弓根进入至腰 2 椎体中后 1/3 部位，分别运用环形空心钻取骨质标本，取到骨质。分别运用骨水泥注入系统于椎体中前 2/3 处注入拉丝期骨水泥 1.5 mL，C 臂机显示：腰 2 椎体复位情况良好，骨水泥弥散良好，无渗漏，完全固化后，取出穿刺针，创口消毒，敷料覆盖包扎。

　　术后复查提示腰 2 椎体骨水泥弥散良好（图 9-128）。

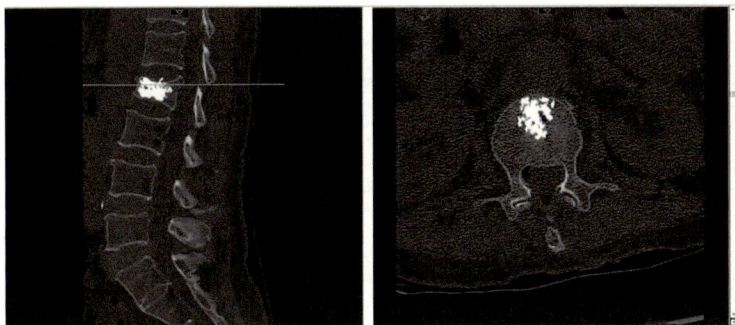

图 9-128　术后复查结果

五、出院情况

患者神清，精神可，腰背部疼痛、活动受限好转，手术切口无红、肿、热、痛，敷料干燥、清洁，纳眠可，二便调。

六、讨论

骨质疏松性椎体压缩性骨折（OVCF）作为老年群体常见创伤性疾病之一，多以跌倒伤之后腰背部疼痛为首发临床表现，由于老年群体关节退行性病变、活性维生素 D 合成障碍及全身骨质量下降等因素，极易导致全身性骨病，极大地影响老年群体预后及生存质量。经皮穿刺椎体成形术（PVP）作为老年 OVCF 患者的传统术式被广泛应用于临床且效果显著。受病患脊柱椎体中柱高度、骨水泥规格、用量、黏度及穿刺入路等因素的影响，PVP手术效果异质性较大，骨水泥过量使用、强化灌注路径不当是导致骨水泥术后渗漏风险的主要因素。我们以临床实践一线经验为依托，建立经椎弓根入路靶向骨折部位弥散灌注、椎骨骨折线旁应力侧多角度强化骨水泥灌注方式，强化非骨折应力区的强化灌注，在保证骨水泥完全填充的基础上巩固患侧侧向应力区应力载荷。较传统灌注方式，三维多角度应力强化灌注后可显著减低 Oswesty 功能指数得分，减少 Cobb 角，并增加术后骨密度绝对值，该结果提示三维多角度应力强化灌注方式可有效改善 OVCF 患者脊柱功能并增加术后骨重塑进程，这与研究结果基本一致。椎体的塌陷变形会导致椎体向后凸，引起椎体前缘局部应力集中，增加压力会增加邻近椎体再次发生骨折的可能性，从而破坏脊柱生物力线轴的稳定性。试验组下肢行走能力强于对照组，说明三维多角度应力强化灌注方式可以有效强化生物力线轴，具备改善老年患者下肢行走正向载荷的作用。临床疗效评估中，试验组治疗有效率显著高于对照组，且两组二次骨折、骨水泥泄露、腰椎持续性应激性疼痛发生率无显著差异，该结果提示三维多角度应力强化灌注方式具备显著临床运用价值，且具备一定的临床安全性。

（冯华龙）

病例 30　骨科机器人导航系统

一、病例摘要

患者男，44 岁。

主诉：车祸致全身多处疼痛、流血 8 小时。

现病史：患者 8 小时前在外行走时被小汽车撞伤，伤后昏迷数分钟，清醒后自觉全身多处疼痛，活动受限，头面部可见开放伤口，流血，遂被送到我院急诊就诊，急诊给予完善相关检查，排除颅脑出血、脏器损伤，明确骨盆骨折后，给予头面部开放伤口清创缝合后收入院治疗。

二、查体

（一）专科检查

患者神清，精神可，对答合理，双侧瞳孔等大等圆，对光反射灵敏，头额及左颞部可见开放伤口已缝合，对合良好，创口周围皮肤挫伤，无红肿及渗出，颈软，活动正常；双侧上肢无压痛，双侧上肢肢端血运、感觉及活动正常；左下肢较对侧短缩，左侧髋及腰骶部疼痛明显，左髋活动受限，骨盆挤压试验阳性，骨盆分离试验阳性，双侧下肢纵轴叩击痛阳性，会阴及左足底感觉稍麻木，双侧下肢肢端血运及活动未见异常。

（二）辅助检查

入院后完善相关检查。

骨盆 X 线检查结果见图 9-129。

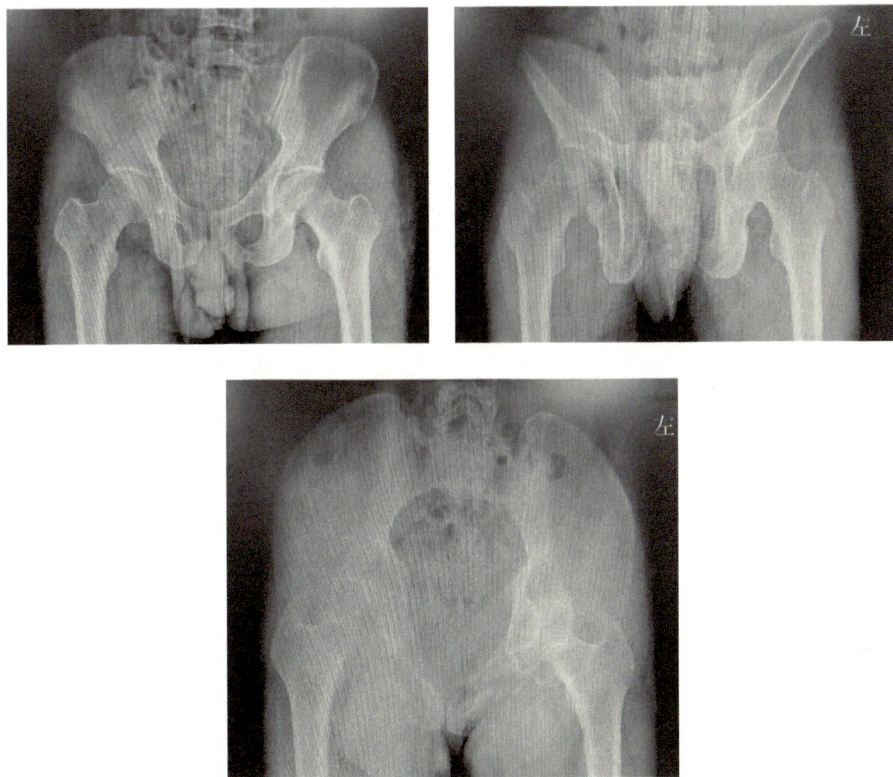

图 9-129 骨盆 X 线检查结果

骨盆 CT 检查结果见图 9-130。

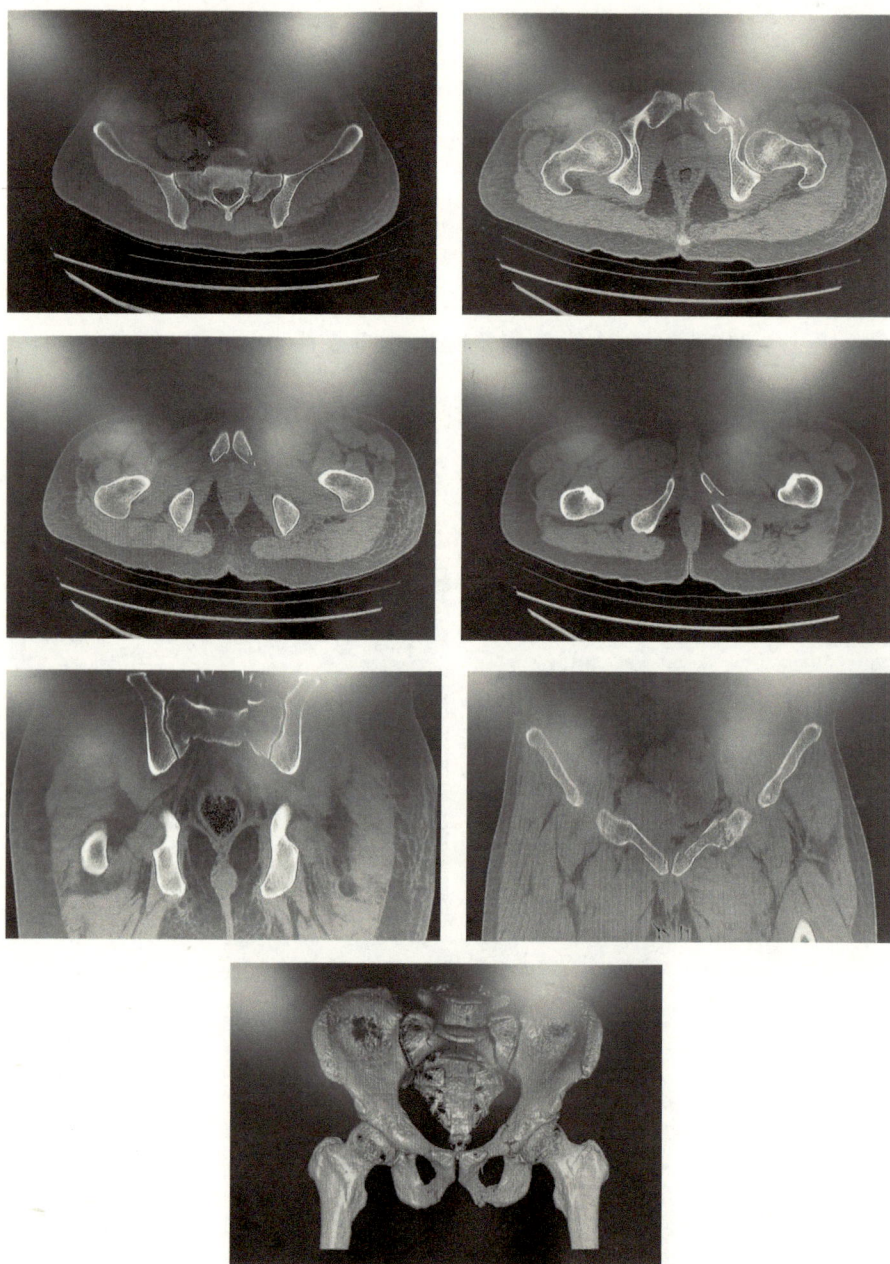

图 9-130　骨盆 CT 检查结果

三、诊断

骨盆骨折，头面部开放伤，多处挫伤。

四、诊疗经过

结合 X 线及 CT 检查可见双侧骶骨骨折，双侧耻骨骨折，且左侧骶骨向上移位，考虑同时存在旋转不稳定和纵向不稳定，给予床旁局部麻醉下行左侧股骨髁上骨牵引。患者生命体征平稳后，择期进行手术治疗，给予机器人导航，微创手术治疗（图 9-131 ~ 图9-133）。

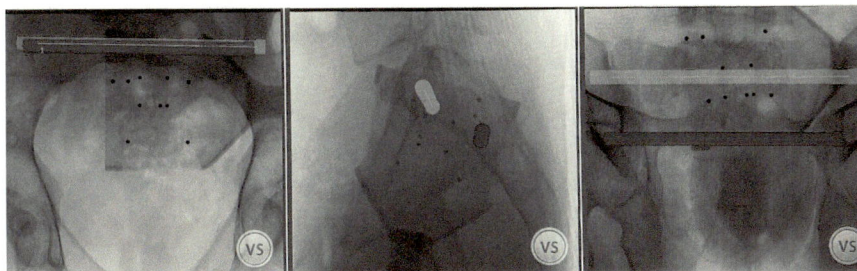

图 9-131　术中机器人规划

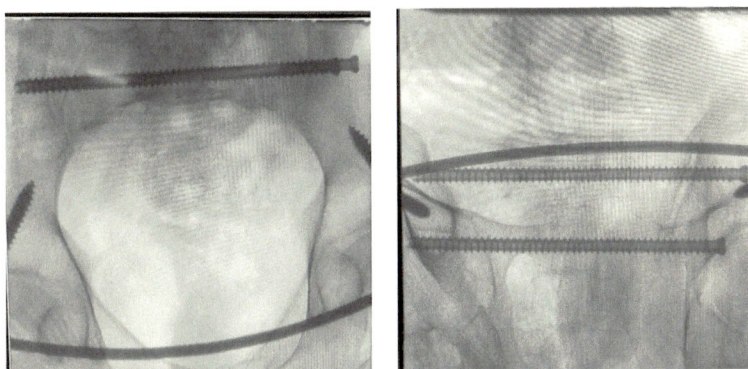

图 9-132　术中植钉后骨盆出入口位

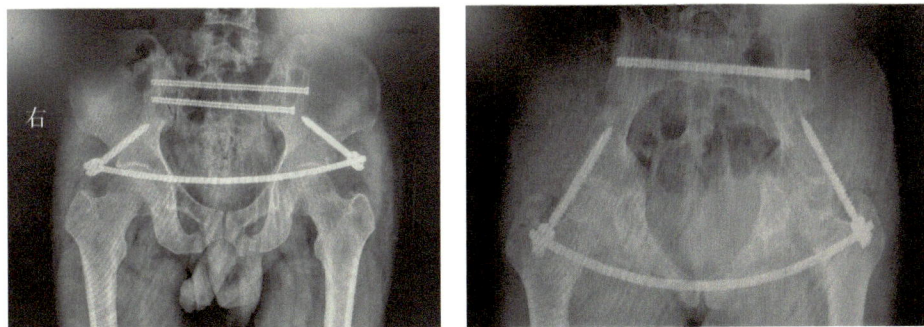

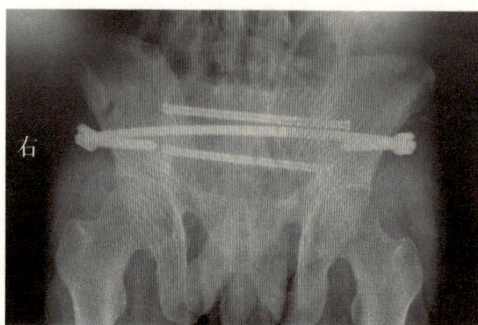

图 9-133　术后复查结果

五、出院情况

患者术后生命体征平稳，恢复良好，病情稳定出院。

六、讨论

目前国内机器人导航运用于骨科领域正在普遍发展中，我院于 2021 年引进机器人导航，目前已常规运用于临床，在创伤骨科领域，目前机器人导航主要优势在于精准化，在复杂手术中的微创植钉有明显优势，例如在骨盆骨折中，在机器人导航辅助下实现了通道螺钉精准置入，可减少手术创伤及神经血管损伤等并发症。

随着人工智能及工业化进程的迅速发展，新型的治疗设备和手段也不断被提出并尝试运用于临床。骨折复位机器人及关节置换机器人已进入临床试验阶段，骨科的发展在人工智能及工业技术的辅助下，治疗手段将会发生翻天覆地的变化。

（曾　啸）

病例 31　假体周围骨折

一、病例摘要

患者女，73 岁。

主诉：跌倒致左大腿疼痛畸形，活动受限 4 小时。

现病史：患者 4 小时前在外行走时不慎跌倒致左大腿肿痛、畸形，活动受限。伤后被送到我院急诊就诊，完善左股骨正侧位提示左股骨骨折。

既往史：有高血压、糖尿病病史。患者 2013 年曾行左侧全髋关节置换术，2019 年行右侧全髋关节置换术。

二、查体

（一）体格检查

左侧大腿肿胀，可见外翻畸形，中下段环压痛，可触及明显骨擦感及异常活动，左下肢肢端血运、感觉及活动正常。

（二）辅助检查

术前 X 线检查结果见图 9-134。

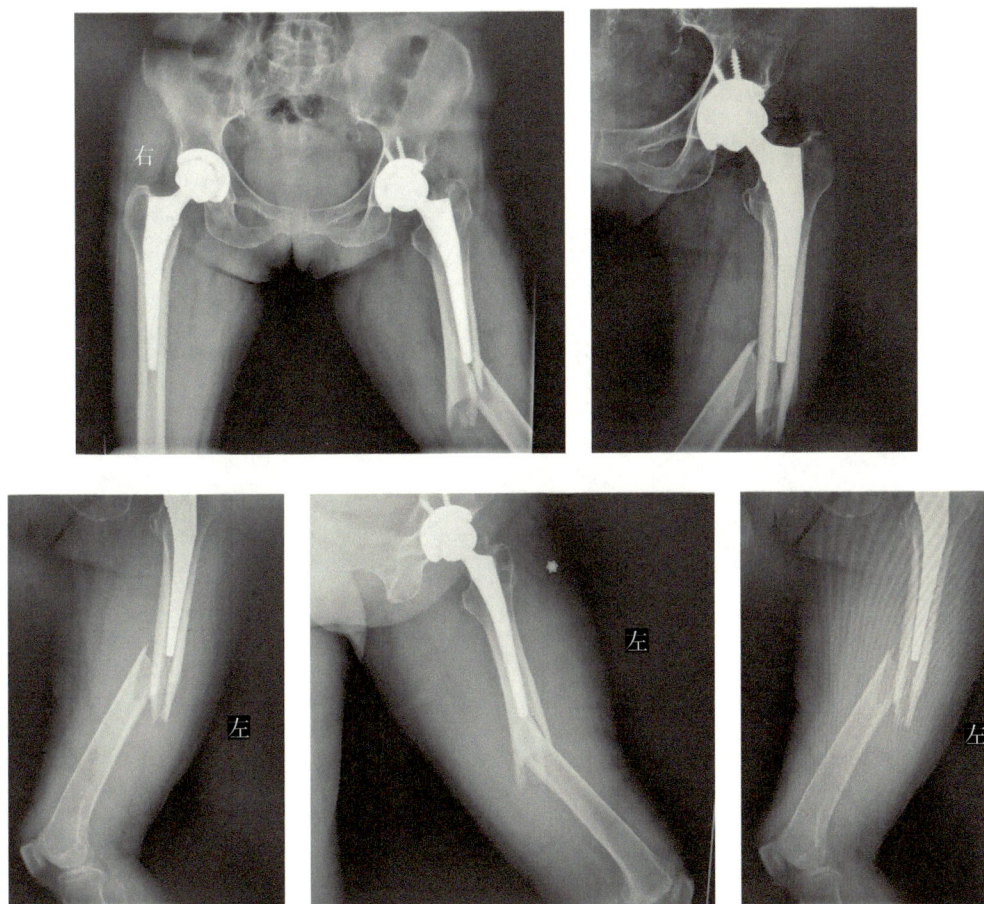

图 9-134 术前 X 线检查结果

术前 CT 检查（图 9-135）见骨折累及粗隆，假体松动，为温哥华 B2 型骨折。

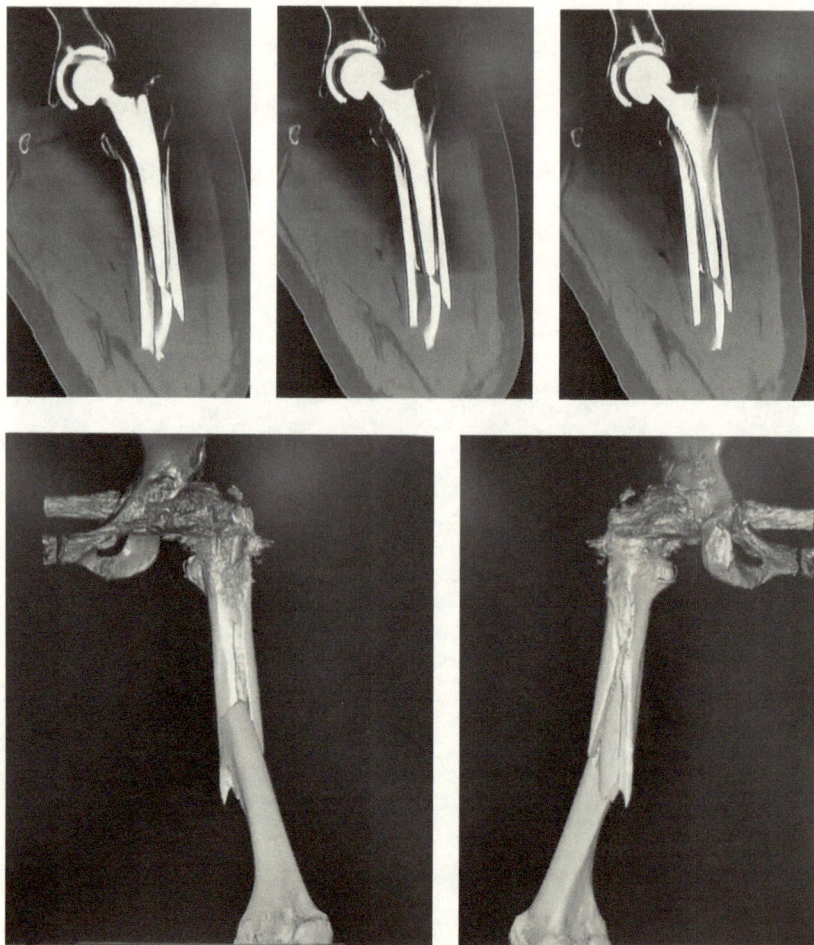

图 9-135　术前 CT 检查结果

三、诊断

左股骨骨折（假体周围骨折）。

四、诊疗经过

根据术前检查明确左股骨假体周围骨折，骨折部位位于粗隆向远端延续，且假体松动，分型为温哥华 B2 型骨折，需更换假体并使用钢板外固定。

术前用药控制血压、血糖稳定后行手术治疗。

术前查血红蛋白：70 g/L，预计患者手术失血较多，术前给予输同型红细胞 2 U，术中出血 100 mL，术中给予自体血回输 200 mL，输同型红细胞 4 U，输同型血浆 400 mL。

术中情况：先将关节脱位（图 9-136）。

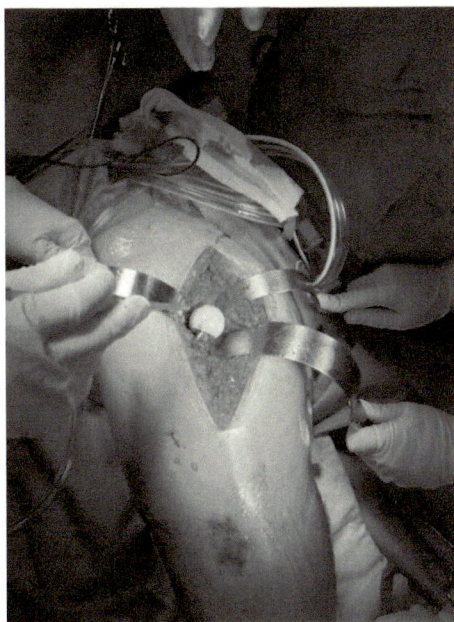

图 9-136　将关节脱位

取出原来股骨假体，见假体柄骨长入良好（图 9-137）。

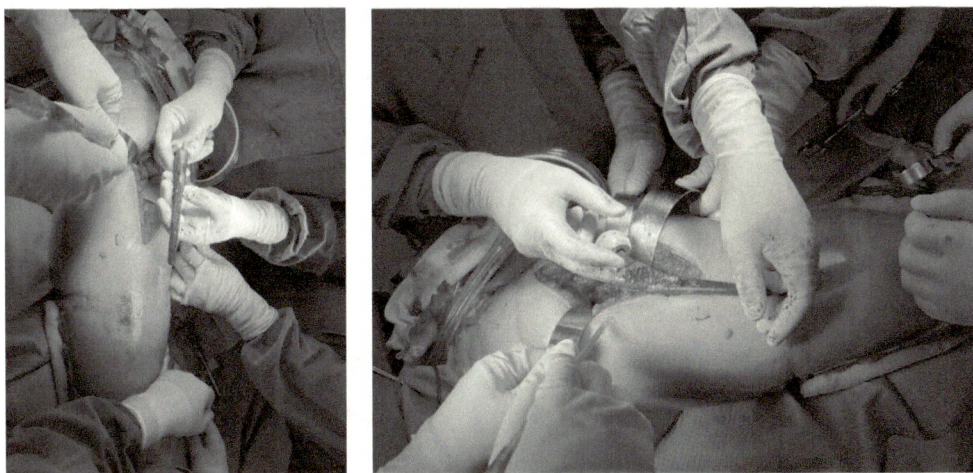

图 9-137　取出原来股骨假体

取出假体后见骨折粉碎（图 9-138）。

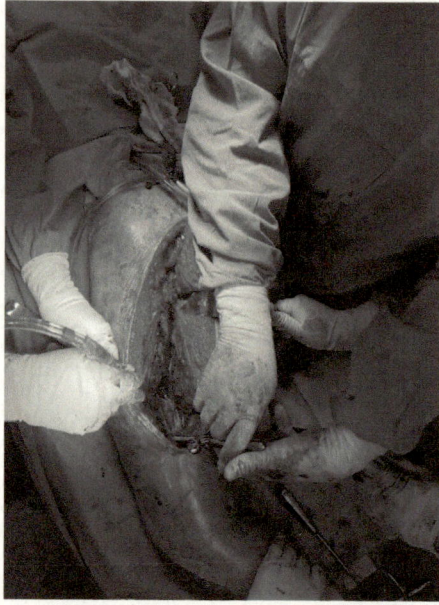

图 9-138　取出假体后见骨折粉碎

重新插入加长股骨柄预估需使用长度（图 9-139）。

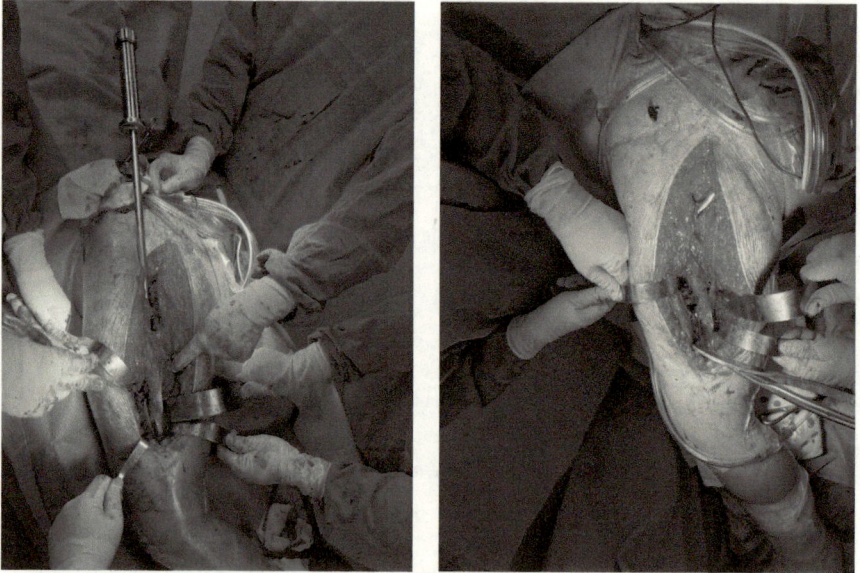

图 9-139　重新插入加长股骨柄预估需使用长度

拔出股骨柄后只能复位骨折块后临时用持骨器及钢丝维持骨折形态（图 9-140）。

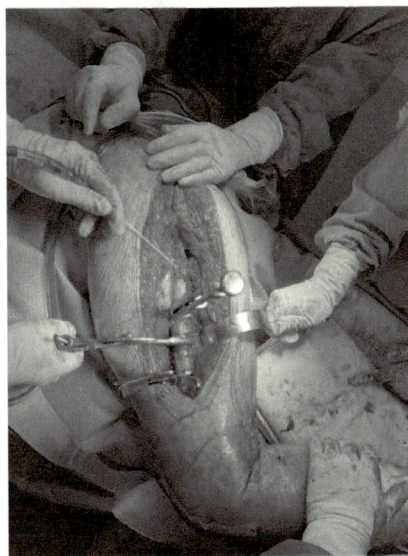

图 9-140 用持骨器及钢丝维持骨折形态

最后植入假体及钢板。术后检查结果见图 9-141。

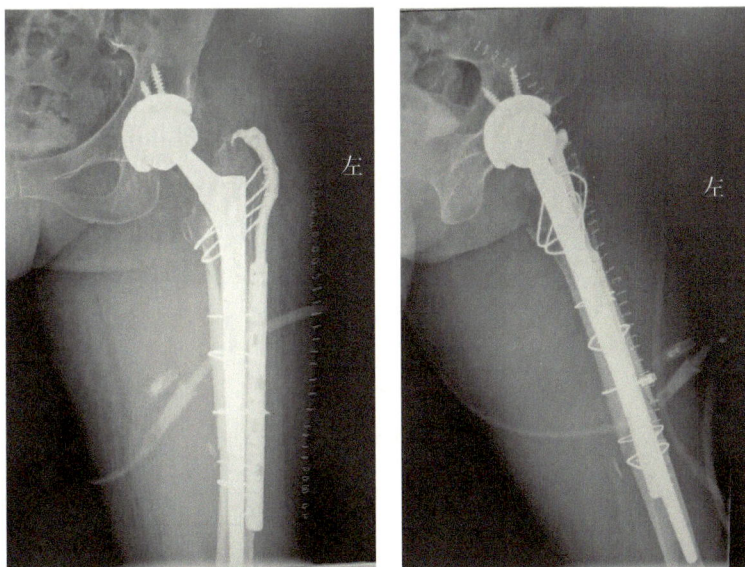

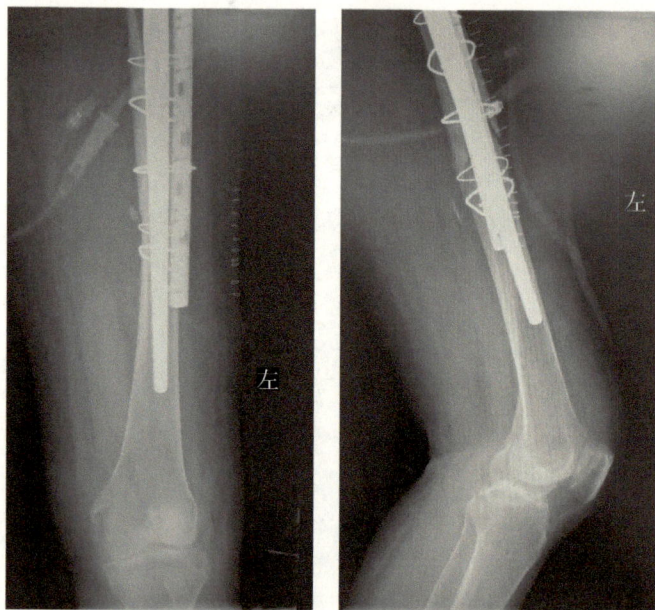

图 9-141　术后 X 线检查结果

　　我科对于行股骨、骨盆等重大手术的老年人，术后 2 ～ 4 小时常规复查血常规、电解质及心脏指标。该患者术后 2 小时复查肌钙蛋白异常上升至 839.9 pg/mL，患者虽无特殊不适，但依然给予完善床旁心电图及心脏彩超。

　　心电图变化：术前心脏彩超 EF 值 70%，术后床旁急查心脏彩超 EF 值降至 50%。

　　考虑术后急性心肌梗死，遂术后急诊送介入室。

　　术中见左回旋支中段狭窄 90%，但通血良好，术中未行支架置入，术后转至 ICU 并给予积极抗凝治疗。

　　术后监测见图 9-142 ～图 9-145。

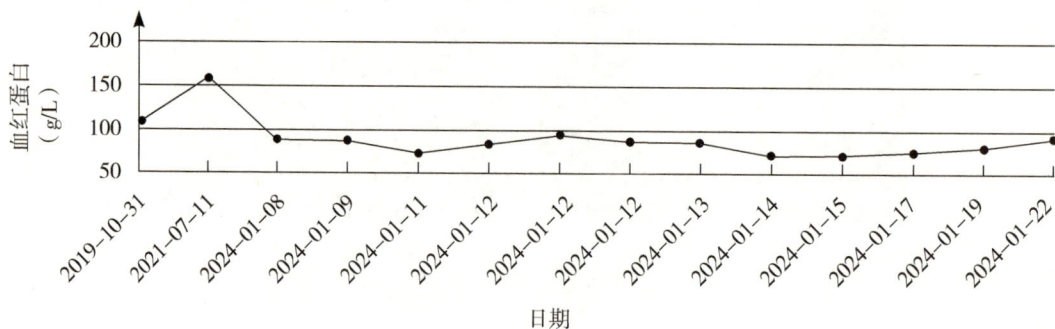

图 9-142　术后血红蛋白变化

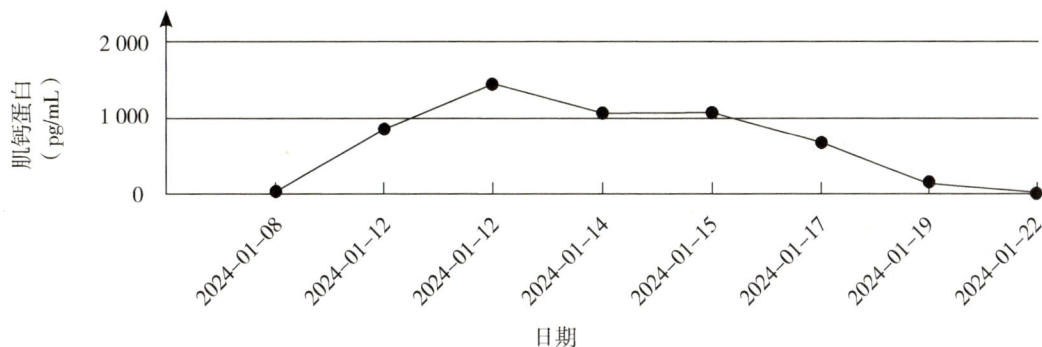

图 9-143　术后肌钙蛋白变化

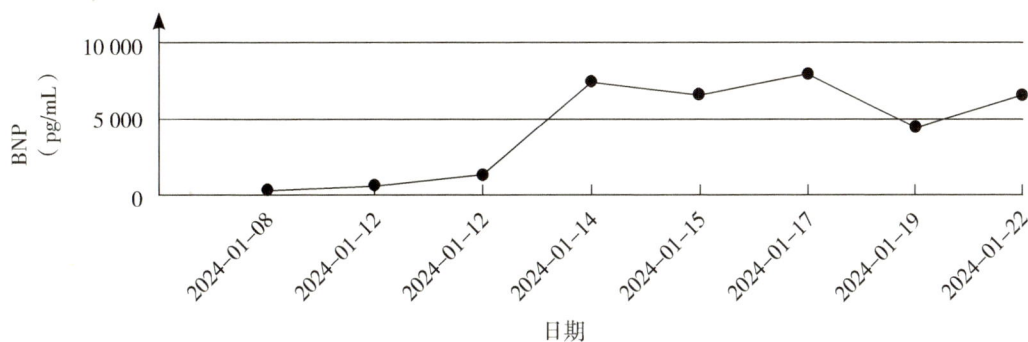

图 9-144　术后 BNP 变化

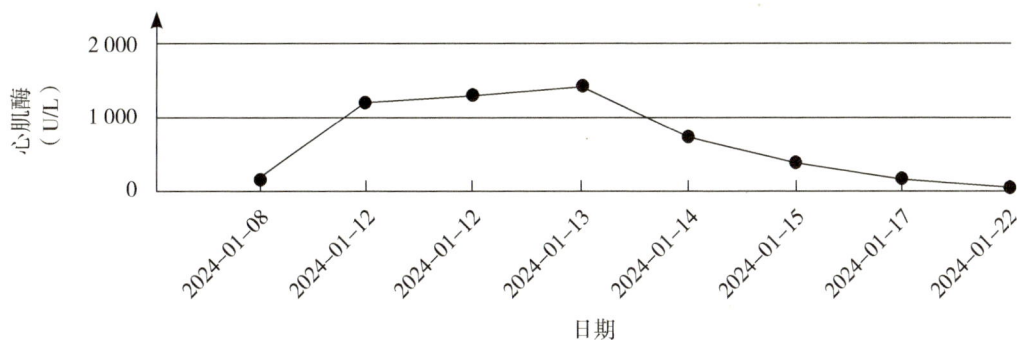

图 9-145　术后心肌酶变化

患者 ICU 监测生命体征平稳，心脏指标稳定后转回我科，监测病情稳定后出院。

五、出院情况

患者经治疗后血红蛋白稳定，心脏指标逐渐下降并稳定，术口无感染，给予办理出院。

六、讨论

股骨假体周围骨折是复杂的损伤，这类患者多为老年患者，而这类骨折需行切开手术，手术普遍创伤大，失血多，老年患者对于失血及创伤的耐受度较年轻患者要差很多，且老年人病情变化快，手术只是患者整个病程中的一部分，对于老年患者，围手术期应建立多学科联合救治机制。

（曾 啸）

病例 32　颌面骨折患者经鼻困难气管插管

一、病例摘要

患者女，28 岁。

主诉：面部多发骨折 1 日余。

现病史：患者自诉 1 日前骑电动车摔倒致面部多发骨折，3 年前曾于某整形医院行鼻部整形术。今为进一步治疗来我院就诊。自起病以来，一般情况良好，精神反应可，张口障碍，流质饮食，睡眠可，体重无明显变化。

二、查体

（一）体格检查

体重 59 kg，身高 172 cm，意识清晰，应答切题，右侧面部肿胀，右侧眶骨骨折，右侧上颌骨骨折。气道分级 Mallampatis 分级 Ⅲ 级，甲颏距离 4 cm，颈部活动可，张口度 1 横指。

（二）辅助检查

X 线检查：右侧眶骨骨折，右侧上颌骨骨折；肺部未见明显异常。

心电图检查：窦性心律不齐。

CT 检查：双肺下叶后侧胸膜下云雾状密度增高影，肺血坠积效应。

三、诊断

上颌骨骨折，眼眶骨折；鼻整形术后。

拟行手术：上颌骨眼眶骨折切开复位内固定术。

拟行麻醉：全身麻醉（经气管插管）。

四、麻醉经过

（一）术前准备

详细了解病史，完善相关检查结果，与患者及其家属详细沟通，缓解患者术前焦虑并为患者科普手术麻醉基本流程，签署知情同意书；与手术医师沟通，了解手术切口、预估出血量、预计手术时长等手术信息。

患者面部肿胀，张口度 1 横指，口内操作，鼻骨整形术后，术前考虑存在困难气道，准备可视喉镜、纤维支气管镜、喉罩、困难喉镜、插管管芯等辅助插管物品。

（二）麻醉方案（麻醉方案、用药及术中麻醉处理）

15：40 入室后常规开放外周静脉，监测基本生命体征。

15：43 行环甲膜穿刺气道内表面麻醉，鼻腔内利多卡因麻黄碱表面麻醉等处理。

15：45 咪达唑仑 2 mg、舒芬太尼 5 μg，静脉推注。

15：48 可视喉镜引导下经鼻气管插管成功，依托咪酯 20 mg、苯磺顺阿曲库铵 10 mg 静脉推注，吸入七氟烷、静脉丙泊酚瑞芬太尼泵入维持麻醉深度，16：20 手术开始。

18：00 手术顺利结束，出血量 80 mL，尿量 300 mL，待患者麻醉苏醒、呼吸恢复后拔出气管导管，观察生命体征稳定后送返病房。

五、讨论

（1）面部手术，麻醉与手术操作需共用口内区域，张口受限，拟行经鼻气管插管，困难气道患者术前应详细访视，评估气道困难度，首选插管方式为清醒可视喉镜引导气管插管，成功率高且安全性有保证，安全有效。

（2）术前访视应详细了解上次麻醉插管的细节，应详细到气管导管类型、可视喉镜型号等细节，该类患者稍有不当，即会出现困难气道的严重表现，甚至升级为紧急气道。详细的细节可降低插管不成功的概率。

（3）患者张口颈部活动度明显受限，常规的喉罩不能应用，为气管导管插管失败时的备用选项。应首先尝试纤支镜气管插管，避免其他插管尝试导致的口腔内分泌物增多或口腔出血，造成纤支镜引导困难，而错失最佳插管方式。

（4）清醒插管中，仅使用少量镇静药物，患者未进入睡眠状态，常带有不适，甚至出现紧张、强迫的主观感受，降低患者的满意度，可考虑丙泊酚 TCI 镇静，以减少患者不适感受，增加舒适性。

（5）困难气道患者应首先考虑安全问题，建议选择麻醉医师个人最熟悉的麻醉方式，做好最充分的准备，保证思路清晰，做最小风险的麻醉选择。

（6）困难气道患者处理以最安全的方式进行处理，目前国际上有新的困难气道处理流程，建议大家进行相关自主学习，科室也需定期进行相对应的业务学习。预期困难气道及非预期困难气道风险不同，以后者为重，要根据处理流程积极处理，首先要寻求人员协助，避免单枪匹马处理而导致严重后果，术前仔细评估气道情况，收集包括张口度、甲颏距离等数据，如有手术史，还应详细了解上次插管情况，做好准备。该患者处理及时，使用纤维支气管镜插管成功。困难气道患者均应保留自主呼吸，行气管插管，保证通气，避免缺氧导致的严重后果，术前诱导应先去氮给氧，预留充足的插管时间。

（姚　娜）

病例33　高龄患者腰椎手术的麻醉

一、病例摘要

患者男，76岁。

主诉：腰及左下肢疼痛6年，加重半个月。

现病史：患者自诉6年前活动后出现腰痛及左下肢疼痛，症状越来越重，现在可步行50 m，严重影响生活，患者要求手术。今为进一步治疗来我院就诊。自起病以来，一般情况良好，精神反应可，食欲、睡眠可，体重无明显变化。

既往史：高血压3年余，服降压药控制血压在130/90 mmHg。

二、查体

（一）体格检查

体重79 kg，身高170 cm，意识清晰，应答切题，腰椎生理曲度存在，腰3～腰5间隙叩击痛、压痛，直腿抬高试验60°及加强试验阴性，气道分级：Mallampatis分级二级，甲颏距离4 cm。

（二）辅助检查

胸部CT检查：左肺上叶磨玻璃结节，双肺下叶纤维增殖灶，心脏彩超左房大，EF 60%，FS 32%，二尖瓣少量反流，ECG正常，血常规红细胞 4.53×10^{12}/L，血红蛋白140 g/L。

心电图检查：窦性心律，心电轴正常。

腹部血管CT彩超检查：双侧髂内动脉近端动脉瘤附壁血栓形成，右侧髂外动脉近端中度狭窄，腹主动脉及双侧髂总动脉粥样硬化。

三、诊断

腰椎椎管狭窄，高血压，髂动脉瘤。

拟行手术：腰椎后路椎板切开椎管减压椎间融合植骨内固定术。

拟行麻醉：全身麻醉（可视喉镜气管插管）。

四、麻醉经过

（一）术前准备

详细了解病史，完善相关检查结果，与患者及其家属详细沟通，缓解患者术前焦虑并为患者科普手术麻醉基本流程，签署知情同意书；与手术医师沟通，了解手术切口、预估出血量、预计手术时长等手术信息。

患者腹部彩超示双侧髂内动脉近端动脉瘤附壁血栓形成，右侧髂外动脉近端中度狭窄，腹主动脉及双侧髂总动脉粥样硬化，术中力求平稳控制血压，避免血压波动。行有创动脉穿刺，及时观测血压和出血情况。

（二）麻醉方案（麻醉方案、用药及术中麻醉处理）

10：25 入室后常规开放外周静脉，监测基本生命体征。

10：30 吸氧，快速诱导，依托咪酯 20 mg、顺阿曲库铵 16 mg、舒芬太尼 20 μg、丙泊酚 160 mg 静脉推注。

10：35 可视喉镜引导下气管插管成功，吸入七氟烷、静脉泵入丙泊酚瑞芬太尼维持麻醉深度，11：10 开始手术。

11：15 有创动脉血压穿刺，术中给予去甲肾上腺素静脉泵入，血压维持在 100 ~ 120/50 ~ 60 mmHg，心率 50 ~ 70 次 / 分。血常规检查示血红蛋白 10 g/L，手术顺利结束，出血量 1 500 mL，尿量 400 mL，输注红细胞悬液 4 U，自体血 566 mL。15：50 手术结束，15：55 转入 ICU 病房。

五、讨论

该患者高龄，合并高血压，围手术期血管弹性差，诱导时防止诱导中的低血压和插管刺激时的高血压。围手术期根据手术操作的不同，如切皮、打钉子、减压，调节给药的浓度和速度。避免因麻醉深度不稳定造成的血压波动。加强术中监测，常规行血压、心率、心电图、呼气末二氧化碳监测，有创动脉血压监测，即刻观测血压，及时调整麻醉深度和血管活性药物应用。

患者有髂动脉瘤，围手术期维持生命体征平稳，腰椎俯卧位，减压术出血多，维持血压平稳，以防动脉瘤破裂。

（姚　娜）

病例 34　高龄患者人工股骨头置换术

一、病例摘要

患者女，90 岁。

主诉：摔伤致右髋部疼痛，伴活动受限 6 日余。

现病史：患者 6 日前摔伤致右髋部疼痛，症状持续，遂来就诊。

既往史：既往高血压 30 余年，口服降压药控制，房颤 6 年余，现口服药物治疗，老年性痴呆 6 年余，未行药物治疗。

二、查体

（一）体格检查

发育正常，营养欠佳，意识清晰，心肺未见明显异常，呼吸平稳，右下肢屈曲，外旋畸形，右髋部明显肿胀，右髋关节活动受限。

（二）辅助检查

X 线检查：右股骨颈骨折，CT 示双肺多发实性结节，ECG 示频发室上性期前收缩，窦性心动过速，不完全右束支传导阻滞，心脏超声示 EF 67%，FS 37%，主动脉瓣少量反流，BNP 87.49 pg/mL。

三、诊断

右股骨颈骨折，心房颤动，高血压 3 级（极高危），阿尔茨海默症。

拟行手术：右侧人工股骨头假体置换术。

拟行麻醉：腰硬联合麻醉。

四、麻醉经过

（一）术前准备

详细了解病史，完善相关检查结果，充分评估心肺功能及目前用药情况，与患者及其家属详细沟通，缓解患者术前焦虑并为患者科普手术基本流程，与家属签署知情同意书；与手术医师沟通，了解手术切口、预估出血量、预计手术时长等手术信息。

（二）麻醉方案（麻醉方案、用药及术中麻醉处理）

患者入室后常规开放外周静脉，监测生命体征，局部麻醉下右侧桡动脉穿刺置管，监测动脉血压及动脉血气分析，医护辅助患者改左侧卧位后，腰 3 ~ 4 间隙行腰硬联合麻醉，使用 0.75% 罗哌卡因 1.8 mL 注入蛛网膜下隙，术前备好血管活性药物，术中泵注小剂量去甲肾上腺素维持血压不低于平常水平。手术时间 1 小时，术后安全送入 ICU 病房。

五、讨论

患者老年，合并高血压、房颤等，术前应仔细评估心功能，完善术前准备，术前控制血压，手术当日常规口服降压药物，术中可以运用血管活性药控制血压，老年患者心脏功能储备较差，麻醉药物可能引起血压骤降，准备好升压药物（多巴胺、麻黄碱、去甲肾上腺素和肾上腺素）。术中监测必须包括有创动静脉压。

老年人在接受手术前，要注意下列事项。术前用药：老年人代谢率低，各器官储备功能下降，对麻醉药的耐受性降低，术前用药应减少为成人剂量的 1/3 ～ 2/3。抗胆碱药应慎重选用，东莨菪碱易致老年人兴奋、谵妄，应改用阿托品。老年人青光眼较多，对这类患者应禁用癫茄类药物。

老年患者腰椎钙化、驼背、棘上韧带钙化、椎间隙变窄，造成蛛网膜下隙麻醉穿刺困难，用 10 mL 注射器行局部阻滞后蛛网膜下隙麻醉针可以利用 10 mL 针头引导穿刺到蛛网膜下隙，有两次落空感后回抽，有清亮脑脊液或从腰穿针尾滴出，注射器回抽脑脊液通畅后注入 0.75% 罗哌卡因 1.8 mL，严密观察血压、心率，患者表现，及时发现血压降低，给予血管活性药物应用，给予患者右美托咪定泵入，以减轻患者紧张情绪，注意入睡后生命体征变化，及时观察、处理。保证液体出入量平衡。1 小时后手术结束，患者转入 ICU 病房。

患者高龄，各器官处于代偿状态，经历麻醉、手术打击，无疑应要求麻醉、手术对患者影响最小，采用腰硬联合麻醉，只需要 0.75% 罗哌卡因 1.8 mL，麻醉平面达到胸 10，即可满足手术要求，就是蛛网膜下隙麻醉穿刺技术要成功。高龄患者合并各种合并症，经过术前准备后采用腰硬联合麻醉对高龄患者来说最安全。

（姚　娜）

参考文献

［1］王永彬，吴开学，李双玉. 现代骨科基础与临床［M］. 上海：上海交通大学出版社，2023.

［2］张本武，鞠克丰，牟明辉，等. 常见骨科临床实践［M］. 上海：上海交通大学出版社，2023.

［3］上海市医师协会骨科医师分会创伤工作组. 创伤骨科进阶教程［M］. 上海：上海科学技术出版社，2022.

［4］张爱萍，孙国权，燕东展. 骨科疾病临床诊疗与康复［M］. 上海：上海交通大学出版社，2023.

［5］梁延琛，李岩，宋磊，等. 骨科疾病诊治与健康教育［M］. 成都：四川科学技术出版社，2023.

［6］顾光学. 骨科疾病诊治与康复训练［M］. 广州：世界图书出版广东有限公司，2023.

［7］丁建军，姜士刚，张和兴，等. 骨科常见疾病诊治与处理［M］. 青岛：中国海洋大学出版社，2023.

［8］周立峰. 临床实用骨科新进展［M］. 上海：上海交通大学出版社，2023.

［9］李溪. 骨科诊疗技术与应用［M］. 广州：世界图书出版广东有限公司，2020.

［10］李旻. 现代骨科创伤救治要点［M］. 南昌：江西科学技术出版社，2021.

［11］张建. 新骨科疾病手术学［M］. 开封：河南大学出版社，2021.

［12］王丽慧. 实用骨科临床护理指导［M］. 汕头：汕头大学出版社，2021.

［13］陈磊，罗建光，薛楠. 骨科疾病临床诊疗与手术麻醉［M］. 天津：天津科学技术出版社，2022.

［14］杨俊兴. 中西医结合骨科康复理论与实践［M］. 广州：广东科技出版社，2023.

［15］曹富江，侯波，李云，等. 实用骨科中西医诊疗学［M］. 北京：中医古籍出版社，2023.

［16］MARINELLI M，DE PALMA L. The external rotation method for reduction of acute anterior shoulder dislocations［J］. J Orthop Traumatol，2009，10（1）：17-20.

［17］LAZARIDES A L，DUCHMAN K R，LEDBETTER L，et al. Arthroscopic remplis-sage for anterior shoulder instability：a systematic review of clinical and biomechanical studies［J］. Arthroscopy，2019，35（2）：617-628.

［18］SAFRAN O，MILGROM C，RADEVA-PETROVA D R，et al. Accuracy of the anterior apprehension test as a predictor of risk for redislocation after a first traumatic shoulder dislocation［J］. Am J Sports Med, 2010, 38（5）: 972-975.

［19］ PARK I, LEE J H, HYUN H S, et al. Effects of bone incorporation after arthroscopic stabilization surgery for bony Bankart lesion based on pre-operative glenoid defect size［J］. Am J Sports Med, 2018, 46（9）: 2177-2184.

［20］张洪鑫, 唐康来. 肩关节前脱位骨性不稳及治疗进展［J］. 中国骨与关节损伤杂志, 2022, 37（11）: 1221-1226.

［21］ JIANG C Y, ZHU Y M, LIU X, et al. Do reduction and healing of the bony fragment really matter in arthroscopic bony Bankart reconstruction？ a prospective study with clinical and computed tomography evaluations［J］. Am J Sports Med, 2013, 41（11）: 2617-2623.

［22］ DI GIACOMO G, ITOI E, BURKHART S S. Evolving concept of bipolar bone loss and the Hill-Sachs lesion: from "engaging/non-engaging" lesion to "on track/off-track" lesion ［J］. Arthroscopy, 2014, 30（1）: 90-98.

［23］ YAMAMOTO N, ITOI E, ABE H, et al. Contact between the glenoid and the humeral head in abduction, external rotation, and horizontal extension: a new concept of glenoid track［J］. J Shoulder Elbow Surg, 2007, 16（5）: 649-656.

［24］ BRILAKIS E, AVRAMIDIS G, MALAHIAS MA, et al. Long-term outcome of arthroscopic remplissage in addition to the classic Bankart repair for the management of recurrent anterior shoulder instability with engaging Hill-Sachs lesions［J］. Knee Surg Sports Traumatol Arthrosc, 2019, 27（1）: 305-313.

［25］谷云, 丑克. 关节镜下应用带线锚钉治疗 Bankart 损伤及合并损伤的疗效分析［J］. 医学理论与实践, 2020, 33（10）: 1575-1578.

［26］傅凯, 张雨, 蒋青, 等. 肩关节镜下单枚带线锚钉固定治疗新鲜骨性 Bankart 损伤 ［J］. 中国修复重建外科杂志, 2022, 36（5）: 582.

［27］ CORRADINI A, CAMPOCHIARO G, GIALDINI M, et al. Arthroscopic repair of glenoid rim fractures: a ligamentotaxis surgical technique［J］. Musculoskelet Surg, 2018, 102 （Suppl 1）: 41-48.

［28］章喜梅. 沙滩椅体位在肩关节镜手术中的应用［J］. 医学信息: 中旬刊, 2011, 24 （5）: 2220-2221.

［29］ DODSON C C, ALTCHEK D W. SLAP lesions: an update on recognition and treatment［J］. J Orthop Sports Phys Ther, 2009, 39（2）: 71-80.

［30］魏民, 刘玉杰, 李众利, 等. 关节镜下修复肩关节 V 型从前到后上盂唇损伤的临床 效果［J］. 解放军医学院学报, 2013, 34（10）: 1020-1021.

［31］袁锋, 蔡俊丰, 周炜, 等. 关节镜下采用可吸收锚钉前后入路治疗 Snyder Ⅱ 型肩关 节上盂唇前后部损伤［J］. 中国修复重建外科杂志, 2014, 28（2）: 197-200.

［32］李海峰，刘玉杰，程流泉，等. 肩关节前方盂唇损伤的 MRI 和 MR 关节造影诊断［J］. 中国骨伤，2012，28（5）：413-417.

［33］黄华扬，郑小飞，张余，等. 肩关节镜下缝线锚钉修复合并关节盂唇前后延伸撕裂的严重 SLAP 损伤［J］. 中华关节外科杂志，2012，6（4）：44-47.

［34］BEDI A，ALLEN A A. Superior labral lesions anterior to posteriorevaluation and arthroscopic management［J］. Clin Sports Med，2008，27（4）：607-630.

［35］朱家星，车晓明，李佳，等. 老年骨质疏松性胸腰椎压缩骨折治疗的研究进展［J］. 河南外科学杂志，2023，29（6）：167-170.

［36］李任，唐福宇. 骨水泥分布对骨质疏松性椎体压缩骨折 PVP 术后邻椎骨折的影响分析［J］. 广西中医药大学学报，2023，26（6）：31-34.

［37］曾娘华，易伟宏，王尔天，等. PVP 手术中不同骨水泥注入量对腰椎骨质疏松性压缩骨折患者骨水泥弥散情况的影响［J］. 中国处方药，2023，21（11）：176-178.

［38］李雨蒙，朱文玲，谢智雯，等. 绝经后女性急性骨质疏松性骨折与腰部椎旁肌肉 CT 定量的相关性［J］. 中国 CT 和 MRI 杂志，2024，22（1）：149-151.

［39］吴超，田松瑶，袁小龙，等. 骨质疏松性椎体压缩骨折患者行 PKP 后继发临近椎体骨折的相关因素分析［J］. 吉林医学，2024，45（1）：105-108.

［40］葛朝元，郝定均，杨文龙，等. 手法整复联合经凹侧椎体后凸成形术治疗急性症状性骨质疏松性胸腰椎骨折所致侧后凸畸形的临床效果［J］. 临床医学研究与实践，2024，9（2）：42-45.

［41］赵东华. 三维多角度应力强化灌注 PVP 手术治疗老年骨质疏松椎体压缩性骨折疗效分析［J］. 临床研究，2024，32（1）：27-30.

［42］蒙建栋，周艳，余志慧，等. 右美托咪定用于下颌骨骨折手术慢诱导经鼻气管插管的效果［J］. 医学信息（中旬刊），2011，24（7）：2958-2959.

［43］葛红卫，朱云峰，朱永斌，等. 腹主动脉瘤腔内修复术中髂动脉瘤的处理策略［J］. 中国普通外科杂志，2015，24（6）：787-791.

［44］柯纬祺，王玉婷，郭绪铿，等. 两种麻醉方式在高龄患者股骨头置换术中的应用比较［J］. 广东医学，2016，37（12）：1854-1856.

［45］傅凯，张雨，蒋青，等. 肩关节镜下单枚带线锚钉固定治疗新鲜骨性 Bankart 损伤［J］. 中国修复重建外科杂志，2022，36（5）：582.

［46］CORRADINI A，CAMPOCHIARO G，GIALDINI M，et al. Arthroscopic repair of glenoid rim fractures：a ligamentotaxis surgical technique［J］. Musculoskelet Surg，2018，102（Suppl 1）：41-48.

［47］王登辉，赵永林，刘秋生，等. 整脊理筋平衡疗法论治肩周炎［J］. 光明中医，2023，38（24）：4908-4911.

［48］陈少鹏，吴昶. 肌骨超声引导下针刀整体松解联合发散式体外冲击波治疗粘连期肩周

炎临床研究［J］. 新中医，2023，55（23）：115-119.

［49］王海燕，张雪君，陈梦玲，等. 中医诊治肩周炎研究进展［J］. 实用中医药杂志，2023，39（11）：2291-2294.

［50］孙翠玲，隋亚玉. 筋膜松解术联合关节松动术治疗肩周炎的临床研究［J］. 中国实用医药，2023，18（16）：64-66.

［51］樊磊. 静脉全麻下肩关节手法松解配合关节腔封闭治疗冻结期肩周炎的疗效研究［J］. 系统医学，2018，3（17）：109-110，113.

［52］赵玉石，高晶，徐建德，等. 静脉全麻下关节松解配合中药熏蒸治疗风寒湿侵袭型肩周炎的疗效观察［J］. 中医外治杂志，2022，31（6）：59-61.

［53］陈建洪，吴志云，王永盛. 复合三联疗法治疗顽固性肩周炎56例［J］. 临床军医杂志，2011，39（4）：649，655.

［54］盘晓芳，韩璇雪，白贺霞. 超声可视化针刀治疗腕管综合征临床研究［J］. 中国中医药现代远程教育，2024，22（3）：67-69.

［55］宋寒冰，陈启鹏，王飞，等. 超声引导针刀联合局部运动训练对腕管综合征的临床疗效分析［J］. 中医药信息，2023，40（12）：53-57，64.

［56］黎玲，黄紫薇，蒋丽丽. 神经肌电图在腕管综合征患者中的应用价值［J］. 现代电生理学杂志，2023，30（4）：211-214.

［57］蒋珍珍，赵正卿. 正中神经分段法在腕管综合征中的应用价值［J］. 现代电生理学杂志，2023，30（4）：224-226.

［58］张建平，彭玉峰，莫仁杰，等. 单通道关节镜下治疗腕管综合征的疗效观察［J］. 云南医药，2023，44（3）：57-60.

［59］张伟平，王扬剑，朱克亮. 腕部小切口手术治疗腕管综合征的临床疗效分析［J］. 现代诊断与治疗，2023，34（10）：1545-1548.

［60］牛国栋，崔子健，李会明，等. 脊髓型颈椎病患者后路单开门椎管扩大成形术后脊髓功能恢复不良的危险因素分析［J］. 医学理论与实践，2023，36（24）：4211-4213.

［61］刘新权，陶志强，范少勇，等. 脊柱内镜下颈椎椎板开窗减压术治疗脊髓型颈椎病的疗效观察［J］. 江西中医药大学学报，2023，35（6）：38-41.

［62］田夏威，吴卓，王自立，等. ACCF与ACDF治疗脊髓型颈椎病的效果及对颈椎生物力学特征、功能状态的影响［J］. 临床医学研究与实践，2023，8（35）：23-26.

［63］葛许锋，陈丹华，马烽烽. 颈后路单开门椎管成型术联合神经根管扩大术治疗脊髓型颈椎病的效果［J］. 大医师，2023，8（23）：1-4.

［64］徐亮，马厦，曾祥一. 颈椎前后联合入路手术治疗多节段脊髓型颈椎病的临床研究［J］. 中国现代医学杂志，2023，33（21）：73-78.

［65］汪凡栋，郑佳状，陈宇，等. 颈椎零切迹椎间融合器治疗脊髓型颈椎病的短期疗效

〔J〕. 国际骨科学杂志，2023，44（5）：321-326.

［66］何亮亮，张郭锐，施意鸿. 显微镜下颈椎前路减压技术对高位脊髓型颈椎病的疗效和并发症的影响研究〔J〕. 宁夏医学杂志，2023，45（9）：855-857.

［67］鲁玉州，王金国，张守翠，等. 多节段脊髓型颈椎病两种椎管扩大成形术比较〔J〕. 中国矫形外科杂志，2023，31（17）：1561-1566.

［68］许世林，白贵文，薛东鹤，等. 颈前路零切迹椎间融合器治疗邻近双节段脊髓型颈椎病的疗效分析〔J〕. 医学信息，2023，36（16）：98-103.

［69］冯浩，白瑞飞，李伟，等. 多节段脊髓型颈椎病前路与后路减压比较〔J〕. 中国矫形外科杂志，2023，31（15）：1357-1362.

［70］李洋，丁洪志，江民波，等. 新型低切迹接骨板系统与 Zero-P 治疗单节段神经根型颈椎病的疗效分析〔J〕. 临床外科杂志，2023，31（12）：1209-1212.

［71］刘鸿麒，林崇杰，杨志武，等. 颈椎前路减压零切迹椎间融合器内固定治疗单节段神经根型颈椎病患者的效果〔J〕. 中国医疗器械信息，2023，29（14）：80-82.

［72］莫军，王荣，董振宇，等. 零切迹颈前路椎间融合器治疗神经根型颈椎病 56 例疗效分析〔J〕. 新疆中医药，2019，37（2）：16-17.

［73］周建鸿，周睿哲. 颈前路椎间盘摘除植骨融合 Zero-p 固定治疗神经根型颈椎病的疗效〔J〕. 中国老年学杂志，2020，40（10）：2104-2107.

［74］成易伦，刘晓岚，孙龙飞. ROI-C 颈椎前路零切迹融合术治疗神经根型颈椎病的临床疗效研究〔J〕. 中国现代医师，2020，58（32）：97-102.

［75］陈思思，刘沛，石晨，等. 中医综合疗法联合颈前路零切迹椎间融合手术治疗神经根型颈椎病的临床研究〔J〕. 河北中医，2021，43（12）：2017-2021.

［76］余会林，马胜，李渠蓬，等. 两种术式治疗轻度退行性腰椎滑脱的疗效比较〔J〕. 临床骨科杂志，2024，27（1）：11-15.

［77］曾朋，徐无忌，郑先波. 经关节突入路单侧双通道内镜下腰椎椎间融合术治疗退行性腰椎滑脱症合并腰椎管狭窄症〔J〕. 中医正骨，2023，35（12）：60-64.

［78］牛雄，徐海涛，陈杨帆，等. 单纯减压与减压融合治疗退行性腰椎滑脱的 Meta 分析〔J〕. 中国骨与关节杂志，2023，12（11）：846-861.

［79］李海东，何守玉，方申云，等. 斜外侧入路椎间融合术联合不同固定方式治疗腰椎滑脱症的早期疗效分析〔J〕. 中国脊柱脊髓杂志，2023，33（10）：890-897.

［80］刘军明，田庆海，邵小涛. 退行性腰椎滑脱症患者微创减压术后滑脱进展与功能障碍的相关性〔J〕. 颈腰痛杂志，2023，44（5）：871-873.

［81］钟绵森，许伟，钟远鸣，等. 不同入路微创椎间融合术治疗腰椎滑脱症的适应证和疗效研究进展〔J〕. 山东医药，2023，63（26）：109-112.

［82］曹华，陈步俊，李安澜，等. 两种微创融合术治疗退行性腰椎滑脱的比较〔J〕. 中国矫形外科杂志，2023，31（13）：1171-1176.

［83］冯华龙，何升华，赖居易，等．简易提拉复位系统治疗腰椎滑脱症 40 例［J］．中国中医骨伤科杂志，2022，30（3）：48-52.

［84］何升华，冯华龙，赖居易，等．双侧肌间入路与后正中入路经椎间孔椎间融合术比较［J］．中国矫形外科杂志，2022，30（7）：598-602.

［85］徐耀，钱志鹏，王雨辰．微创经椎间孔入路腰椎椎间融合术治疗退行性腰椎管狭窄的短期疗效及对腰椎功能的影响［J］．中国临床医学，2023，30（6）：1021-1026.

［86］吴天亮，夏太宝，严政，等．单边双通道内镜下单侧入路双侧减压治疗退变性腰椎管狭窄症的早期疗效观察［J］．皖南医学院学报，2023，42（6）：536-539.

［87］郭仁艺，陈悄悄，张敬，等．症状性腰椎管狭窄症患者中无症状性颈椎管狭窄症的发生率和预测因素［J］．颈腰痛杂志，2023，44（6）：975-978.

［88］张玉红，冯波，戴国华，等．经单孔分体内镜下单侧减压与双侧减压治疗单侧症状腰椎管狭窄症的临床疗效对比［J］．中国脊柱脊髓杂志，2023，33（11）：994-1002.

［89］何方生，韩鹏远，王晓楠，等．双通道内镜与椎间孔镜椎板开窗减压术在腰椎管狭窄症中应用的疗效对比［J］．新疆医学，2023，53（11）：1321-1326.

［90］包贝西，闫辉，邱道静，等．机器人辅助微创经椎间孔椎体间融合术治疗退变性腰椎管狭窄症的临床疗效观察［J］．中南医学科学杂志，2023，51（6）：894-896，919.

［91］钟远鸣，叶伟权，邱伟，等．腰椎间盘突出症的中医药治疗进展［J］．海南医学院学报，2022，28（6）：471-475，480.

［92］姚羽，季佳伟，朱为浩，等．经皮椎间孔镜椎间盘切除术治疗 2 种特殊类型脱垂型腰椎间盘突出症［J］．中国微创外科杂志，2023，23（8）：624-629.

［93］张俊超，毛奕，占允中．椎间孔镜治疗腰椎间盘突出症的临床疗效［J］．浙江创伤外科，2023，28（12）：2236-2238.

［94］张先鹏，何泽伟，楼钰晗，等．单侧双通道内镜椎旁入路治疗极外侧型腰椎间盘突出症的临床疗效［J］．中国内镜杂志，2023，29（12）：1-7.

［95］施建东，缪伟，茅旭平，等．腰椎关节突关节角对 PELD 手术椎间孔成形与否及手术疗效的影响［J］．颈腰痛杂志，2023，44（6）：990-993.

［96］侯胜稳．比较侧后路经皮椎间孔镜椎间盘切除术与椎板开窗髓核摘除术治疗腰椎间盘突出症的近期效果［J］．河南外科学杂志，2023，29（6）：134-136.

［97］张博，朱红鹤，董晖，等．经皮椎间孔镜技术治疗复发性腰椎间盘突出症的临床疗效［J］．中国微创外科杂志，2023，23（11）：813-817.

［98］王京，董智瑞，贺欢欣，等．经皮脊柱内窥镜下腰椎间盘切除术及镜下治疗复杂移位型腰椎间盘突出症的研究进展［J］．复旦学报（医学版），2023，50（6）：911-918.

［99］祁燕霞，李静，赵广辉．不同手术方式治疗腰椎间盘突出症的临床效果观察［J］．

实用中西医结合临床，2023，23（20）：92-94，128.

［100］刘海润，李中实. 经皮椎间孔镜下椎间盘摘除术治疗脱垂型腰椎间盘突出症的疗效及经验总结［J］. 颈腰痛杂志，2023，44（5）：877-878，882.

［101］花家香，凌蒙，郭培杰，等. 经皮椎间孔镜髓核摘除术对 $L_{4～5}$ 节段腰椎间盘突出症患者腰部活动度及并发症的影响［J］. 中国医学创新，2023，20（17）：59-62.

［102］屈盈乐，肖迪，高琦. 经皮椎间孔镜治疗腰椎管狭窄症的近远期疗效观察［J］. 深圳中西医结合杂志，2021，31（13）：126-128.

［103］徐昕，高勇，谭树颖，等. 两种不同入路下经皮椎间孔镜手术治疗腰 5 骶 1 椎间盘突出症的疗效对比［J］. 颈腰痛杂志，2019，40（4）：515-517.

［104］王经纬，李洋，张会久. 经皮内镜治疗腰 5/ 骶 1 腰椎间盘突出症两种入路短中期疗效分析［J］. 中国医学工程，2023，31（1）：23-27.

［105］欧光信，李文虎，李义强，等. 脊柱内镜 ENDO-LOVE 及 PEID 技术在腰 5/ 骶 1 椎间盘突出症患者中的应用效果比较［J］. 中国当代医药，2021，28（24）：94-97.

［106］王照卿，韦宝堂，韩琦，等. 经皮椎间孔镜联合可视化环锯椎间孔成形术治疗高髂嵴人群腰 L_5/S_1 椎间盘突出症的临床效果［J］. 微创医学，2023，18（5）：573-577.

［107］杨晓青. 椎间孔入路经皮内窥镜下椎间盘切除术与经椎板间入路经皮内窥镜下椎间盘切除术治疗 $L_5～S_1$ 椎间盘突出症的比较［J］. 中国当代医药，2023，30（23）：80-83+87.

［108］徐世民，李志卫，于明东，等. 内镜与通道经椎板切除青年巨大 $L_5～S_1$ 椎间盘突出［J］. 中国矫形外科杂志，2023，31（10）：870-875.

［109］黄鹏博，宋晓磊，王红建，等. 经 L_5 横突 $-S_1$ 上关节突成形技术行椎间孔镜手术治疗高髂嵴 $L_5～S_1$ 腰椎间盘突出症［J］. 颈腰痛杂志，2023，44（1）：110-112.

［110］潘文明，张伟，邱军，等. 经皮椎间孔入路与椎板间隙入路内镜下椎间盘切除术治疗 L_5/S_1 椎间盘突出症临床效果比较［J］. 交通医学，2022，36（6）：601-605.

［111］石志伟，朱贤友，路绪超. 椎板间入路经皮内窥镜下椎间盘切除术治疗 $L_5～S_1$ 节段青少年腰椎间盘突出症［J］. 颈腰痛杂志，2022，43（5）：739-741.

［112］KALSBEEK J, VAN WALSUM A, ROERDINK H. More than 20 ° posterior tilt of the femoral head in undisplaced femoral neck fractures results in a four times higher risk of treatment failure ［J］. Eur J Trauma Emerg Surg，2022，48（2）：1343-1350.

［113］FREEDMAN K B, D'AMATO M J, NEDEFF D D, et al. Arthroscopic anterior cruciate ligament reconstruction：a meta analysis comparing patellar tendon and hamstring tendon autografts［J］. Am J Sports Med，2003，31（1）：2-11.

［114］CHOULIARAS V, RISTANIS S, MORAITI C, et al. Effectiveness of reconstruction of the anterior cruciate ligament with quadrupled hamstrings and bone-patellar tendon-bone autografts: an in vivo study comparing tibial internal-external rotation [J]. Am J Sports Med, 2007, 35 (2): 189-196

[115] YAGI M, KURODA R, NAGAMUNE K, et al. Double-bundle ACL reconstruction can improve rotational stability [J]. Clin Orthop Relat Res, 2007, 454: 100-107.

[116] AGLIETTI P, GIRON F, CUOMO P, et al. Single-and double-incision double-bundle ACL reconstruction [J]. Clin Orthop Relat Res, 2007, 454: 108-113.

[117] JARVELA T. Double-bundle versus single-bundle anterior cruciate ligament reconstruction: a prospective, randomize clinical study [J]. Knee Surg Sports Traumatol Arthrosc, 2007, 15 (5): 500-507.

[118] DUTHON V B, BAREA C, ABRASSART S, et al. Anatomy of the anterior cruciate ligament [J]. Knee Surg Sports Traumatol Arthrosc, 2006, 14 (3): 204-213.

[119] PETERSEN W, ZANTOP T. Anatomy of the anterior cruciate ligament with regard to its two bundles [J]. Clin Orthop Relat Res, 2007, 454: 35-47.

[120] TAKAHASHI M, DOI M, ABE M, et al. Anatomical study of the femoral and tibial insertions of the anteromedial and posterolateral bundles of human anterior cruciate ligament [J]. Am J Sports Med, 2006, 34 (5): 787-792.

[121] MAE T, SHINO K, MATSUMOTO N, et al. Force sharing between two grafts in the anatomical two-bundle anterior cruciate ligament reconstruction [J]. Knee Surg Sports Traumatol Arthrosc, 2006, 14 (6): 505-509.

[122] BRUCKER P U, LORENZ S, IMHOFF A B. Aperture fixation in arthroscopic anterior cruciate ligament double-bundle reconstruction [J]. Arthroscopy, 2006, 22 (11): 1250.

[123] VERCILLO F, WOO S L, NOORANI SY, et al. Determination of a safe range of knee flexion angles for fixation of the grafts in double-bundle anterior cruciate ligament reconstruction: a human cadaveric study [J]. Am J Sports Med, 2007, 35 (9): 1513-1520.

[124] ADACHI N, OCHI M, UCHIO Y, et al. Reconstruction of the anterior cruciate ligament. Single-versus double-bundle multistranded hamstring tendons [J]. J Bone Joint Surg Br, 2004, 86 (4): 515-520.

[125] YASUDA K, KONDO E, ICHIYAMA H, et al. Clinical evaluation of anatomic double-bundle anterior cruciate ligament reconstruction procedure using hamstring tendon grafts: comparisons among 3 different procedures [J]. Arthroscop, 2006, 22 (3): 240-251.

[126] RISTANIS S, GIAKAS G, Papageorgiou C D, et al. The effects of anterior cruciate ligament reconstruction on tibial rotation during pivoting after descending stairs [J]. Knee

Surg Sports Traumatol Arthrosc, 2003, 11（6）：360-365.

［127］BUELOW J U, SIEBOLD R, Ellermann A. A prospective evaluation of tunnel enlargement in anterior cruciate ligament reconstruction with hamstrings：extracortical versus anatomical fixation［J］. Knee Surg Sports Traumatol Arthrosc, 2002, 10（2）：80-85.

［128］ZYSK S P, FRAUNBERGER P, VEIHELMANN A, et al. Tunnel enlargement and changes in synovial fluid cytokine profile following anterior cruciate ligament reconstruction with patellar tendon and hamstring tendon autografts［J］. Knee Surg Sports Traumatol Arthrosc, 2004, 12（2）：98-103.

［129］FAUNO P, KAALUND S. Tunnel widening after hamstring anterior cruciate ligament reconstruction is influenced by the type of graft fixation used：a prospective randomized study［J］. Arthroscopy, 2005, 21（11）：1337-1341.

［130］GIRON F, AGLIETTI P, CUOMO P, et al. Anterior cruciate ligament reconstruction with double-looped semitendinosus and gracilis tendon graft directly fixed to cortical bone：5-year results［J］. Knee Surg Sports Traumatol Arthrosc, 2005, 13（2）：81-91.

［131］VADALA A, IORIO R, DE CARLI A, et al. The effect of accelerated, brace free, rehabilitation on bone tunnel enlargement after ACL reconstruction using hamstring tendons：a CT study［J］. Knee Surg Sports Traumatol Arthrosc, 2007, 15（4）：365-371.

［132］YU J K, PAESSLER H H. Relationship between tunnel widening and different rehabilitation procedures after anterior cruciate ligament reconstruction with quadrupled hamstring tendons［J］. Chin Med J（Engl）, 2005, 118（4）：320-326.

［133］SIEBOLD R.Observations on bone tunnel enlargement after double-bundle anterior cruciate ligament reconstruction［J］. Arthroscopy, 2007, 23（3）：291-298.

［134］GILL S S, TURNER M A, BATTAGLIA T C, et al. Semitendinosus regrowth：biochemical, ultrastructural, and physiological characterization of the regenerate tendon［J］. Am J Sports Med, 2004, 32（5）：1173-1181.

［135］NAKAMURA E, MIZUTA H, KADOTA M, et al. Three-dimensional computed tomography evaluation of semitendinosus harvest after anterior cruciate ligament reconstruction［J］. Arthroscopy, 2004, 20（4）：360-365.

［136］TURHAN A U, KERIMOGLU S, DOGRU A, et al. Tendon regeneration：an anatomical and histological study in sheep［J］. Knee Surg Sports Traumatol Arthrosc, 2004, 12（5）：406-410.

［137］LEIS H T, SANDERS T G, LARSEN K M, et al. Hamstring regrowth following harvesting for ACL reconstruction：The lizard tail phenomenon［J］. J Knee Surg, 2003, 16（3）：159-164.

［138］FERRETTI A，CONTEDUCA F，MORELLI F，et al. Regeneration of the semitendinosus tendon after its use in anterior cruciate ligament reconstruction：a histologic study of three cases［J］. Am J Sports Med，2002，30（2）：204-207.

［139］TADOKORO K，MATSUI N，YAGI M，et al. Evaluation of hamstring strength and tendon regrowth after harvesting for anterior cruciate ligament reconstruction［J］. Am J Sports Med，2004，32（7）：1644-1650.

［140］ARMOUR T，FORWELL L，LITCHFIELD R，et al. Isokinetic evaluation of internal/external tibial rotation strength after the use of hamstring tendons for anterior cruciate ligament reconstruction［J］. Am J Sports Med，2004，32（7）：1639-1643.

［141］刘清宇，石伟. 半月板后根部损伤的诊断和治疗进展［J］. 中国微创外科杂志，2021，21（6）：540-544.

［142］梁钰，李强，郭艾，等. 半月板部分切除和非手术治疗膝内侧半月板退行性损伤的对比研究［J］. 临床和实验医学杂志，2020，19（2）：205-209.

［143］钟桂平，谢诚瑶. 膝关节骨性关节炎高频超声与X线表现的比较［J］. 江西医药，2020，55（1）：88-90.

［144］黄竞敏，胡文晋. 膝关节内侧半月板后根部撕裂的治疗进展［J］. 中华骨科杂志，2018，38（13）：827-832.

［145］周慧文，徐永胜，包呼日查，等. 两种方法治疗退行性内侧半月板后根部损伤疗效比较［J］. 中华关节外科杂志（电子版），2021，15（2）：171-177.

［146］CHRISTOPHER D. BERNARD. Medial meniscus posterior root tear treatment：a matched cohort comparison of nonoperative management，partial meniscectomy，and repair［J］. Am J Sports Med，2020，48（1）：128-132.

［147］周勇伟，杨骐宁，曹扬. 关节镜下内侧半月板后根部撕裂修复与成形术疗效比较［J］. 浙江医学，2018，40（12）：1371-1373.

［148］AHN J H，JEONG H J，LEE Y S，et al. Comparison between conservative treatment and arthroscopic pull-out repair of the medial meniscus root tear and analysis of prognostic factors for the determination of repair indication［J］. Arch Orthop Trauma Surg，2015，135（9）：1265-1276.

［149］江洪耿，黄武斌. 关节镜下半月板成形术治疗对膝关节半月板损伤患者膝关节功能情况的影响［J］. 中外医疗，2021，40（4）：83-85.

［150］吴成，申世源，金文孝，等. 急性ACL撕裂不伴半月板损伤患者膝关节骨性解剖特征与胫骨前移间的相关性分析［J］. 浙江医学，2023，45（22）：2398-2402.

［151］吴疆，黄竞敏，赵斌，等. 膝关节前外侧韧带解剖、生物力学及功能恢复［J］. 中国组织工程研究，2016，20（11）：1658-1665.

［152］李石旦，张倩婷，王绍川，等. 1318例半月板损伤患者的流行病学特征［J］. 中

华骨与关节外科杂志，2023，16（2）：159-163.

［153］高凯，王立德. 半月板修复的进展［J］. 中国现代医学杂志，2002，12（13）：33-36.

［154］田鹏. 前交叉韧带重建术合并半月板修复的临床随访研究［J］. 中国医药科学，2017，7（22）：225-228，232.

［155］宋继淳，黄宏宇，施土河，等. 关节镜下前交叉韧带重建手术联合半月板修复手术治疗前交叉韧带合并半月板损伤的疗效研究［J］. 中国实用医药，2020，15（9）：77-79.

［156］侯永新，李斌. 关节镜下治疗前交叉韧带合并半月板损伤的疗效分析［J］. 实用骨科杂志，2019，25（9）：858-859，864.

［157］FERRAN N A, MAFFULLI N. Epidemiology of sprains of the lateral ankle ligament complex［J］. Foot Ankle Clin, 2006, 11（3）：659-662.

［158］GUILLO S, BAUER T, LEE J W, et al. Consensus in chronic ankle instability：aeology, assessment, surgical indica ons and place for arthroscopy［J］. Orthop Traumatol Surg Res, 2013, 99（8 Suppl）：S411-419.

［159］FENG S M, SUN Q Q, WANG A G, et al. Arthroscopic anatomical repair of anterior talofibular ligament for chronic lateral instability of the ankle：medium-and long-term functional follow-up［J］. Orthop Surg, 2020, 12（2）：505-514.

［160］ARDERN C L, GLASGOW P, SCHNEIDERS A, et al. 2016 Consensus statement on return to sport from the First World Congress in Sports Physical Therapy, Bern［J］. Br J Sports Med, 2016, 50（14）：853-864.

［161］严广斌. AOFAS 踝-后足评分系统［J］. 中华关节外科杂志（电子版），2014，8（4）：557.

［162］MURNAGHAN J M, WARNOCK D S, HENDERSON S A. Total ankle replacement. Early experiences with STAR prosthesis［J］. Ulster Med J, 2005, 74（1）：9-13.

［163］NIKI H, AOKI H, INOKUCHI S, et al. Development and reliability of a standard ra ting system for outcome measurement of foot and ankle disorders I：development of standard rating system［J］. J Orthop Sci, 2005, 10（5）：457-465.

［164］陈思，万鑫，万业达. 踝关节外侧副韧带损伤程度与X线应力位下测量数值相关性分析［J］. 天津医科大学学报，2022，28（2）：173-176.

［165］LINDE F, HVASS I, J ü RGENSEN U, et al. Early mobilizing treatment in lateral ankle sprains. Course and risk factors for chronic painful or function-limiting ankle［J］. Scand J Rehabil Med, 1986, 18（1）：17-21.

［166］KONRADSEN L, HØLMER P, SØNDERGAARD L. Early mobilizing treatment for grade Ⅲ ankle ligament injuries［J］. Foot Ankle, 1991, 12（2）：69-73.

［167］KNUPP M，LANG T H，ZWICKY L，et al．Chronic ankle instability（medial and lateral）［J］．Clin Sports Med，2015，34（4）：679-688．

［168］EVANS D L．Recurrent instability of the ankle：a method of surgical treatment［J］．Proc R Soc Med，1953，46（5）：343-344．

［169］陈华斌，张涛，瞿瑾，等．距腓前韧带腓骨止点双束解剖重建治疗慢性踝关节外侧不稳［J］．中南大学学报（医学版），2021，46（12）：1354-1362．

［170］杨珍，胡亚哲．慢性踝关节不稳的诊断与修复［J］．中国组织工程研究，2014，18（9）：1434-1440．

［171］罗永忠，吴波，赵新刚，等．半腱肌腱联合锚钉重建外侧副韧带治疗慢性踝关节不稳的临床观察［J］．中国矫形外科杂志，2013，21（20）：1314-1317．

［172］GUILLO S，TAKAO M，CALDER J，et al．Arthroscopic anatomical reconstruction of the lateral ankle ligaments［J］．Knee Surg Sports Traumatol Arthrosc，2016，24（4）：998-1002．

［173］陈守勃．关节镜下带线锚钉解剖修复距腓前韧带治疗踝关节外侧不稳定的疗效分析［J］．中国骨与关节损伤杂志，2017，32（3）：333-334．

［174］顾晓晖，洪劲松，毕擎，等．镜下全内距腓前韧带解剖修复治疗慢性踝关节外侧不稳［J］．中华创伤骨科杂志，2019，21（4）：301-309．

［175］KRIPS R，VAN DIJK C N，LEHTONEN H，et al．Sports activity level after surgical treatment for chronic anterolateral ankle instability．A multicenter study［J］．Am J Sports Med，2002，30（1）：13-19．

［176］KRIPS R，VAN DIJK C N，HALASI T，et al．Anatomical reconstruction versus tenodesis for the treatment of chronic anterolateral instability of the ankle joint：a 2-to 10-year follow-up，multicenter study［J］．Knee Surg Sports Traumatol Arthrosc，2000，8（3）：173-179．

［177］SONG B，LI C，CHEN N，et al．All-arthroscopic anatomical reconstruction of anterior talofibular ligament using semitendinosus autografts［J］．Int Orthop，2017，41（5）：975-982．

［178］TASSIGNON B，VERSCHUEREN J，DELAHUNT E，et al．Criteria-based return to sport decision-making following lateral ankle sprain injury：a systematic review and narrative synthesis［J］．Sports Med，2019，49（4）：601-619．

［179］MAFFULLI N，DEL BUONO A，MAFFULLI G D，et al．Isolated anterior talofibular ligament Broström repair for chronic lateral ankle instability：9-year follow-up［J］．Am J Sports Med,2013，41（4）：858-864．

［180］薛啸傲，陶唯楚，陈子怡，等．全镜下踝关节外侧副韧带修补术后重返运动的影响因素研究［J］．中华医学杂志，2021，101（37）：2975-2981．

［181］王林飞，孟赛克，王林杰，等．单侧入路经皮椎体成形术治疗中高位胸椎骨质疏松性椎体压缩性骨折［J］．脊柱外科杂志，2023，21（6）：386-390，402.

［182］杜志涛．单侧与双侧穿刺经皮椎体成形术治疗老年骨质疏松性骨折患者的效果比较［J］．中国民康医学，2023，35（24）：156-159.

［183］王勇飞，张晓辉，梁大伟．单侧和双侧经皮椎体成形术治疗骨质疏松性椎体压缩骨折的疗效对比［J］．医药论坛杂志，2023，44（22）：66-71.

［184］张坤，王敏，宣学孝，等．经皮椎体成形术手术入路研究进展［J］．国际骨科学杂志，2023，44（6）：358-361，391.

［185］轩冲，汪红亮，周涛．经皮椎体成形术后椎体再骨折生存率及危险因素分析［J］．实用骨科杂志，2023，29（11）：966-969.

［186］翟永喜，程宏宇．经皮椎体后凸成形术与经皮椎体成形术治疗老年椎体压缩性骨折疗效对比［J］．中国烧伤创疡杂志，2023，35（6）：460-463.